全国中医药行业高等教育"十四五"规划教材
全国高等中医药院校规划教材（第十一版）

临床中药学

（新世纪第二版）

（供中药学类各专业用）

主　编　周祯祥　唐德才

中国中医药出版社

·北　京·

图书在版编目（CIP）数据

临床中药学 / 周祯祥，唐德才主编 .—2 版 .—北京：
中国中医药出版社，2021.6（2024.10重印）
全国中医药行业高等教育"十四五"规划教材
ISBN 978-7-5132-6830-1

Ⅰ . ①临… Ⅱ . ①周… ②唐… Ⅲ . ①中药学—中医
学院—教材 Ⅳ . ① R28

中国版本图书馆 CIP 数据核字（2021）第 052689 号

融合出版数字化资源服务说明

全国中医药行业高等教育"十四五"规划教材为融合教材，各教材相关数字化资源（电子教材、PPT 课件、
视频、复习思考题等）在全国中医药行业教育云平台"医开讲"发布。

资源访问说明

扫描右方二维码下载"医开讲 APP"或到"医开讲网站"（网址：www.e-lesson.cn）注
册登录，输入封底"序列号"进行账号绑定后即可访问相关数字化资源（注意：序列号
只可绑定一个账号，为避免不必要的损失，请您刮开序列号立即进行账号绑定激活）。

资源下载说明

本书有配套 PPT 课件，供教师下载使用，请到"医开讲网站"（网址：www.e-lesson.cn）认证教师身份后，
搜索书名进入具体图书页面实现下载。

中国中医药出版社出版

北京经济技术开发区科创十三街 31 号院二区 8 号楼
邮政编码 100176
传真 010-64405721
河北省武强县画业有限责任公司印刷
各地新华书店经销

开本 889×1194 1/16 印张 19.75 彩插 1.5 字数 568 千字
2021 年 6 月第 2 版 2024 年 10 月第 5 次印刷
书号 ISBN 978 – 7 – 5132 – 6830 – 1

定价 79.00 元
网址 www.cptcm.com

服 务 热 线 010-64405510 微信服务号 zgzyycbs
购 书 热 线 010-89535836 微商城网址 https://kdt.im/LIdUGr
维 权 打 假 010-64405753 天猫旗舰店网址 https://zgzyycbs.tmall.com

如有印装质量问题请与本社出版部联系（010-64405510）

全国中医药行业高等教育"十四五"规划教材
全国高等中医药院校规划教材（第十一版）

《临床中药学》
编 委 会

主 编

周祯祥（湖北中医药大学）　　　　唐德才（南京中医药大学）

副主编（以姓氏笔画为序）

邓 毅（甘肃中医药大学）　　　　李海燕（广州中医药大学）

金 华（天津中医药大学）　　　　聂 晶（江西中医药大学）

崔 瑛（河南中医药大学）

编 委（以姓氏笔画为序）

王玉凤（安徽中医药大学）　　　　王茂生（山西中医药大学）

刘艳秋（山东中医药大学）　　　　李 敏（陕西中医药大学）

李卫真（湖南中医药大学）　　　　张 琳（大连医科大学）

陈 芳（贵州中医药大学）　　　　陈绍红（北京中医药大学）

陈海丰（云南中医药大学）　　　　杭爱武（南京中医药大学）

旺建伟（黑龙江中医药大学）　　　郝 蕾（河北中医学院）

姜开运（辽宁中医药大学）　　　　秦旭华（成都中医药大学）

袁 颖（上海中医药大学）　　　　黄 芳（湖北中医药大学）

覃骊兰（广西中医药大学）　　　　廖广辉（浙江中医药大学）

戴王强（广东药科大学）

学术秘书

黄 芳（湖北中医药大学）　　　　杭爱武（南京中医药大学）

《临床中药学》
融合出版数字化资源编创委员会

全国中医药行业高等教育"十四五"规划教材
全国高等中医药院校规划教材（第十一版）

主　编

周祯祥（湖北中医药大学）　　　　唐德才（南京中医药大学）

副主编（以姓氏笔画为序）

邓　毅（甘肃中医药大学）　　　　李海燕（广州中医药大学）

金　华（天津中医药大学）　　　　聂　晶（江西中医药大学）

崔　瑛（河南中医药大学）

编　委（以姓氏笔画为序）

王玉凤（安徽中医药大学）　　　　王茂生（山西中医药大学）

刘艳秋（山东中医药大学）　　　　李　敏（陕西中医药大学）

李卫真（湖南中医药大学）　　　　张　琳（大连医科大学）

陈　芳（贵州中医药大学）　　　　陈绍红（北京中医药大学）

陈海丰（云南中医药大学）　　　　杭爱武（南京中医药大学）

旺建伟（黑龙江中医药大学）　　　郝　蕾（河北中医学院）

姜开运（辽宁中医药大学）　　　　秦旭华（成都中医药大学）

袁　颖（上海中医药大学）　　　　黄　芳（湖北中医药大学）

覃骊兰（广西中医药大学）　　　　廖广辉（浙江中医药大学）

戴王强（广东药科大学）

学术秘书

黄　芳（湖北中医药大学）　　　　杭爱武（南京中医药大学）

全国中医药行业高等教育"十四五"规划教材
全国高等中医药院校规划教材（第十一版）

专家指导委员会

名誉主任委员

余艳红（国家卫生健康委员会党组成员，国家中医药管理局党组书记、局长）

王永炎（中国中医科学院名誉院长、中国工程院院士）

陈可冀（中国中医科学院研究员、中国科学院院士、国医大师）

主任委员

张伯礼（天津中医药大学教授、中国工程院院士、国医大师）

秦怀金（国家中医药管理局副局长、党组成员）

副主任委员

王　琦（北京中医药大学教授、中国工程院院士、国医大师）

黄璐琦（中国中医科学院院长、中国工程院院士）

严世芸（上海中医药大学教授、国医大师）

高　斌（教育部高等教育司副司长）

陆建伟（国家中医药管理局人事教育司司长）

委　员（以姓氏笔画为序）

丁中涛（云南中医药大学校长）

王　伟（广州中医药大学校长）

王东生（中南大学中西医结合研究所所长）

王维民（北京大学医学部副主任、教育部临床医学专业认证工作委员会主任委员）

王耀献（河南中医药大学校长）

牛　阳（宁夏医科大学党委副书记）

方祝元（江苏省中医院党委书记）

石学敏（天津中医药大学教授、中国工程院院士）

田金洲（北京中医药大学教授、中国工程院院士）

仝小林（中国中医科学院研究员、中国科学院院士）

宁　光（上海交通大学医学院附属瑞金医院院长、中国工程院院士）

匡海学（黑龙江中医药大学教授、教育部高等学校中药学类专业教学指导委员会主任委员）

吕志平（南方医科大学教授、全国名中医）

吕晓东（辽宁中医药大学党委书记）

朱卫丰（江西中医药大学校长）

朱兆云（云南中医药大学教授、中国工程院院士）

刘　良（广州中医药大学教授、中国工程院院士）

刘松林（湖北中医药大学校长）

刘叔文（南方医科大学副校长）

刘清泉（首都医科大学附属北京中医医院院长）

李可建（山东中医药大学校长）

李灿东（福建中医药大学校长）

杨　柱（贵州中医药大学党委书记）

杨晓航（陕西中医药大学校长）

肖　伟（南京中医药大学教授、中国工程院院士）

吴以岭（河北中医药大学名誉校长、中国工程院院士）

余曙光（成都中医药大学校长）

谷晓红（北京中医药大学教授、教育部高等学校中医学类专业教学指导委员会主任委员）

冷向阳（长春中医药大学校长）

张忠德（广东省中医院院长）

陆付耳（华中科技大学同济医学院教授）

阿吉艾克拜尔·艾萨（新疆医科大学校长）

陈　忠（浙江中医药大学校长）

陈凯先（中国科学院上海药物研究所研究员、中国科学院院士）

陈香美（解放军总医院教授、中国工程院院士）

易刚强（湖南中医药大学校长）

季　光（上海中医药大学校长）

周建军（重庆中医药学院院长）

赵继荣（甘肃中医药大学校长）

郝慧琴（山西中医药大学党委书记）

胡　刚（江苏省政协副主席、南京中医药大学教授）

侯卫伟（中国中医药出版社有限公司董事长）

姚　春（广西中医药大学校长）

徐安龙（北京中医药大学校长、教育部高等学校中西医结合类专业教学指导委员会主任委员）

高秀梅（天津中医药大学校长）

高维娟（河北中医药大学校长）

郭宏伟（黑龙江中医药大学校长）

唐志书（中国中医科学院副院长、研究生院院长）

彭代银（安徽中医药大学校长）

董竞成（复旦大学中西医结合研究院院长）

韩晶岩（北京大学医学部基础医学院中西医结合教研室主任）

程海波（南京中医药大学校长）

鲁海文（内蒙古医科大学副校长）

翟理祥（广东药科大学校长）

秘书长（兼）

陆建伟（国家中医药管理局人事教育司司长）

侯卫伟（中国中医药出版社有限公司董事长）

办公室主任

周景玉（国家中医药管理局人事教育司副司长）

李秀明（中国中医药出版社有限公司总编辑）

办公室成员

陈令轩（国家中医药管理局人事教育司综合协调处处长）

李占永（中国中医药出版社有限公司副总编辑）

张峘宇（中国中医药出版社有限公司副总经理）

芮立新（中国中医药出版社有限公司副总编辑）

沈承玲（中国中医药出版社有限公司教材中心主任）

编审专家组

组　长

余艳红（国家卫生健康委员会党组成员，国家中医药管理局党组书记、局长）

副组长

张伯礼（天津中医药大学教授、中国工程院院士、国医大师）

秦怀金（国家中医药管理局副局长、党组成员）

组　员

陆建伟（国家中医药管理局人事教育司司长）

严世芸（上海中医药大学教授、国医大师）

吴勉华（南京中医药大学教授）

匡海学（黑龙江中医药大学教授）

刘红宁（江西中医药大学教授）

翟双庆（北京中医药大学教授）

胡鸿毅（上海中医药大学教授）

余曙光（成都中医药大学教授）

周桂桐（天津中医药大学教授）

石　岩（辽宁中医药大学教授）

黄必胜（湖北中医药大学教授）

前　言

为全面贯彻《中共中央 国务院关于促进中医药传承创新发展的意见》和全国中医药大会精神，落实《国务院办公厅关于加快医学教育创新发展的指导意见》《教育部 国家卫生健康委 国家中医药管理局关于深化医教协同进一步推动中医药教育改革与高质量发展的实施意见》，紧密对接新医科建设对中医药教育改革的新要求和中医药传承创新发展对人才培养的新需求，国家中医药管理局教材办公室（以下简称"教材办"）、中国中医药出版社在国家中医药管理局领导下，在教育部高等学校中医学类、中药学类、中西医结合类专业教学指导委员会及全国中医药行业高等教育规划教材专家指导委员会指导下，对全国中医药行业高等教育"十三五"规划教材进行综合评价，研究制定《全国中医药行业高等教育"十四五"规划教材建设方案》，并全面组织实施。鉴于全国中医药行业主管部门主持编写的全国高等中医药院校规划教材目前已出版十版，为体现其系统性和传承性，本套教材称为第十一版。

本套教材建设，坚持问题导向、目标导向、需求导向，结合"十三五"规划教材综合评价中发现的问题和收集的意见建议，对教材建设知识体系、结构安排等进行系统整体优化，进一步加强顶层设计和组织管理，坚持立德树人根本任务，力求构建适应中医药教育教学改革需求的教材体系，更好地服务院校人才培养和学科专业建设，促进中医药教育创新发展。

本套教材建设过程中，教材办聘请中医学、中药学、针灸推拿学三个专业的权威专家组成编审专家组，参与主编确定，提出指导意见，审查编写质量。特别是对核心示范教材建设加强了组织管理，成立了专门评价专家组，全程指导教材建设，确保教材质量。

本套教材具有以下特点：

1.坚持立德树人，融入课程思政内容

将党的二十大精神进教材，把立德树人贯穿教材建设全过程、各方面，体现课程思政建设新要求，发挥中医药文化育人优势，促进中医药人文教育与专业教育有机融合，指导学生树立正确世界观、人生观、价值观，帮助学生立大志、明大德、成大才、担大任，坚定信念信心，努力成为堪当民族复兴重任的时代新人。

2.优化知识结构，强化中医思维培养

在"十三五"规划教材知识架构基础上，进一步整合优化学科知识结构体系，减少不同学科教材间相同知识内容交叉重复，增强教材知识结构的系统性、完整性。强化中医思维培养，突出中医思维在教材编写中的主导作用，注重中医经典内容编写，在《内经》《伤寒论》等经典课程中更加突出重点，同时更加强化经典与临床的融合，增强中医经典的临床运用，帮助学生筑牢中医经典基础，逐步形成中医思维。

3.突出"三基五性"，注重内容严谨准确

坚持"以本为本"，更加突出教材的"三基五性"，即基本知识、基本理论、基本技能，思想性、科学性、先进性、启发性、适用性。注重名词术语统一，概念准确，表述科学严谨，知识点结合完备，内容精炼完整。教材编写综合考虑学科的分化、交叉，既充分体现不同学科自身特点，又注意各学科之间的有机衔接；注重理论与临床实践结合，与医师规范化培训、医师资格考试接轨。

4.强化精品意识，建设行业示范教材

遴选行业权威专家，吸纳一线优秀教师，组建经验丰富、专业精湛、治学严谨、作风扎实的高水平编写团队，将精品意识和质量意识贯穿教材建设始终，严格编审把关，确保教材编写质量。特别是对32门核心示范教材建设，更加强调知识体系架构建设，紧密结合国家精品课程、一流学科、一流专业建设，提高编写标准和要求，着力推出一批高质量的核心示范教材。

5.加强数字化建设，丰富拓展教材内容

为适应新型出版业态，充分借助现代信息技术，在纸质教材基础上，强化数字化教材开发建设，对全国中医药行业教育云平台"医开讲"进行了升级改造，融入了更多更实用的数字化教学素材，如精品视频、复习思考题、AR/VR等，对纸质教材内容进行拓展和延伸，更好地服务教师线上教学和学生线下自主学习，满足中医药教育教学需要。

本套教材的建设，凝聚了全国中医药行业高等教育工作者的集体智慧，体现了中医药行业齐心协力、求真务实、精益求精的工作作风，谨此向有关单位和个人致以衷心的感谢！

尽管所有组织者与编写者竭尽心智，精益求精，本套教材仍有进一步提升空间，敬请广大师生提出宝贵意见和建议，以便不断修订完善。

国家中医药管理局教材办公室

中国中医药出版社有限公司

2023年6月

编写说明

　　临床中药学是研究中药的基本理论和临床应用的一门学科，是中药学类各专业的必修课程之一。

　　本教材主要围绕"十三五"规划教材《临床中药学》专家评价报告，全国各中医药院校使用该教材反馈的信息，以及国家中医药管理局教材办公室的总体要求，融入课程思政内容，强化中医思维培养，以问题为导向，有针对性地进行修订和完善。修订过程中，始终坚持以临床安全、有效、合理用药为中心，牢牢把握中药人才培养与行业准入两个基本点，着力打造《临床中药学》精品示范教材。

　　本次修订以 2020 年版《中国药典》为依据，参考并吸纳了同类教材的成功经验和精华内容，在传承的基础上不断创新和发展。调整和完善了上版《临床中药学》知识框架体系，充实和丰富了编写内容和形式，定位准确，整体优化，教材质量和水平得到了明显提升，呈现出以下亮点。

　　1. 规范术语。对长期以来中药名词术语一义多词，或一词多义，以及中药处方用名不规范、不统一的现状进行了全面梳理，并设立专项予以精准表达，为中药的运用、交流和传播奠定了基础。

　　2. 守正本草。本草历史悠久，源远流长，成就了中药的辉煌。本草是中药的传承与创新的基因。没有本草元素是中药的先天不足。从本草寻根，从源头探明中药治病与奏效的真谛，进而建立本草自信，增强自豪感。

　　3. 融汇新知。精选《中国药典》（2020 年版）和《部颁标准》收录的方剂来例证中药的临床运用，增强中药应用的权威性。融汇中药现代研究的新成果，为传统中药赋予现代科学的阐释，增强时代感。

　　4. 图文并茂。新增中药材彩色图片 150 余幅，不仅丰富了教材的内容，而且增强了学生见文思物的感性认识，开创了《临床中药学》图文并茂的编写体例。

　　5. 导向引领。在教材各章之末设置了复习思考题。它不同于一般的简答题，而是以问题为导向，体现综合性，富有启发性。引领学生自主学习，点燃探索热情，激发求知欲望，培养中医思维。

　　本教材是集体智慧的结晶，由全国 24 所高等中医药院校及部分西医药院校的 26 位专家学者共同编写完成。其中，周祯祥编写第一章绪论、第二十六章涌吐药和附篇，聂晶编写第二章中药的性能和第三章中药的功效，张琳编写第四章中药的品质，李敏编写第五章中药的应用，戴王强编写第六章解表药，廖广辉编写第七章清热药中清热泻火药和清热燥湿药，陈海丰编写清热解毒药，金华编写清热凉血药和清虚热药，秦旭华编写第八章泻下药，邓毅编写第九章祛风湿药，旺建伟编写第十章化湿药和第二十章安神药，覃骊兰编写第十一章利水渗湿药，陈芳编写第十二章温里药，袁颖编写第十三章行气药，郝蕾编写第十四章消食药和第十五章驱虫药，李卫真编写第十六章止血药，李海燕编写第十七章活血化瘀药，唐德才编写第十八章化痰药，王茂生编写第十九章止咳平喘药，陈绍红编写第二十一章平抑肝阳药和第二十三章开窍药，黄芳编写第二十二章息风止痉药，崔瑛编写第二十四章补虚药中补气药，王玉凤编写补阳药，杭爱武编写补血药，刘艳秋编写补阴药和第二十五章收涩药，姜开运编写第二十七章攻毒杀虫止痒药和第二十八章拔毒化腐生肌药。中药材彩色图片由湖北闱真园中草药有限公司执业药师、制药工程师周重建拍摄提供。统稿由主编、副主编共同完成。

　　本教材融合出版数字化资源编创工作由南京中医药大学唐德才负责，全体编写人员共同参与。

　　本教材主要适用于中药学类各专业本科生学习，是国家执业药师职业资格考试的重要参考书，对从事中药类教学、科研、临床工作者，以及中药企业等都有指导作用。欢迎各中医药院校教师、学生和广大读者提出宝贵意见和建议，以便不断修改完善。

《临床中药学》编委会

2021 年 4 月

目　录

附 篇

总　论

扫一扫，查阅本章数字资源，含PPT、音视频、图片等

第一节　中药学与临床中药学相关概念

概念是理论思维的细胞，名词术语是科学概念的语言符号，教材是名词术语的重要载体。因此，规范中药名词术语，《临床中药学》教材务必先行。

一、中药及其相关概念

（一）中药

中药是指在中医药理论指导下，用以预防、诊断和治疗疾病及康复保健的部分天然物质。

正确理解中药的概念，应该准确把握以下基本要素。

1. 理论基础　中药是在中医药理论指导下认识和使用的药物，具有独特的理论体系、表达方式和运用形式。中药必须赋有四气、五味、归经、升降浮沉、毒性、功效等中医药理论体系的特有内涵，并用以阐述药物对机体的影响，揭示中药的应用规律，指导中药的临床实践。这是中药有别于西药及天然药物的显著标志。

2. 实践基础　中药的发现和应用历史悠久。相传"（神农）尝百草之滋味……一日而遇七十毒"（《淮南子·修务训》），就是我国古代劳动者在与自然和疾病做斗争的过程中发现药物，认识药物实践活动的真实写照。数千年来，中医药为维护人类健康和民族繁衍做出了重要贡献。实践证明，中药具有广泛的医疗作用，既可用于疾病的预防、诊断和治疗，也可用于亚健康人群的康复和保健。

3. 物质基础　中药主要来源于自然界的动物、植物和矿物。中药不仅具有天然产物的自然属性，更具中医所独有的特点。据调查，目前所知的中药资源仅 12800 余种。无以数计的天然产物尚待挖掘和整理，并逐步提升为中药。因此，中药仅仅是天然产物的一部分，而并非全部。中药与天然产物有着本质的区别，不可同日而语。

长期以来，人们对中药存在着一些模糊的认识，有待进一步澄清。

1. 中药就是中国所产的药物　中药的"中"不是一个"地域"概念。我国是世界上药用资源最丰富的国家。中药主产于中国，但并非中国所独有。如乳香、没药、西洋参等就是国外生产的，也是常用的中药。即便是中国产的药物，若不赋予药性理论的内涵，不在中医药理论指导下使用，也不能称为中药。因此，药物是没有国界或地域之分的。中药是世界人民的共同财富，无论是过去、现在还是将来都必将造福于人类。

2. 中药就是中医使用的药物 中药的“中”不是一个“使用者”概念。尤其在当代，由于中医和西医所掌握的医药知识结构发生了很大的变化，中医使用西药或西医使用中药的现象极为普遍。中药的使用者是姓“中”或是姓“西”并不重要，关键在于使用者是否按中医药理论来指导用药。因此，不能简单以使用者的身份来判断其使用的药物是中药或是西药。

（二）中药材

中药材是指来源于自然界的植物、动物和矿物，采集后经洁净、干燥等简单处理，未经特殊的加工炮制，不能直接用于配方或制剂的原料药材。

（三）中药饮片

“饮片”一词始见于宋代。如南宋周密《武林旧事》有“熟药圆散，生药饮片”的记载。所谓饮片，《中国药典》（2015 年版）指出：系指药材经过炮制后可直接用于中医临床或制剂生产使用的处方药品。饮片大多是单味药，也可以是复方，如神曲、六一散。饮片大多是固体状的，也可以是半流体或液体状的，如蜂蜜、竹沥。饮片大多是片状、块状、节段状、颗粒状的，也可以是粉末状的，如滑石粉。现代临床常用的还有中药配方颗粒、小包装中药饮片和中药超微饮片等。2015 年 2 月，《国家基本药物目录管理办法》首次明确将中药饮片纳入国家基本药物目录中。

（四）中成药

中成药是以中药饮片为原料，在中医药理论指导下，在中药方剂的基础上，按处方标准制成的一定剂型的现成中药，包括丸、散、膏、丹等各种剂型。中成药的出现较早，如《神农本草经》指出“药有宜丸者，宜散者”，可谓是最早总结的中成药的制剂理论。中成药是中药单方或复方使用的现成药剂，是中药的重要组成部分。随着社会的发展，制药工业的进步，以及中成药使用方便、安全、有效等特点，中成药必将成为中药走向世界的先导。

（五）草药

“草药”之名使用较早。可见于梁代（约 500 年）陶弘景《本草经集注》。其载：“若筛散草药，用轻疏绢，于酒服则不泥。”对于草药的认识，主要有两种观点。①指植物药。如清代吴敏树《杂说》云：“有号草药者，俗相传取诸草，名不在《本草经》者，以治疾，尤有奇效。”②泛指主流本草尚未记载，流传于民间，在正规中医机构和人员中应用不普遍，多为民间医生所习用，且加工炮制尚欠规范的部分药物。总之，草药是中药的重要组成部分。

（六）中草药

对“中草药”的认识，目前主要有两种观点。①其是中药和草药的混称 / 合称。②其指中药材和中药饮片。在历版《中国药典》中，“中草药”之名始见于 1977 年版。该版将所收载的药品统称为“中草药”。在其后的历版《中国药典》中，“中草药”之名逐渐被淡化和边缘化，常以“中药材”和“中药饮片”取而代之。如 1985 年版～ 2000 年版《中国药典》称“药材”或“中药材”，2005 年版和 2010 年版《中国药典》将其统一规范为“药材和饮片”。

随着中药名称术语的不断规范，草药和中草药之名逐渐被淡化，统称为中药。现代中药主要包括中药材、中药饮片和中成药。其中，中药材是中药的原料药，中药饮片是可供直接使用的中药，中成药是现成制剂的中药。

二、中药学与临床中药学

（一）中药学

中药学是研究中药的基本理论和中药来源、产地、采集、炮制、性能、功效及临床应用等一切与中药有关知识的一门学科。

2011 年 3 月，国务院学位委员会、教育部公布了新的《学位授予和人才培养学科目录（2011 年）》。将中药学（代码为 1008）归属于"医学（代码为 10）"学科门类，与中医学（代码为 1005）并列为"一级学科"。

随着科学技术日益进步，相关学科渗透融合，促进了中药学科不断分化和发展。2012 年 4 月，《国家中医药管理局中医药重点学科建设专家委员会中医药学科建设规划指导目录》明确中药学一级学科涵盖中药资源学（药用植物学、药用动物学、药用矿物学）、中药鉴定学、中药炮制学、中药药剂学、中药化学、中药分析学、中药药理学、临床中药学 8 个二级学科和 3 个三级学科。

（二）临床中药学

临床中药学是在中医药理论指导下，以临床用药为核心，研究中药的基本理论与临床应用等知识的一门学科。

2012 年 4 月，《国家中医药管理局中医药重点学科建设专家委员会中医药学科建设规划指导目录》明确将其划归为中药学一级学科下属的二级学科。

临床中药学具有学科与课程的双重属性。作为学科，它是中医学与中药学联系的纽带，是中医基础与临床贯通的桥梁，在中医学和中药学两大学科群中都具有重要的地位和作用。作为课程，它既是中医学专业和相关专业必修的基础课程，又是中药学专业必修的专业课程。

附：药品、处方药、非处方药、国家基本医疗保险药品

1. 药品　药品是指用于预防、治疗、诊断人的疾病，有目的地调节人的生理机能并规定有适应证或者功能主治、用法和用量的物质，包括中药材、中药饮片、中成药、化学原料药及其制剂、抗生素、生化药品、放射性药品、血清、疫苗、血液制品和诊断药品等（《中华人民共和国药品管理法》）。

2. 处方药　处方药是指凭执业医师和执业助理医师处方方可购买、调配和使用的药品（《中华人民共和国药品管理法实施条例》）。处方药（PD）通常都具有一定的毒性及其他潜在的影响，用药方法和时间都有特殊要求，必须在医生指导下使用。

3. 非处方药　非处方药是指由国务院药品监督管理部门公布的，不需要凭执业医师和执业助理医师处方，消费者可以自行判断、购买和使用的药品（《中华人民共和国药品管理法实施条例》）。非处方药（OTC）具有应用安全、疗效确切、质量稳定、使用方便的特点。根据国家药品监督管理局《处方药与非处方药分类管理办法（试行）》（1996 年）的规定，非处方药分为甲、乙两类，包装必须印有国家指定的非处方药专有标识（OTC）。其中，甲类非处方药标识为红色，乙类非处方药标识为绿色。

处方药和非处方药不是药品本质的属性，而是管理上的界定。无论是处方药，还是非处方药都是经过国家药品监督管理部门批准的，其安全性和有效性是有保障的。

4. 国家基本医疗保险药品（中药饮片部分）　国家基本医疗保险药品是指保证职工临床治疗

必需的，纳入基本医疗保险给付范围内的药品。2009年12月，人力资源和社会保障部发布了《国家基本医疗保险、工伤保险和生育保险药品目录》，包括西药、中成药和中药饮片三个部分。中药饮片部分所列中药饮片为基本医疗保险、工伤保险和生育保险基金不予支付费用的中药饮片，包括中药饮片127种及1个类别。其中，单方不予支付的有99种；单、复方均不予支付的有28种和1个类别。

（1）单味或复方均不予支付费用的中药饮片及药材　白糖参、朝鲜红参、玳瑁、冬虫夏草、蜂蜜、蛤蚧、狗宝、海龙、海马、红参、猴枣、琥珀、灵芝、羚羊角尖粉、鹿茸、马宝、玛瑙、牛黄、珊瑚、麝香、西红花、西洋参、血竭、燕窝、野山参、移山参、珍珠（粉）、紫河车，各种动物脏器（鸡内金除外）和胎、鞭、尾、筋、骨。

（2）单味使用不予支付费用的中药饮片及药材　阿胶、阿胶珠、八角茴香、白果、白芷、百合、鳖甲、鳖甲胶、薄荷、莱菔子、陈皮、赤小豆、川贝母、代代花、淡豆豉、淡竹叶、当归、党参、刀豆、丁香、榧子、佛手、茯苓、蝮蛇、甘草、高良姜、葛根、枸杞子、龟甲、龟甲胶、广藿香、何首乌、荷叶、黑芝麻、红花、胡椒、花椒、黄芥子、黄芪、火麻仁、核桃仁、胡桃仁、姜（生姜、干姜）、金钱白花蛇、金银花、橘红、菊花、菊苣、决明子、昆布、莲子、灵芝、芦荟、鹿角胶、绿豆、罗汉果、龙眼肉、马齿苋、麦芽、牡蛎、南瓜子、胖大海、蒲公英、蕲蛇、芡实、青果、全蝎、肉苁蓉、肉豆蔻、肉桂、山楂、桑椹、桑叶、沙棘、砂仁、山药、生晒参、石斛、酸枣仁、天麻、甜杏仁、乌梅、乌梢蛇、鲜白茅根、鲜芦根、香薷、香橼、小茴香、薤白、饴糖、益智、薏苡仁、罂粟壳、余甘子、鱼腥草、玉竹、郁李仁、枣（大枣、酸枣、黑枣）、栀子、紫苏。

第二节　历代主要本草著作简介

"本草"一词出现于西汉晚期，首载于《汉书》。关于本草的认识，历来主要有三种观点：一是中药学的古代称谓。据《汉书·平帝纪》记载，早在汉朝时期，本草已经成为与天文、历算、方术等相对独立的知识体系（即药学），拥有一批从事本草研究的专业人员，并有负责处理有关本草事宜的"本草待诏"。本草作为我国传统药学已初具规模，作为一门学科，已经独立存在，并达到了一定的水平。二是本草著作的称谓。如《本草汇言》说："神农尝本草而定药，故其书曰本草。"自古以来，本草二字被用于冠名大量中药书籍，如《神农本草经》《本草纲目》《中华本草》等。三是中药的古代称谓。如韩保昇曰："药有玉石草木虫兽，而直云本草者，为诸药中草类最众也。"（《证类本草》）因中药以植物药为多，以草为本，故称中药为本草。

"本草"一词的出现是本草史上划时代的一件大事，是中药学形成和发展的重要标志。源远流长的本草历程，体现了传承与创新的发展脉络，成就了各个历史时期的辉煌。

一、现存最早的本草专著——《神农本草经》

【作者】不详。托名于神农，实为我国古代劳动者集体智慧的结晶。

【成书年代】东汉末年（约2世纪）。

【主要内容】全书分为序录（总论）与药物（各论）两大部分。其中，总论部分记述了四气五味、有毒无毒、配伍法度、多种剂型、用药原则等中药基本理论和知识。各论部分载药365种（其中植物药252种、动物药67种、矿物药46种），按有毒无毒和补虚祛邪的功用分为上、中、下三品（其中上品120种，中品120种，下品125种）。每药之下重点介绍了药物的性味、功效和主治，其中大多为后世本草所收录，迄今仍为临床所常用。

【学术成就】

1.《神农本草经》系统总结了汉代以前的药学知识和经验，是我国现存最早的本草学专著，被奉为中医四大经典之一。

2.《神农本草经》所载药性理论和药物功用，奠定了中药学的基础，影响极为深远。

3.《神农本草经》首创药物按三品分类法，成为后世按功效分类药物的先驱。

【备注】《神农本草经》简称《本经》。原著已佚，其内容辗转保留在历代本草著作中。现存《本经》多种版本均系南宋至明清以来的学者根据《太平御览》《证类本草》《本草纲目》诸书所引《神农本草经》原文辑复而成，称之为复辑本。在参考、引用有关辑本文献时，必须注明某一种辑本，不能直呼《神农本草经》或《本经》。因为各种辑本与《本经》原著是有区别的，各种辑本之间亦是有差异的，不可混淆。

二、现存最早的综合性本草——《本草经集注》

【作者】陶弘景，字通明，丹阳秣陵（江苏南京）人。

【成书年代】梁代（约500年）。

【主要内容】该书以《本经》为基础，又从《名医别录》中选取365种药物，加上陶氏自注而成。全书7卷，共载药730种。"序录部分"回顾了本草发展的概况，并对《本经》序录条文逐一加以注释和发挥。此外，对药物的产地、采收、鉴别、炮制、制剂等都有较详细的论述。"药物部分"采用了"朱书本经，墨书别录"，小字加注的编写体例。药性以"朱点为热，墨点为冷，无点者是平"的简洁方式呈现。药物分类在传承了《本经》的基础上，将药物按自然属性分为玉石、草、木、虫兽、果菜、米食及有名未用七类。

【学术成就】

1.《本草经集注》全面总结了魏晋以来300余年间的药学成就，初步构建了综合性本草的编写模式。

2.《本草经集注》首创按药物自然属性分类法，一直为后世本草所沿用。

3.《本草经集注》以病为纲，分列了80多种疾病的通用药物，开创了以病类药之先河，丰富了临床用药内容。

【备注】《本草经集注》原书现仅存敦煌石窟藏本的序录残卷，其主要内容可在《证类本草》和《本草纲目》中窥测。近有尚志钧重辑本。

三、最早的国家药典——《新修本草》

【作者】苏敬等20余人。

【成书年代】唐显庆四年（659年）。

【主要内容】该书由政府组织，集体编撰，是在《本草经集注》的基础上进行修订、补充而成的。全书54卷，收载药物844种，其中新增药物114种，分玉石、草、木、禽兽、虫鱼、果、菜、米食及有名未用九类。在编写体例上基本保持了《本草经集注》的风格，在编写内容上更注重科学严谨，做到"《本经》虽阙，有验必书；《别录》虽存，无稽必正"。书中还增加了药物图谱（药图），并附以文字说明（图经）。

【学术成就】

1.《新修本草》是我国药学史上第一部官修本草，具有较高学术水平和科学价值。也是最早的一部药典性著作，先于国外《纽伦堡药典》近9个世纪。

2. 该书图文并茂，开创了药学著作编撰的先例。

3. 该书颁布后不久，很快流传海内外，成为当时我国和日本等国医生的必修课本。

【备注】《新修本草》又名《唐本草》。该书原著已不全。其中，药图和图经在北宋已无存，正文部分现仅存残卷的影刻、影印本，其内容保存于《嘉祐本草》《本草图经》等后世本草及方书中，近年有尚志钧重辑本问世。

四、完整流传的综合性本草——《经史证类备急本草》

【作者】唐慎微，字审元，蜀州晋阳（四川崇庆）人。

【成书年代】宋元丰五年（1082 年）。

【主要内容】该书以《嘉祐本草》《本草图经》为基础，汇集经、史、子、集、方书等资料编纂而成，凡有关药物方面的内容无不囊括其中。书中所引资料皆原文转录，且注明出处。全书31 卷，载药 1746 种，附有图谱 933 幅，附方 3000 余首，图文并茂，方药兼收。

【学术成就】

1.《经史证类备急本草》集宋以前本草学之大成，为完整流传的最早的综合性本草，内容丰富，文献价值极高。

2. 该书是研究古本草的重要文献来源和参考资料。故凡宋以前本草文献资料（因大多已失传），可在该书中查阅并直接引用，无须再用"《证类本草》云"或"唐慎微说"之类的表述。

【备注】《经史证类备急本草》简称《证类本草》，原书已不存。宋大观二年（1108 年），艾晟据《证类本草》增加《别说》44 条及林希序，校刊为《大观经史证类备急本草》，简称《大观本草》。宋政和六年（1116 年），曹孝忠据《大观本草》重加修订，改名为《政和新修经史证类备用本草》。元初（1249 年），张存惠据《政和新修经史证类备用本草》增附《本草衍义》，校刊为《重修政和经史证类备用本草》，简称《政和本草》。此外，尚有《绍兴本草》《大全本草》等多种校刊本。其中，《大观本草》和《政和本草》是唐氏多种修订本中最佳的本子。现在通常所说的《证类本草》系指人民卫生出版社影印的《重修政和经史证类备用本草》。

五、入选《世界记忆名录》的本草——《本草纲目》

【作者】李时珍，字东璧，晚号濒湖，湖北蕲州（蕲春）人。

【成书年代】明万历六年（1578 年）。

【主要内容】李时珍在《证类本草》的基础上，参考了 800 余种文献，又进行了广泛的实地考察、采访和亲自实践，历时二十七载（1552—1578 年），三易其稿，完成了近 200 万字的科学巨著《本草纲目》。全书 52 卷，载药 1892 种（新增药物 374 种），改绘药图 1300 余幅，附方11096 首。本书将药物按照自然属性分为水、火、土、金石、草、谷、菜、果、木、器服、虫、鳞、介、禽、兽、人共 16 部 60 类。每药标正名为纲，纲下分列释名、集解、正误、修制、气味、主治、发明、附方诸项，逐一介绍，以纲系目，条理清晰。尤其是发明项下，主要介绍了李时珍对药物观察、研究和实际应用的新发现、新经验，极大地丰富了本草学的内容。

【学术成就】

1.《本草纲目》集 16 世纪以前本草学之大成。其内容广博，涉及医学、植物学、动物学、矿物学、化学等诸多领域，其影响远远超出了本草学范围。故有"中国古代的百科全书"之称。

2.《本草纲目》自 1596 年在南京首刊出版后，很快风行全国，17 世纪即流传到国外，先后被全译或节译成英、法、德、俄、韩等 20 多种语言文字，在世界广泛流传，成为不朽的科学巨著，是我国科技史上极其辉煌的硕果，在世界科技史永放光辉。

3.《本草纲目》完备了药物按自然属性分类法，是中古时代最完备的分类系统，它比植物分类学创始人林奈的《自然系统》一书要早 170 多年。

【备注】2011 年,《本草纲目》作为世界物质文化遗产,与《黄帝内经》同时入选《世界记忆名录》,标志着国际社会对我国中医药文化价值的广泛认同,对推动我国优秀传统文化走向世界具有重要意义。

六、清代最有贡献的本草——《本草纲目拾遗》

【作者】赵学敏,字恕轩,浙江钱塘(杭州)人。

【成书年代】清乾隆三十年(1765 年)。

【主要内容】该书专为补遗、正误《本草纲目》而作。凡《本草纲目》疏漏未载,或备而不详者加以补充订正,错误之处给予更正。引用文献 600 余种,收载了许多采访所得的辨证用药经验,均注明文献出处和人名。尤其重视对草药、地方药、民族药和外来药物的记载。全书 10 卷,载药 921 种,其中新增药物 716 种。

【学术成就】该书对清中期以前的药学成就进行了系统总结,极大丰富了《本草纲目》的内容,堪称《本草纲目》的续编,为研究明以后本草学的发展提供了宝贵的资料,具有重要的参考价值。

七、20 世纪的本草巨著——《中华本草》

【作者】国家中医药管理局《中华本草》编委会。

【成书年代】1999 年由上海科学技术出版社陆续出版。

【主要内容】《中华本草》由国家中医药管理局主持,南京中医药大学总编审,全国 60 多所高等医药院校和科研院所 500 多名专家协作编纂,历时 10 年完成。全书 34 卷,其中前 30 卷(10 个分册)为中药,载药 8980 种;后 4 卷为民族药(即藏药、蒙药、维药、傣药各 1 卷),共载药 1762 种。书成之后,于 2005 年又补充出版了苗药卷,收载苗药 391 种。

【学术成就】

1.《中华本草》全面总结了中华民族两千年来的药学成就,涵盖了当今中药学的几乎全部内容,诸如中药品种、栽培、药材、化学、药理、炮制、制剂、药性理论、临床应用等中医药学科的各个方面,是一部集中我国中医药界集体智慧,多学科专家协作完成的综合性中药学巨著。

2.《中华本草》是我国迄今为止篇幅最大、收载药物品种最多、检索功能最全的划时代药物学巨著,是一部代表国家水平的传世之作,是《本草纲目》之后中医药史上的又一里程碑,被誉为"新的《本草纲目》"。

【备注】《中华本草》(精选本)是在《中华本草》全书的基础上选取其中重要内容而形成的专辑。全书分为上、下册,载药 535 种。1998 年由上海科学技术出版社出版。该书以临床常用中药为主,且源流并重,收罗宏富,在深度和广度上超过了以往的本草文献,是从事中医药临床、教学和科研工作者必备的重要工具书或参考书。

【复习思考题】

1. 何谓中药?中药就是天然药物吗?二者有何区别?

2. 何谓本草?本草在中药发展史上的重要意义何在?

3. 宋以前的本草著作大多佚失,其内容在何处查找比较可靠?为什么?

4.《神农本草经》是我国现存最早的本草著作,对中药学的贡献主要有哪些?

5.《本草纲目》有"中国古代百科全书"之称,如何理解?

第二章
中药的性能

扫一扫，查阅本章数字资源，含PPT、音视频、图片等

中医学认为，疾病的发生发展过程是由于致病因素作用于机体，引发正邪斗争，从而导致机体脏腑经络功能异常，气血紊乱，阴阳失调的结果。因此，药物治病的基本作用不外是祛除病邪、消除病因、调整脏腑功能、纠正阴阳偏盛偏衰的病理现象，使之在最大程度上恢复到正常状态，达到治疗疾病、恢复健康的目的。

药物之所以能够针对病情，发挥上述基本作用，是借助药物自身所具有的若干特性和作用，前人称之为药物的偏性。以药物的偏性来纠正疾病阴阳偏盛偏衰的病理现象，即"以偏纠偏"，就是药物治病的基本原理。诚如清代邹澍《本经疏证》所云："凡用药取其禀赋之偏，以救人阴阳之偏胜也。"

药物偏性即药物与疗效有关的性质，统称为药性。包括药物发挥疗效的物质基础和治疗过程中所体现出来的作用，即中药的性能。中药的性能是对中药作用的基本性质和特征的高度概括，是在中医药理论指导下认识和使用中药，并用以阐明药物奏效机理的理论依据，是中药基础理论的核心，主要包括四气、五味、归经、升降浮沉、毒性等内容。

中药的性能不同于药物的性状。药物的性状是以药物为观察对象，通过人的感官直接感知而得到的认识，如药物的形状、颜色、气臭、滋味、质地（软硬、轻重、疏密、润燥及坚脆）等。中药的性能是以人体为观察对象，以药物作用于机体的反应为基础，运用中医药基础理论归纳概括出来的抽象概念。

研究药性形成的机制及其运用规律的理论称为药性理论，它是中医学理论体系中的一个重要组成部分，是学习、研究、运用中药所必须掌握的基本理论知识。

第一节　四　气

中药四气，最早记载于《神农本草经》。书中明确提出了药"有寒、热、温、凉四气"的概念。至宋代寇宗奭《本草衍义》为了与香、臭之气区别，认为"凡称气者，即是香、臭之气，其寒、热、温、凉则是药之性"。并将"气"改为"性"，即"四气"又称"四性"。故后世本草有称"四气"者，也有称"四性"者，其义相通，同时并存，沿用至今。

一、含义

四气，是指药物的寒、热、温、凉四种药性。主要反映药物对人体阴阳盛衰、寒热变化的影响，是药性理论的重要组成部分，是说明药物作用性质的主要理论依据之一。

寒凉与温热是相对立的两种药性，其中寒凉属阴，温热属阳。寒与凉，温与热分别是同一类

药性，仅有程度上的差异。所谓"凉者，寒之轻""温者，热之次"(《古今名医汇粹》)。有些药物还标以"大热""大寒""微温""微凉"等，是对中药四气程度不同的进一步细化。从本质上讲，四性只有寒与热两性的区分。此外，尚有一类药性称为"平性"，即指药物寒热性质不明显，对机体寒热病理变化影响不大的一类药物。实际上，平性是相对的，也有偏温偏凉的不同，仍未超出四性的范围。因此，尽管四气涉及寒、热、温、凉、平五个方面的内容，但习惯上仍称四气(性)而不称五气(性)。

二、确定依据

《素问·至真要大论》指出"所谓寒热温凉，反从其病也"。《神农本草经百种录》强调"入腹则知其性"。说明药性之寒、热、温、凉的确定，是依据患者服药后，药物对机体寒热病证所产生的不同效应而概括出来的，是与所治疾病的寒热性质相对而言的。如石膏、知母能治疗热性病证，药性属寒凉；附子、干姜能治疗寒性病证，药性属温热。总之，能减轻或治疗热证的药物，性属寒凉；能减轻或治疗寒证的药物，性属温热。另外，部分药物的寒热性质是基于药物对机体直接产生的寒热效应加以概括的。如薄荷入口有凉爽感，其性"凉"；生姜入胃有温热感，其性"温"。

三、临床意义

"寒热温凉，物之性也，可以祛邪御疾"(《圣济经》)。一般而言，寒凉药具有清热、泻火、解毒等作用，温热药具有温里、散寒、助阳等作用。病证有寒热，药性有温凉。分清疾病的寒热属性，是四气理论运用的基础和前提。

1. 以寒治热，以热治寒　《神农本草经》指出"疗寒以热药，疗热以寒药"。《素问·至真要大论》指出"寒者热之，热者寒之"。即寒证用(温)热药，热证用寒(凉)药，逆其证候性质而用药。这是针对临床寒热病证用药必须遵循的基本原则。

2. 寒热真假，从者反治　对于某些真寒假热证或真热假寒证，当"以寒治寒，以热治热，从其病者，谓之反治"(《类经》)。实际上，反治即顺从疾病假象而用药。就其对疾病本质而言，仍属于正治范畴。问题的关键在于辨证，明辨寒热真假，针对疾病的证候性质选择用药。

3. 寒热错杂，寒温并用　在临床实际中，疾病往往是复杂多变的，单纯的寒证或热证比较少见。而表寒里热、上热下寒、寒热中阻等寒热错杂的病证更为多见。《医碥》指出"因其人寒热之邪夹杂于内，不得不用寒热夹杂之剂，古人每多如此"。如《伤寒论》半夏泻心汤、生姜泻心汤、甘草泻心汤等就是寒温并用的典范。

4. 寒热格拒，反佐为用　对于寒热(阴阳)格拒的病证，当用反佐之法。《本草纲目》指出"热在下而上有寒邪格拒，则寒药中入热药为佐"；"寒在下而上有浮火格拒，则热药中入寒药为佐"，使同气相求，顺其病气则无格拒之嫌。

5. 四时寒温，择时选药　《素问·六元正纪大论》云："用热远热，用温远温，用寒远寒，用凉远凉。"进而指出，"热无犯热，寒无犯寒，从者和，逆者病"。即在炎热的季节要避免使用热性药，在温暖的季节要避免使用温性药，在寒冷的季节要避免使用寒性药，在清凉的季节要避免使用凉性药。总之，要顺应四时气候变化而选择用药。

第二节　五　味

五味的起源多与烹调、饮食有关。自《神农本草经》提出了"药有酸、咸、甘、苦、辛五味", 并将其作为药性标注以来, 历代本草均遵循之, 并在长期的实践中不断补充和发展, 逐步完善了中药五味理论。

一、含义

五味, 是指药物酸、苦、甘、辛、咸五种基本的味。此外, 还有淡味和涩味。前人受五行学说影响, 将淡附于甘、涩附于酸。尽管五味涉及七个方面的内容, 但习惯上仍称五味而不称七味。其中, 辛甘淡属阳, 酸苦咸属阴。

二、确定依据

1. 口尝之味 最初, 五味的本义是指药物的真实滋味, 即由人体味觉器官直接感知。如黄连味苦, 乌梅味酸, 生姜味辛, 甘草味甘等, 皆"入口则知其味"(《神农本草经百种录》)。随着实践中用药知识的不断积累, 发现滋味与作用之间有一定的关联性, 不同的滋味具有不同的功能效应。如《素问·脏气法时论》将其概括为"辛散、酸收、甘缓、苦坚、咸软"。

2. 功能之味 随着临床实践的不断深入, 用药经验的逐渐积累, 对药物功效的认识不断丰富, 发现建立在真实滋味上的味效关系对很多药物的功效已难以阐释。如山楂味酸, 却并无收敛固涩的功效。因此, 就采用了以功效类推定味的方法, 从而产生了抽象之味。如麻黄并无明显的辛味, 因其具有较强的发散作用, 故定为辛味; 白芍并无甘味, 因其具有补血之功, 故定为甘味。由此可见, 药物五味经历了"味(口尝之味)——功能——味(性能之味)"的认知过程。尤其是性能之味, 已经脱离或部分脱离口尝直接感受之味, 是药物实际效用的总结, 对临床用药具有更直接的指导意义。

总之, 五味既是药物滋味的真实反映, 又是药物功能的高度概括, 后者构成了五味理论的主要内容。

三、临床意义

《药品化义》指出, "凡药品之功, 专在于味。一味之中, 又有数能"。五味是药物功效的重要标志, 不同的药味代表不同的功效。

1. 辛味 "能散、能行"。"散"即发散, 主要用于表证。如生姜、薄荷发散表邪。"行"的含义有二: 一是行气, 主要用于气滞证。如木香、陈皮行气。二是行血, 主要用于瘀血证。如川芎、红花行血。一般而言, 解表药、行气药和活血化瘀药多具有辛味。

2. 甘味 "能补、能和、能缓"。"补"即补虚, 主要用于各种虚证。如黄芪补气、当归补血。"和"的含义有二: 一是和中, 调和药性, 主要用于缓和某些药的毒性或峻烈之性, 并顾护中焦。如大枣"调和百药能缓猛药健悍之性, 使不伤脾胃"(《医学衷中参西录》)。二是调和药味, 主要用于调整或矫正方中药物的滋味, 便于服用。《神农本草经百种录》指出, "百药气味不齐, 而甘能调之"。"缓"即缓急止痛, 主要用于脘腹、四肢挛急疼痛。常用药物如甘草、白芍等。一般而言, 补虚药多具甘味。

3. 酸(涩)味 "能收、能涩"。即收敛固涩。主要用于体虚多汗、肺虚久咳、久泻肠滑、遗精滑精、遗尿尿频、崩带不止等滑脱证。如五味子敛汗, 乌梅敛肺止咳, 肉豆蔻涩肠止泻, 山茱萸涩精止遗, 赤石脂固崩止带等。一般而言, 收涩药多具有酸味或涩味。

4. 苦味 "能泄、能燥、能坚"。"泄"的含义有三: 一是清泄, 即清热泻火, 主要用于火热病证。如栀子、知母清热泻火。二是降泄, 即降逆。主要用于肺、胃气逆之证。如苦杏仁降肺气、半夏降胃气。三是通泄，即泻下通便。主要用于便秘。如大黄泻下攻积。"燥"即燥湿，根据其药性寒温之不同，又有苦温燥湿和苦寒燥湿之分。前者多用于寒湿证，如苍术苦温燥湿；后者多用于湿热证，如黄柏清热燥湿。"坚"即坚阴，又称泻火存阴。多指苦寒药物通过清热泻火作用，以利于阴液保存，治疗阴虚火旺证。如"黄柏能制膀胱命门阴中之火，知母能消肺金制肾水化源之火，去火可以保阴"（《本草正》）。一般而言，清热药、泻下药、止咳平喘药、降逆止呕药、燥湿药多具有苦味。

5.咸味 "能下、能软"。"下"即泻下，主要用于便秘。如芒硝泻下通便。"软"即软坚散结，主要用于痰核、瘰疬、癥瘕痞块等。如海藻"专能消坚硬之病，盖咸能软坚也"（《本草新编》）。一般而言，具有软坚散结作用的药物多属于咸味，具有泻下作用的药物（除芒硝等个别药物外）一般多属于苦味。

6.淡味 "能渗、能利"，即渗湿利水，主要用于水肿、小便不利等。如"猪苓、茯苓、泽泻，三者皆淡渗之物，其用全在利水"（《本草思辨录》）。一般而言，利水渗湿药多具有淡味。

总之，五味是显示药物功能的主要药性。根据五味所代表的不同功能特点，为临床有针对性选药处方提供了重要依据。如外感表证、气滞证、血瘀证宜选用辛味药物，各种虚证宜选用甘味药物，体虚滑脱证宜选用酸味或涩味药物等，热证、湿证、便秘、气机上逆的病证宜选用苦味药物，痰核、瘰疬、癥瘕痞块宜选用咸味药物，水肿、小便不利宜选用淡味药物等。

《本草经疏》指出，凡"物有味必有气"。气味是构成药物性能的重要元素，两者紧密相连，不可分割，主要表现在以下方面：①药物气味相同，其功用相似。如麻黄、紫苏叶辛温，都能发散风寒，用于风寒表证；黄芩、黄连苦寒，皆可清热燥湿，用于湿热证。②药物气同味异或味同气异，其功用同中有异。如生地黄与黄柏，同为气寒，均能清热。然生地黄味甘，黄柏味苦，前者偏于滋阴清热，后者长于清热燥湿。又如生姜与薄荷，同为辛味，均能发散。然生姜性温，薄荷性凉。前者以发散风寒为优，主治风寒表证；后者以疏散风热见长，主治风热表证及温病初起。③药物气味不同，其功用有别。如大黄苦寒，功能泄热通便，主治热结便秘；黄芪甘温，功能补中益气，主治脾肺气虚证。④药物一气多味者，则功用广泛。如当归味甘、辛，性温，既能补血，又能行血，兼以祛寒，可用于血虚、血瘀、血寒所致的多种病证。因此，临床用药必须重视气味组合。

第三节 升降浮沉

升降浮沉理论形成于金元时期，后世医药家在此基础上不断充实和发展，使之日趋完善。

一、含义

升降浮沉是表示药物作用趋向的一种性能，是药物作用的定向理论。一般而言，升，即上升提举，表示药物作用趋向于上；降，即下达降逆，表示药物作用趋向于下；浮，即向外发散，表示药物作用趋向于外；沉，即向内敛藏，表示药物作用趋向于内。升降浮沉分别表示药物向上、向下、向外、向内四种不同的作用趋向，是与疾病所表现的趋向性相对而言的。其中，升与降，浮与沉是相对立的，而升与浮，沉与降，既有区别，又有交叉，难以截然分开，在实际应用中，升与浮，沉与降常并称。按阴阳属性区分，则升浮属阳，沉降属阴。

二、确定依据

《素问·至真要大论》云："升降出入，无器不有。"升降出入是人体生命活动的基础。一旦发生异常，就会表现出向上、向下、向内、向外等不同的病势趋向。中药的趋向性作用，主要以脏腑气机升降出入的理论和病势上下内外逆顺的理论为依据，通过药物作用于机体后所产生的功能效应而概括出来的。大凡药物能针对病变部位在上在表或病势下陷发挥治疗作用者，其作用趋向多确定为升浮；凡药物能针对病变部位在下在里或病势上逆发挥治疗作用者，其作用趋向多确定为沉降。由于药物的作用具有多效应、多层次的特点，故有些药物具有二向性。如川芎上达颠顶，善治头痛；下行血海，长于调经。而有些药物的升降浮沉特性不明显，如消食药、外用药等。

一般而言，升浮药主上升向外，有升阳、发表、散寒、涌吐、开窍等功效；沉降药主下行向内，有潜阳、降逆、泻下、利水、收敛等功效。

三、临床意义

升降浮沉理论的意义在于指导临床用药，根据病势趋向，调节脏腑气机紊乱；或根据病变部位，因势利导驱邪外出，从而达到治愈疾病的目的。总的应用原则是：逆其病势，顺其病位。

1. 根据病势趋向不同，逆其病势选择用药　大凡病势下陷者，宜升浮不宜沉降；病势上逆者，宜沉降不宜升浮。如气虚下陷之久泻脱肛、内脏下垂，宜选用升麻、柴胡等升浮性质的药物以升阳举陷；肝阳上亢之眩晕头痛，宜选用石决明、代赭石等沉降性质的药物以平降肝阳。目的在于遏制病势的逆转，有利于疾病的康复。

2. 根据病变部位不同，顺其病位选择用药　大凡病变部位在上在表者，宜升浮不宜沉降；病变部位在下在里者，宜沉降不宜升浮。如风寒表证，宜选用麻黄、紫苏叶等升浮性质的药物以发散风寒；胃肠积滞，大便秘结者，宜选用大黄、芒硝等沉降性质的药物以泄热通便。目的在于因势利导，祛邪外出。

四、关联因素

升降浮沉是药物的固有属性，多与药物的气味、质地密切相关。

1. 气味　《本草纲目》云："酸咸无升，甘辛无降，寒无浮，热无沉。"大凡味属辛、甘，气属温、热的药物，大多主升浮，如麻黄、升麻、黄芪等；凡味属苦、酸、咸，性属寒、凉的药物，大多主沉降，如大黄、芒硝、乌梅等。

2. 质地　《本草备要》云："凡药轻虚者浮而升，重实者沉而降。"大凡花、叶、皮、枝等质轻的药物大多主升浮，如紫苏叶、菊花、蝉蜕等；种子、果实、矿物、贝壳等质重的药物大多主沉降，如紫苏子、枳实、牡蛎、代赭石等。

升降浮沉药性不是一成不变的，在实际运用中可以人为加以干预，改变药物作用的趋向，满足临床用药的需要。诚如《本草纲目》所说："升降在物，亦在人也。"

1. 炮制　《本草纲目》云："升者引之以咸寒，则沉而直达下焦；沉者引之以酒，则浮而上至颠顶。"说明炮制对药物升降浮沉有着直接的影响，可以改变药物作用的趋向。一般而言，酒炒则升，姜汁炒则散，醋炒则收敛，盐炒则下行。如大黄苦寒沉降，泻下通便；通过酒炙，则性偏上行，长于清上焦火热。

2. 配伍　一般而言，升浮药在大队沉降药中能随之下降，沉降药在大队升浮药中能随之上升。即少数药物的作用趋向往往随多数药物而改变。此外，某些药还可引导其他药上行或下行，改变其作用趋向。如桔梗"为肺部引经，与甘草同为舟楫之剂，诸药有此一味，不能下沉"（《本草经疏》）。故治疗胸膈以上的病证，多用桔梗载药上行。牛膝"能引诸药下行"（《本草衍义补遗》）。故治疗腰膝以下的病证，多用牛膝引药下行。

第四节　归　经

早在春秋战国时代，已有中药定位思想的萌芽。如《素问·至真要大论》有"五味入胃，各归其所喜"，《素问·宣明五气》有"五味所入"，《灵枢·五味》有"五味各有所走"等记载，可谓归经理论的先声。金元时期，归经理论已基本确立，如张洁古《珍珠囊》正式把归经作为药性主要内容加以论述。清代沈金鳌在《要药分剂》中，首次将"引经""向导""行经""入""走""归"等统称为"归经"，使之成为规范的药性名词，得到了医药界普遍认同，一直沿用至今。

一、含义

归经是药物作用的定位概念。归，即归属；经，即脏腑经络及所属部位的概称。所谓归经，指药物对于人体脏腑经络的选择性作用，即某药对某些脏腑经络有特殊的亲和作用，因而对这些部位的病变起着主要或特殊的治疗作用。

二、确定依据

中药归经理论的形成是在中医基本理论指导下，以脏腑经络理论为基础，以药物治疗的具体病证为依据，经过长期临床实践总结出来的定位理论。大凡药物能治某经的病证，即认定其归某经。如心经病变多见心悸失眠，肺经病变常见胸闷喘咳，肝经病变每见胁痛抽搐等。朱砂、远志可用治心悸失眠，其归心经；桔梗、紫苏子可用治喘咳胸闷，其归肺经；白芍、钩藤可用治胁痛抽搐，其归肝经。由此可见，归经理论是通过脏腑辨证用药，从临床疗效观察中总结出来的用药理论。

此外，在归经理论形成的过程中，由于诸多学术流派或学术思想的介入，极大丰富了归经理论的内容。有的根据《伤寒论》六经辨证确定药物归经，如麻黄归太阳经、石膏归阳明经等；有的根据温病卫气营血辨证确定药物归经，如知母入气分、生地黄入营血分等；有的根据五行学说结合药物自身特性确定药物归经，如味辛入肺、色黄入脾等。凡此种种，药物归经离不开脏腑经络，脏腑经络学说是归经理论的核心。

三、临床意义

《医学源流论》指出，凡"治病者，必先分经络脏腑之所在"。若"不知经络而用药，其失也泛，必无捷效"。归经理论对临床定位选择用药具有重要的指导意义。如里热证，根据脏腑辨证有肺、心、胃、肝等不同脏腑的热证，可根据药物归经定位选用清肺热的黄芩，清心火的黄连，清胃热的石膏，清肝火的夏枯草等。又如头痛，根据六经辨证有太阳、阳明、厥阴等头痛，可根据药物归经定位选用治太阳头痛的羌活，治阳明头痛的白芷，治厥阴头痛的吴茱萸等。总之，在辨证的基础上，根据病变部位选择适宜的药物，能增强用药的针对性，提高临床的有效性。

运用归经理论必须考虑脏腑经络间在生理上相互联系，在病理上相互影响的关系，在治疗某一脏腑病变的同时应积极调治相关的脏腑，不必拘泥于某经的病变单纯选用归某经的药物。《医学源流论》指出，"执经络而用药，其失也泥，反能致害"。如《金匮要略》以肝脾关系为示范，明确提出了"见肝之病，知肝传脾，当先实脾"的整体治疗思路和未病先防理念，也是在中医理论指导下灵活运用归经理论的典范。

归经理论的优势在于药物功能的定位，但对于指导临床用药有一定的局限性。①药物归经相同，气味不同，则作用部位一致，临床应用有别。如干姜、黄芩同归肺经，均可治疗肺经病变。但干姜辛热，长于温肺寒，主治肺寒咳嗽；黄芩苦寒，偏于清肺热，主治肺热咳嗽。②药物气味相同，归经不同，其功效相似，作用部位有别，临床应用亦有差异。如黄连、龙胆均为苦寒之品，能泻火解毒，治疗热毒病证。然黄连偏走上、中焦，长于泻心火、清胃热，主治热病心烦、胃热呕吐；龙胆偏走下焦，长于泻肝火，主治肝火上炎之目赤肿痛。③药物归经相同，升降浮沉之性不同，其作用部位相同，而作用趋向有别。如桔梗、旋覆花同归肺经，均可用治咳嗽痰多的病证。然桔梗主升浮，长于宣肺；旋覆花主沉降，偏于降气。因此，归经理论的运用，必须与四气、五味、升降浮沉等理论相结合，才能全面地阐明药物作用机制，指导临床用药。

附：引经

引经，又称引经报使、诸经向导。《医医病书》说："药之有引经，如人之不识路径者用向导也。"《本草洞诠》说："剂中用为向导，则能接引众药，直入本经。"即某些药物能引导其他药物的药力到达病变部位。引经是在归经理论的基础上形成的，是归经理论的重要组成部分。归经是指药物能对特定的病变部位直接产生治疗作用；引经则是指药物在复方中用为向导，能接引众药，直达病所。因此，引经也可视为归经中的一种特殊类型。

第五节 毒 性

在现存最早的本草文献中，《神农本草经》率先提出了"有毒无毒"的概念，且以此作为药物分类的依据。《素问·五常政大论》提出了药性有毒无毒使用的基本原则，即"大毒治病，十去其六；常毒治病，十去其七；小毒治病，十去其八；无毒治病，十去其九；谷肉果菜，食养尽之，无使过之，伤其正也"。后世本草多将其与四气五味并列，纳入诸药项下，使之成为中药性能不可或缺的重要内容。

一、含义

对于中药毒性的认识，历来有广义和狭义之分。

1. 毒性泛指药物的偏性 《儒门事亲》指出"凡药有毒也，非大毒、小毒谓之毒"。凡药皆毒，毒是一种普遍概念。《类经》说："药以治病，因毒为能，所谓毒者，因气味之偏也。"《圣济总录》云："若药无毒，则疾不瘳。"说明毒是指药物的偏性，是用以阐明药物奏效机制的理论依据，是中药性能的主要内容之一。

2. 毒性是指有毒药物对机体的伤害性 《诸病源候论》指出，"凡药物云有毒及大毒者，皆能变乱，于人为害，亦能杀人"。所谓"变乱""为害""杀人"，就是指有毒药物对机体的伤害程度，属于少数有毒药物所特有的特性，属于狭义毒性的范畴。2020年版《中国药典》和历版《中药学》教材在部分药物下标注的"大毒""有毒"和"小毒"等，都是指狭义的毒性。

中药毒性作为一种性能概念，既反映了中药偏性及由此产生的治疗效应，又反映了药物有毒无毒的安全特征及在一定条件下对机体的损害性，对临床安全、有效地使用中药具有现实的指导价值。

二、确定依据

关于毒药的毒性确定，一般依据其对人体的损害程度而定。所谓"大毒之性烈，其为伤也多。小毒之性和，其为伤也少。常毒之性，减大毒之性一等，加小毒之性一等，所伤可知也"（见《类经》注文引王冰语）。这是古人对中药毒性确定及分级标准的粗略论述，有一定的参考价值，但很难把握。1988年，国务院颁布了《医疗用毒性药品管理办法》，对毒性药品进行了明确界定。所谓毒性药品，即"系指毒性剧烈，治疗剂量与中毒剂量相近，使用不当会致人中毒或死亡的药物"。具体毒性中药品种有：砒石（红砒、白砒）、砒霜、水银、生马钱子、生川乌、生草乌、生白附子、生附子、生半夏、生南星、生巴豆、斑蝥、青娘虫、红娘虫、生甘遂、生狼毒、生藤黄、生千金子、生天仙子、闹羊花、雪上一枝蒿、白降丹、蟾酥、洋金花、红粉、轻粉、雄黄。

值得注意的是，中药毒性是一个相对概念。一般而言，无毒药物一般安全性高，治疗剂量范围通常较大，但并非绝对不会引起中毒反应，在超量、超时应用时，也可能会对机体造成一定损伤。如人参、艾叶、何首乌等在临床使用中均有产生中毒反应的报道。

三、临床意义

中药毒性的意义在于为临床安全、有效用药起到"警示"作用。尽管中药的安全性相对较高，但使用不当造成毒副反应的可能性仍然存在，不容忽视。因此，正确认识中药的毒性，规范使用有毒药物，确保用药安全，显得尤为重要。

1.正确认识毒性 药物有毒无毒是一个相对概念，是一种辩证关系。临床用药是否产生毒性，关键在于用法是否得当，药证是否相对。《本草正》云："若用之不当，凡能病人者，无非毒也。即如家常茶饭，本皆养人之正味，其或过用误用，亦能毒人。"《医法圆通》云："病之当服，附子、大黄、砒霜皆是至宝；病之不当服，参、芪、鹿茸、枸杞都是砒霜。"因此，临床用药必须牢固树立"凡药皆毒"的思想，坚持"无毒用药"的理念，在确保用药安全的前提下，获得最佳的治疗效果。

2.严格控制剂量 剂量是决定临床安全、有效用药的重要参数。药物是否致毒以及危害的轻重程度与其剂量的大小密切相关。因此，临证用药，尤其是应用毒性药物时，既不能毫无顾忌，盲目加大剂量以求疗效，忽视安全，以致中毒，甚至死亡；又不能瞻前顾后，随意降低剂量以求安全，忽视疗效，以致无效，延误病情。可采取"小量渐增"的使用方法，确保用药安全。《神农本草经》提出"取去为度"，《新修本草》强调"皆须量宜"，对临床安全用药具有重要的指导意义。

3.注意炮制配伍 炮制和配伍是中药减毒的重要方法和手段。临证用药，只要炮制得法，配伍适宜，就能趋利避害。如《本草求真》云："毒有法制以疗人病，则药虽毒，而不得以毒称。"对于毒大性猛的药物，尤其要注意如法炮制。《神农本草经》云："若有毒宜制，可用相畏、相杀者。"这是运用有毒药物时常用的配伍原则。如《伤寒论》十枣汤，方中用十枚大枣煎汤送服甘遂、大戟、芫花，旨在缓和药性，保护胃气，就是配伍减毒的典范。至于"十八反""十九畏"所涉及的药对，属于传统配伍禁忌的范畴，一般不宜配伍使用。

此外，药材的质量、患者的体质、用药的方法等，都与安全用药密切相关。因此，正确认识中药的毒性，要把握临床用药的各个环节，采取有效的防范措施，确保用药安全。

附：药品不良反应、严重药品不良反应、新的药品不良反应

1. 药品不良反应   是指合格药品在正常用法用量下出现的与用药目的无关的或意外的有害反应(《药品不良反应报告和监测管理办法》)。

2. 严重药品不良反应   是指因使用药品引起以下损害情形之一的反应:①导致死亡;②危及生命;③致癌、致畸、致出生缺陷;④导致显著的或者永久的人体伤残或者器官功能的损伤;⑤导致住院或者住院时间延长;⑥导致其他重要医学事件,如不进行治疗可能出现上述所列情况的(《药品不良反应报告和监测管理办法》)。

3. 新的药品不良反应   是指药品说明书中未载明的不良反应。说明书中已有描述,但不良反应发生的性质、程度、后果或者频率与说明书描述不一致或者更严重的,按照新的药品不良反应处理(《药品不良反应报告和监测管理办法》)。

【复习思考题】

1. 中药为什么能治病? 中药是怎样治病的?
2. 中药"四气"是如何确定的? 四气理论的运用原则及临床意义何在?
3. 药物口尝之味与功能之味有何关联与区别? 简述药性五味的功效及其运用。
4. 李时珍说:"升降在物,亦在人也",如何理解?
5. 归经理论的核心是什么? 如何正确理解归经理论?
6. 何为中药毒性? 如何理解中药"毒性"?

扫一扫，查阅本章数字资源，含PPT、音视频、图片等

中药功效是在中医药理论指导下，对药物治疗、预防和养生保健作用的高度概括，是药物对于人体医疗作用在中医学范畴内的特殊表述形式。它源于医疗实践，进而指导临床用药，是临床中药学研究的重要内容之一。

关于中药的功效，在古代本草著作中多与主治混为一体，没有严格的区分。在《中国药典》和《中药学》教材中，均设立"功效"专项，使之成为中药治疗作用的专用名词，是区别于传统本草著作的显著特征，标志着中药功效重要地位的确立，并得到了学术界的普遍认同。

中药功效名目繁多，内容丰富，不同类别、不同层次的功效构成了纵横交错的网络系统，形成了较为完善的中药功能体系。根据中药功效性质的不同，一般可区分为治疗功效与保健功效两大类。其中，治疗功效主要包括对证功效、对症功效和对病功效等内容，保健功效主要包括预防功效和养生功效等内容。本章重点介绍中药的治疗功效。

第一节　对证功效

一、含义

对证功效是针对中医所特有的证（或证型）发挥治疗作用的功效。

二、确定依据

"证"是对病变当前阶段机体整体反应状态的病位、病性等病理本质所做出的概括，为中医学所特有的概念。凡能针对"证"发挥治疗作用的，即为对证功效。如清热燥湿是对"湿热证"发挥治疗作用的对证功效，活血化瘀是对"瘀血证"发挥治疗作用的对证功效等。

三、临床意义

1. 对证功效既是药性理论产生的基础，又是临床用药的主要依据　《本草备要》指出，"（每药）发明其功用，而以主治之证具列于后，其所以主治之理，即在前功用之中"。如麻黄发散风寒，既可推测其药性为辛温，归肺经；又可推测其主治为风寒表证。对证功效是药性理论与临床应用联系的桥梁和纽带，不仅具有直接的实践指导意义，而且具有重大的理论价值。在药物的诸多功效中，对证功效是其最基本的功效，在各类功效中居于主导地位，是中药功效的核心。

2. 证是对证功效应用的前提和条件，对证功效与证之间存在着明显的对应关系　中医有各种不同的辨证方法，诸如八纲辨证、脏腑辨证、六经辨证、三焦辨证、卫气营血辨证、气血津液辨

证等，因而就有各种不同类型的证。不同的证从不同的角度反映了疾病当前阶段的不同本质，为对证功效的提炼和应用奠定了基础。不同的证宜选用与之相对应的对证功效，通过对证功效也可推测其相应的适应证。如补气与气虚证，疏肝与肝郁气滞证，活血与瘀血证等，这种"对证功效——证"的对应关系，为临床辨证遣药起到了执简驭繁的作用。

3. 对证功效可依据证型不同细化为不同层次　如热证，根据脏腑辨证可分为心、肝、肺、胃、肾等不同部位的热证，根据卫气营血辨证可分为卫、气、营、血四个不同阶段的热证。因而，清热功效则相应地细化为清心热、泻肝火、清肺热、清胃热、泻肾火，及清气、清营、凉血等不同的具体功效。体现了对证功效的多层次性，并与不同层次的证相对应。对证功效层次的不断分化或细化，有利于临床辨证用药的精准性。

第二节　对症功效

一、含义

对症功效是针对疾病过程中某些症状或体征发挥治疗作用的功效。

二、确定依据

"症"是疾病的单个症状或体征，是构成疾病临床表现的最基本单位。症是疾病的现象，而不是病变的本质。凡能针对"症"发挥治疗作用的，即为对症功效。如止痛、止血、止咳、止呕等，分别是针对疼痛、出血、咳嗽、呕吐等发挥治疗作用的对症功效。

三、临床意义

1. 对症功效针对患者某一自觉症状或临床体征，具有作用强、疗效好的特征　如延胡索止痛，"专治一身上下诸痛，用之中的，妙不可言"（《本草纲目》）。生姜止呕，"凡呕吐者多食生姜，此是呕家圣药"（《千金要方》）。三七止血，"无论上、中、下之血，凡有外越者，一味独用亦效"（《本草新编》）。大凡疼痛、呕吐、出血的病症，皆可相机选用延胡索、生姜和三七等，体现了对症功效的特色和优势。

2. 对症功效多是由对证功效衍化、派生出来的功效　又称衍生功能，或间接功能。一般而言，对症功效多从属于对证功效，通常将对证功效与对症功效组合成复合功效，构成因果关系。如木香行气止痛，用于胃肠气滞（证）之脘腹疼痛（症）。其中"行气"是对证功效，主要针对胃肠气滞（证），侧重于解决病变的本质问题；"止痛"是对症功效，主要针对脘腹疼痛（症），偏于解除疾病当前阶段比较突出的表象问题。因为木香能行胃肠之滞气，所以能收到控制脘腹疼痛的效果。也就是说，木香止痛效用的发挥必须以"行气"为前提和基础。否则，木香的止痛就失之过泛，缺乏针对性。

3. 对症功效是对对证功效的补充和完善　对症功效重点反映对证功效的治疗效果，使对证功效的运用范围更加明确，临床运用的针对性更强。如茯苓、木通、地耳草均能利湿（水），均可用治水湿为患的病证。但由于对症功效的限制，其治疗效果是不一样的。茯苓利水，长于消肿，故多用于水肿、小便不利；木通利水，长于通淋，故多用于淋证；地耳草利湿，长于退黄，故多用于治黄疸。对症功效与对证功效的关系密切，相辅相成，不可分割。对证功效侧重于治本，对症功效侧重于治标；对证功效揭示药物的应用范围，对症功效明确药物的治疗目的。若单纯用对证功效指导临床用药，则过于笼统；仅凭对症功效指导临床用药，则过于片面，必须两者有机地结合起来，才能全面、正确地指导临床用药。

第三节　对病功效

一、含义

对病功效就是针对中医的"病"发挥治疗作用的功效。

二、确定依据

"病"是对疾病全过程的特点与规律所做出的概括，代表着该病种的基本矛盾。凡能针对"病"发挥治疗作用的，就认定其为对病功效。如截疟、透疹、蚀疣等，分别是针对疟疾、麻疹、寻常疣发挥治疗作用的对病功效。

三、临床意义

1. 对病功效的运用体现了中医辨病施治的特色　任何一种疾病在其病变过程中，可以千变万化，但其基本矛盾贯穿于疾病的始终。只有抓住疾病的基本矛盾，选择有针对性的药物进行对病治疗，方能收到较好疗效。《医学源流论》指出，"欲治病者，必先识病之名……一病必有主方，一病必有主药"。如鱼腥草善于清热消痈排脓，为治肺痈之首选；蒲公英长于清热解毒通乳，为治乳痈之常用。对病功效的认定，为辨病用药提供了依据。

2. 辨病与辨证相结合，对病功效与对证功效相机为用　多数疾病在漫长的病变过程中，可以表现为不同病理状态（即证候）。病与证既有区别，又密切相关。《药治通义》指出，"然病虽一，而其证不均，倘啻云治某病，则浅学无所下手"。因此，临床用药既要辨病，又要识证。病、证兼顾，方臻全面。如茵陈为治黄疸之要药，无论阴黄、阳黄均为首选。如湿热熏蒸之阳黄，可对证选用大黄、栀子，共奏清热利湿退黄之效；寒湿郁滞之阴黄，可对证选用附子、干姜，合为温阳利湿退黄之剂。但"总以茵陈为君，随佐使之寒热，而理黄症之阴阳也"（《本草通玄》）。体现了中医辨病与辨证施治的特色。

3. 对病功效的认定不够规范，临床运用具有一定局限性　由于中医对"病"的概念比较模糊，常常病证不分，或以症代病。如"痹"本来就是一个病名，而书中多称痹证；"咳嗽"本来就是一个症状，而多作病名看待。因此，中药对病功效的认定常常与对证功效、对症功效相混淆，对临床辨病用药的指导性有待提升。

附：预防功效、养生功效和配伍功效

1. 预防功效　即某些药物在未病之时提前使用，具有防止某些疾病发生和发展的功能。如"小儿初生，以黄连煎汤浴之，不生疮及丹毒"（《本草纲目》）。"疫发之时，以此药（贯众）置水中，令人饮此水则不传染"（《本草经疏》）。

2. 养生功效　即指药物具有强身健体、调理情志、养护脏腑、延缓衰老等方面的功效。如何首乌"久服长筋骨，益精气，延年不老者，皆补肝肾、益精血之极功也"（《本草经疏》）。

　　无论预防功效或养生功效，都与药物治疗功效密切相关，是药物治疗功效在预防或养生等方面的具体体现。

　　3. 配伍功效　是指药物配合应用后所产生的新功效。如桂枝与芍药配伍，能调和营卫；柴胡与黄芩配伍，能和解少阳等，就是配伍功效的典范。配伍功效的产生，只有通过一定的配伍或在复方中才能体现出来，它源于药物的基本功效，但又不同于单味药物的功效，其应用却超出了单味药物的范围。配伍功效的出现，极大地丰富了中药功效的内容，扩大了中药功效的应用范围，拓宽了中药功效的研究领域。配伍功效不是药物功效的相加，而是相互配合产生新的功效。一般来说，配伍功效属于方剂学研究的范围，不应与单味药物的功效相混淆。

【复习思考题】

　　1. 何谓中药功效？简述其对临床用药的指导意义。

　　2. 简述对证功效、对症功效、对病功效三者之间的关系。

　　3. 为什么说对证功效是中药性能与临床运用联系的中心环节？

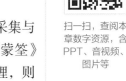

扫一扫，查阅本章数字资源，含PPT、音视频、图片等

中药的来源，除部分人工制品外，主要是自然界的动物、植物和矿物。中药的产地、采集与炮制、贮藏等，对保证药材质量和保护药源，提高药物品质有着十分重要的意义。《本草蒙筌》指出"药必求真，服才获效"。产地适宜，生长条件良好，采收适时，炮制得当，贮藏合理，则药材质量高，品质好，药力强，疗效佳；反之则药材质量低，品质差，药力弱，疗效欠佳。因此，中药的品质是决定中药安全、有效使用的重要元素。

第一节　中药的产地

天然药材的分布和生产离不开一定的自然环境和条件，不同地域的自然环境和条件决定了药材的品种和质量的差异性。如《本草经集注》提出"诸药所生，皆有境界"。《千金翼方》强调"用药必依土地"。《新修本草》亦认为"离其本土，则质同而效异"。《本草蒙筌》指出"地产南北相殊，药力大小悬隔"。《本草备要》认为"药之为用，或地道不真，则美恶迥别"。中医用药历来十分讲究药材产地，重视天然药材的质量，并由此逐渐形成了"道地药材"的概念。

国家药品监督管理局《中药材生产质量管理规范（试行）》指出：所谓道地药材，是指传统中药材中具有特定的种质、特定的产区或特定的生产技术和加工方法所生产的中药材，又称地道药材，即具有地方特色、质地优良、疗效突出的特性。如甘肃的当归、宁夏的枸杞子、青海的大黄、内蒙古的黄芪、东北的人参、山西的党参、河南的地黄、云南的三七、四川的川芎、山东的阿胶、浙江的贝母、江苏的薄荷、广东的陈皮、湖北的蕲蛇等，自古以来都被称为道地药材。大凡道地药材，一般在其药名前冠以产地名表示，常将地名与药名组合成道地药材的复合名称，如川黄连、川芎、川贝母、云茯苓、辽细辛、建泽泻、怀山药、苏薄荷、滁菊花等。

由于受到诸多因素的影响，道地药材的生产毕竟是有限的，其地域性或分布有时也会发生很大的变化。如环境条件的变化，使上党人参绝灭，东北人参成为道地药材；三七原产广西，称为广三七、田三七，后来云南三七质量更优，遂被称为滇三七，云南则成为三七的新道地产区。

长期的临床医疗实践证明，重视中药产地与质量的关系，强调道地药材的开发和应用，对于保证中药疗效，起着十分重要的作用。随着医疗事业的发展，中药材需求量的日益增加，再加上很多药材的生产周期较长，产量有限，因此，一方面强调道地药材产区扩大生产，另一方面，进行药材的引种栽培以及药用动物的驯养，成为解决道地药材不足的重要途径。如西洋参原本依赖进口，后来在国内引种成功；天麻原产贵州而今在陕西大面积引种；人工养鹿取茸，人工培育牛黄，人工养麝及活麝取香，人工虫草菌的培养等。当然，在药材的引种或驯养工作中，必须确保该品种原有的性能和疗效。为了进一步发展优质高效的道地药材生产，我国正在大力发展中药材

GAP 基地建设，以提高药材质量，保障临床用药安全有效，保护中药资源和生态环境，以达到生态、社会、经济效益三者统一。

第二节　中药的采集

中药材所含的有效化学成分是药物防治疾病的物质基础，有效成分的质和量与中药材的采收季节、时间和方法有着十分密切的关系。《千金翼方》云："夫药采取，不知时节，不以阴干曝干，虽有药名，终无药实，故不依时采取，与朽木不殊，虚废人功，卒无裨益。"强调了药物适时采收的重要性。因此，采收宜择最佳时期。一般来讲，以入药部分的成熟程度为依据，也就是在有效成分含量最高的时节采集。具体分述如下。

1. 全草类　多在植物枝叶茂盛、花朵初开时采集，此时植物生长最旺盛，茎叶最繁茂，不仅质量好，而且产量高。若不需用根者可割取地上部分，如薄荷、藿香等；若须连根入药的则可拔起全株，如蒲公英、车前草等；而须用带叶花梢的则需适时采收，如夏枯草、薄荷等。

2. 叶类　通常在花蕾将放或正盛开的时候采集，此时叶片茂盛，颜色青绿，性味完壮，药力雄厚，应及时采集，如荷叶、枇杷叶、大青叶等。有少数药材如桑叶，则需在深秋或初冬经霜后采集。

3. 花、花粉类　花类药材一般在含苞待放时采摘花蕾，以免香味散失、花瓣散落而影响质量，如野菊花、金银花等。对花期短的要及时采摘，花朵次第开放者应分次采摘。至于蒲黄、松花粉等以花粉入药者，应在花盛开时采收。

4. 果实、种子类　果实类药材一般在果实成熟时采集，如瓜蒌、槟榔等。有的须在果实未成熟时采集果皮或果实，如青皮、枳实等。以种子入药的，通常在完全成熟后采集，如莲子、银杏等。有些既用全草又用种子入药的，可在种子成熟后割取全草，将种子打下后分别晒干贮藏，如车前子、紫苏子等。有些种子成熟时易脱落，或果壳易裂开，种子易散失者，则应在刚成熟尚未裂开时采集，如茴香、牵牛子等。容易变质的浆果，最好在略熟时于清晨或傍晚时分采集，并要及时将其晒干，如枸杞子、女贞子等。

5. 根、根茎类　一般以秋末或春初，即二月、八月采集为佳。《本草经集注》说："春初津润始萌，未充枝叶，药力淳浓也。至秋枝叶干枯，津润归流于下也。大抵春宁宜早，秋宁宜晚。"如天麻、葛根等。但也有少数例外，如半夏、延胡索等则要在夏天地上苗将枯萎时采收。

6. 树皮、根皮类　通常在春、夏时节植物生长旺盛，植物体内浆液充沛时采集，则药性较强，疗效较高，并容易剥离，如黄柏、杜仲等。另有些植物根皮则以秋后采集为宜，如牡丹皮、苦楝皮等。由于树皮类药材大多来源于乔木，其生长期较长，成材缓慢，应尽量保护药源，最好每次只纵剥 1/3 的树皮。避免伐树取皮或环剥树皮，造成树木枯死。

7. 动物类　动物类药材因品种不同而采收各异，一般以保证药效及容易获得为原则。

8. 矿物类　矿物类药材全年皆可采集，不拘时间。

总之，中药的采集既要保证药材质量，又要兼顾产量。既要注意保护生态环境，又要考虑药材资源可持续利用。不仅对于植物、动物药材如此，对矿物药也不能盲目乱采乱挖。

附：国家重点保护野生药材物种

国家重点保护野生药材物种是根据《濒危野生动植物种国际贸易公约》，并比对曾出现在《中国药典》中的中药材制订的名录，用以保护这些已被国际公约所保护的物种。国家重点保护的野生药材物种 76 种，中药材 42 种。分为三级管理。

Ⅰ级（濒临灭绝状态的稀有珍贵野生药材物种） 虎骨、豹骨、羚羊角、鹿茸（梅花鹿）。

Ⅱ级（分布区域缩小、资源处于衰竭状态的重要野生药材物种） 鹿茸（马鹿）、麝香、熊胆、穿山甲、蟾酥、哈蟆油、金钱白花蛇、乌梢蛇、蕲蛇、蛤蚧、甘草、黄连、人参、杜仲、厚朴、黄柏、血竭。

Ⅲ级（资源严重减少的主要常用野生药材物种） 川贝母、伊贝母、刺五加、黄芩、天冬、猪苓、龙胆、防风、远志、胡黄连、肉苁蓉、秦艽、细辛、紫草、五味子、蔓荆子、诃子、山茱萸、石斛、阿魏、连翘、羌活。

第三节　中药的炮制

中药材必须经过一定的加工处理，才能符合或满足临床安全、有效用药的需求。《本草蒙筌》云："凡药制造，贵在适中，不及则功效难求，太过则气味反失。"《医学源流论》云："凡物气厚力大者，无有不偏；偏则有利必有害。欲取其利，而去其害，则用法以制之，则药性之偏者醇矣。"可见，合理的炮制对提高临床疗效，保障用药安全具有十分重要的意义。

一、含义

中药炮制是指药物在应用或制剂前必要的加工过程，它是我国所特有的、传统的制药技术。古时又称"炮炙""修事""修治"等。

二、炮制的目的

中药炮制的目的有多种，大致可以归纳为以下几个方面。

1.纯净药材 即分离和清除非药用部位，使药材洁净，以保证药材质量和称量准确。药材在采收、运输、保存过程中，常混有杂质泥土及霉败品等，或保留非药用部分，必须经过纯净处理去除，以保证药物的净度，使计量准确，如根类药材应洗去泥沙，皮类药材剥去粗皮，枇杷叶刷去毛，蝉蜕去头足等。

2.减低毒性 即减低或消除药物的毒性或副作用，确保用药安全。如甘遂有毒，峻下逐水，可引起剧烈腹泻，醋炙后可降低其毒性，使峻泻作用缓和。又如远志生用对胃有刺激，易致恶心呕吐，若蜜炙后用，可降低其副作用。

3.增强疗效 即增强药物作用，提高临床疗效。如延胡索醋制能增强活血行气止痛作用，百部蜜制能增强润肺止咳作用，知母盐水炙可增强泻肾火作用，何首乌经黑豆汁拌蒸后能增强其补肝肾、益精血的作用等。

4.改变性能 即改变药物的药性和功能，扩大临床应用范围。如生地黄性寒，长于清热凉血、滋阴生津，而蒸制成熟地黄后，药性偏温，功能滋阴补血、生精填髓；生首乌补益力弱，长于截疟解毒、润肠通便，经黑豆汁拌蒸成制首乌后功专滋补肝肾、补益精血。天南星性温而燥，长于燥湿化痰，以治湿痰、寒痰证为宜；而经牛胆汁制后称胆南星，药性由温变凉，长于清化热痰，以治热痰证为优。

5.矫味矫臭 即矫正药材的特殊臭味或异味，便于患者服用。有些药材，尤其是动物类药材（如紫河车、乌贼骨等）、树脂类药材（如乳香、没药等）有特殊的不良气味，服后易引起恶心、呕吐、心烦等不良反应。经过炮制后，能起到矫味、矫臭的作用。如酒制乌梢蛇、醋炒五灵脂、麸炒白僵蚕等。

6. 便于贮藏和制剂 有些中药材在采集之后，可以直接使用鲜品，诸如芦根、地黄、石斛等。然而，由于市场流通的需要，多种药材均需干燥处理，才可贮藏、运输。如桑螵蛸经过蒸制杀死虫卵后再干燥，可避免因虫卵孵化而失效；白扁豆经过加热干燥，可防止萌芽变质。凡作汤剂的动植物药材，必须切制成一定规格的片、丝、块、段等，有利于药效成分的煎出，便于制剂。多数矿物药则需经过煅、淬等处理，使之酥脆，才便于煎煮或制剂。

三、炮制的方法

中药炮制的方法种类繁多，其分类也各不相同。目前多采用修治、水制、火制、水火共制和其他制法五种分类法。

1. 修治 即炮制前的各项准备工作。主要包括纯净、粉碎、切制药材三道工序。其中，纯净药材即去除药材中的杂质和非药用部位，使药材纯净。主要方法有挑、拣、筛、簸、刮、刷等。粉碎药材即使药材达到一定粉碎度，便于调配、制剂或服用。主要方法有捣、碾、磨、镑、锉等。切制药材是用刀具切或铡的方法将药切成片、段、丝、块等一定的规格，便于贮存、炮制和制剂，利于有效成分煎出，提高煎药质量。

2. 水制 即用水或其他辅料处理药材的方法。其目的主要是清洁药物，除去杂质，软化药物，便于切制，降低毒性及调整药性等。常用的方法有淋、洗、泡、漂、浸、润、水飞等。

水制法中比较特殊的是"水飞"。所谓水飞，即将不溶于水的矿物或贝壳类药物置于水中，反复研磨，而分离制备极细粉末的方法。如飞朱砂、飞炉甘石等。水飞的目的是使药物质地细腻，便于内服和外用，提高药物利用度。

3. 火制 是直接用火加热或与辅料共同加热处理药物的方法。此法能使坚硬的药材变得松脆，易于制剂和服用，以及改变药物性能，提高疗效，消除或减低药物的毒性和烈性等。常用的方法有炒、炙、煅、煨等。

（1）炒：炒法分清炒与辅料炒两类。其中，清炒是不加任何辅料的炒法。根据火候及程度的不同又分为炒黄、炒焦和炒炭，如炒紫苏子、焦山楂、大黄炭等。辅料炒是药物与固体辅料同炒，常用的辅料炒有麸炒、土炒、米炒、砂炒（砂烫）、蛤粉炒（蛤粉烫）、滑石粉炒（滑石粉烫）等，如麸炒苍术、土炒白术、米炒斑蝥、砂炒鸡内金、蛤粉炒阿胶、滑石粉炒水蛭等。

（2）炙：是将药材与液体辅料共同拌炒，使辅料逐渐渗入药物内部的方法。常用的液体辅料有蜜、酒、盐水、醋、姜汁等。根据所用辅料不同而分为蜜炙、酒炙、盐炙、醋炙、姜炙等。如蜜麻黄、酒大黄、盐知母、醋柴胡、姜半夏等。

（3）煅：是将药材直接放于无烟炉火或置于耐火容器中加热处理的方法。此法使药材质地松脆，易于粉碎，可充分发挥疗效。其中，用火直接煅烧药材，以煅至红透为度，又称明煅或直接煅。此法多用于矿物药或动物甲壳类药，如煅石膏、煅牡蛎等。将药物置于耐火容器中密闭煅烧，至容器底部红透为度，又称焖煅或密闭煅。本法适用于质地疏松，炒炭易于灰化的药材，如血余炭、棕榈炭等。

（4）煨：将药材用湿面或湿纸包裹置于热火灰中，或将药物直接置于加热的麦麸中，或用吸油纸与药物隔层分开加热，这些方法统称为煨。如煨葛根、煨木香等。

4. 水火共制 即既用水又用火，或加入辅料共同处理药物的方法。此法的目的是改变药物性能，增强药效，消除或减低药物的毒性和副作用，及纯净药物，便于切制等。常用的方法有蒸、煮、淬、焯等。

（1）蒸：利用水蒸气蒸制药物或隔水加热药物的方法。其中，不加辅料者为清蒸，加辅料者为辅料蒸，药物在密闭条件下隔水蒸者，又称为"炖"。如制何首乌、熟地黄、蒸黄精等。

（2）煮：将药物与清水或液体辅料同煮的方法。此法可以降低药物的毒性、烈性，增强药物的疗效，清洁药物。如醋煮芫花、酒煮黄芩、黑豆汁煮何首乌等。

（3）焯：是指将药物投入沸水中短暂浸烫，迅速捞出的炮制方法。常用于种子类药物的去皮和肉质、多汁类药物的干燥处理，如焯杏仁、焯马齿苋等。

（4）淬：是指将药物煅烧红后，迅速投入冷水或液体辅料中骤然冷却的方法。此法多用于质地坚硬、经高温煅烧后仍不能酥脆的矿物。如醋淬磁石、醋淬代赭石等。

5. 其他制法　系指上述四类炮制方法以外的一些特殊制法。主要有制霜、发芽、发酵等。

（1）制霜：是指将某些药材炮制加工成松散粉末，或析出细小结晶，或升华，或煎煮成粉渣的方法。制霜的方法较多，一是去油制霜，多用于某些种子类药材。即将药物经过压榨或加热去油制成松散粉末，如巴豆霜。二是煎煮制霜，多用于某些动物角类药材。即药物经过多次长时间煎熬后剩下的骨质粉末，如鹿角霜。三是升华制霜，多用于某些矿物质药物，经过高温加工处理，升华提炼而得到极细的纯洁粉末，如砒霜；植物药经炭化升华而得到极细颗粒，如百草霜。四是渗析制霜，即药物与药料经过加工析出细小结晶，如西瓜霜；某些药材在空气中自然挥发去结晶水，而后成为粉末，如风化硝。

（2）发芽：是将具有发芽能力的果实或种子，在一定的湿度和温度条件下，促使其萌幼芽的方法。如麦芽、谷芽。

（3）发酵：是将药材与辅料拌和，置于一定的温度和湿度下，利用霉菌和酶的催化分解作用，使药物发泡、生衣的方法。如神曲、淡豆豉。

第四节　中药的贮藏

中药在采集以后，都应采取一定的加工处理，以便贮藏。中药贮藏保管的好坏，直接影响药材的质量，进而影响临床疗效。如果贮藏不当，药材可能发生虫蛀、霉烂、变色、走油等败坏现象，致使药材变质，甚至失效。故《本草蒙筌》强调"凡药藏贮，宜常提防"。

一、影响药材变质的主要因素

1. 湿度　在中药的贮藏中，湿度是影响药材质量的最重要因素。一般而言，当贮藏环境中相对湿度超过75%时，中药材就会吸收空气中的水分，容易受潮，滋生霉菌。当相对湿度低于60%时，空气干燥也会导致中药材含水量减少，出现干裂发脆。

2. 温度　贮藏过程中，温度对药材质量的稳定性影响较大。一般来说，药物的多种成分在15℃～20℃时比较稳定，适宜贮藏。若温度升高，芳香类药材会出现挥发油挥发速度加快，含脂肪油较多或一些动物类药材就会出现油质分解或溢出，胶质类药材或部分固体树脂类药材易发软形成粘连结块等现象。

3. 日照　日光照射，不仅会引起温度升高，导致药材发生失水、走油、粘连、氧化、挥发、水解等理化反应，还会破坏药物所含色素，使药物变色变质。如红花会褪色变黄，大黄会由黄色变成红棕色，轻粉则颜色逐渐变深生成剧毒的二氧化汞。

4. 空气　空气可以促使中药材内的生物氧化，能使药材中的有效成分氧化变质或气味散失、油脂酸败、变色等。

5. 贮存时间 大多数中药在贮藏过程中，会受到外界条件的影响，贮藏时间过久，有效成分含量降低，质量也会下降。

二、中药贮藏中主要的变质现象

1. 虫蛀 虫蛀是指中药被仓虫啃食，出现空洞、破碎、粉末并被虫的排泄物污染的现象。虫蛀可造成药材耗损，质量下降，疗效降低，甚至丧失药用价值。

2. 霉变 霉变是指中药受潮后，在适宜温度条件下，霉菌在其表面或内部滋生和繁殖，使中药表面布满菌丝的现象。霉变可使药材霉烂变质而失效，甚至对人体产生毒害性。

3. 鼠害 老鼠喜食种子、果实及动物类药材，可造成药材的损耗；其粪便、尿液和随身携带的病原体也会污染药材。

三、中药贮藏的方法

1. 干燥 干燥是保存药材的最基本条件。干燥的方法很多，如晒干、阴干、烘干、石灰干燥等。

2. 低温 低温不仅可以防止药材有效成分变化或散失，还可以防止菌类孢子和虫卵的繁殖。一般药材最好存放在背光、阴凉干燥处。

3. 避光 凡易受光线作用而起变化的药材，均应贮藏在暗处或陶、瓷容器，或有色玻瓶中。有些易氧化变质的药物，应放在密闭容器中。

4. 熏杀 可用氯化苦（三硝基甲烷）熏蒸，也有的用硫黄点燃后生成的二氧化硫熏蒸，这是较常用的有效防虫、灭虫方法。

此外，中药贮藏，既要借鉴前人的成功经验，如人参和有腥味的动物药材与花椒、细辛一起存放，不易虫蛀变质；牡丹皮和泽泻同贮，则牡丹皮不易变色，泽泻不易虫蛀等。又要运用现代的贮藏保管技术，如在库房里使用气幕防潮技术、微波干燥技术、远红外辐射干燥技术来防潮、隔热；使用气调贮藏技术、低温冷藏技术杀虫、抑菌；对药材使用无菌包装技术防潮、防霉等。

【复习思考题】

1.《本草蒙筌》说："药必求真，服才获效。"如何求真？

2. 何谓中药炮制？中药为什么要炮制？主要有哪些炮制方法？

3. 简述中药采集的基本原则及其重要性。

第五章

中药的应用

扫一扫，查阅本章数字资源，含PPT、音视频、图片等

第一节 配 伍

配伍是中药运用的主要形式，是历代医家在长期的医疗实践中逐步认识而形成的。尤其是《神农本草经》提出的"阴阳配合""君臣佐使""七情合和"的理论，成为中药配伍理论的总纲。

一、含义

配伍是根据病情的需要和药物的不同特点，按照一定的原则将两种或两种以上的药物配合在一起应用。配伍的目的在于协调药物的偏性，适应复杂的病情，增强药物疗效，减轻毒副作用，使用药更加安全、有效、合理。

二、主要内容

古人在长期的临床实践中，将中药运用的基本情况概括为七个方面，即单行、相须、相使、相畏、相杀、相恶和相反，简称为"七情"。七情最早记载于《神农本草经》，但原书对其具体内涵未做说明。后世在此基础上进行了诠释和发挥，使之不断充实，日臻完善。现分述如下。

1. 单行 就是用单味药物治病。即根据病情有针对性地选用作用强，疗效好的药物单独使用。如清金散，即单用一味黄芩清肺止咳，治疗肺热咳嗽。又如独参汤，即单用一味人参大补元气，治疗大失血所引起元气虚脱的危重病证。

2. 相须 指两种性能功效相类似的药物配合应用，能增强或提高原有药物的治疗作用。如麻黄与桂枝配伍能增强发汗解表的作用。附子与干姜配伍能增强回阳救逆的作用。

3. 相使 指以一种药物为主，另一种药物为辅，辅药能增强或提高主药的治疗作用。如黄芪与茯苓，两者同用主治脾虚水肿。其中，黄芪补气健脾、利水消肿为主药；茯苓健脾渗湿为辅药，可增强黄芪补气利水的治疗作用。

相须、相使都是指药物配伍应用能增强其治疗作用。不同的是，相须是指同类药物之间的平等关系，彼此相配可互相增强治疗作用；相使药物不一定同类，且药物之间存在主辅关系，辅药重在增强或提高主药的治疗作用。

4. 相畏 指一种药物的毒性或副作用能被另一种药物减轻或消除。如半夏畏生姜，即半夏的毒性或副作用能被生姜减轻或消除。

5. 相杀 指一种药物能够减轻或消除另一种药物的毒性或副作用。如生姜杀半夏，即生姜可以减轻或消除半夏的毒性或副作用。

相畏、相杀是同一配伍关系的两种不同提法，只是在表述上采用了主动与被动的不同方式而已。即能减轻或消除毒性或副作用者谓之相杀，毒性或副作用被减轻或消除谓之相畏。

6. 相恶　指一种药物能使另一种药物的治疗作用降低，甚至丧失。如人参恶莱菔子，即莱菔子能削弱人参的补气作用，使其治疗效应降低。

7. 相反　指两种药物合用，能产生或增强毒副作用。如甘草反甘遂，贝母反乌头等。详见用药禁忌中"十八反""十九畏"的内容。

三、临床意义

上述七情中，除单行外，都是阐述药物配伍关系的。具体包括了增效、减毒、减效、增毒四个方面。①相须与相使：属于协同增效一类，是临床常用的配伍关系，必须充分地加以利用，以提高临床疗效。②相畏与相杀：属减低毒性或副作用一类，是临床运用毒副作用较强药物时应考虑的配伍关系，以确保用药的安全。③相恶与相反：属减效或增毒一类，属于配伍禁忌的内容，一般应避免配伍使用。《神农本草经》指出，"当用相须、相使者良，勿用相恶、相反者。若有毒宜制，可用相畏、相杀者；不尔，勿合用也"，这是中药配伍运用的基本准则，迄今仍卓有成效地指导着临床用药实践。

附：药对

药对，又称对药。即两味药（个别为三味药）成对使用，是临床上常用的相对固定的配伍形式，也是中药配伍运用的最小单位。如桂枝配芍药调和营卫，柴胡配黄芩和解少阳等。

第二节　用药禁忌

中药的用药禁忌主要包括配伍禁忌、证候禁忌、妊娠禁忌和饮食禁忌四个方面。

一、配伍禁忌

配伍禁忌是指某些药物合用后，能使药效减低甚至丧失，或产生或增强毒副作用，应尽量避免配合应用。历代关于配伍禁忌的认识并不一致，其中金元时期概括的"十八反"歌诀和明代概括的"十九畏"歌诀甚为流行。

"十八反"歌诀（《儒门事亲》）："本草明言十八反，半蒌贝蔹及攻乌，藻戟遂芫俱战草，诸参辛芍叛藜芦。"即乌头反贝母、瓜蒌、半夏、白及、白蔹；甘草反甘遂、大戟、海藻、芫花；藜芦反人参、丹参、玄参、沙参、苦参、细辛、芍药。

"十九畏"歌诀（《医经小学》）："硫黄原是火中精，朴硝一见便相争，水银莫与砒霜见，狼毒最怕密陀僧，巴豆性烈最为上，偏与牵牛不顺情，丁香莫与郁金见，牙硝难合京三棱，川乌、草乌不顺犀，人参最怕五灵脂，官桂善能调冷气，若逢石脂便相欺，大凡修合看顺逆，炮爁炙煿莫相依。"即硫黄畏朴硝，水银畏砒霜，狼毒畏密陀僧，巴豆畏牵牛，丁香畏郁金，牙硝畏三棱，川乌、草乌畏犀角，人参畏五灵脂，官桂畏赤石脂。

对于"十八反""十九畏"的认识，历来存在分歧。无论从文献研究、临床报道还是实验观察来看，均无一致的结论。因此，对待"十八反""十九畏"的正确态度是：若无充分的根据和用药经验，一般不应盲目地使用"十八反""十九畏"所涉及的药对，或全盘否定"十八反""十九畏"。

二、证候禁忌

某种或某类病证不宜使用某种或某类药物，称"证候禁忌"。由于药有个性之专长，有利必有弊，因此，临床用药在证候选择上也就有一定的忌宜。如麻黄性味辛温，功能发散风寒，宣肺平喘，适宜于外感风寒表实证及风寒束肺、肺气不宣的喘咳，但对于表虚自汗及阴虚盗汗、肺肾虚喘则不宜使用。证候禁忌的内容涉及较广，详见各论中每味药物的"使用注意"项下。应当指出的是，证候禁忌是一个相对概念，临床上常可通过适当配伍，扩大药物适用范围。

三、妊娠禁忌

妊娠禁忌是指妇女妊娠期治疗用药的禁忌。一般而言，凡能引起堕胎或损害胎元的药物均属禁忌的范畴。

根据药物对胎元损害程度的不同，一般分为禁用与慎用两大类。①禁用：大多是毒性较强或药性猛烈的药物。如巴豆、牵牛子、大戟、商陆、麝香、三棱、莪术、水蛭、斑蝥、雄黄、砒霜等。②慎用：主要包括通经祛瘀药、破气药、攻下药及辛热滑利之品等，如桃仁、红花、牛膝、大黄、枳实、附子、冬葵子等。

一般而言，凡禁用的药物，绝对不能使用；慎用的药物，可以根据病情的需要斟酌使用。

四、饮食禁忌

饮食禁忌是指服药期间忌进食某些食物，又称"食忌"，也就是通常所说的"忌口"。历代医药学家对此都十分重视和讲究。一般在服药期间，应忌食生冷、油腻、辛辣、不易消化及有特殊刺激性的食物，以免妨碍脾胃功能，影响药物的吸收，使药物的疗效降低。某些对治疗不利的食物也应忌口，如寒性病不宜吃生冷食物、饮清凉饮料等；热性病不宜吃辛辣、油腻、腥膻的食物。还要避免食用某些与所服药物可能存在不良反应的食物。如服使君子应忌茶，服绵马贯众应忌油等。

第三节　剂　量

剂量是决定药物临床应用安全、有效的重要参数。《本草经集注》指出，"分剂秤两，轻重多少，皆须甄别"。

一、含义

中药剂量是指临床应用时的分量。本教材中各药条下注明的剂量，系单味药的有效剂量。除特别注明以外，都是指干燥饮片，在汤剂中成人一日内服的剂量。

二、剂量单位

古代曾采用重量（如铢、两、钱、斤等）、度量（如寸、尺等）及容量（如合、升、斗等）等多种方法量取不同的药物。自明清以来，我国普遍采用16进位制的"市制"计量方法，即1市斤=16两=160钱。自1979年起我国对中药生产计量统一采用公制，即1公斤=1000克=1000000毫克。为了处方和调剂计算方便，按规定以如下的近似值进行换算。

1市两（16进位制）=30克

1 钱 =3 克

1 分 =0.3 克

1 厘 =0.03 克

《处方管理办法》要求：药品剂量与数量用阿拉伯数字书写，剂量应当使用法定计量单位。中药饮片以克（g）为单位。

三、确定依据

所谓"剂量是中医不传之秘"，深刻提示了药物剂量确定的难度和在实际运用中的灵活性。剂量的确定应以安全、有效为准则。除了剧毒药、峻烈药、精制药及某些贵重药外，一般中药常用内服剂量为 5 ～ 10g；新鲜药物常用量为 30 ～ 60g。具体应用时还要充分考虑以下因素。

1. 药物因素 应考虑药物毒性有无、作用强弱、气味浓淡、质地轻重和干品鲜品等因素与其剂量的关系。一般而言，植物的花、叶、皮、枝等质轻及气味浓厚、作用较强的药物用量宜小；矿物、介类等质重及药味淡薄、作用缓和的药物用量宜大。鲜品药材含水分较多，故用量宜大（一般为干品的 4 倍）；干品药材用量应小。贵重药材如羚羊角、麝香、牛黄、鹿茸等，在保证药效的前提下应尽量减少用量。《神农本草经》云："若用毒药疗病，先起如黍粟，病去即止，不去倍之，不去十之，取去为度。"提示剧毒药物应严格控制剂量，宜采取"小量渐增"的使用方法，确保用药安全。

2. 应用因素 应考虑剂型、配伍、用法、使用目的与剂量的关系。一般而言，单味药使用比复方中应用剂量要大些；在复方配伍使用时，主药比辅药用量要大些。同一药物在不同剂型中，其用量亦不尽相同。一般入汤剂比入丸散剂的用量要大些。《药品化义》云："葛根，若多用，二、三钱能理肌肉之邪，开发腠理而出汗……若少用，五六分能治胃虚热渴，酒毒呕吐，胃中郁火，牙疼口臭。"说明剂量不同，治疗效果和达到的目的是不一样的。

3. 患者因素 应考虑患者的年龄、体质、病情轻重、病势缓急、病程长短与剂量的关系。《本草衍义》云："凡服药多少……缘人气有虚实，年有老少，病有新久，药有多毒少毒，更在逐事斟量。"一般而言，老人、小儿、妇女产后及体质虚弱的病人用量宜轻，成人及平素体质壮实的患者用量宜重。病情轻、病势缓、病程长者用量宜小；病情重、病势急、病程短者用量宜大。

此外，还应考虑地域、季节、气候等自然条件，做到因地、因时制宜，酌情定量。诚如《医学衷中参西录》所说，"分其地点之寒热，视其身体之强弱；尤宜论其人或在风尘劳苦，或在屋内营生，随地随人斟酌定其所用之多寡，临证自无差谬也"。

第四节 用 法

《本经疏证》云："古人服药，皆有法律。故为丸为散为汤，当各得其宜而效始者。"其中，汤剂具有吸收快、奏效速、随证增损的优势，是临床应用最早、最广泛、最能体现中医药特色和优势的剂型。本节重点介绍汤剂的煎煮方法及服用方法。

一、常规煎煮法

中药煎煮法是将一种或数种中药加水煎煮后去渣取汁的一种操作方法。《医学源流论》强调，"煎药之法，最宜深讲，药之效不效，全在乎此"。因此，中医对汤剂的制作，尤其对煎具、用水、火候、煎煮方法历来都十分讲究。

1. 煎药器具　《本草纲目》指出，"凡煎药并忌铜铁器，宜用银器瓦罐"。一般以砂锅、瓦罐为好，搪瓷罐次之，忌用铜、铝、铁锅，以防金属元素与中药成分发生化学反应，或降低疗效，或产生毒副反应。

2. 煎药用水　煎药宜用洁净、无异味和含杂质少的水。一般来说，凡人们日常生活中可饮用的水（如自来水、井水或蒸馏水），都可用以煎煮中药。

3. 煎药火候　火候有文火与武火之分。所谓文火，即小火，是指使温度上升及水液蒸发缓慢的火候。所谓武火，即大火、猛火，是指使温度上升及水液蒸发迅速的火候。

4. 煎煮方法　①煎药前一般用冷水浸泡 20 ～ 30 分钟。若以种子或果实为主的药物，可浸泡1 小时。夏天气温高，浸泡时间不宜过长，以免药液变质。②药物浸泡好之后，可加水煎煮。一般将饮片适当加压后，以水面高出药面 2 ～ 3cm 为宜。③煎煮时宜"先武后文"（《本草纲目》）。即先用武火使药液尽快煮沸，以节省时间，后用文火继续煎煮，使药液保持微沸状态，以免药液溢出或过快熬干。一般中药煎煮 2 次，第 2 煎加水量为第 1 煎的 1/3 ～ 1/2。2 次煎液去渣滤净混合后分 2 ～ 3 次服用。

二、特殊煎煮法

某些药物因其质地不同，需要特殊的煎煮方法才能满足临床治疗用药的需求。归纳起来主要有以下几种。

1. 先煎　即先于他药煎煮。主要是指一些有效成分难溶于水的矿石类、贝壳类、角甲类药物，因其质地坚硬、有效成分不易煎出，需先煎 20 ～ 30 分钟，再入其他药物同煎。如石膏、石决明、水牛角等。此外，一些毒性较强的药物，如附子、乌头等，宜先煎 45 ～ 60 分钟后再入其他药物同煎。通过久煎可以降低毒性，确保用药安全。

2. 后下　即后于他药煎煮。主要是指一些气味芳香的药物，久煎易使其有效成分挥发而降低药效，须在其他药物煎沸 5 ～ 10 分钟后放入。如薄荷、青蒿、砂仁、白豆蔻等。此外，有些药物虽不属芳香药，但久煎也能破坏其有效成分，如钩藤、番泻叶等亦属后下之列。

3. 包煎　即用纱布将药物包裹后入煎。主要是指一些黏性强、粉末状及带有绒毛的药物，宜用纱布包好，再与其他药物同煎。以防止药液混浊，易黏锅糊化或焦化，或刺激咽喉引起咳嗽等。如车前子、旋覆花、蒲黄等。

4. 另煎　即单独煎煮，又称另炖。主要是指某些贵重药材，如人参、羚羊角等，为了避免药材的浪费，入汤剂宜另煎取汁，再与其他煎液混合服用。

5. 烊化　即用水（或黄酒，或药汁）加热溶化，又称溶化。主要是指某些胶类及黏性大而易溶的药物，为避免黏锅或黏附其他药物影响煎煮，可将其放入水、黄酒，或已煎好的药液中加热溶化后服用。如饴糖、阿胶、蜂蜜等。

6. 泡服　即用开水浸泡服用，又称焗服。主要是指某些有效成分易溶于水或久煎容易破坏药效的药物，宜用少量开水或滚烫药液浸泡，加盖闷润 30 分钟后去渣服用。如大黄"欲速生使，投滚汤一泡便吞"（《本草蒙筌》）。

7. 冲服　主要是指一些入水即化的药（含配方颗粒），及原为汁液性的药，宜用煎好的其他药液或开水冲服，如芒硝、竹沥水、蜂蜜等。此外，某些贵重药，用量较轻，为防止散失，常需研成细末，用温开水或其他药物煎液冲服，如牛黄、羚羊角、鹿茸等。某些药物根据病情需要也常研成散剂冲服，如三七粉、白及粉等。某些药物高温容易破坏药效或有效成分难溶于水，宜作散剂冲服，如雷丸、鹤草芽等。

8. 煎汤代水 为了防止某些药物与其他药物同煎使煎液混浊，难于服用，宜先煎后取其上清液代水再煎煮其他药物，如灶心土等。此外，某些体质轻、用量重、体积大、吸水性强的药物，如玉米须、丝瓜络、金钱草等，也须煎汤代水用。

《处方管理办法》要求：凡对药物煎煮有特殊要求者，处方时应在药品右上方注明，并加括号。如石膏（先煎）、广藿香（后下）、车前子（包煎）等。

三、汤药的服法

1. 服药次数 一般每日1剂，煎2次，分2～3次服。若急性病、热性病可1日2剂；病情缓轻者，亦可间日服或煎汤代茶饮。

2. 服药时间 适时服药，应根据病情的需要和药物的特性来确定。如攻下药及治疗肠道疾病的药物宜饭前服，消食药及对胃有刺激性的药宜饭后服。无论饭前服还是饭后服，服药与进食都应间隔1小时左右，以免影响药效的发挥与食物的消化。《汤液本草》云："药气与食气不欲相逢，食气消则服药，药气消则进食，所谓食前食后盖有义在其中也。"此外，有些药物还应在特定的时间服用，如驱虫药、峻下逐水药宜在清晨空腹时服，安神药宜在睡前0.5～1小时服。慢性病定时服，急性病则不拘时服。

3. 服药冷热 汤剂一般宜温服。但解表药要偏热服，服后还须温覆盖好衣被，或进热粥，以助汗出；寒证用热药宜热服，热证用寒药宜冷服，以防格拒于外。如出现真热假寒当寒药温服，真寒假热则当热药冷服。

此外，危重病人宜少量频服；呕吐患者可以浓煎药汁，少量频服；对于神志不清或因其他原因不能口服时，可采用鼻饲给药法。

【复习思考题】

1. 何谓中药七情？单行属配伍关系吗？为什么？

2. "十八反""十九畏"歌诀主要包括哪些内容？如何正确认识或理解？

3. 剂量是决定中药运用安全、有效的重要元素，如何确定中药的剂量？

4. 哪些药物分别需要先煎、后下、包煎、另煎、烊化？为什么？

各 论

扫一扫，查阅本章数字资源，含PPT、音视频、图片等

一、含义

凡以发散表邪为主要功效，常用以治疗表证的药物，称为解表药，又叫发表药。

二、性能特点

本类药物多为轻扬辛散之品，主入肺或膀胱经。善走肌表，疏达腠理，可使表邪由汗出而解或从外而散，从而达到治疗表证的目的。本章药物的主要功效为解表、发散风寒与发散风热等。

所谓解表，是指轻扬辛散的药物外散表邪以解除表证的作用，又称为发表、疏表、发散表邪、疏散表邪等。其中，药性偏温，主要用以治疗风寒表证的作用，称发散风寒，又称解表散寒、散寒解表、散风寒或辛温解表等；若发汗作用较明显者，常称为发汗解表；温散作用较缓，以祛风为主者，常称为祛风解表，又称发表祛风、解表祛风、解表散风、发表散风等。药性偏寒凉，主要用以治疗风热表证或温病卫分证的作用，称发散风热，又称宣散风热、疏散风热、散风热、疏风热或辛凉解表等。

三、主治病证

本药适用于六淫、时行之邪，经皮毛、口鼻侵入机体所致的表证。症见恶寒发热、头痛身痛、苔薄脉浮等。

四、药物分类

解表药根据其药性特点及主治病证不同，分为发散风寒药与发散风热药两类。

五、应用原则

由于表证有风寒、风热之分，故使用解表药时应针对表证的不同类型辨证选用发散风寒药与发散风热药。同时应根据四时气候的不同特点及患者的禀赋差异进行配伍用药。如夏季多湿，秋季多燥，可适时配伍化湿药或润燥药。若虚人感冒，可辨证选用补虚药同用，以扶正祛邪。

六、使用注意

使用解表药要注意中病即止，不可过剂或久服，以免耗气伤阴。因汗与津血同源，故对于体虚汗出、久患疮疡、淋证、失血及年老、孕妇、产后等津血亏耗者，应慎用发汗作用较强的药物。解表药多为辛散轻扬之品，一般不宜久煎，以免药性耗散而降低药效。

七、现代研究

解表药物能增加汗腺分泌，促进或改善血液循环而促进发汗，具有不同程度的解热、降温作用。此外，部分药物尚有抗病原微生物、镇静、镇痛、抗炎、抗过敏、免疫调节及祛痰、镇咳、平喘、利尿等多种药理作用。

第一节　发散风寒药

本节药物多性味辛温，能开腠发汗，以发散肌表的风寒邪气为主要作用。又称辛温解表药。适用于风寒表证，症见恶寒发热，无汗或汗出不畅，头痛身痛，鼻塞流涕，舌苔薄白，脉浮紧等。

麻黄（Máhuáng）

本品首载于《神农本草经》。为麻黄科植物草麻黄 *Ephedra sinica* Stapf、中麻黄 *Ephedra intermedia* Schrenk et C. A. Mey. 或木贼麻黄 *Ephedra equisetina* Bge. 的草质茎（见图 1）。产于山西、河北、甘肃等地，秋季采收。

【处方用名】麻黄、生麻黄、麻黄绒、蜜麻黄、炙麻黄。

【主要药性】辛、微苦，温。归肺、膀胱经。

【基本功效】发汗散寒，宣肺平喘，利水消肿。

【性能特点】本品辛能发散，微苦略降，性温散寒，主入肺与膀胱经。长于开泄腠理，发汗散邪力强，"发表最速"（《本草汇言》），有"发散第一药"（《本草害利》）之称。"惟在表真有寒邪者可用"（《雷公炮制药性解》），适用于风寒表实证。因其外可开皮毛之郁闭以宣畅肺气，内可降上逆之肺气以复其肃降，有平喘止咳之功，可用于多种喘咳，尤宜于风寒束肺之喘咳。通过宣通肺气，又能通调水道，下输膀胱，有利水消肿之效，适用于风水水肿。

【临床应用】

1. 风寒表实证　症见恶寒发热、无汗、头身疼痛、脉浮紧等，每与桂枝相须为用，如麻黄汤（《伤寒论》）。

2. 气喘咳嗽　以治风寒外束，肺气内壅之喘咳最为适宜，常与苦杏仁合用，如三拗汤（《和剂局方》）。若治寒痰停饮，咳嗽气喘，痰多清稀者，常与细辛、干姜等同用，如小青龙汤（《伤寒论》）。治肺热壅盛，高热喘急者，常与石膏为伍，如麻杏甘石汤（《伤寒论》）。

3. 风水浮肿　治水肿、小便不利兼有表证者，每与甘草同用，如甘草麻黄汤（《金匮要略》）。

【用法用量】煎服，2～10g。发汗解表宜生用，止咳平喘多炙用。小儿、年老体虚者宜用麻黄绒。

【使用注意】本品发汗力强，故表虚自汗、阴虚盗汗及肺肾虚喘者慎用。麻黄碱有兴奋中枢的作用，故运动员慎用。

【现代研究】2020 年版《中国药典》规定：含盐酸麻黄碱（$C_{10}H_{15}NO \cdot HCl$）和盐酸伪麻黄碱（$C_{10}H_{15}NO \cdot HCl$）的总量不得少于 0.80%。本品有促进发汗、平喘、止咳、解热、镇痛、抗炎、抗菌、兴奋中枢、利尿、升高血压、加快心率等多种药理作用。

桂枝（Guìzhī）

本品首载于《神农本草经》。为樟科植物肉桂 *Cinnamomum cassia* Presl 的嫩枝（见图 2）。产于广东、广西及云南。春、夏两季采收。

【处方用名】桂枝、嫩桂枝、桂枝尖。

【主要药性】辛、甘，温。归心、肺、膀胱经。

【基本功效】发汗解肌，温通经脉，助阳化气。

【性能特点】本品辛甘温煦，能散风寒于肌表，宣阳气于卫分，凡风寒表证，无论表实无汗，抑或表虚汗出，用之皆宜。"入血脉有通利之妙"（《本草约言》）。"所通者，血脉中寒滞"（《本经疏证》）。大凡寒邪凝滞经脉所致诸痛皆宜。本品能温助一身之阳气，上可助心阳，止悸动；中可扶脾阳，化痰饮；下可温肾阳，助气化，"凡在里之阴滞而阳不足者，皆可治也"（《本经疏证》）。此外，尚能"降浊阴之冲逆"（《长沙药解》），可用于下焦阴寒之气上逆发为奔豚者。

【临床应用】

1.风寒表证　治外感风寒，表实无汗者，常与麻黄相须为用，如麻黄汤（《伤寒论》）；治外感风寒，表虚有汗者，常与白芍同用，如桂枝汤（《伤寒论》）。

2.寒凝诸痛　治胸阳不振之胸痹心痛，常与枳实、薤白同用，如枳实薤白桂枝汤（《金匮要略》）；治中焦虚寒之脘腹拘急疼痛，配白芍、甘草等，如小建中汤（《金匮要略》）；治血寒经闭痛经，产后腹痛，配当归、川芎、吴茱萸等，如温经汤（《金匮要略》）；治风寒湿痹，肩臂疼痛，配附子、甘草等，如桂枝附子汤（《伤寒论》）。

3.心悸，痰饮，水肿　治心阳不振或心失温养所致的心下悸动、喜得按捺，常与甘草为伍，如桂枝甘草汤（《伤寒论》）；治脾阳不运之痰饮眩晕，常与茯苓、白术、甘草同用，如苓桂术甘汤（《金匮要略》）；治肾阳不足，膀胱气化失司之水肿，配茯苓、猪苓、泽泻等，如五苓散（《伤寒论》）。

【用法用量】煎服，3～10g。

【使用注意】本品辛温助热，易伤阴动血，凡外感热病、阴虚火旺及血热妄行诸出血等均当忌用。孕妇及月经过多者慎用。

【用药甄别】麻黄与桂枝　两者均为辛温之品，能发汗解表，治疗风寒表证，常相须为用。然麻黄发汗力强，主治风寒表实证；又能开宣肺气、平喘利水，用于风寒束肺之喘咳及风水水肿。桂枝开腠发汗之力不及麻黄，无论风寒表实、表虚皆宜；又能温通经脉、温助阳气，用于寒凝经脉诸痛及心阳不振之心下悸动，脾阳不运之痰饮眩晕，膀胱气化失司之水肿、小便不利等。

【现代研究】2020年版《中国药典》规定：含桂皮醛（C_9H_8O）不得少于1.0%。本品有促进发汗、解热、镇痛、扩张皮肤血管、抗病原微生物、镇静、抗炎、抗惊厥、增加冠脉血流量、强心、利尿、促进胃肠蠕动及抑制肿瘤等多种药理作用。

紫苏叶（Zǐsūyè）

本品首载于《名医别录》。为唇形科植物紫苏 Perilla frutescens（L.）Britt. 的叶（或带嫩枝）。全国大部分地区有产。

【处方用名】紫苏、苏叶、紫苏叶。

【主要药性】辛，温。归肺、脾经。

【基本功效】解表散寒，行气和胃。

【性能特点】本品辛温芳香，其体轻扬，主入肺、脾经。既能外达腠理、解表散寒，又能行气宽中、和胃降逆。发汗之力不及麻黄、桂枝，但"气味皆薄，无过汗伤中之患"（《本经逢原》）。为治风寒表证及脾胃气滞证的常用药物。对于外感风寒，内有气滞之证尤宜。又"安胎顺气最灵"(《本草易读》),可使气机通畅则胎气自和。此外,尚能解鱼蟹毒,可用于进食鱼蟹中毒之腹痛吐泻。

【临床应用】

1. 风寒表证 治风寒表证,兼见咳嗽痰多,胸闷不舒者,常与苦杏仁、桔梗、前胡等同用,如解肌宁嗽丸(《中国药典》)。治气虚外感风寒,内有痰湿之证,症见恶寒发热,咳痰色白,倦怠乏力等,常与人参、半夏、茯苓等同用,如参苏饮(《和剂局方》)。

2. 脾胃气滞证 治脾胃气滞所致的胸脘痞闷,恶心呕逆等,若偏寒者可配砂仁、丁香等,偏热者可与黄连、芦根等同用。治外感风寒,内有气滞之证,症见恶寒发热、胸脘痞闷、恶心呕逆等,常与香附、陈皮等同用,如香苏散(《和剂局方》)。治妊娠气滞,恶心呕吐,胎动不安者,常与砂仁、陈皮等同用。

【用法用量】煎服,5 ～ 10g。不宜久煎。

【现代研究】2020 年版《中国药典》规定:含挥发油不得少于 0.20%(mL/g)。本品有解热、抗炎、抗病原微生物、抗呕吐、降血脂、抗氧化、保肝等作用。

附:紫苏梗

本品为紫苏的茎。辛、温,归肺、脾经。功能理气宽中,止痛,安胎。用于胸膈痞闷,胃脘疼痛,嗳气呕吐,胎动不安。煎服,5 ～ 10g。

生姜(Shēngjiāng)

本品首载于《名医别录》。为姜科植物姜 *Zingiber officinale* Rosc. 的新鲜根茎(见图 3)。全国各地均产。秋、冬两季采挖。

【处方用名】生姜。

【主要药性】辛,微温。归肺、脾、胃经。

【基本功效】解表散寒,温中止呕,温肺止咳,解鱼蟹毒。

【性能特点】本品"辛温,行阳分而祛寒发表"(《本草备要》),唯其力弱,多用于伤风感冒之轻证。入中焦,长于温散中焦之寒邪。凡中焦寒证,无论虚实均可配伍使用。尤善和胃降逆,素有"呕家圣药"(《千金要方》)之称。可用于多种呕吐,以治胃寒呕吐最宜。入肺经,能温肺止咳,兼能"豁痰利窍"(《药品化义》)。凡肺寒咳嗽,无论有无外感,或有痰无痰皆可应用。此外,尚能解生半夏、生天南星及鱼蟹之毒。

【临床应用】

1. 风寒表证 治风寒感冒之轻证,可单煎,或与红糖、葱白煎服。若治风寒感冒之重证,多入辛温解表剂中作辅助药用。

2. 脾胃寒证,多种呕吐 治寒犯中焦或脾胃虚寒所致的胃脘冷痛,可与高良姜、胡椒等同用。治胃寒呕吐,可单用水煎温服,或与其他温胃止呕药同用以增强疗效。若治痰饮呕吐,常与半夏为伍,如小半夏汤(《金匮要略》);治胃热呕吐,每常与黄连、竹茹等同用。

3. 肺寒咳嗽 治风寒客肺,肺气不宣之恶寒鼻塞,咳嗽胸闷者,每与麻黄、杏仁同用,如三拗汤(《和剂局方》)。治咳嗽痰多,色白易咳者,可与陈皮、半夏、茯苓等同用,如二陈汤(《和剂局方》)。

【用法用量】煎服,3 ～ 10g,或捣汁服。

【使用注意】本品易助火伤阴,故热盛及阴虚内热者忌服。

【现代研究】2020 年版《中国药典》规定:含 6- 姜辣素($C_{17}H_{26}O_4$)计不得少于 0.050%。

本品有解热、镇痛、止吐、促进消化液分泌、保护胃黏膜、抗氧化、保肝、利胆、镇静、抗炎、抗菌等多种药理作用。

附：生姜皮

本品为生姜根茎切下的外表皮。辛、凉，归脾、肺经。功能行水消肿。用于皮肤水肿。煎服，3～10g。

香薷（Xiāngrú）

本品首载于《名医别录》。为唇形科植物石香薷 *Mosla chinensis* Maxim. 或江香薷 *Mosla chinensis* 'jiangxiangru' 的地上部分。前者习称"青香薷"，产于广西、湖南、湖北等地；后者习称"江香薷"，主产于江西分宜县。夏季茎叶茂盛、花盛时择晴天采割。

【处方用名】香薷、青香薷、江香薷、陈香薷。

【主要药性】辛，微温。归肺、胃经。

【基本功效】发汗解表，化湿和中，利水消肿。

【性能特点】本品辛温气香，外宣肺气，达皮毛，散寒解表；内入脾胃，化湿浊，健脾和中，"为夏月解表之药"（《本草纲目》）。常用于暑月乘凉饮冷，外感于寒，内伤于湿之阴暑证。辛散发汗可散肌表之水湿，开宣肺气可启上源畅水道，"有彻上彻下之功，治水甚捷"（《本草衍义补遗》）。适用于水肿初起，表邪外闭，肺气失宣而见小便不利者。

【临床应用】

1. 暑湿表证 治暑有乘凉饮冷，外感于寒，内伤于湿之恶寒发热、头痛无汗、胸脘痞闷、腹痛吐泻等阴暑证，常与厚朴、扁豆同用，如香薷散（《和剂局方》）。若治暑温初起，复感于寒，症见发热恶寒，头痛无汗，口渴面赤，胸闷不舒者，可与金银花、连翘、厚朴等同用，如新加香薷饮（《温病条辨》）。

2. 水肿，小便不利 可单用，或与白术同用。

【用法用量】煎服，3～10g。用于发表，量不宜过大，且不宜久煎；用于利水消肿，量宜稍大，且须浓煎。

【使用注意】本品辛温发汗之力较强，表虚有汗者忌用。

【现代研究】2020年版《中国药典》规定：含挥发油不得少于0.60%（mL/g），麝香草酚（$C_{10}H_{14}O$）与香荆芥酚（$C_{10}H_{14}O$）的总量不得少于0.16%。本品有解热、镇痛、镇静、抗病原微生物、利尿、刺激消化腺分泌及胃肠蠕动等多种药理作用。

荆芥（Jīngjiè）

本品首载于《神农本草经》。为唇形科植物荆芥 *Schizonepeta tenuifolia* Briq. 的地上部分（见图4）。产于江苏、浙江、河南等地。夏、秋两季花开到顶、穗绿时采割。

【处方用名】荆芥、荆芥炭。

【主要药性】辛，微温。归肺、肝经。

【基本功效】解表散风，透疹，消疮；炒炭收敛止血。

【性能特点】本品辛散气香，辛而不烈，微温不燥，药性缓和，"长于祛风邪"（《本草纲目》），凡外感表证，无论风寒、风热或寒热不明显者均可应用。轻扬透散，能宣散疹毒，"发散疮痛"（《滇南本草》），适用于麻疹、风疹，及疮疡初起而有表证者。炒炭多涩，偏走血分，长于收敛止血，多种出血可选用。

【临床应用】

1. 表证　治风寒表证，常与防风、柴胡、薄荷等同用，如感冒清热颗粒（《中国药典》）。治风热表证，常与金银花、连翘、薄荷等同用，如银翘散（《温病条辨》）。

2. 麻疹、风疹　治麻疹初起，疹出不畅者，常与蝉蜕、薄荷、牛蒡子等同用。治风疹瘙痒，常与防风、生地黄、当归等同用，如消风散（《外科正宗》）。

3. 疮疡初起　治疮疡初起而有表证者，可单用，或与羌活、柴胡、川芎等同用，如荆防败毒散（《摄生众妙方》）。

4. 出血　治吐血、衄血、便血、崩漏等多种出血，可在辨治方中加用本品。

【用法用量】煎服，5 ～ 10g。发表透疹消疮多生用；止血宜炒炭用。

【现代研究】《中国药典》规定：含挥发油不得少于 0.30%（mL/g），胡薄荷酮（$C_{10}H_{16}O$）不得少于 0.020%。本品有发汗、解热、镇痛、抗炎、抗病原微生物、止血、抑制平滑肌收缩等多种药理作用。

【备　　注】本品首载于《神农本草经》，原名"假苏"。而荆芥之名始见于《吴普本草》。故在查阅古代文献时应加以注意。

防风（Fángfēng）

本品首载于《神农本草经》。为伞形科植物防风 *Saposhnikovia divaricata*（Turcz.）Schischk. 的根（见图 5）。产于东北、河北、四川等地。春、秋两季采挖。

【处方用名】防风、关防风、北防风。

【主要药性】辛、甘，微温。归膀胱、肝、脾经。

【基本功效】祛风解表，胜湿止痛，止痉。

【性能特点】本品味辛发散，以祛风见长。因其药性平和，微温不燥，甘缓不峻，素有"风药中之润剂"（《本草蒙筌》）之称，为"治风通用"（《本草经疏》）。凡外感表证、破伤风、皮肤痒疹等内、外之风病皆宜。又能胜湿止痛，"兼能通痹起废"（《本草正义》）。凡风湿痹痛，无论寒热皆可配伍使用。

【临床应用】

1. 表证　治风寒夹湿的表证，症见恶寒、发热、无汗、头重而痛、肢体酸痛等，可与羌活、白芷、细辛等同用，如九味羌活丸（《中国药典》）。治风热感冒，症见头痛体困，发热恶寒，鼻塞流涕，咳嗽咽痛等，常与薄荷、荆芥、连翘等同用，如感冒舒颗粒（《中国药典》）。对于表虚，腠理不固，易于感冒者，可与黄芪、白术等配伍，如玉屏风散（《丹溪心法》）。

2. 痹证　治风寒湿痹，常与透骨草、川芎、当归同用，如坎离砂（《中国药典》）。治风湿热痹，常与地龙、薏苡仁、乌梢蛇等同用。

3. 风疹瘙痒　每与荆芥相须为用，如消风散（《外科正宗》）。

4. 破伤风　症见牙关紧闭，身体强直，角弓反张等。常与天麻、天南星、白附子等同用，如玉真散（《外科正宗》）。

【用法用量】煎服，5 ～ 10g。

【使用注意】本品药性偏温，阴血亏虚、热病动风者不宜使用。

【用药甄别】荆芥与防风　两者味辛，微温不燥，药性缓和，长于祛风。凡外感表证，风疹瘙痒，寒热皆宜，且常相须为用。故有"用防风之，必兼用荆芥"（《本草求真》）之说。然荆芥发散之力优于防风，又能透疹、消疮，炒炭用能收敛止血，故对于麻疹不透、疮疡初起及多种出血证皆宜。防风祛风之功强于荆芥，为治风通用之品，又能胜湿止痛、止痉，可用于风湿痹痛及破伤风。

【现代研究】2020 年版《中国药典》规定：含升麻素苷（$C_{22}H_{28}O_{11}$）和 5-O-甲基维斯阿米醇苷（$C_{22}H_{28}O_{10}$）的总量不得少于 0.24%。本品有解热、镇静、镇痛、抗过敏、调节免疫功能、抗凝血、抗肿瘤等多种药理作用。

羌活（Qiānghuó）

本品首载于《神农本草经》。为伞形科植物羌活 *Notopterygium incisum* Ting ex H. T. Chang 或宽叶羌活 *Notopterygium franchetii* H. de Boiss. 的根茎和根（见图 6）。产于四川、甘肃、青海等地。春、秋两季采挖。

【处方用名】羌活、西羌活、川羌活。

【主要药性】辛、苦，温。归膀胱、肾经。

【基本功效】解表散寒，祛风除湿，止痛。

【性能特点】本品辛温苦燥，气味雄烈，主入足太阳膀胱经。"能上达颠顶，横行肢臂"（《本草正义》）。具有较强的解表散寒、祛风除湿止痛之功，专主在表、在上之风寒湿邪。尤以治风寒夹湿之表证，头痛项强；上半身之风湿痹痛，肩背酸痛者为佳。

【临床应用】

1. 风寒夹湿表证　症见恶寒发热，无汗，头痛项强、肢体酸痛等。常与防风、细辛、川芎等同用，如九味羌活汤（《此事难知》）。

2. 痹证　治风寒湿痹，症见肩项臂痛，举动艰难，手足麻木等，常与防风、姜黄、当归等同用，如蠲痹汤（《杨氏家藏方》）。

【用法用量】煎服，3 ～ 10g。

【使用注意】本品气味浓烈，用量过多，易致呕吐，脾胃虚弱者不宜服。血虚痹痛，阴虚头痛者慎用。

【现代研究】2020 年版《中国药典》规定：含挥发油不得少于 1.4%（mL/g），羌活醇（$C_{21}H_{22}O_5$）和异欧前胡素（$C_{16}H_{14}O_4$）的总量不得少于 0.40%。本品有解热、抗炎、镇痛、抗心律失常、抗凝血、抗病原微生物等多种药理作用。

细辛（Xìxīn）

本品首载于《神农本草经》。为马兜铃科植物北细辛 *Asarum heterotropoides* Fr. Schmidt var. *mandshuricum* （Maxim.） Kitag.、汉城细辛 *Asarum sieboldii* Miq. var. *seoulense* Nakai 或华细辛 *Asarum sieboldii* Miq. 的根和根茎（见图 7）。前两种习称"辽细辛"，产于辽宁、吉林、黑龙江等地。夏季果熟期或初秋采挖。

【处方用名】细辛、北细辛、华细辛、辽细辛。

【主要药性】辛，温。归心、肺、肾经。

【基本功效】解表散寒，祛风止痛，通窍，温肺化饮。

【性能特点】本品辛温发散，芳香透达，上达颠顶，下通关节，以通窍止痛见长。为治风寒、风湿所致头痛、牙痛、痹痛及鼻渊头痛之良药。入肺经散表寒，入肾经除里寒，能通彻表里，祛内外之寒，为"治邪在里之表剂"（《本草备要》），凡外感风寒，或阳虚外感风寒者皆宜。辛散温燥，外散风寒，内化痰饮，大凡风寒、肺寒或寒饮所致的咳逆咸宜。

【临床应用】

1. 风寒表证　治风寒表证，头身疼痛较甚者，常与羌活、防风、白芷等同用，如九味羌活汤（《此事难知》）。若治素体阳虚外感风寒，症见恶寒发热、神疲欲寐、脉沉等，常与麻黄、附子同用，如麻黄附子细辛汤（《伤寒论》）。

2. 头痛，牙痛，痹痛　治外感风邪之偏正头痛，常与川芎、白芷、羌活等同用，如川芎茶调散（《和剂局方》）。治牙痛，可单用，或与荜茇、高良姜、冰片等同用，如牙痛药水（《部颁标准》）。治风寒湿痹，腰膝冷痛，常与独活、桑寄生、防风等同用，如独活寄生汤（《千金要方》）。

3. 鼻塞流涕，鼻渊鼻鼽　常与白芷、苍耳子、辛夷等同用，如利鼻片（《部颁标准》）。

4. 痰饮喘咳　常与干姜、五味子等同用，如苓甘五味姜辛汤（《金匮要略》）。

【用法用量】煎服，1～3g。散剂每次服0.5～1g。外用适量。

【使用注意】本品辛温香散，阴虚阳亢头痛、肺燥伤阴干咳者忌用。不宜与藜芦同用。

【现代研究】2020年版《中国药典》规定：含马兜铃酸Ⅰ（$C_{17}H_{11}NO_7$）不得过0.001%，挥发油不得少于2.0%（mL/g），细辛脂素（$C_{20}H_{18}O_6$）不得少于0.050%。本品有解热、镇静、镇痛、抗炎、抑病原微生物、抗变态反应、增加心肌收缩力、松弛支气管平滑肌等多种药理作用。

【备　　注】关于细辛不过钱。细辛不过钱之说，源于明代李时珍《本草纲目》。其云："细辛非华阴者不得为真。若单用末，不可过一钱，多则气闷塞不通者死，虽死无伤。"结合古代论述，细辛不过钱主要包括以下基本元素。①正品细辛，即辽细辛和华细辛；②细辛用根，不是用带根全草；③细辛单用，不是配伍应用；④细辛用散剂，不是用汤剂或其他剂型；⑤细辛口服，不是外用。总之，细辛不过钱（3g）是在特定条件下一种特殊限量，并不具有普遍的临床指导意义。因此，准确把握细辛不过钱的内涵，对指导细辛临床安全、有效、合理用药十分重要。

白芷（Báizhǐ）

本品首载于《神农本草经》。为伞形科植物白芷 *Angelica dahurica*（Fisch. ex Hoffm.）Benth. et Hook. f. 或杭白芷 *Angelica dahurica*（Fisch. ex Hoffm.）Benth. et Hook. f. var. *formosana*（Boiss.）Shan et Yuan 的根（见图8）。产于浙江、四川、河南等地。夏、秋间叶黄时采挖。

【处方用名】白芷、香白芷、杭白芷。

【主要药性】辛，温。归胃、大肠、肺经。

【基本功效】解表散寒，祛风止痛，宣通鼻窍，燥湿止带，消肿排脓。

【性能特点】本品辛温升散，芳香上达。入肺经，能外散表寒，上通鼻窍。适用于风寒感冒，鼻塞流涕较甚者；又为治鼻鼽鼻渊所常用。入阳明经，能祛风止痛，因"阳明之脉萦于面，故治头面诸疾"（《本草从新》），适用于阳明头痛，眉棱骨痛，牙痛等。性温气香，"最能燥湿"（《本草正义》），善除阳明之湿而燥湿止带，主治寒湿带下。又能消肿排脓，对于疮疡初起，或脓成难溃者皆宜，"所以外科用之"（《本经逢原》）。

【临床应用】

1. 风寒表证　治外感风寒表证，头身疼痛，鼻塞流涕较甚者，常与羌活、防风、细辛等同用。

2. 头痛，牙痛　治阳明头痛，眉棱骨痛，头风痛等，可单用，或与川芎、绿茶为伍，如头风痛丸（《部颁标准》）。治牙痛，可与细辛、全蝎、川芎共为细末，少许擦牙痛处。

3. 鼻渊鼻鼽，鼻塞流涕　常与苍耳子、辛夷等同用，如苍耳子散（《济生方》）。

4. 带下　治寒湿下注，带下清稀者，常与鹿角霜、白术、山药等同用。治湿热下注，带下黄稠，宜与车前子、黄柏等同用。

5. 疮痈肿痛 治疮疡初起，红肿热痛者，每与金银花、当归、穿山甲等配伍，如仙方活命饮（《校注妇人良方》）；治疮疡脓成难溃者，常与人参、黄芪、当归等同用，如托里消毒散（《外科正宗》）。

【用法用量】煎服，3～10g。外用适量。

【使用注意】本品辛香温燥，阴虚血热者忌服。

【现代研究】2020年版《中国药典》规定：含欧前胡素（$C_{16}H_{14}O_4$）不得少于0.080%。本品有解热、抗炎、镇痛、解痉、抗病原微生物、抑制肠平滑肌、抗肿瘤、抑制黑色素生成等多种药理作用。

藁本（Gǎoběn）

本品首载于《神农本草经》。为伞形科植物藁本 *Ligusticum sinense* Oliv. 或辽藁本 *Ligusticum jeholense* Nakai et Kitag. 的根茎和根。产于辽宁、四川、陕西等地。秋季茎叶枯萎或次春出苗时采挖。

【处方用名】藁本、辽藁本、川藁本。

【主要药性】辛，温。归膀胱经。

【基本功效】祛风，散寒，除湿，止痛。

【性能特点】本品味辛气温，上行升散，善达颠顶。"独入太阳，理风寒，其气雄壮，寒气郁于本经，头痛必用之药，颠顶痛非此不能除"（《本草汇》）。适用于外感风寒，循经上犯所致颠顶头痛。辛香温燥，能祛风湿而蠲痹止痛。适用于感受风寒湿所致肢体酸痛或风寒湿痹，一身尽痛者。

【临床应用】

1. 风寒表证，颠顶疼痛 治风寒湿邪犯表，头身疼痛明显者，常与羌活、独活、防风等同用，如羌活胜湿汤（《内外伤辨惑论》）。治风寒头痛，颠顶痛甚，痛连齿颊者，可与羌活、苍术、川芎等同用，如神术散（《和剂局方》）。

2. 痹证 治风寒湿痹，一身尽痛，常与羌活、防风、苍术等同用，如除风湿羌活汤（《内外伤辨惑论》）。

【用法用量】煎服，3～10g。

【使用注意】本品辛温香燥，凡阴血亏虚、肝阳上亢、火热内盛之头痛者忌服。

【现代研究】2020年版《中国药典》规定：含阿魏酸（$C_{10}H_{10}O_4$）不得少于0.050%。本品有解热、镇静、镇痛、抗炎、提高耐缺氧、止泻及抗血小板聚集等多种药理作用。

苍耳子（Cāng'ěrzǐ）

本品首载于《神农本草经》。为菊科植物苍耳 *Xanthium sibiricum* Patr. 的成熟带总苞的果实。产于山东、江苏、湖北等地。秋季果实成熟时采收。

【处方用名】苍耳子、炒苍耳子。

【主要药性】辛、苦，温；有毒。归肺经。

【基本功效】散风寒，通鼻窍，祛风湿。

【性能特点】本品辛温宣散，升浮上达，主入肺经。既能发散风寒，又能宣通鼻窍。因其有毒，且发汗解表之力较弱，故一般风寒表证少用，多用于风寒表证见鼻塞流涕明显者，为治鼻塞流涕，鼻渊鼻鼽等多种鼻病之良药。又"驱风湿周痹，四肢挛急者殊功"（《本草蒙筌》）。常用于风寒湿痹，关节疼痛，四肢拘挛等。

【临床应用】

1.风寒表证　治风寒表证而见鼻塞流涕明显者，可与防风、白芷、羌活等同用。

2.鼻渊鼻鼽，鼻塞流涕　常与辛夷、细辛、白芷等同用，如滴通鼻炎水（《部颁标准》）。

3.痹证　治风寒湿痹，关节疼痛，四肢拘挛。可单用，或与羌活、独活、威灵仙等同用。

【用法用量】煎服，3～10g。

【使用注意】本品辛苦温燥，血虚头痛不宜服用。过量服用易致中毒。

【现代研究】本品有抗炎、镇痛、免疫抑制、抗氧化、抗病原微生物、扩张血管、降血糖等多种药理作用。

辛夷（Xīnyí）

本品首载于《神农本草经》。为木兰科植物望春花 *Magnolia biondii* pamp.、玉兰 *Magnolia denudata* Desr. 或武当玉兰 *Magnolia sprengeri* Pamp. 的花蕾。产于河南、四川、陕西等地。冬末春初花未开放时采收。

【处方用名】辛夷、木笔花、迎春花。

【主要药性】辛，温。归肺、胃经。

【基本功效】散风寒，通鼻窍。

【性能特点】本品辛散温通，芳香上达，主入肺经。既能散外来之风邪，更能疏内窍之寒郁。善通鼻窍，"专去头风鼻病"（《本草撮要》）。性能功用似苍耳子而安全无毒，一般风寒表证少用，尤为治鼻塞流涕、鼻渊鼻鼽等多种鼻病之要药。

【临床应用】

1.风寒表证　治风寒表证而见鼻塞流涕明显者，可与防风、白芷、细辛等同用。

2.鼻渊鼻鼽，鼻塞流涕　可单用，或与苍耳子相须为用，如鼻渊舒胶囊（《中国药典》）。

【用法用量】煎服，3～10g，宜包煎。外用适量。

【现代研究】2020年版《中国药典》规定：含挥发油不得少于1.0%（mL/g），木兰脂素（$C_{23}H_{28}O_7$）不得少于0.40%。本品有抗过敏、抗炎、降血压、抑制病原微生物、镇痛、兴奋子宫等多种药理作用。

表6-1　发散风寒药中的参考药物

药名	主要药性	基本功效	临床应用	用法用量	使用注意
西河柳	甘、辛，平。归心、肺、胃经	发表透疹，祛风除湿	麻疹不透，风湿痹痛	煎服，3～6g	用量不宜过大，麻疹已透者不宜使用

第二节　发散风热药

本节药物多性味辛凉，以发散风热为主要作用，其发散之力较发散风寒药缓和。适用于风热表证及温病初起，症见发热、微恶风寒、咽干口渴、头痛目赤、舌边尖红、舌苔薄黄、脉浮数等。

薄荷（Bòhe）

本品首载于《新修本草》。为唇形科植物薄荷 *Mentha haplocalyx* Briq. 的地上部分（见图 9）。主产于江苏的太仓以及浙江、湖南等地，夏、秋两季采收。

【处方用名】薄荷、苏薄荷。

【主要药性】辛，凉。归肺、肝经。

【基本功效】疏散风热，清利头目，利咽，透疹，疏肝行气。

【性能特点】本品辛凉上浮，质轻宣散，主入肺经。能疏散在表在上之风热。辛散之性较强，且有一定发汗作用。"于头目肌表之风热郁而不散者最能效力"（《本草思辨录》）。凡风热袭表或上攻头目口咽诸疾皆宜。通过辛凉宣散，能透发疹毒，愈皮肤瘙痒。入肝经，能条达气机，疏畅肝气之郁滞。

【临床应用】

1. 风热表证，温病初起 常与连翘、荆芥、牛蒡子等同用，如感冒舒颗粒（《中国药典》）。

2. 头痛，目赤，咽喉肿痛 治风热上攻之头晕目眩，偏正头痛者，可与川芎、石膏、荆芥等同用，如清眩丸（《中国药典》）。治风热上攻之目赤多泪者，常与桑叶、菊花、木贼等同用。治风热壅盛，咽喉肿痛者，常与桔梗、蝉蜕、牛蒡子等同用。

3. 麻疹不透，风疹瘙痒 治麻疹初起，疹出不畅者，常与蝉蜕、牛蒡子等同用。治风疹皮肤瘙痒者，常与荆芥、防风、僵蚕等同用。

4. 肝郁气滞证 症见胸胁、少腹胀痛，月经不调，乳房胀痛等。常与柴胡、白芍、当归等同用，如逍遥散（《和剂局方》）。

【用法用量】煎服，3 ～ 6g；宜后下。薄荷叶长于发汗解表，薄荷梗偏于行气和中。

【使用注意】本品芳香辛散，发汗耗气，故体虚多汗者不宜使用。

【现代研究】2020 年版《中国药典》规定：含挥发油不得少于 0.80%（mL/g），薄荷脑（$C_{10}H_{20}O$）不得少于 0.13%。本品有发汗、解热、镇痛、镇静、抗病原体、解痉、抑制胃肠平滑肌收缩、利胆、排石、促透皮吸收等多种药理作用。

牛蒡子（Niúbàngzǐ）

本品首载于《名医别录》。为菊科植物牛蒡 *Arctium lappa* L. 的成熟果实（见图 10）。产于河北、吉林、浙江等地，秋季采收。

【处方用名】牛蒡子、炒牛蒡子、大力子、鼠粘子、恶实。

【主要药性】辛、苦，寒。归肺、胃经。

【基本功效】疏散风热，宣肺透疹，利咽解毒。

【性能特点】本品辛苦性寒，主入肺胃经。于升散之中具有清泄之性。外散风热，内解热毒，为表里双解之剂。能疏风温于肌表，宣疹毒于周身，解热毒而利咽消肿，润肠燥而通利大便，兼能宣肺祛痰。凡风热、热毒所致诸疾皆宜。对风热表证而见咽喉肿痛，或咳痰不爽者较为适用，对热毒诸证兼有大便秘结者尤为适宜。

【临床应用】

1. 风热表证，温病初起 治风热表证或温病初起，发热，咽喉红肿疼痛或咳嗽，咳痰不爽等。治风热表证常与金银花、薄荷、桔梗等同用，如银翘散（《温病条辨》）；治温病初起可与桑叶、前胡、桔梗等药配伍。

2. 麻疹不透，风疹瘙痒　治麻疹初期或出疹不透，常与葛根、蝉蜕、荆芥等同用，如葛蒡合剂（《部颁标准》）。治风疹湿疹，皮肤瘙痒者，可与防风、生地黄、蝉蜕等同用，如消风散（《外科正宗》）。

3. 咽喉肿痛，痈肿疮毒，痄腮，丹毒　治风热上攻或热毒壅盛之咽喉肿痛，前者可与薄荷、蝉蜕等同用；后者可与板蓝根、山豆根等同用。治风热疫毒壅于上焦，发于头面，症见头面红肿热痛、咽喉不利者，常与黄芩、板蓝根、玄参等同用，如普济消毒饮（《东垣试效方》）。治热毒痈肿，痄腮等，可与金银花、连翘等同用。

【用法用量】煎服，6 ～ 12g。炒用可使其苦寒及滑肠之性略减。

【使用注意】气虚便溏者慎用。

【现代研究】2020 年版《中国药典》规定：含牛蒡苷（$C_{27}H_{34}O_{11}$）不得少于 5.0%。本品有解热、镇静、镇痛、抗病原微生物、调节免疫、降血糖、抗肿瘤等多种药理作用。

蝉蜕（Chántuì）

本品首载于《名医别录》。为蝉科昆虫黑蚱 *Cryptotympana pustulata* Fabricius 若虫羽化时脱落的皮壳。产于山东、河北、河南等地。夏、秋两季采集。

【处方用名】蝉蜕、蝉衣、蝉退、蝉壳、虫退。

【主要药性】甘，寒。归肺、肝经。

【基本功效】疏散风热，利咽，透疹，明目退翳，解痉。

【性能特点】本品甘寒质轻，入肺肝经。长于疏散清透，祛内外之风。能疏在表之风热，助疹毒之宣透，消翳于目中，开音于咽喉，止痉于肝风。故凡风热、肝热及肝风所致诸疾皆可运用。

【临床应用】

1. 风热表证，温病初起，咽痛音哑　治风热表证，温病初起，发热头痛者，常与薄荷、牛蒡子、前胡等同用，如《时病论》辛凉解表法。治风热郁肺之咳嗽，咽喉痒痛，声音嘶哑，常与胖大海为伍。

2. 麻疹不透，风疹瘙痒　治风热外束，麻疹不透者，可与薄荷、西河柳、牛蒡子等同用，如竹叶柳蒡汤（《先醒斋医学广笔记》）。治风湿浸淫肌肤，皮肤瘙痒者，常配伍防风、苦参、荆芥等，如消风散（《外科正宗》）。

3. 目赤翳障　治风热上攻或肝火上炎之目赤肿痛，翳膜遮睛，常与菊花、白蒺藜、决明子等同用，如蝉花散（《银海精微》）。

4. 小儿惊风，破伤风　治小儿急惊风，可与牛黄、钩藤等同用；治小儿慢惊风，可与全蝎、白术、天麻等同用；治破伤风，多与天麻、僵蚕、全蝎等同用。

此外，本品尚可用治小儿惊哭夜啼。

【用法用量】煎服，3 ～ 6g。

【使用注意】孕妇当慎用。

【用药甄别】薄荷、牛蒡子与蝉蜕　三者性属寒凉，均能疏散风热、透疹、利咽，用于风热表证，温病初起；麻疹不畅，风疹瘙痒及咽喉肿痛等。然薄荷清轻凉散，发汗之力较强，故对外感风热，发热无汗者每多用之。又能清利头目、疏肝行气，用于风热上攻之头痛、目赤，肝郁气滞之胸闷、胁肋胀痛、月经不调等。牛蒡子辛散苦泄，兼能宣肺祛痰，对风热或肺热咳嗽、咳痰不畅者较宜。内解热毒，兼能滑肠通便，对痈肿疮毒、丹毒、痄腮、喉痹等热毒证兼大便秘结者尤为适宜。蝉蜕甘寒质轻，发汗之力不如薄荷，清热之力不如牛蒡子，又能息风止痉，用于小儿急慢惊风、破伤风等风动之证。

【现代研究】本品有解热、镇静、抗惊厥、镇痛、镇咳、祛痰、免疫调节、降血脂、抗过敏、抗肿瘤等多种药理作用。

桑叶（Sāngyè）

本品首载于《神农本草经》。为桑科植物桑 *Morus alba* L. 的叶。全国大部分地区均产，初霜后采收。

【处方用名】桑叶、冬桑叶、霜桑叶、蜜桑叶。

【主要药性】甘、苦，寒。归肺、肝经。

【基本功效】疏散风热，清肺润燥，清肝明目。

【性能特点】本品质轻疏散，甘寒润燥，苦寒清热。入肺经，能疏散风热而解表，清润肺燥而止咳，凡风热、肺热或燥热伤肺而见咳嗽者均可运用。入肝经，能清肝经之热邪，兼能益阴，凡风热、肝热及肝肾阴虚所致目疾皆宜。此外，尚能凉血止血，可用于多种血热出血。

【临床应用】

1.风热表证，温病初起 常与菊花相须为用，如桑菊感冒片（《中国药典》）。

2.肺热燥咳 治肺热咳嗽，痰黄黏稠，可与黄芩、枇杷叶等同用。治燥热伤肺，干咳少痰或无痰，口渴，鼻咽干燥等，常与苦杏仁、沙参、浙贝母等同用，如桑杏汤（《温病条辨》）。

3.目赤肿痛，眼目昏花 治风热上攻或肝火上炎所致的目赤肿痛，羞明多泪，常与决明子、菊花、夏枯草等同用。治肝肾精血不足，眼目昏花，视物模糊等，每与黑芝麻为伍，如桑麻丸（《部颁标准》）。

【用法用量】煎服，5～10g；或入丸散。外用煎水洗眼。清肺润燥多蜜炙用，余生用。

【现代研究】2020 年版《中国药典》规定：含芦丁（$C_{27}H_{30}O_{16}$）不得少于 0.10%。本品有抗炎、抗凝血、降血糖、降血脂、降血压、抗氧化、抗应激、抗疲劳、抗血栓形成等多种药理作用。

菊花（Júhuā）

本品首载于《神农本草经》。为菊科植物菊 *Chrysanthemum morifolium* Ramat. 的头状花序。产于浙江、安徽、河南等地。9～11 月花盛开时分批采收。

【处方用名】菊花、白菊花、黄菊花、滁菊花、杭菊花。

【主要药性】甘、苦，微寒。归肺、肝经。

【基本功效】散风清热，平肝明目，清热解毒。

【性能特点】本品体轻达表，轻清上浮，长于清疏肺经及在表之风热，用于风热表证或温病初起。本品以"入肝之用为长"（《本草便读》）。能清肝热、平肝阳，兼能益阴。常用于风热、肝热及肝肾阴虚所致的目疾，以及阴虚阳亢诸证。又味苦性凉，能清热解毒，用治热毒疮疡。唯清热解毒之力不及野菊花，故用之较少。

【临床应用】

1.风热表证，温病初起 每与桑叶常相须为用，如桑菊饮（《温病条辨》）。

2.肝阳上亢证 治阴虚阳亢所致的头痛眩晕、耳鸣健忘。可与山楂、决明子、夏枯草等同用，如山菊降压片（《中国药典》）。

3. 目赤肿痛，眼目昏花　治风热上攻或肝火上炎所致的目赤肿痛，羞明多泪，常与蒺藜、栀子、蝉蜕等同用，如明目上清片（《中国药典》）。治肝肾精血不足，眼目昏花，视物模糊等，常与枸杞子相须为用，如杞菊地黄丸（《麻疹全书》）。

4. 疮痈肿毒　可单用捣敷，或与连翘、蒲公英等同用。

【**用法用量**】煎服，5～10g。疏散风热宜用黄菊花，平肝、清肝明目宜用白菊花。

【**用药甄别**】桑叶与菊花　两者味甘苦、性寒凉，归肺、肝经。均能疏散风热，清肝明目，兼能益阴。适用于风热表证，温病初起，及风热、肝热、肝肾阴虚所致的目赤肿痛、目暗昏花，常相须为用。然桑叶主入肺经，疏散风热之力较强，又善清肺润燥，并能凉血止血，凡风热、肺热或燥热伤肺之咳嗽，及血热出血皆宜。菊花主入肝经，清肝明目之力较强，又能平抑肝阳、清热解毒，可用于阴虚阳亢之头痛眩晕及热毒疮疡。

【**现代研究**】2020 年版《中国药典》规定：含绿原酸（$C_{16}H_{18}O_9$）不得少于 0.20%，木犀草苷（$C_{21}H_{20}O_{11}$）不得少于 0.080%，3，5-O-二咖啡酰基奎宁酸（$C_{25}H_{24}O_{12}$）不得少于 0.70%。本品有解热、抗炎、降压、免疫调节、抗病原微生物、降血脂、扩张冠状动脉、抗氧化、抗肿瘤等多种药理作用。

蔓荆子（Mànjīngzǐ）

本品首载于《神农本草经》。为马鞭草科植物单叶蔓荆 *Vitex trifolia* L. var. *simplicifolia* Cham. 或蔓荆 *Vitex trifolia* L. 的成熟果实。前者产于山东、江西、浙江等地，后者产于广东、广西等地，秋季采收。

【**处方用名**】蔓荆子、蔓荆实、炒蔓荆子。

【**主要药性**】辛、苦，微寒。归膀胱、肝、胃经。

【**基本功效**】疏散风热，清利头目。

【**性能特点**】本品"气清味辛，体轻而浮，上行而散"（《本草纲目》）。长于疏散头面部之风热而治头面诸疾。因其疏散之力较弱，故解表剂少用。尤善治风热头痛及偏头痛，以及风热上攻之目赤肿痛，目昏多泪。此外，尚能祛风止痛，可用于风湿痹痛。

【**临床应用**】

1. 风热头痛、偏头痛　可与川芎、白芷、细辛等同用。

2. 目赤肿痛，眼目昏花　治风热上攻，目赤肿痛，羞明多泪者，常与菊花、蝉蜕等同用。若肝肾不足，目暗不明者，可与枸杞子、熟地黄等同用。

【**用法用量**】煎服，5～10g。

【**现代研究**】2020 年版《中国药典》规定：含蔓荆子黄素（$C_{19}H_{18}O_8$）不得少于 0.030%。本品有解热、镇静、镇痛、抗菌、降压、平喘祛痰等多种药理作用。

柴胡（Cháihú）

本品首载于《神农本草经》。为伞形科植物柴胡 *Bupleurum chinense* DC. 或狭叶柴胡 *Bupleurum scorzonerifolium* Willd. 的根（见图 11）。前者产于河北、河南、辽宁等地，习称"北柴胡"；后者产于湖北、四川、安徽等地，习称"南柴胡"。春、秋两季采挖。

【**处方用名**】柴胡、北柴胡、南柴胡、醋北柴胡、醋南柴胡。

【**主要药性**】苦、辛，微寒。归肝、胆、肺经。

【**基本功效**】疏散退热，疏肝解郁，升举阳气。

【性能特点】本品辛散升浮，其性微寒，能达表散邪，尤为"退热必用之药"（《本草纲目》）。凡外感发热，无论风热、风寒所致者皆宜，尤"治伤寒寒热往来为最要药"（《本草集要》）。味辛能行，力主疏肝，"凡病肝郁愤闷不平者，服之最灵"（《本草汇言》）。本品味薄气升，能升举脾胃清阳之气，适用于中气不足、气虚下陷所致的久泻脱肛、子宫脱垂等内脏下垂。

【临床应用】

1.外感发热，寒热往来 治外感发热，可单用本品，如柴胡口服液（《中国药典》）；治伤寒邪在少阳，症见寒热往来、胸胁苦满、口苦咽干、目眩等，每与黄芩为伍，如小柴胡汤（《伤寒论》）。

2.肝郁气滞证 治肝失疏泄，气机郁滞所致的胸胁胀痛、情志抑郁及妇女月经不调、痛经等，常配香附、川芎、白芍等，如柴胡疏肝散（《景岳全书》）。治肝郁血虚，脾失健运，症见胁肋作痛、神疲食少，或月经不调、乳房胀痛者，常与当归、白芍、白术等同用，如逍遥散（《和剂局方》）。治肝郁气滞，胸痞胀满，胃脘疼痛者，常配延胡索、枳壳、香附等，如气滞胃痛片（《中国药典》）。

3.脾虚气陷证 症见久泻脱肛、子宫脱垂等内脏下垂，常与黄芪、人参、升麻等同用，如补中益气汤（《脾胃论》）。

【用法用量】煎服，3～10g。疏散退热宜生用，疏肝解郁宜醋炙。

【使用注意】本品性能升发，故阴虚火旺、肝阳上亢及气机上逆之证忌用。

【现代研究】2020年版《中国药典》规定：含柴胡皂苷 a（$C_{42}H_{68}O_{13}$）和柴胡皂苷 d（$C_{42}H_{68}O_{13}$）的总量不得少于 0.30%。本品有解热、抗炎、抗病原微生物、抗惊厥、降血脂、保肝、利胆、抑制胃酸分泌、抗溃疡、抗肿瘤及调节免疫等多种药理作用。

升麻（Shēngmá）

本品首载于《神农本草经》。为毛茛科植物大三叶升麻 *Cimicifuga heracleifolia* Kom.、兴安升麻 *Cimicifuga dahurica*（Turcz.）Maxim. 或升麻 *Cimicifuga foetida* L. 的根茎。产于辽宁、吉林、黑龙江等地，秋季采挖。

【处方用名】升麻、炙升麻。

【主要药性】辛、微甘，微寒。归肺、脾、胃、大肠经。

【基本功效】发表透疹，清热解毒，升举阳气。

【性能特点】本品味辛能散，微寒清热，能疏散外表之风热，发麻疹于隐秘之时，"化斑毒于延绵之际"（《本草汇言》），常用于风热表证，麻疹不透，阳毒发斑。入脾胃经，善解阳明之热毒，"升举脾虚下陷之清阳"（《本草正义》）。善治阳热毒诸证及中气下陷诸疾。

【临床应用】

1.外感发热 常与葛根、柴胡等同用。

2.麻疹不透，阳毒发斑 治麻疹初起，疹出不畅者，常与葛根、白芍、甘草同用，如升麻葛根汤（《和剂局方》）。治阳毒发斑，可与生石膏、大青叶、紫草等同用。

3.热毒证 治胃火亢盛，循经上攻之头痛，牙龈肿痛，或唇腮颊肿痛者，常与黄连、生地黄、牡丹皮等同用，如清胃散（《脾胃论》）。治风热疫毒上攻之大头瘟，症见头面红肿，咽喉肿痛者，常与黄芩、黄连、板蓝根等同用，如普济消毒饮（《东垣试效方》）。

4.脾虚气陷证 症见久泻脱肛、子宫脱垂等内脏下垂，常与柴胡相须为用，并配伍黄芪、人参等，如补中益气汤（《脾胃论》）。

【用法用量】煎服，3～10g。发表透疹、清热解毒宜生用，升阳举陷宜炙用。

【使用注意】本品具升浮之性，故阴虚火旺，麻疹已透者，均当忌用。

【现代研究】2020年版《中国药典》规定：含异阿魏酸（$C_{10}H_{10}O_4$）不得少于0.10%。本品有解热、抗炎、镇痛、抗过敏、降血脂、抗肿瘤、抑菌等多种药理作用。

葛根（Gěgēn）

本品首载于《神农本草经》。为豆科植物野葛 *Pueraria lobata*（Willd.）Ohwi 的根（见图12）。产于湖南、河南、广东等地。秋、冬两季采挖。

【处方用名】葛根、煨葛根。

【主要药性】甘、辛，凉。归脾、胃经。

【基本功效】解肌退热，生津止渴，透疹，升阳止泻，通经活络，解酒毒。

【性能特点】本品辛凉，轻扬升散，入肺经。能解肌发表以退热，并"解经气之壅遏"（《长沙药解》），缓项背之强痛。故对外感表证兼见项背强痛者尤宜，无论风寒、风热皆可运用。又能透发麻疹，用于麻疹不透。又能鼓舞脾胃清阳之气上升而生津、止泻，为治烦渴、泻痢所常用。又味辛能行，"主宣通经脉之正气以散邪"（《本草崇原》），有活血通经之功，可用于中风偏瘫、胸痹心痛。此外，尚能解酒毒，凡"病酒及渴者，得之甚良"（《本草衍义》）。

【临床应用】

1. 外感发热，项背强痛　属寒者，常与麻黄、桂枝等同用，如葛根汤（《伤寒论》）。属热者，常与柴胡、黄芩等同用，如柴葛解肌汤（《伤寒六书》）。

2. 热病口渴及消渴　治热病津伤口渴，常与天花粉、知母等同用。治内热消渴，口渴多饮，常配黄芪、麦冬、花粉等。

3. 麻疹不透　常与升麻相须为用，如升麻葛根汤（《和剂局方》）。

4. 泻痢　治脾虚清阳下陷之泄泻，常配伍白术、人参、木香等，如七味白术散（《小儿药证直诀》）。治湿热泻痢，常与黄芩、黄连同用，如葛根黄芩黄连汤（《伤寒论》）。

5. 中风偏瘫，胸痹心痛　可单用，如愈风宁心片（《部颁标准》）；或与丹参、川芎同用，如通脉冲剂（《部颁标准》）。

【用法用量】煎服，10～15g。解肌退热、透疹、生津宜生用，升阳止泻宜煨用。

【用药甄别】柴胡、升麻与葛根　三者皆为辛凉之品，能发表、升阳，用于外感表证，及清阳不升的病证。其中，柴胡、升麻重在升举下陷之阳气，主治气虚下陷之内脏脱垂；葛根偏在鼓舞脾胃清阳之气上升而收生津止渴、升阳止泻之功，主治热病津伤口渴、内热消渴及脾虚泄泻。升麻、葛根又能透疹，常用于麻疹初起、疹出不畅。此外，柴胡长于退热，可用于外感发热及少阳寒热往来；又能疏肝解郁，用于肝郁气滞证。升麻善解阳明热毒，可用于齿痛口疮、咽喉肿痛、丹毒疔腮，及温毒发斑等多种热毒证。葛根兼能缓项背之强痛，对外感表证兼见项背强痛者尤宜。又能活血通经，解酒毒，适用于中风偏瘫，胸痹心痛及酒毒伤中。

【现代研究】2020年版《中国药典》规定：含葛根素（$C_{21}H_{20}O_9$）不得少于2.4%。本品有解热、扩张冠状动脉、抗心肌缺血、改善心功能、改善脑循环、降血压、抑制血小板凝集、降血糖、降血脂、抗氧化、抗肿瘤、保肝等多种药理作用。

附：粉葛、葛花

1. 粉葛　为甘葛藤 *Pueraria thomsonii* Benth 的干燥根。2000年以前历版《中国药典》均将其作为葛根使用。自2005年始，历版《中国药典》基于一品一名的考虑，将葛根与粉葛作为两个品种单列。两者性能、功效、主治、用法、用量相同，临证可以相互替代使用。

2.葛花 为野葛的未开放花蕾。甘，平；归胃经。功能解酒醒脾，清热利尿。用于酒毒伤中，不思饮食，呕逆吐酸。煎服，4.5～9g。

表 6-2 发散风热药中的参考药物

药名	主要药性	基本功效	临床应用	用法用量	使用注意
淡豆豉	苦、辛，凉。归肺、胃经	解表，除烦，宣发郁热	感冒、寒热头痛，烦躁胸闷，虚烦不眠	煎服，6～12g	
浮萍	辛，寒。归肺经	宣散风热，透疹，利尿	麻疹不透，风疹瘙痒，水肿尿少	煎服，3～9g。外用适量，煎汤浸洗	表虚自汗者不宜使用
木贼	甘、苦，平。归肺、肝经	疏散风热，明目退翳	风热目赤，迎风流泪，目生云翳	煎服，3～9g	
谷精草	辛、甘，平。归肝、肺经	疏散风热，明目退翳	风热目赤，肿痛羞明，眼生翳膜，风热头痛	煎服，5～10g	

【复习思考题】

1. 何谓解表药？简述发散风寒药与发散风热药的性能特点及临床运用。

2. 麻黄、桂枝、紫苏、香薷、荆芥、细辛、薄荷、柴胡等均能解表，如何区别使用？

3. 如何理解防风为"风药中润剂"、生姜为"呕家圣药"、香薷为"夏月麻黄"？

4.《本草纲目》说：细辛"若单用末，不可过一钱"。如何理解？

5. 柴胡与葛根均能升阳，如何区别使用？

第七章

清热药

扫一扫，查阅本章数字资源，含PPT、音视频、图片等

一、含义

凡以清解里热为主要功效，常用以治疗里热证的药物，称为清热药。

二、性能特点

本类药物皆属寒凉，多具苦味，寒可清热，苦则清泄，故善清泄里热。凡外无表邪，内无积滞，热在脏腑，或在气分、血分，或实热、虚热，皆能使之清解。本章药物的主要功效为清热、清热泻火、清热燥湿、清热解毒、清热凉血及清虚热等。

所谓清热，是指寒凉药物能清解里热，以治疗里热证的作用，又称清泄里热、清解里热。其中，以治疗气分证和各脏腑实热证为主的作用，称清热泻火。以治疗各种热毒证或火毒证为主的作用，称为清热解毒。主要用以治疗营、血分证为主的作用，称清热凉血，也称凉血。以治疗虚热证为主的作用，称为清虚热，又称退虚热、清退虚热。性味苦寒，以治疗湿热证为主的作用，称清热燥湿，又称苦寒燥湿。

三、主治病证

本类药物适用于火热之邪内侵，或体内阳热有余，以热在脏腑、营血为主的实热证，以及阴液亏虚，虚火内生之虚热证。症见高热烦渴、湿热泻痢、温毒发斑、咽喉肿痛、痈肿疮毒及阴虚发热等里热证。

四、药物分类

根据清热药的药性特点及主治病证不同，分为清热泻火药、清热燥湿药、清热解毒药、清热凉血药、清虚热药五类。

五、应用原则

使用清热药时，首先应辨明热证的虚实，有针对性地选用不同的清热药进行治疗。同时应根据火热邪气的致病特点进行配伍用药。如火热邪气易耗气伤阴、动血生风、易生肿疡等，可因证配伍益气养阴、生津润燥、凉血止血、息风止痉和解毒消肿等药物同用。若里热兼有表证者，宜配伍相应的解表药以表里同治，或先解表后治里；里热兼有胃肠积滞者，宜配伍苦寒泻下药同用，以通腑泄热。

六、使用注意

本类药物性多寒凉，易伤脾胃，故脾胃虚弱，食少便溏者慎用；苦寒药物易化燥伤阴，故阴虚患者慎用；禁用于阴盛格阳或真寒假热之证。

七、现代研究

清热药物一般具有抗病原微生物、抗细菌毒素、解热、抗炎及抗炎性细胞因子，以及增强抗感染免疫功能等作用。此外，还有抑制血小板功能、抑制血凝、抗 DIC 以及降压、抗肿瘤、降脂、降糖、抗氧化和保肝、利胆等作用。

第一节　清热泻火药

本节药物多性味甘寒或苦寒，入气分，走脏腑。以清泄温热病气分实热和各脏腑实热为主要作用。适用于温热病气分实热证，症见高热、汗出、烦渴、脉洪大有力，甚或神昏谵语等。因药物作用部位的不同，又可分别用于各脏腑之实热证，如热邪壅肺之咳嗽喘息，胃火上炎之头痛、牙痛，肝火上炎之目赤肿痛、头痛眩晕，心火上炎之口舌生疮等火热证。

石膏（Shígāo）

本品首载于《神农本草经》。为硫酸盐类矿物硬石膏族石膏（见图 13），主含含水硫酸钙。主产于湖北应城。全年可采。

【处方用名】石膏、生石膏、煅石膏。

【主要药性】甘、辛，大寒。归肺、胃经。煅石膏：甘、辛、涩，寒。归肺、胃经。

【基本功效】生用：清热泻火，除烦止渴；煅用：收湿，生肌，敛疮，止血。

【性能特点】本品"辛能解肌，甘能缓热，大寒而兼辛甘则能除大热"（《本草经疏》）。清热泻火力强，为清气分实热之要药。主入肺、胃经，善"清肺胃之热"（《本草害利》），适用于肺热喘咳、胃火头痛牙痛等。煅后研末外用，寒凉之性大减，而收涩之力增强，能收湿、敛疮、生肌、止血，常用于溃疡不敛，湿疹瘙痒，水火烫伤，外伤出血等。

【临床应用】

1.气分实热证　治温热病气分实热，症见高热、烦渴、汗出、脉洪大等，常与知母相须为用，如白虎汤（《伤寒论》）。若温热病气血两燔，症见高热、发斑者，常与玄参、知母等同用，如化斑汤（《温病条辨》）。

2.肺热喘咳　常与麻黄、杏仁、甘草同用，如麻杏石甘汤（《伤寒论》）。

3.胃火亢盛，头痛牙痛　治胃火上攻之牙龈肿痛，常与黄连、升麻等配伍，如清胃散（《外科正宗》）。治胃火头痛，可与川芎同用。

4.湿疹瘙痒，溃疡不敛，水火烫伤，外伤出血　治湿疹瘙痒，可与枯矾同用，如二味隔纸膏（《景岳全书》）。治溃疡不敛，可与红粉共为末，撒于患处，如九一散（《中国药典》）。治水火烫伤，可与青黛同用。治外伤出血，可单用研末外撒。

【用法用量】煎服，15～60g，宜先煎。煅石膏外用适量，研末撒敷患处。

【使用注意】脾胃虚寒及阴虚内热者慎用。

【现代研究】2020 年版《中国药典》规定：含含水硫酸钙（$CaSO_4 \cdot 2H_2O$）不得少于 95.0%，

煅石膏含硫酸钙（CaSO₄）不得少于 92.0%（1g 硫酸钙相当于含水硫酸钙 1.26g）。本品有解热、解渴、降血糖、生肌、抗炎等多种药理作用。

知母（Zhīmǔ）

本品首载于《神农本草经》。为百合科植物知母 *Anemarrhena asphodeloides* Bge. 的根茎（见图 14）。主产于河北。春、秋两季采挖。

【处方用名】知母、知母肉、毛知母、盐知母。

【主要药性】苦、甘，寒。归肺、胃、肾经。

【基本功效】清热泻火，滋阴润燥。

【性能特点】本品苦寒，主入气分，善"清阳明独胜之热"（《本草便读》），亦为治阳明气分邪热之要药。甘寒质润，入肺、胃、肾三经，"上则清肺金而泻火""下则润肾燥而滋阴"（《本草纲目》），中能"清胃以救津液"（《本草正义》），凡"肺胃肾三经火盛阴亏之证，或热中消渴者，乃可用之"（《本草便读》）。因其"液滑能通大便"（《医学衷中参西录》），故用于肠燥便秘。

【临床应用】

1. 气分实热证　常与石膏相须为用，如白虎汤（《伤寒论》）。

2. 肺热燥咳　常与川贝母相须为用，如二母宁嗽丸（《中国药典》）。

3. 内热消渴，肠燥便秘　治阴虚内热之消渴，常与天花粉、葛根等同用，如玉液汤（《医学衷中参西录》）。治肠燥便秘，常与生地黄、玄参、麦冬等同用。

4. 骨蒸潮热　治阴虚火旺之骨蒸潮热、心烦盗汗等，常与黄柏、地黄等同用，如知柏地黄丸（《医宗金鉴》）。

【用法用量】煎服，6 ～ 12g。

【使用注意】本品性寒质润，有滑肠作用，故脾虚便溏者不宜用。

【用药甄别】石膏与知母　两者药性寒凉，入气分，归肺胃经。均能清阳明气分之火热，主治气分证及肺胃热证，常相须为用。然石膏大寒，清热泻火力强，以治实热证为宜。煅后外用能收湿、生肌、敛疮、止血，常用于溃疡不敛、湿疹瘙痒、水火烫伤、外伤出血等。知母质地滋润，清热泻火之力不及石膏，滋阴润燥为石膏所不及，故凡实热、虚热皆宜。又长于滋肾降火，并能润肠通便，可用于阴虚火旺之骨蒸潮热及肠燥便秘。

【现代研究】2020 年版《中国药典》规定：含芒果苷（C₁₉H₁₈O₁₁）不得少于 0.50%，知母皂苷 B Ⅱ（C₄₅H₇₆O₁₉）不得少于 3.0%。盐知母含芒果苷（C₁₉H₁₈O₁₁）不得少于 0.40%，知母皂苷 B Ⅱ（C₄₅H₇₆O₁₉）不得少于 2.0%。本品有抗病原微生物、解热、抗炎、降血糖、抗应激性胃溃疡、抗肿瘤、改善学习记忆等多种药理作用。

芦根（Lúgēn）

本品首载于《名医别录》。为禾本科植物芦苇 *Phragmites communis* Trin. 的根茎（见图 15）。全国各地均有分布。全年均可采挖。

【处方用名】芦根、鲜芦根。

【主要药性】甘，寒。归肺、胃经。

【基本功效】清热泻火，生津止渴，除烦，止呕，利尿。

【性能特点】本品甘寒，能清热泻火，生津止渴。且清热不碍胃，生津不恋邪。适用于热病伤津，烦热口渴。入肺经，"清肺降火是其所能"（《本草求真》），可使肺气清肃，则热咳自除。

兼能祛痰排脓，可用于肺痈吐腥臭脓痰。入胃经，能"除热安胃，亦能下气"（《本草经疏》），凡"胃热火逆者宜之"（《本草汇》），适用于胃热呕哕。兼能利尿通淋，适用于热淋涩痛，小便短赤等。

【临床应用】

1. 热病烦渴 常与麦冬、梨、荸荠、藕共取汁服，如五汁饮（《温病条辨》）。

2. 肺热咳嗽，肺痈吐脓 治风热犯肺之咳嗽，常与桑叶、菊花、苦杏仁等同用，如桑菊饮（《温病条辨》）。治邪热壅肺之咳嗽，常与黄芩、浙贝母等同用。治肺痈吐腥臭脓痰者，常与薏苡仁、冬瓜仁等同用。

3. 胃热呕哕 可单用煎浓汁频饮，或与竹叶、生姜等同用。

4. 热淋涩痛 常与白茅根、车前子等同用。

【用法用量】煎服，15 ～ 30g；鲜品用量加倍，或捣汁用。

【现代研究】本品有解热、镇静、保肝等多种药理作用。

天花粉（Tiānhuāfěn）

本品首载于《神农本草经》。为葫芦科植物栝楼 *Trichosanthes kirilowii* Maxim. 或双边栝楼 *Trichosanthes rosthornii* Harms 的根。全国各地均产，以河南安阳一带产者质量较好。秋、冬两季采挖。

【处方用名】天花粉、瓜蒌根、栝楼根。

【主要药性】甘、微苦，微寒。归肺、胃经。

【基本功效】清热泻火，生津止渴，消肿排脓。

【性能特点】本品味甘苦，性微寒。入胃经，能清胃热，"益胃生津，洵推妙品"（《本草正义》）。"善能治渴"（《本草汇言》），适宜于热病伤津口渴，及阴虚内热消渴。入肺经，能清肺中之邪热，"化肺中之燥痰，宁肺止嗽"（《医学衷中参西录》），适用于燥热伤肺之咳嗽。又能解疮家热毒，"排脓消肿，生肌长肉"（《雷公炮制药性解》）。对于热毒疮疡，脓未成者可使消散，脓已成者可溃疮排脓。

【临床应用】

1. 热病烦渴，内热消渴 治热病伤津口渴，可单用，或与芦根、麦冬等同用。治热盛伤津之消渴证，常与地黄、葛根、麦冬等同用。治消渴气阴两伤者，可与人参同用。

2. 肺热燥咳 治肺热燥咳，常与天冬、麦冬、生地黄等同用，如滋燥饮（《杂病源流犀烛》）；治燥热伤肺，气阴两伤之咳喘咯血，与人参等份为末服，如参花散（《万病回春》）。

3. 疮痈肿毒 治疮疡初起，热毒炽盛，常与金银花、白芷、穿山甲等同用。治疮疡已溃者，与黄芪、甘草并用。

【用法用量】煎服，10 ～ 15g。

【使用注意】本品不宜与川乌、制川乌、草乌、制草乌、附子同用。孕妇慎用。

【现代研究】本品有降血糖、抗病毒、抗肿瘤、引产等多种药理作用。

栀子（Zhīzǐ）

本品首载于《神农本草经》。为茜草科植物栀子 *Gardenia jasminoides* Ellis 的成熟果实（见图16）。产于长江以南各省。9 ～ 11 月果实成熟呈红黄色时采收。

【处方用名】栀子、炒栀子、焦栀子。

【主要药性】苦，寒。归心、肺、三焦经。

【基本功效】泻火除烦，清热利湿，凉血解毒；外用消肿止痛。

【性能特点】本品味苦气寒，入心经，"功专除烦泻火"（《本草撮要》），为治热病心烦、躁扰不宁之要药。入三焦经，能"泻一切有余之火"（《本草经疏》）。既可治火毒炽盛之目赤咽痛，痈肿疮毒；又可治三焦俱热之高热烦躁、神昏谵语。沉降下行，"瀹三焦之水道"（《医林纂要》），能导湿热下行而收通淋、退黄之效。入血分，能凉血止血，适用于血热妄行诸出血。外用能消肿止痛，可治扭挫伤痛。

【临床应用】

1. 热病心烦　治热郁胸膈，身热懊侬，虚烦不得眠，常与淡豆豉同用，如栀子豉汤（《伤寒论》）。治热病火毒炽盛，三焦俱热而见高热烦躁、神昏谵语者，常与黄芩、黄连、黄柏同用，如黄连解毒汤（《外台秘要》）。

2. 湿热黄疸、淋证　治湿热黄疸，一身面目俱黄者，常与茵陈、大黄等同用，如茵陈蒿汤（《伤寒论》）。治湿热淋证，尿频尿急，溺时涩痛者，常与木通、车前子、滑石等同用，如八正散（《和剂局方》）。

3. 血热出血　治血热妄行之吐血、衄血、咯血，常与白茅根、大黄、侧柏叶等同用，如十灰散（《十药神书》）。治血淋、尿血，常与小蓟、白茅根等同用，如小蓟饮子（《济生方》）。

4. 热毒证　治火热炎上之口舌生疮，牙龈肿痛，目赤眩晕，咽喉肿痛等，常配金银花、大黄、黄连等，如栀子金花丸（《中国药典》）。治疮痈肿毒，红肿热痛者，常与金银花、连翘、蒲公英等同用。

5. 外伤肿痛　治扭挫外伤肿痛，可单用研末，醋调外敷。

【用法用量】煎服，6～10g。外用生品适量，研末调敷。生栀子走气分而清热泻火，焦栀子入血分而凉血止血。

【使用注意】本品苦寒伤胃，脾虚便溏者慎服。

【现代研究】2020年版《中国药典》规定：含栀子苷（$C_{17}H_{24}O_{10}$）不得少于1.8%，炒栀子不得少于1.5%，焦栀子不得少于1.0%。本品有抗病毒、解热、抗炎、抗内毒素、镇痛、镇静、保肝、利胆、抗胰腺炎等多种药理作用。

夏枯草（Xiàkūcǎo）

本品首载于《神农本草经》。为唇形科植物夏枯草 *Prunella vulgaris* L. 的果穗（见图17）。产于江苏、浙江、安徽等地。夏季采收。

【处方用名】夏枯草、夏枯球。

【主要药性】辛、苦，寒。归肝、胆经。

【基本功效】清肝明目，散结消肿。

【性能特点】本品苦寒，"独走厥阴，能解肝家郁火"（《本草便读》），适用于肝火上炎之目赤肿痛，或肝阳上亢之头痛眩晕。兼"补养厥阴血脉"（《本草通玄》），故对于肝阴不足，目珠疼痛，至夜尤甚者效佳。辛散苦泄，"功专散结"（《本草便读》），"为治瘰疬鼠瘘之要药"（《本草经疏》）。适用于肝郁化火，痰火蕴结之瘰疬瘿瘤，乳痈乳癖，乳房胀痛等。

【临床应用】

1. 目赤肿痛，目珠夜痛，头痛眩晕　治肝热目赤肿痛，肝火头痛眩晕，可单用，或与菊花、决明子、石决明等同用。治肝虚目珠疼痛，至夜尤甚者，可与香附、甘草共为末，清茶调服。治肝阳上亢之眩晕头痛，可与黄芩、磁石、珍珠母等同用，如清脑降压片（《中国药典》）。

2. 瘰疬瘿瘤，乳痈乳癖　治肝郁化火，痰火蕴结之瘰疬，痰核，颈项瘿瘤，皮色不变，或肿或痛者，可单用，如夏枯草膏（《中国药典》）。治肝气郁结，痰热互结所致的乳痈、乳癖、乳房胀痛者，可与蒲公英、昆布、玄参等同用，如乳癖消片（《中国药典》）。

【**用法用量**】煎服，9 ～ 15g。或熬膏服。

【**使用注意**】脾胃寒弱者慎用。

【**现代研究**】2020 年版《中国药典》规定：含迷迭香酸（$C_{18}H_{16}O_8$）不得少于 0.20 %。本品有抗病原微生物、降血压、降血糖、抗肿瘤、抗凝血等多种药理作用。

淡竹叶（Dànzhúyè）

本品首载于《滇南本草》。为禾本科植物淡竹叶 *Lophatherum gracile* Brongn. 的茎叶。产于长江流域至华南各地。夏季末抽花穗前采割。

【**处方用名**】淡竹叶。

【**主要药性**】甘、淡，寒。归心、胃、小肠经。

【**基本功效**】清热泻火，除烦止渴，利尿通淋。

【**性能特点**】本品甘淡性寒，上能清心经之火，下能导小肠之热。"清上导下，可升可降"（《本草便读》），为"泻火利水之良品"（《本草正义》）。适用于心火上炎之口舌生疮，或心热下移于小肠之赤淋涩痛等。又能泻心胃之火而除烦止渴，适用于外感热病，心烦口渴。

【**临床应用**】

1. 热病烦渴　治热病伤津，心烦口渴，可与黄芩、知母、麦冬等同用，如淡竹叶汤（《医学心悟》）。

2. 口舌生疮，热淋涩痛　治心火上炎之舌尖红赤，口舌生疮；或心热下移小肠的小便赤涩，尿道灼痛，常与木通、栀子、生地黄等同用。

【**用法用量**】煎服，6 ～ 10g。

【**现代研究**】本品有退热、利尿、抗肿瘤、抑菌、升高血糖等多种药理作用。

【**备　　注**】关于竹叶与淡竹叶。竹叶为禾本科植物淡竹的嫩叶，又名"淡竹叶"，属木本植物，始载于《神农本草经》；淡竹叶为禾本科植物淡竹叶的干燥茎叶，属草本植物，始载于《滇南本草》，"此非淡竹之叶，另是一种"（《得配本草》）。故凡明以前方中所用之竹叶或淡竹叶，均为今之竹叶。

附：竹叶

本品为禾本科植物淡竹 *Phyllostachys nigra*（Lodd. ex Lindl.）Munro var. *henonis*（Mitf.）Stapf ex Rendle 的嫩叶。竹叶与淡竹叶性能、功效及临床运用相似，临床常相互替代使用。然竹叶长于清心，淡竹叶偏于利尿。

决明子（Juémíngzǐ）

本品首载于《神农本草经》。为豆科植物钝叶决明 *Cassia obtusifolia* L. 或决明（小决明）*Cassia tora* L. 的成熟种子。产于安徽、广西、四川等地。秋季采收成熟果实，晒干，打下种子，除去杂质。

【**处方用名**】决明子、炒决明子、草决明、马蹄决明。

【**主要药性**】甘、苦、咸，微寒。归肝、大肠经。

【基本功效】清热明目，润肠通便。

【性能特点】本品苦能泻，甘能补，主入肝经。长于清肝热，兼能益肝阴，善"治一切目疾"（《本草备要》），也可用于阴虚阳亢之眩晕头痛，尤为眼科常用之要药。味苦通泄，质润滑利，入大肠经，能通肠腑之壅滞，润大肠之燥结，适用于肠燥津亏，大便秘结。

【临床应用】

1.目赤肿痛，视物昏花，头痛眩晕　治风热上攻之头痛目赤，常与菊花、青葙子、茺蔚子等同用，如决明子丸（《证治准绳》）。治肝火上炎之目赤肿痛、羞明多泪，常与石决明、菊花、木贼等同用，如决明子散（《银海精微》）。治肝肾阴虚，视物昏花，目暗不明，可与枸杞子、熟地黄、山茱萸等同用。治阴虚阳亢之眩晕头痛，常与山楂、菊花、夏枯草等同用，如山菊降压片（《中国药典》）。

2.肠燥便秘　可与火麻仁、瓜蒌仁等同用。

【用法用量】煎服，9～15g。

【使用注意】气虚便溏者不宜用。

【现代研究】2020年版《中国药典》规定：含大黄酚（$C_{15}H_{10}O_4$）不得少于0.12%，橙黄决明素（$C_{17}H_{14}O_7$）不得少于0.080%。本品有抗病原微生物、泻下、降血脂、保肝、减肥、降血压、抗血小板聚集等多种药理作用。

表7-1　清热泻火药中的参考药物

药名	主要药性	基本功效	临床应用	用法用量	使用注意
密蒙花	甘，微寒。归肝经	清热泻火，养肝明目，退翳	目赤肿痛，多泪羞明，目生翳膜，肝虚目暗，视物昏花	煎服，3～9g	
青葙子	苦，微寒。归肝经	清肝泻火，明目退翳	肝热目赤，目生翳膜，视物昏花，肝火眩晕	煎服，9～15g	本品有扩散瞳孔作用，青光眼患者禁用

第二节　清热燥湿药

本节药物性味苦寒，清热之中燥湿力强，多数药物兼能泻火解毒。适用于身热不扬、头身困重、胸脘痞闷、呕吐泻痢、黄疸尿赤、湿疹湿疮、阴肿阴痒、舌苔黄腻等诸湿热证，以及各脏腑之火热证，疮痈肿毒等热毒证。

因其寒性较甚，苦燥性强，易损脾伤阴，故脾胃虚弱及阴津不足者当慎用。

黄芩（Huángqín）

本品首载于《神农本草经》。为唇形科植物黄芩 *Scutellaria baicalensis* Georgi 的根（见图18）。产于河北、山西、内蒙古等地。春、秋两季采挖。

【处方用名】黄芩、炒黄芩、酒黄芩、黄芩炭。

【主要药性】苦，寒。归肺、胆、脾、大肠、小肠经。

【基本功效】清热燥湿，泻火解毒，止血，安胎。

【性能特点】本品苦寒，清热燥湿力强，"通治一切湿热"（《本草正义》）。又善泻火解毒，可用于多种火热及热毒证。主入肺经，善清肺热，适用于邪热壅肺之咳嗽。能泻亢盛之火热，"止上炎之失血"(《本草正义》)，有凉血止血之功，适用于火毒炽盛、迫血妄行之出血。能清胞宫之火，"去胎前之热"(《本草从新》)，适用于妊娠"胎中有火热不安"(《滇南本草》)。

【临床应用】

1. 湿热证 治湿温、暑温，胸闷呕恶，湿热痞满，常与滑石、豆蔻、通草等同用，如黄芩滑石汤(《温病条辨》)。治湿热泻痢，常与葛根、黄连等同用。治湿热黄疸，常与茵陈、栀子等同用。

2. 肺热咳嗽 治邪热壅肺之咳嗽，可单用。治痰热壅肺之咳嗽痰黄稠黏者，常与知母、浙贝母、桔梗等同用，如清肺抑火丸(《中国药典》)。

3. 疮痈肿毒 可与黄连、连翘、甘草等同用，如芩连片(《中国药典》)。

4. 血热出血 治火毒炽盛，迫血妄行所致的吐血、衄血等出血，可单用黄芩炭，或与大黄、黄连同用，如泻心汤(《金匮要略》)。

5. 胎动不安 治妊娠胎中有火热不安者，可与知母、白芍、白术等同用，如孕妇清火丸(《部颁标准》)。

【用法用量】煎服，3～10g。清热多生用，安胎多炒用，清上焦热可酒炙用，止血可炒炭用。子芩偏泻大肠火，清下焦湿热；枯芩偏泻肺火，清上焦热。

【使用注意】本品苦寒伤胃，脾胃虚寒者不宜使用。

【现代研究】2020年版《中国药典》规定：含黄芩苷（$C_{21}H_{18}O_{11}$）不得少于8.0%。本品有抗病原微生物、抗内毒素、解热、抗炎、保肝、利胆、抗过敏、抗肿瘤、抗氧化、降糖等多种药理作用。

黄连（Huánglián）

本品首载于《神农本草经》。为毛茛科植物黄连 *Coptis chinensis* Franch.、三角叶黄连 *Coptis deltoidea* C. Y. Cheng et Hsiao 或云连 *Coptis teeta* Wall. 的根茎。产于四川、云南、湖北。秋季采挖。

【处方用名】黄连、味连、雅连、云连、川黄连、酒黄连、姜黄连、萸黄连。

【主要药性】苦，寒。归心、脾、胃、肝、胆、大肠经。

【基本功效】清热燥湿，泻火解毒。

【性能特点】本品苦寒，"能泄降一切有余之湿火"(《本草正义》)，广泛用于湿热诸证。因其主入中焦，对中焦湿热病证多用，尤为治湿热泻痢之要药。清热泻火力强，可用于各脏腑的火热病证，尤以清心、胃之火见长，故多用于心火亢盛及胃火炽盛诸证。对于火毒炽盛，迫血妄行所致的吐血、衄血也较常用。本品泻火解毒，善疗痈肿疔疮，外用可治湿疹、湿疮、耳道流脓。

【临床应用】

1. 湿热证 治湿热泻痢，可单用，如黄连胶囊(《中国药典》)。或与木香为伍，如香连丸(《和剂局方》)。若治湿热蕴结中焦、胸脘痞闷、呕吐泄泻者，可与厚朴、石菖蒲、栀子等同用，如连朴饮(《霍乱论》)。

2. 心、胃火炽盛证 治心火上炎之口舌生疮，可与栀子、竹叶等同用。治心火亢盛之心烦不寐、心悸不宁，可与朱砂、甘草为伍，如黄连安神丸(《直指方》)。治热入心包、热盛动风之高热烦躁、神昏谵语及小儿高热惊厥者，常与牛黄、栀子、黄芩等同用，如万氏牛黄清心丸(《中国药典》)。治胃热呕吐，可与竹茹、半夏等同用。治胃火牙痛，常与生地黄、升麻、牡丹皮等同用，如清胃散(《脾胃论》)。治胃火炽盛、消谷善饥、烦渴多饮，可与麦冬、石膏等同用。若治肝火犯胃之呕吐吞酸，每以本品为主药，佐以吴茱萸，如左金丸（《丹溪心法》）。治火毒炽盛，迫血妄行所致的吐血、衄血等出血常与大黄、黄芩同用，如泻心汤（《金匮要略》）。

3. 疮痈肿毒 治疮痈疔肿、热毒炽盛而见红肿热痛者，可与黄芩、黄柏、栀子同用，如黄连解毒汤（《外台秘要》）。

4. 湿疹、湿疮、耳道流脓 治皮肤湿疹、湿疮，可单用外敷。治耳道流脓，可单用取之浸汁涂患处，或配伍冰片、青黛研末吹敷。

【用法用量】煎服，2～5g；外用适量。生用清热力较强，炒用能降低其苦寒性。酒黄连善清上焦火热，用于目赤、口疮；姜黄连清胃和胃止呕，用于寒热互结、湿热中阻、痞满呕吐；萸黄连疏肝和胃止呕，用于肝胃不和、呕吐吞酸。

【使用注意】脾胃虚寒者忌用，阴虚津伤者慎用。

【现代研究】2020 年版《中国药典》规定：含小檗碱（$C_{20}H_{17}NO_4$）不得少于 5.0%，表小檗碱（$C_{20}H_{17}NO_4$）、黄连碱（$C_{19}H_{13}NO_4$）和巴马汀（$C_{21}H_{21}NO_4$）的总量不得少于 3.3%。本品有抗病原微生物、抗细菌毒素、抗炎、解热、抗腹泻、降血糖、抗肿瘤、抗心肌缺血、抗动脉粥样硬化、抗心律失常、抗胃溃疡、利胆、保肝、抗胰腺炎等多种药理作用。

黄柏（Huángbò）

本品首载于《神农本草经》。为芸香科植物黄皮树 *Phellodendron chinense* Schneid. 的树皮（见图 19）。主产于四川。清明之后剥取树皮。

【处方用名】黄柏、川黄柏、盐黄柏、黄檗、黄柏炭。

【主要药性】苦，寒。归肾、膀胱经。

【基本功效】清热燥湿，泻火除蒸，解毒疗疮。

【性能特点】本品苦寒，"清热之中，而兼燥湿之效"（《神农本草经读》），可用于多种湿热病证。因其性沉降，故尤善治下焦湿热诸证。不仅能清实热，用于多种火热病证，更善泻肾火、退虚热，"专治阴虚生内热诸证"（《本草经疏》）。并能解毒疗疮，用于疮疡肿毒、湿疹瘙痒，内服外用均可取效。

【临床应用】

1. 湿热证 治湿热泻痢，可与白头翁、黄连、秦皮等同用，如白头翁汤（《伤寒论》）。治湿热黄疸，可与栀子、甘草同用，如栀子柏皮汤（《伤寒论》）。治湿热带下，可与山药、芡实、车前子等同用，如易黄汤（《傅青主女科》）。治湿热下注膀胱之小便混浊、尿有余沥者，可与萆薢、茯苓、车前子等同用，如萆薢分清饮（《医学心悟》）。治下焦湿热之痿痹、脚气、带下、湿疮等，每与苍术为伍，如二妙散（《丹溪心法》）。

2. 阴虚火旺证 治阴虚火旺、骨蒸潮热、盗汗遗精等，常与知母、地黄、山药等同用，如知柏地黄丸（《医宗金鉴》）。

3. 疮痈肿毒，湿疹瘙痒 治热毒疮疡、红肿热痛者，可与大黄同用为散，醋调外搽；或与大黄、白芷、天花粉等同用，如如意金黄散（《外科正宗》）。治湿疹瘙痒，可与地肤子、白鲜皮、苦参等同用。

【用法用量】煎服，3～12g。外用适量。

【使用注意】本品苦寒伤胃，脾胃虚寒者忌用。

【用药甄别】黄芩、黄连与黄柏　三者均为苦寒之品，能清热燥湿、泻火解毒，可用于多种湿热、火毒之证，常相须为用。然黄芩主入上焦，长于清肺热，肺热咳嗽多用；并能止血、安胎，可用于血热出血，及胎热不安。黄连主入上、中焦，长于泻心火、清胃热，多用于心火亢盛及胃火炽盛诸证。黄柏主入下焦，长于泻肾火、退虚热，多用于阴虚内热及下焦湿热证。

【现代研究】2020 年版《中国药典》规定：含小檗碱以盐酸小檗碱（$C_{20}H_{17}NO_4 \cdot HCl$）计不得少于 3.0%，黄柏碱以盐酸黄柏碱（$C_{20}H_{23}NO_4 \cdot HCl$）计不得少于 0.34%。本品有抗病原微生物、抗炎、抗变态反应、降压、抗溃疡、降血糖、抗痛风等多种药理作用。

附：关黄柏

本品为芸香科植物黄檗 *Phellodendron amurense* Rupr. 的树皮。2005 年版《中国药典》将黄柏的正品定为黄皮树的树皮，而把关黄柏作为新增品种单列。关黄柏与黄柏的性能、功效及临床运用相似。

龙胆（Lóngdǎn）

本品首载于《神农本草经》。为龙胆科植物条叶龙胆 *Gentiana manshurica* Kitag.、龙胆 *Gentiana scabra* Bge.、三花龙胆 *Gentiana triflora* Pall. 或滇龙胆 *Gentiana rigescens* Franch. 的根及根茎（见图 20）。前三种习称"龙胆"，后一种习称"坚龙胆"。各地均有分布。春、秋两季采挖。

【处方用名】龙胆、龙胆草、胆草。

【主要药性】苦，寒。归肝、胆经。

【基本功效】清热燥湿，泻肝胆火。

【性能特点】本品苦寒，清热燥湿力强，可用于多种湿热病证。因其性沉降，"善清下焦湿热"（《药品化义》），故尤宜于下焦湿热诸证。主入肝胆经，"专清肝胆一切有余之邪火"（《本草便读》），"凡属肝经热邪为患，用之神效"（《药品化义》），常用于肝火胁痛目赤、耳肿耳聋，及肝经热极风动之证。

【临床应用】

1. 湿热证　治湿热黄疸，常与茵陈、栀子等同用，如茵胆平肝胶囊（《中国药典》）。治肝经湿热下注所致的阴肿阴痒、湿疹瘙痒、带下黄臭等，可与栀子、泽泻、车前子等同用，如龙胆泻肝汤（《兰室秘藏》）。

2. 肝经热盛证　治肝胆火盛之胁痛口苦、头痛目赤、耳肿耳聋等，可与柴胡、黄芩、栀子等同用，如龙胆泻肝汤（《兰室秘藏》）。若治肝经热盛风动、高热惊厥、手足抽搐者，可与牛黄、钩藤等同用，如凉惊丸（《小儿药证直诀》）。

【用法用量】煎服，3 ～ 6g。

【使用注意】脾胃寒者不宜用，阴虚津伤者慎用。

【现代研究】2020 年版《中国药典》规定：龙胆含龙胆苦苷（$C_{16}H_{20}O_9$）不得少于 2.0%，坚龙胆不得少于 1.0%。本品有抗病原微生物、解热、抗炎、利胆、保肝、健胃等多种药理作用。

苦参（Kǔshēn）

本品首载于《神农本草经》。为豆科植物苦参 *Sophora flavescens* Ait. 的根（见图 21）。我国各地均产。春、秋两季采挖。

【处方用名】苦参。

【主要药性】苦，寒。归心、肝、胃、大肠、膀胱经。

【基本功效】清热燥湿，杀虫，利尿。

【性能特点】本品苦寒，能清热燥湿，与黄芩、黄连相近，但苦愈甚，燥尤烈。可用于多种湿热病证。又"能杀湿热所生之虫"（《本草正义》），为治瘙痒性皮肤病之要药。入膀胱经，能"清湿热而通淋涩"（《长沙药解》），常用于湿热蕴结之小便不利、灼热涩痛。入心经，"专治心经之火"（《神农本草经百种录》），有清心宁心之功，适用于心火亢盛之心悸不宁。

【临床应用】

1. 湿热证　治湿热泻痢，可单用，或与白芍、木香同用，如痢必灵片（《部颁标准》）。治湿热黄疸，可与龙胆、牛胆汁等同用。治大肠湿热所致的痔疮肿痛、便血，常与黄柏、冰片等同用，如化痔栓（《中国药典》）。

2. 带下阴痒，湿疹疥癣　治湿热下注所致的带下量多、阴部瘙痒，常与黄柏、土茯苓等同用，如妇炎康片（《中国药典》）。治湿疮、湿疹，可单用，或与黄柏、蛇床子煎水外洗。治疥癣、皮肤瘙痒，可与荆芥为伍，如苦参丸（《和剂局方》）。

3. 小便不利，灼热涩痛　治湿热蕴结之小便不利、灼热涩痛，可单用，或与石韦、车前子、栀子等同用。

【用法用量】煎服，4.5～9g。外用适量，煎汤洗患处。

【使用注意】脾胃虚寒者忌用，反藜芦。

【现代研究】2020年版《中国药典》规定：含苦参碱（$C_{15}H_{24}N_2O_1$）和氧化苦参碱（$C_{15}H_{24}N_2O_2$）的总量不得少于1.0%。本品有解热、抗炎、抗病原微生物、抗过敏、抗胃溃疡、抗肿瘤、抗心律失常及心肌缺血、止泻等多种药理作用。

白鲜皮（Báixiānpí）

本品首载于《神农本草经》。为芸香科植物白鲜 *Dictamnus dasycarpus* Turcz. 的根皮。产于辽宁、河北、四川等地。春、秋两季采挖。

【处方用名】白鲜皮。

【主要药性】苦，寒。归脾、胃、膀胱经。

【基本功效】清热燥湿，祛风解毒。

【性能特点】本品苦能燥湿，寒能清热，"能于湿热大展其用"（《本草思辨录》）。尤善"外治皮毛肌肉湿热之毒"（《本草汇言》），"诸痛痒疮，服之亦大有捷效"（《本草正义》），故为治皮肤瘙痒之要药。又能利湿退黄，祛风通痹，"为诸黄风痹要药"（《本草纲目》）。

【临床应用】

1. 湿疹湿疮，风疹疥癣　可与苦参、百部、花椒等外搽或外洗患部，如肤疾洗剂（《部颁标准》）；或与苦参、土茯苓、地黄等同用，如湿毒清胶囊（《部颁标准》）。

2. 湿热黄疸，风湿热痹　治黄疸尿赤，可与茵陈、金钱草等同用。治风湿热痹、关节红肿热痛者，可与黄柏、秦艽、忍冬藤等同用。

【用法用量】煎服，5～10g。外用适量，煎汤洗或研粉敷。

【使用注意】脾胃虚寒者慎用。

【现代研究】2020年版《中国药典》规定：含梣酮（$C_{14}H_{16}O_3$）不得少于0.050%，黄柏酮（$C_{26}H_{34}O_7$）不得少于0.15%。本品有抗病原微生物、抗内毒素、抗炎、免疫抑制、抗肿瘤、保肝等多种药理作用。

表 7-2 清热燥湿药中的参考药物

药名	主要药性	基本功效	临床应用	用法用量	使用注意
秦皮	苦、涩，寒。归肝、胆、大肠经	清热燥湿，收涩止痢，止带，明目	湿热泻痢，赤白带下，目赤肿痛，目生翳膜	煎服，6～12g。外用适量，煎洗患处	

第三节　清热解毒药

本节药物多为苦寒之品，清热之中更长于解毒，以清解火热毒邪为主要作用。适用于各种热毒证，如疮痈肿毒、丹毒、痄腮、咽喉肿痛、热毒下痢、水火烫伤，以及蛇虫咬伤、癌肿等。

因其药性寒凉，应中病即止，以免伤及脾胃。

金银花（Jīnyínhuā）

本品首载于《名医别录》。为忍冬科植物忍冬 *Lonicera japonica* Thunb. 的花蕾或带初开的花（见图 22）。产于山东、河南等地。夏初花开放前采收。

【处方用名】金银花、二花、双花、银花、忍冬花、金银花炭。

【主要药性】甘，寒。归肺、心、胃经。

【基本功效】清热解毒，疏散风热。

【性能特点】本品性寒，善解热毒，疗诸疮，为"外科治毒通行要剂"（《本草求真》）。适用于热毒疮疡，无论内痈或外痈皆宜，尤以治外痈为佳。甘寒质轻，长于疏散肺经之风热，为治风热表证及温病初起之良药。又能透热转气，使初入营分之热邪从气分转出而解，适用于邪热初入营分、身热夜甚、心烦少寐等。入血分，能凉血止痢，用于热毒血痢。

【临床应用】

1. 疮痈肿毒　治疮痈初起，红肿热痛者，可单用，如金银花合剂（《部颁标准》）。治疗疮肿毒，坚硬根深者，常与蒲公英、紫花地丁、野菊花等同用，如五味消毒饮（《医宗金鉴》）。治肺痈咳吐脓血者，常与桔梗、白及、薏苡仁等同用，如加味桔梗汤（《医学心悟》）。治肠痈腹痛，常与当归、黄芪、连翘等配伍，如排脓散（《外科发挥》）。

2. 风热感冒，温病发热　治外感风热，或温病初起，发热，微恶风寒，咽痛口渴者，常与连翘相须同用，如银翘散（《温病条辨》）。治热入营分，身热夜甚，神烦少寐者，常与生地黄、玄参、黄连等同用，如清营汤（《温病条辨》）。

3. 热毒血痢　可单用本品浓煎频服，或与黄连、白头翁、秦皮等同用。

此外，本品经蒸馏制成金银花露，有清解暑热的作用。可用于暑热烦渴，以及小儿热疖、痱子等。

【用法用量】煎服，6～15g。疏散风热、清泄里热用生品，炒炭多用于热毒血痢，露剂多用于暑热烦渴。

【使用注意】脾胃虚寒、气虚疮疡脓清等均当忌用。

【现代研究】2020 年版《中国药典》规定：含绿原酸（$C_{16}H_{18}O_9$）不得少于 1.5%，木犀草苷（$C_{21}H_{20}O_{11}$）不得少于 0.050%。本品有抗细菌、抗病毒、解热、抗炎、增强免疫、抗过敏、保肝、抗氧化、降血糖、降血脂、抗肿瘤等多种药理作用。

附：山银花

本品为忍冬科植物灰毡毛忍冬 *Lonicera macranthoides* Hand.-Mazz.、红腺忍冬 *Lonicera hypoglauca* Miq.、华南忍冬 *Lonicera confusa* DC. 或黄褐毛忍冬 *Lonicera fulvotomentosa* Hsu et S. C. Cheng 的花蕾或带初开的花。2000 年版及以前历版《中国药典》均一直把山银花作为金银花药用。自 2005 年版《中国药典》以后，将金银花的正品定为忍冬的花蕾或带初开的花，把山银花另作品种单列。金银花与山银花的性能、功效及临床运用相似。

连翘（Liánqiào）

本品首载于《神农本草经》。为木犀科植物连翘 *Forsythia suspensa*（Thunb.）Vahl 的果实。产于山西、河南、陕西等地。秋季采收。

【处方用名】连翘、青连翘、黄连翘、连翘壳。

【主要药性】苦，微寒。归肺、心、小肠经。

【基本功效】清热解毒，消肿散结，疏散风热。

【性能特点】本品苦寒，"既有清热之功，又有散结之妙"（《本草约言》）。凡"瘰疬结核，诸疮痈肿，热毒炽盛。未溃可散，已溃解毒"（《本草汇言》）。故有"疮家圣药"（《本经逢原》）之称。无论外疡内痈、热毒壅盛者皆可运用，尤以治外痈擅长。因其轻清凉散，能疏散风热、透营达表，适用于风热表证，温病初起，及热邪初入营分之证。入心与小肠经。上可清心火，"治心经客热最胜"（《本草衍义》），适用于热入心包之高热神昏。下可"导小水，祛下焦之湿热"（《本草正义》），适用于热淋尿闭。

【临床应用】

1. 疮痈肿毒，瘰疬痰核　治热毒疮疡，乳痈肿痛，乳房结块等，可与黄芩、生天南星、白芷等制成涂膏，局部外敷，如伤疖膏（《中国药典》）。治痰火郁结，瘰疬痰核，常与海藻、昆布、青皮等同用，如海藻玉壶汤（《外科正宗》）。

2. 风热表证，温病发热　治风热表证，温病发热，常与金银花、黄芩同用，如双黄连片（《中国药典》）。治热入营分，身热夜甚，神烦少寐，常与生地黄、玄参、黄连等同用，如清营汤（《温病条辨》）。治热入心包之高热神昏，常与水牛角、莲子心、竹叶卷心等同用。

3. 热淋涩痛　可与车前子、木通、竹叶等同用。

【用法用量】煎服，6～15g。

【使用注意】本品苦寒，凡脾胃虚寒、疮疡非热毒盛者不宜用。

【用药甄别】金银花与连翘　两者均能清热解毒、疏散风热，为表里双解之剂。适用于热毒疮疡，风热表证，温病初起，及热邪初入营分之证，常相须为用。然金银花疏散风热力强，炒炭用能凉血止痢，用治热毒血痢。连翘消肿散结力强，素有"疮家圣药"之誉，兼能清心、利尿，用于热入心包之高热神昏及热淋尿闭。

【现代研究】2020 年版《中国药典》规定：含连翘苷（$C_{27}H_{34}O_{11}$）不得少于 0.15%，连翘酯苷 A（$C_{29}H_{36}O_{15}$）不得少于 0.25%。本品有抗病原微生物、解热、抗炎、抗氧化、镇吐、保肝、抗肿瘤等多种药理作用。

【备　注】连轺与连翘同出一物。"仲景方中所用之连轺，乃连翘之根，即《神农本草经》之连根也。其性与连翘相近，其发表之力不及连翘，而其利水之力则胜于连翘，故仲景麻黄连轺赤小豆汤用之，以治瘀热在里将发黄，取其能导引湿热下行也"（《医学衷中参西录》）。连轺今已少用，故凡方中用连轺者，可用连翘代之。

穿心莲（Chuānxīnlián）

本品首载于《岭南采药录》。为爵床科植物穿心莲 *Andrographis paniculata*（Burm. f.）Nees 的地上部分。产于广东、广西等地。初秋茎叶茂盛时采割。

【处方用名】穿心莲、一见喜。

【主要药性】苦，寒。归心、肺、大肠、膀胱经。

【基本功效】清热解毒，凉血，消肿。

【性能特点】本品寒能清热，苦能燥湿。入肺经，能清肺热，利咽喉，理内伤咳嗽，用于感冒发热、咽喉肿痛、肺热咳嗽。入心经，能解热毒，凉血消肿，用于痈肿疮疡、口舌生疮。入大肠、膀胱经，能清湿热，用于湿热泻痢、热淋涩痛。尚能解蛇毒，用于毒蛇咬伤。

【临床应用】

1. 疮痈肿毒，毒蛇咬伤 治热毒疮疡，口舌生疮，咽喉肿痛，以及毒蛇咬伤，可单用，如穿心莲片（《中国药典》）。

2. 风热表证，温病初起，肺热咳嗽 治外感风热或温病初起，发热头痛者，单用有效。治肺热咳嗽，常与黄芩、鱼腥草等同用。

3. 湿热泻痢，热淋涩痛 治胃肠湿热，泄泻痢疾，可单用，或与苦参、木香同用，如止痢宁片（《部颁标准》）。治膀胱湿热，小便淋痛，可与车前子、滑石等同用。

【用法用量】煎服，6～9g。外用适量。因其味甚苦，入汤易致恶心呕吐，故多作丸、片剂服。

【使用注意】本品苦寒伤胃，故脾胃虚寒者慎用。

【现代研究】2020 年版《中国药典》规定：含穿心莲内酯（$C_{20}H_{30}O_5$）、新穿心莲内酯（$C_{26}H_{40}O_4$）和脱水穿心内莲内酯（$C_{20}H_{28}O_4$）的总量不得少于 1.2%。本品有抗病原微生物、解热、抗炎、保肝利胆、抗肿瘤、抗心脑缺血、抗蛇毒等多种药理作用。

大青叶（Dàqīngyè）

本品首载于《名医别录》。为十字花科植物菘蓝 *Isatis indigotica* Fort. 的叶。产于河北、陕西、江苏等地。夏、秋两季采收。

【处方用名】大青叶、大青。

【主要药性】苦，寒。归心、胃经。

【基本功效】清热解毒，凉血消斑。

【性能特点】本品味苦气寒，"能解心胃热毒"（《本草纲目》）；入血分，能"散血分邪热"（《本草便读》）；因其质轻，"兼行肌表"（《本草便读》），具有表里双解、气血两清之效。"专主温邪热病，实热蕴结"（《本草正义》），尤善"除时疾之大狂，消阳毒之发斑"（《本草易读》），适用于温病高热、神昏、发斑发疹等。

【临床应用】

1. 外感时疫，温病发热 治外感时疫，憎寒壮热，头痛无汗，口渴咽干者，常与连翘、柴胡、黄芩等同用，如清瘟解毒丸（《中国药典》）。治温热病热入气分之壮热汗出、烦渴引饮，可与石膏、知母等同用。治温病热入营血之高热、神昏、发斑发疹等，常与生地黄、玄参等同用。

2. 痄腮喉痹，丹毒痈肿 治感冒发热、咽喉红肿、耳下肿痛等，可与金银花、拳参、羌活等同用，如复方大青叶合剂（《部颁标准》）。治血热毒盛，丹毒红肿，热毒痈肿，可单用鲜品捣烂外敷，或与野菊花、蒲公英、紫花地丁等同用。

【用法用量】煎服，9～15g。外用鲜品适量，捣烂敷患处或捣汁内服。

【使用注意】本品苦寒，凡脾胃虚寒者慎用。

【现代研究】2020年版《中国药典》规定：含靛玉红（$C_{16}H_{10}N_2O_2$）不得少于0.020%。本品有抗病原微生物、抗内毒素、解热、抗炎、调节免疫等多种药理作用。

板蓝根（Bǎnlángēn）

本品首载于《新修本草》。为十字花科植物菘蓝 *Isatis indigotica* Fort. 的根。产于河北、江苏、陕西等地。秋季采挖。

【处方用名】板蓝根、大青根。

【主要药性】苦，寒。归心、胃经。

【基本功效】清热解毒，凉血利咽。

【性能特点】本品苦寒，"辟瘟解毒能凉血"（《本草便读》）。性能功用与大青叶相似，亦为表里双解、气血两清之品。对于瘟疫时疾，未病可防，已病可治。又善"解诸毒恶疮，散毒去火"（《分类草药性》），以利咽见长。既可用于发热咽痛、温毒发斑，又可用于大头瘟疫、头面红肿、咽喉不利，及丹毒、痄腮等。

【临床应用】

1. 外感时疫，温病发热　治外感风热、热毒壅盛之发热、咽喉肿痛等，常与大青叶、连翘、拳参同用，如感冒退热颗粒（《中国药典》）。治气分实热，大热大渴，常与石膏、知母等同用。治温热病气血两燔，或热入营血之高热、发斑等，常与紫草、生地黄、玄参等同用。

2. 痄腮喉痹，丹毒痈肿　治热毒壅盛之咽喉肿痛、口咽干燥、腮部肿胀等，可单用，如板蓝根颗粒（《中国药典》）。治大头瘟疫，头面红肿、咽喉不利，及丹毒、痄腮等，常与牛蒡子、连翘、玄参等同用，如普济消毒方（《东垣试效方》）。

【用法用量】煎服，9～15g。

【使用注意】本品苦寒，凡脾胃虚寒者慎用，体虚而无实火热毒者忌用。

【现代研究】2020年版《中国药典》规定：含（R，S）- 告依春（C_5H_7NOS）不得少于0.030%。本品有抗菌、抗病毒、抗内毒素、解热、抗炎等多种药理作用。

青黛（Qīngdài）

本品首载于《药性论》。为爵床科植物马蓝 *Baphicacanthua cusia*（Nees）Bremek.、蓼科植物蓼蓝 *Polygonum tinctorium* Ait. 或十字花科植物菘蓝 *Isatis indigotica* Fort. 的叶或茎经加工制得的干燥粉末、团块或颗粒。产于江苏、安徽、福建等地。

【处方用名】青黛、建青黛。

【主要药性】咸，寒。归肝经。

【基本功效】清热解毒，凉血消斑，泻火定惊。

【性能特点】本品咸寒入血，能"除热解毒，兼能凉血"（《要药分剂》），善"治血分之郁火"（《本草便读》）而凉血消斑，适用于温毒发斑、血热吐衄及痄腮喉痹等。入肝经，"大泻肝经实火及散肝经火郁"（《本草求真》），有泻火定惊之效，适用于肝热生风之惊痫抽搐，及肝火犯肺之咳嗽胸痛、痰中带血等。

【临床应用】

1. 温毒发斑，血热出血 治温毒发斑，常与生地黄、栀子、生石膏等同用，如青黛石膏汤（《通俗伤寒论》）。治血热妄行之吐血、衄血等，常与白茅根、侧柏叶、生地黄等同用。

2. 痄腮喉痹，口疮痈肿 治咽喉红肿，口舌肿痛，风火牙疳，常与黄连、硼砂、山豆根等同用，如口疳吹药（《部颁标准》）。治喉痹乳蛾，疔疮肿毒以及口舌生疮，常与牛黄、冰片、山豆根等同用，如喉痛解毒丸（《部颁标准》）。

3. 小儿惊痫，胸痛咯血 治肝热生风之高热急惊，烦躁不安，惊痫抽搐，手足抽搐等，常与全蝎、钩藤、琥珀等同用，如清热镇惊散（《部颁标准》）。治肝火犯肺之咳嗽胸痛、痰中带血，可单用水调服，或与海蛤粉同用，如黛蛤散（《卫生鸿宝》）。

【用法用量】内服 1～3g，宜入丸散用。外用适量。

【使用注意】本品苦寒，胃寒者慎用。

【现代研究】2020 年版《中国药典》规定：含靛蓝（$C_{16}H_{10}N_2O_2$）不得少于 2.0%，靛玉红（$C_{16}H_{10}N_2O_2$）不得少于 0.13%。本品有抗病原微生物、抗炎、镇痛、抗溃疡性结肠炎等多种药理作用。

贯众（Guànzhòng）

本品首载于《神农本草经》。为鳞毛蕨科植物粗茎鳞毛蕨 *Dryopteris crassirhizoma* Nakai 或紫萁科植物紫萁 *Osmunda japonica* Thunb. 的根茎和叶柄残基（见图 23）。前者为绵马贯众，产于黑龙江、吉林、辽宁等地，秋季采挖；后者为紫萁贯众，产于河南、山东、甘肃等地，春、秋两季采挖。

【处方用名】贯众、绵马贯众、紫萁贯众、贯众炭。

【主要药性】苦，微寒；有小毒。归肝、胃经。

【基本功效】清热解毒，止血，杀虫。

【性能特点】本品味苦微寒，长于"解邪热之毒，辟时疫之气"（《本草辑要》）。主要用于时疫感冒或风热表证，也可作为预防用药。入血分，有凉血止血之功，可用于血热诸出血，尤以"治血痢下血，甚有捷效"（《本草正义》）。又能杀虫，可用于蛔虫、钩虫、绦虫等多种肠道寄生虫病。

【临床应用】

1. 时疫感冒，温毒发斑，痄腮肿痛 治时疫感冒或风热表证，症见发热头痛、鼻塞咽痛、全身乏力等，常与金银花、赤芍为伍，即抗感颗粒（《中国药典》）。治温毒发斑，可配赤芍、升麻等，如快斑散（《小儿卫生总微论方》）。治痄腮肿痛，可与牛蒡子、青黛等同用，内服外敷均可。

2. 血热出血 治下痢脓血，常与黄连、木香、板蓝根等同用，如贯众丸（《圣济总录》）。治崩漏下血，常与熟地黄、焦荆芥、侧柏等同用，如抑红煎（《医学集成》）。

3. 虫积腹痛 治蛔虫病，可与使君子、苦楝皮等同用。治绦虫病，可与槟榔、雷丸等同用。治钩虫病，可单用浓煎取汁，临睡前浸洗或搽于肛门。

【用法用量】煎服，5～10g。清热解毒宜生用；止血宜炒炭用。外用适量。

【使用注意】本品有小毒，用量不宜过大。脾胃虚寒者及孕妇慎用。

【现代研究】本品有抗病原微生物、驱虫、抗肿瘤、保肝等多种药理作用。

【备　　注】贯众是临床历来常用的处方用名，主要包括绵马贯众与紫萁贯两个品种。1995 年版《中国药典》只收载了绵马贯众，2010 年版又增加了紫萁贯众，并各自单列，分别命名。

致使"贯众"之名被淡化。由于两者性能、功用趋同，故此处一并介绍，仍以贯众名之。

蒲公英（Púgōngyīng）

本品首载于《新修本草》。为菊科植物蒲公英 *Taraxacum mongolicum* Hand.–Mazz.、碱地蒲公英 *Taraxacum borealisinense* Kitam. 或同属数种植物的全草。全国各地均有分布。春至秋季花初开时采挖。

【处方用名】蒲公英、黄花地丁。

【主要药性】苦、甘，寒。归肝、胃经。

【基本功效】清热解毒，消肿散结，利尿通淋。

【性能特点】本品苦寒，入肝、胃经。"主化热毒，消肿核有奇功"（《握灵本草》）。凡热毒壅盛所致之疮痈肿毒，不论内痈外痈均可应用。因其兼能通乳，"治乳痈乳疖，红肿坚块，尤有捷效"（《本草正义》），故历来被视为治乳痈之要药。又能利小便，清湿热，可用于热淋涩痛、湿热黄疸。尤"为通淋妙品"（《本草备要》），凡"淋症多属热结，用此可以通解"（《本草求真》）。

【临床应用】

1. 疮痈肿毒　治乳痈肿痛，可单用，或与金银花、天花粉等药同用。治疗疮肿毒，常与蒲公英、紫花地丁、野菊花等同用，如五味消毒饮（《医宗金鉴》）。治肺痈、肠痈等，常与金银花、玄参、当归同用，如立消汤（《洞天奥旨》）。

2. 热淋涩痛，湿热黄疸　治热淋涩痛者，常与车前子、金钱草等药同用。治湿热黄疸，常与茵陈、大黄、栀子等同用。

【用法用量】煎服，10～15g。外用鲜品适量，捣敷或煎汤熏洗患处。

【使用注意】用量过大，可致缓泻。

【现代研究】2020年版《中国药典》规定：含菊苣酸（$C_{22}H_{18}O_{12}$）不得少于0.30%。本品有抗病原微生物、抗溃疡、保肝、抗氧化、调节免疫等多种药理作用。

紫花地丁（Zǐhuādìdīng）

本品首载于《本草纲目》。为堇菜科植物紫花地丁 *Viola yedoensis* Makino 的全草。产于江苏、浙江、安徽等地。春、秋两季采收。

【处方用名】紫花地丁、地丁、地丁草。

【主要药性】苦、辛，寒。归心、肝经。

【基本功效】清热解毒，凉血消肿。

【性能特点】本品苦泄辛散，寒能清热，入心肝血分。能清热解毒，凉血消痈散结。"专为痈肿疔毒通用之药"（《本草正义》），主"一切痈疽发背、疔肿瘰疬、无名肿毒、恶疮"（《本草纲目》），尤以"治疗疮毒壅为胜"（《本草便读》）。尚能解蛇毒，用治毒蛇咬伤。

【临床应用】

1. 疮痈肿毒　可单用，或与金银花、蒲公英、野菊花等同用，如五味消毒饮（《医宗金鉴》）。

2. 毒蛇咬伤　可用鲜品捣汁内服，或捣烂外敷。

【用法用量】煎服，15～30g。外用鲜品适量，捣烂敷患处。

【使用注意】本品苦寒，脾胃虚寒者慎用。

【用药甄别】紫花地丁与蒲公英　两者均为苦寒之品，善能清热解毒、消痈散结，凡热毒壅盛所致之疮痈肿毒，不论内痈外痈均可应用，尤以治外痈为佳，每常相须为用。然蒲公英兼能通乳，为治乳痈之要药；又能利湿通淋，用治热淋涩痛、湿热黄疸。紫花地丁以治疔毒为佳，又解蛇毒，用治毒蛇咬伤。

【现代研究】本品有抗病原微生物、解热、抗炎等多种药理作用。

野菊花（Yějúhuā）

本品首载于《本草正》。为菊科植物野菊 *Chrysanthemum indicum* L. 的头状花序。全国各地均有分布。秋、冬两季花初开放时采摘。

【处方用名】野菊花。

【主要药性】苦、辛，微寒。归肝、心经。

【基本功效】清热解毒，泻火平肝。

【性能特点】本品辛散苦泄，寒能清热。长于清热解毒、消痈散肿，力胜菊花，"为外科痈肿药"（《本草求真》），适用于热毒壅盛所致痈疽疔疖、咽喉肿痛。入肝经，长于泻肝火、平肝阳，兼能疏风热、清头目，适用于风热上攻之目赤肿痛，肝阳上亢之头痛眩晕。

【临床应用】

1. 疮痈肿毒，咽喉肿痛 治热毒壅盛之疮痈肿毒，咽喉肿痛，可单用，或配金银花、蒲公英、紫花地丁等同用，如五味消毒饮（《医宗金鉴》）。

2. 目赤肿痛，头痛眩晕 治风热上攻或肝火上炎之目赤肿痛，常与决明子、密蒙花等同用。治肝阳上亢、头痛眩晕，可单味泡水代茶饮，或与决明子为伍，如菊明降压片（《部颁标准》）。

【用法用量】煎服，9～15g。外用适量，煎汤外洗或制膏外涂。

【用药甄别】野菊花与菊花 两者均能疏风热，解热毒，清肝热，平肝阳，功用相似。然野菊花以清热解毒见长，多用于热毒疮疡。菊花以疏散风热、平肝明目为优，兼益肝阴，多用于风热表证或温病初起之发热头痛，肝阳上亢之头痛眩晕，肝火上炎或肝经风热所致目赤肿痛，以及肝肾阴虚之眼目昏花。

【现代研究】2020 年版《中国药典》规定：含蒙花苷（$C_{28}H_{32}O_{14}$）不得少于 0.80%。本品有抗病原微生物、抗炎、降压、清除自由基等多种药理作用。

重楼（Chónglóu）

本品首载于《神农本草经》。为百合科植物云南重楼 *Paris polyphylla* Smith var. *yunnanensis*（Franch.）Hand.–Mazz. 或七叶一枝花 *Paris polyphylla* Smith var. *chinensis*（Franch.）Hara 的根茎（见图 24）。主产于云南。秋季采挖。

【处方用名】蚤休、七叶一枝花、重楼、草河车。

【主要药性】苦，微寒；有小毒。归肝经。

【基本功效】清热解毒，消肿止痛，凉肝定惊。

【性能特点】本品苦寒，善能清热解毒，消肿止痛。"攻各种疮毒痈疽，发背痘疔等症最良"（《滇南本草》），适用于热毒疮疡及一切无名肿毒，又善解蛇毒，为治毒蛇咬伤之要药。入肝经，"能息风阳而清气火，则气血不冲，脑经不扰，而癫疾惊痫，摇头弄舌诸病可已"（《本草正义》），适用于小儿热极生风，惊痫抽搐。

【临床应用】

1. 疮痈肿毒，虫蛇咬伤 治热毒疮疡及一切无名肿毒，可与南板蓝根、蒲公英、甘草等同用，如热毒清片（《部颁标准》）。治毒蛇咬伤，可单用鲜品捣烂外敷，或与白花蛇舌草、半边莲等同用。

2.惊风抽搐　治小儿热极生风，惊痫抽搐。可单用研末冲服，或与钩藤、菊花、蝉蜕等同用。

此外，本品消肿止痛，尚可用于跌打损伤、瘀血肿痛。

【用法用量】煎服，3～9g。外用适量，研末调敷。

【现代研究】2020年版《中国药典》规定：含重楼皂苷Ⅰ（$C_{44}H_{70}O_{16}$）、重楼皂苷Ⅱ（$C_{51}H_{82}O_{20}$）和重楼皂苷Ⅶ（$C_{51}H_{82}O_{21}$）的总量不得少于0.60%。本品有抗病原微生物、抗炎镇痛、抗肿瘤、止血、防治动脉粥样硬化等多种药理作用。

土茯苓（Tǔfúlíng）

本品首载于《本草纲目》。为百合科植物光叶菝葜 *Smilax glabra* Roxb. 的根茎（见图25）。产于广东、湖南、湖北等地。夏、秋两季采挖。

【处方用名】土茯苓。

【主要药性】甘、淡，平。归肝、胃经。

【基本功效】解毒，除湿，通利关节。

【性能特点】本品甘淡性平，长于"清湿热，利关节，止拘挛，除骨痛"（《本经逢原》），专解梅毒和汞毒，适用于梅毒或因梅毒服汞剂中毒而致肢体拘挛、筋骨疼痛者。此外，"利湿去热，能入络，搜剔湿热之蕴毒"（《本草正义》），可用于湿热下注所致的淋浊带下、湿疹疥癣、瘰疬疮痈等。

【临床应用】

1.梅毒及汞中毒　治梅毒或因梅毒服汞剂中毒而致肢体拘挛，筋骨疼痛，可单用大剂量水煎频服，或与白鲜皮、金银花、薏苡仁等同用，如搜风解毒汤（《本草纲目》）。

2.湿淋带下，湿疹疥癣　治湿热淋证，常与车前子、滑石、木通等同用。治湿热带下，常与黄柏、苦参等同用，如妇炎康片（《中国药典》）。治湿疹、疥癣瘙痒，常与白鲜皮、苦参等同用。

3.瘰疬疮痈　治瘰疬、疮痈红肿溃烂，可单用，或与黄柏、苦参、苍术等同用。

【用法用量】煎服，15～60g。

【现代研究】2020年版《中国药典》规定：含落新妇苷（$C_{21}H_{22}O_{11}$）不得少于0.45%。本品有抗病原微生物、抗炎、调节免疫系统、保护心肌、拮抗血栓的形成等多种药理作用。

鱼腥草（Yúxīngcǎo）

本品首载于《名医别录》。为三白草科植物蕺菜 *Houttuynia cordata* Thunb. 的新鲜全草或干燥地上部分（见图26）。主产于长江以南各地。鲜品全年均可采割，干品夏季茎叶茂盛花穗多时采割。

【处方用名】鱼腥草、蕺菜。

【主要药性】辛，微寒。归肺经。

【基本功效】清热解毒，消痈排脓，利尿通淋。

【性能特点】本品味辛能散，微寒清热。长于"散热毒痈肿"（《本草纲目》），大凡外疡内痈均宜。因其专入肺经，善清宣肺热，消痈排脓，既可用于肺热咳嗽，尤为"治痰热蕴肺，发为肺痈吐脓血之要药"（《本草经疏》）；兼能渗泄水湿，清热利窍，可导湿热之邪从小便排除而通淋浊、实大便，适用于湿热蕴结之小便淋痛及湿热泻痢。

【临床应用】

1.肺痈吐脓，肺热咳嗽　治肺痈咳吐脓血，常与桔梗、天花粉、芦根等同用。治肺热咳嗽，每与金荞麦、麻黄、紫菀等同用，如急支糖浆（《中国药典》）。

2.疮痈肿毒　可单用鲜品捣烂外敷，或与连翘、野菊花、蒲公英等同用。

3.热淋热痢　治湿热淋证，常与车前子、滑石、海金沙等同用。治湿热泻痢，常与白头翁、黄连、黄芩等同用。

【用法用量】煎服，15～25g，不宜久煎；鲜品用量加倍。外用适量，捣敷或煎汤熏洗患处。

【使用注意】本品苦寒，凡虚寒证、阴性疮疡均当忌用。

【现代研究】本品有抗菌、抗病毒、解热、抗炎、镇咳、抗肿瘤、抗辐射、抗过敏、提高机体免疫力等多种药理作用。

大血藤（Dàxuèténg）

本品首载于《本草图经》。为木通科植物大血藤 *Sargentodoxa cuneata*（Oliv.）Rehd. et Wils. 的藤茎。产于江苏、江西、湖北等地。秋、冬两季采收。

【处方用名】大血藤、红藤、血藤。

【主要药性】苦，平。归大肠、肝经。

【基本功效】清热解毒，活血，祛风止痛。

【性能特点】本品苦降开泄，性平偏凉，长于清热解毒，散瘀消痈，凡热毒痈肿，内外皆宜。因其主入大肠经，善解肠中热毒、行肠中瘀滞，故为治肠痈腹痛之要药。此外，尚能活血通络、祛风止痛，可用于经闭痛经、跌仆肿痛、风湿痹痛等。

【临床应用】

1.肠痈腹痛，热毒疮疡　治肠痈腹痛，常与败酱草、大黄、桃仁等同用，如阑尾消炎片（《部颁标准》）。治热毒疮疡，常与连翘、金银花、贝母等同用。

2.经闭痛经，跌仆肿痛　治血瘀经闭、痛经，常与桃仁、红花、当归等同用。治跌打损伤、瘀肿疼痛，常与续断、赤芍等同用。

3.痹证　治风湿痹痛、筋骨无力、屈伸不利、腰膝疼痛等，常与杜仲、独活、威灵仙等同用。

【用法用量】煎服，9～15g。

【现代研究】本品有抗病原微生物、抗炎、抗肿瘤、抑制血小板聚集、扩张冠状动脉、增加冠脉流量、抑制血栓形成等多种药理作用。

败酱草（Bàijiàngcǎo）

本品首载于《神农本草经》。为败酱草科植物黄花败酱 *Patrinia scabiosaefolia* Fisch. 或白花败酱 *Patrinia villose* Juss. 的全草。全国大部分地区均产。夏、秋两季采收。

【处方用名】败酱草、败酱。

【主要药性】辛、苦，微寒。归胃、大肠、肝经。

【基本功效】清热解毒，消痈排脓，祛瘀止痛。

【性能特点】本品辛苦微寒，能"泻热解毒，破血排脓，为外科专药"（《药性切用》）。凡内外痈肿皆宜，尤以治内痈为佳。因其主入大肠经，故"为治肠痈之上药"（《本草分经》）。其辛散行滞，"能破凝血，疗产后诸病"（《本草从新》），尤多用于产后瘀阻腹痛。

【临床应用】

1. 肠痈肺痈，痈肿疮毒　治肠痈腹痛，常与薏苡仁、附子同用，如薏苡附子败酱散（《金匮要略》）。治肺痈咳吐脓血，常与鱼腥草、桔梗等同用。治疮痈肿毒，常与金银花、连翘等同用。

2. 产后瘀阻腹痛　可单用煎服，或与当归、红花、川芎等同用。

【用法用量】煎服，6～15g。外用适量。

【现代研究】本品具有抗菌、增强免疫、抗肿瘤、镇静等多种药理作用。

射干（Shègān）

本品首载于《神农本草经》。为鸢尾科植物射干 *Belamcanda chinensis*（L.）DC. 的根茎（见图27）。产于河南、湖北、江苏等地。春初刚发芽或秋末茎叶枯萎时采挖。

【处方用名】射干。

【主要药性】苦，寒。归肺经。

【基本功效】清热解毒，祛痰，利咽。

【性能特点】本品苦能泄降，寒能清热。善能清热解毒、利咽消肿，为"治喉痹咽痛要药"（《本经逢原》）。因其兼能祛痰，故对痰热壅盛之咽喉肿痛尤宜。入肺经，能清肺热，降气消痰以平喘止咳，凡"热痰寒饮，喘逆上气，皆能治之"（《本草正义》），主要用于痰热壅肺之咳嗽气喘。

【临床应用】

1. 咽喉肿痛　治痰热壅盛之咽喉肿痛，可单用鲜品捣汁含服，也可与升麻、桔梗等同用，如射干汤（《圣济总录》）。

2. 痰壅咳喘　治痰热壅肺之咳嗽气喘，可与麻黄、胆南星、黄芩等同用。若治寒饮射肺之咳嗽气喘、痰多清稀者，常与麻黄、细辛、半夏等同用，如射干麻黄汤（《金匮要略》）。

【用法用量】煎服，3～10g。

【使用注意】脾虚便溏者慎用。

【现代研究】2020年版《中国药典》规定：含次野鸢尾黄素（$C_{20}H_{18}O_8$）不得少于0.10%。本品有抗菌、解热、抗炎、镇咳、祛痰、平喘等多种药理作用。

山豆根（Shāndòugēn）

本品首载于《开宝本草》。为豆科植物越南槐 *Sophora tonkinensis* Gagnep. 的根和根茎（见图28）。产于广西、广东、贵州等地。秋季采挖。

【处方用名】山豆根、苦豆根、广豆根、南豆根。

【主要药性】苦，寒；有毒。归肺、胃经。

【基本功效】清热解毒，消肿利咽。

【性能特点】本品苦寒降泄，能直折火毒之上炎，尤善解毒利咽，凡"一切喉证之属于火者，得苦降之性，自然热除病退"（《本草便读》）。又为"解咽喉肿痛第一要药"（《本草求真》），适用于乳蛾喉痹、咽喉肿痛属热毒蕴结者。也可用于火热上攻之牙龈肿痛，口舌生疮。

【临床应用】

1. 咽喉肿痛，乳蛾喉痹　治热毒蕴结之咽喉肿痛，可单用煎服或含漱，或与桔梗、麦冬、玄参等同用。治乳蛾喉痹、咽喉发肿、痰涎稠浊，可与射干、麦冬、天花粉等药同用。

2. 齿龈肿痛，口舌生疮　治火热上攻之牙龈肿痛，口舌生疮。可单用煎汤漱口，或与黄连、升麻、生石膏等同用。

【用法用量】煎服，3～6g。

【使用注意】本品有毒，用量不宜过大。脾胃虚寒者慎用。

【用药甄别】山豆根与射干 两者均为苦寒降泄之品，入肺经，能清热解毒、利咽喉，为治疗咽喉肿痛之常用药。然山豆根苦寒降泄，清热解毒力强，以治乳蛾喉痹、咽喉肿痛属热毒蕴结者为佳；也可用于火热上攻之牙龈肿痛，口舌生疮。射干兼能祛痰，以痰热壅盛之咽喉肿痛尤宜；又能清肺热，降气消痰以平喘止咳，适用于痰热壅肺之咳嗽气喘。

【现代研究】2020 年版《中国药典》规定：含苦参碱（$C_{15}H_{24}N_2O$）和氧化苦参碱（$C_{15}H_{24}N_2O_2$）的总量不得少于 0.60%。本品有抗炎、解热、抗菌、抗病毒、抗肿瘤、保肝等多种药理作用。

马勃（Mǎbó）

本品首载于《名医别录》。为灰包科真菌脱皮马勃 *Lasiosphaera fenzlii* Reich.、大马勃 *Calvatia gigantea*（Batsch ex Pers.）Lloyd 或紫色马勃 *Calvatia lilacina*（Mont. et Berk.）Lloyd 的子实体。产于辽宁、吉林、甘肃等地。夏、秋两季子实体成熟时采收。

【处方用名】马勃。

【主要药性】辛，平。归肺经。

【基本功效】清肺利咽，止血。

【性能特点】本品味辛能散，性平偏凉，轻虚入肺，"力能散肺中邪热"（《本经逢原》），"消肿解热，为咽喉肿痛要药"（《药性切用》），尤宜于风热郁肺之咽喉肿痛、咳嗽失音。内服外用均能止血，可用于吐血、衄血、外伤出血等体内外多种出血。

【临床应用】

1. 咽喉肿痛 治风热郁肺之咽喉肿痛、咳嗽失音，可单用，或与金银花、板蓝根、射干等同用。

2. 出血 治吐血衄血，可单用。治外伤出血，可用马勃粉撒敷疮口。

【用法用量】煎服，2～6g。外用适量，敷患处。

【现代研究】本品有解热、抗炎、抑菌、止血等多种药理作用。

白头翁（Báitóuwēng）

本品首载于《神农本草经》。为毛茛科植物白头翁 *Pulsatilla chinensis*（Bge.）Regel 的根（见图 29）。产于吉林、辽宁、河北等地。秋季采挖。

【处方用名】白头翁。

【主要药性】苦，寒。归胃、大肠经。

【基本功效】清热解毒，凉血止痢。

【性能特点】本品苦寒泄降，走胃肠，入血分，能清热解毒、凉血止痢。"通治实热毒火之带下赤白，日数十次者，颇见奇效"（《本草正义》）。为治痢要药，尤以"热毒下痢紫血鲜血者宜之"（《本草经疏》）。此外，本品煎汤内服，外洗，"治因热之带证甚效"（《医学衷中参西录》），可用于湿热带下阴痒。

【临床应用】

1. 热毒血痢 可单用，或与黄连、黄柏、秦皮等同用，如白头翁汤（《伤寒论》）。

2. 阴痒带下　常与苦参、白鲜皮等煎汤外洗。

【用法用量】煎服，9～15g。

【使用注意】本品苦寒，虚寒泻痢者慎用。

【现代研究】2020年版《中国药典》规定：含白头翁皂苷 B_4（$C_{59}H_{96}O_{26}$）不得少于4.6%。本品有抑制阿米巴虫、杀滴虫、抑制副伤寒杆菌、抗炎、平喘、镇咳等多种药理作用。

马齿苋（Mǎchǐxiàn）

本品首载于《本草经集注》。为马齿苋科植物马齿苋 *Portulaca oleracea* L. 的地上部分。我国大部分地区均有出产，夏、秋两季采收。

【处方用名】马齿苋。

【主要药性】酸，寒。归肝、大肠经。

【基本功效】清热解毒，凉血止血，止痢。

【性能特点】本品性寒滑利，入大肠经。能清大肠热毒，滑肠中垢积，并能"凉血散热"（《本草经疏》），善"止诸痢赤白"（《本草易读》）。主治热毒血痢，亦可用于崩漏、便血、痔血等下部血热出血。又"善解痈肿热毒"（《本草正义》），既可内服，亦可外治，更"长于外治，故以之敷痈散肿，为尤贵耳"（《本草便读》），适用于热毒疮疡。

【临床应用】

1. 热毒血痢　治热毒痢疾、下痢脓血、里急后重，可单用，或与三颗针为伍，如清热治痢丸（《部颁标准》）。

2. 血热出血　治便血、痔血，可单用，或配地榆、槐花等同用。治崩漏下血，可用鲜品捣汁服，或与苎麻根、茜草炭等同用。

3. 疮痈肿毒　可鲜品捣汁外敷，或煎汤内服外洗；也可与重楼、蒲公英等同用。

【用法用量】9～15g。外用适量，捣敷患处。

【使用注意】脾胃虚寒、肠滑作泄者慎用。

【现代研究】本品有抗病原微生物、抗炎、解热、降血糖、降血脂、增强免疫、兴奋子宫、抗氧化、促溃疡愈合等多种药理作用。

鸦胆子（Yādǎnzǐ）

本品首载于《本草纲目拾遗》。为苦木科植物鸦胆子 *Brucea javanica*（L.）Merr. 的成熟果实。产于广东、广西等地。秋季采集。

【处方用名】鸦胆子。

【主要药性】苦，寒；有小毒。归大肠、肝经。

【基本功效】清热解毒，截疟，止痢，外用腐蚀赘疣。

【性能特点】本品味极苦，性寒凉，主入大肠经，最能清大肠之热而凉血止痢。"凡痢之偏于热者，用之皆有捷效，而以治下鲜血之痢，泻血水之痢则尤效"（《医学衷中参西录》）。入肝经，有较强的杀虫截疟之功，尤以治间日疟及三日疟为佳。外用"能腐肉"（《本草求原》），"善治疣"（《医学衷中参西录》），可用于赘疣、鸡眼等。

【临床应用】

1. 热毒血痢　治热毒血痢、便下脓血、里急后重，可单用去壳取仁，以龙眼肉包裹吞服。治湿热久痢、休息痢，可与黄连、椿皮、木香等同用，如久痢丸（《部颁标准》）。

2. 疟疾 可单用去壳取仁，以龙眼肉包裹或装入胶囊服用。

3. 赘疣鸡眼 可用鸦胆子仁捣烂涂敷患处。

【用法用量】内服，0.5～2g，以龙眼肉包裹或装入胶囊包裹吞服。外用适量。

【使用注意】本品有小毒，对胃肠道及肝肾均有损害，内服需严格控制剂量，不宜多用久服。外用注意用胶布保护好周围正常皮肤，以防止对正常皮肤的刺激。孕妇及小儿慎用。胃肠出血及肝肾病患者，应忌用或慎用。

【现代研究】2020 年版《中国药典》规定：含油酸（$C_{18}H_{34}O_2$）不得少于 8.0%。本品有抗病原微生物、抗肿瘤、抗消化道溃疡等多种药理作用。

半边莲（Bànbiānlián）

本品首载于《本草纲目》。为桔梗科植物半边莲 *Lobelia chinensis* Lour. 的全草。产于安徽、江苏、浙江等地。夏季采收。

【处方用名】半边莲。

【主要药性】辛，平。归心、小肠、肺经。

【基本功效】清热解毒，利尿消肿。

【性能特点】本品味辛能散，性平偏凉。既能解热毒，治"一切疮毒最良"（《滇南本草》）；又能解蛇毒，"治蛇伤，捣汁饮，以滓围之"（《本经逢原》）。兼能利水消肿、除湿清热，适用于水湿停蓄之大腹水肿、小便不利、湿热黄疸，以及湿热蕴伏、浸淫肌肤所致的湿疹湿疮。

【临床应用】

1. 痈肿疮毒，蛇虫咬伤 治热毒疮疡，叫以鲜品捣烂外敷，或与金银花、野菊花、蒲公英等同用。治蛇虫咬伤，可单用"捣汁饮，以滓围涂之"（《本草纲目》）；或与两面针、全蝎、雄黄等同用，如蛇咬丸（《部颁标准》）。

2. 鼓胀水肿，湿热黄疸，湿疹湿疮 治水湿停蓄、大腹水肿、小便不利，可与茯苓、泽泻、猪苓等同用。治湿热黄疸、小便短赤，可与茵陈、栀子、金钱草等同用。治湿疹湿疮，可单用水煎或与苦参、蛇床子等同用，局部湿敷或外搽。

【用法用量】煎服，9～15g，鲜品 30～60g。外用适量。

【使用注意】虚证水肿者禁用。

【现代研究】本品有利尿、解蛇毒、抑菌、利胆、抗肿瘤等多种药理作用。

白花蛇舌草（Báihuāshéshécǎo）

本品首载于《广西中药志》。为茜草科植物白花蛇舌草 *Oldenlandia diffusa*（willd.）Roxb. 的全草。产于云南、广东、广西等地。夏、秋两季采收。

【处方用名】白花蛇舌草、蛇舌草。

【主要药性】微苦、甘，寒。归胃、大肠、小肠经。

【基本功效】清热解毒，散结消肿，利湿通淋。

【性能特点】本品苦寒，既能解火热之毒，又能解蛇虫之毒。可用于多种热毒证及毒蛇咬伤，内服外用皆宜。兼能利湿通淋，可用于湿热黄疸、小便淋沥涩痛等。因其解毒散结力强，也可用于各种癌肿而热毒壅盛者。

【临床应用】

1. 痈肿疮毒，毒蛇咬伤 治痈肿疮毒，可单用鲜品捣烂外敷，或与金银花、连翘、野菊花等同用。治肠痈腹痛，常与大血藤、败酱草、牡丹皮等同用。治毒蛇咬伤，可单用，或与半边莲、夏枯草、杠板归等同用，如云南蛇药（《部颁标准》）。

2. 热淋涩痛，湿热黄疸 治热淋涩痛，可与泽泻、车前子、黄柏等同用，如癃清片（《中国药典》）。治湿热黄疸，可与茵陈、金钱草等同用。

【用法用量】煎服，6～30g。外用适量。

【使用注意】阴疽及脾胃虚寒者禁用。

【现代研究】本品有抗病原微生物、抗炎、增强免疫、抗肿瘤等多种药理作用。

熊胆粉（Xióngdǎnfěn）

本品首载于《药性论》。为脊椎动物熊科棕熊 *Ursus arctos* Linnaeus、黑熊 *Selenarctos thibetanus* Cuvier，或人工养殖熊的胆汁经干燥后入药。产于云南、西藏、新疆等地。

【处方用名】熊胆粉。

【主要药性】苦，寒。归肝、胆、心经。

【基本功效】清热解毒，息风止痉，清肝明目。

【性能特点】本品极苦而寒，清热解毒效佳，常用于热毒蕴结之痈肿疮毒。主入肝经，能"泻有余之热"（《本草经疏》）。既清肝明目，"去目翳至效"（《本草征要》），适用于肝火上炎之目赤翳障；又"清火定惊之功，较胜诸胆"（《雷公炮制药性解》），适用于热盛风动之惊痫抽搐。

【临床应用】

1. 热毒疮痈，痔疮，咽喉肿痛 治疮痈肿毒，可用水调化或加入少许冰片，涂于患部；或配牛黄、芦荟、麝香等制成软膏外用。治痔疮肿痛出血、痔漏、肠风下血，常与冰片、煅炉甘石、珍珠母共制成软膏，涂布于肛门内外，如熊胆痔灵膏（《中国药典》）。治喉痹肿痛，可与冰片、牛黄、硼砂共为末，吹喉中痛处，如熊胆冰黄散（《囊秘喉书》）

2. 热极生风，惊痫抽搐 单用有效，如熊胆胶囊（《中国药典》）。

3. 肝热目赤，目生翳膜 常与冰片外用点眼，如复方熊胆滴眼液（《中国药典》）；或与龙胆草、泽泻、决明子等同用，如龙泽熊胆胶囊（《中国药典》）。

【用法用量】内服，0.25～0.5g。入丸、散剂。外用适量，研末或水调涂敷患处。

【使用注意】脾胃虚寒者慎用。

【现代研究】本品有增加胆汁分泌、松弛胆总管、解热、解痉、降血糖、促进角膜翳处上皮细胞新陈代谢等多种药理作用。

【备　注】熊胆首载于《药性论》，在我国应用已有一千多年的历史。在古代主要采取"猎熊取胆"的方法。1988年《中华人民共和国野生动物保护法》颁布实施。棕熊、黑熊被列为"国家二级保护动物"和《濒危野生动植物种国际贸易公约》物种。因为数量稀少，禁止猎杀，目前，我国熊胆粉的来源主要依靠人工养殖，通过活体无管引流胆汁的方法获得。再经过滤、干燥等步骤处理方得熊胆粉。

白蔹（Báiliǎn）

本品首载于《神农本草经》。为葡萄科植物白蔹 *Ampelopsis japonica*（Thunb.）Makino 的块根。产于河南、湖北等地。春、秋两季采挖。

【处方用名】白蔹。

【主要药性】苦，微寒。归心、胃经。

【基本功效】清热解毒，消痈散结，敛疮生肌。

【性能特点】本品味苦能泄，"寒能除热，杀火毒，散结气，生肌止痛"（《本草从新》）。"为疗肿痈疽家要药"（《本草经疏》）。大凡疮疡瘰疬，"未脓可消，已脓可拔，脓尽可敛"（《本草汇言》），故无论肿疡、溃疡皆宜，内服外用均可。取其解毒、敛疮生肌之功，也可用于烧烫伤及手足皲裂。

【临床应用】

1. 痈肿疮毒，瘰疬痰核　治痈肿初起、红肿热痛者，可单用为末外敷，或与皂角、当归、赤芍等同用，如消痈提毒膏（《部颁标准》）。治溃疡不敛，可与白及、络石藤同用，如白蔹散（《鸡峰普济方》）。治瘰疬痰核，可与玄参、大黄、木香等同用。

2. 烧烫伤，手足皲裂　治水火烫伤，可单用研末外敷，或与地榆、槐米、黄连等同用，如京万红膏（《部颁标准》）。治手足皲裂，可与紫草、当归、冰片等同用，如紫归治裂膏（《部颁标准》）。

【用法用量】5～10g。外用适量，煎汤洗或研成极细粉敷患处。

【使用注意】不宜与川乌、制川乌、草乌、制草乌、附子同用。

【现代研究】本品有抗病原微生物、抗肝毒素、抗脂质过氧化活性等多种药理作用。

表 7-3　清热解毒药中的参考药物

药名	主要药性	基本功效	临床应用	用法用量	使用注意
金荞麦	微辛、涩，凉。归肺经	清热解毒，排脓祛瘀	肺痈吐脓，肺热喘咳，乳蛾肿痛	15～45g，加水或黄酒隔水密闭炖服	
木蝴蝶	苦、甘，凉。归肺、肝、胃经	清肺利咽，疏肝和胃	肺热咳嗽，喉痹，音哑，肝胃气痛	煎服，1～3g	
半枝莲	辛、苦，寒。归肺、肝、肾经	清热解毒，化瘀利尿	疔疮肿毒，咽喉肿痛，跌仆伤痛，水肿，黄疸，蛇虫咬伤	煎服，15～30g	

第四节　清热凉血药

本节药物多为苦寒、甘寒或咸寒之品，善入血分，以清解营、血分热邪为主要作用，适用于营分、血分证。营分证以营阴受损、心神被扰为特征，主要表现为身热夜甚、心烦不寐、斑疹隐隐、舌绛等。血分证以耗血、伤阴、动血、动风为特征，主要表现为身热夜甚、躁扰不宁，甚或神昏谵语，或见抽搐；斑疹显露、吐血衄血、尿血便血、舌深绛等。因能凉血，亦可用于其他疾病引起的血热出血。

生地黄（Shēngdìhuáng）

本品首载于《神农本草经》。为玄参科植物地黄 *Rehmannia glutinosa* Libosch. 的块根。主产于河南。秋季采挖。

【处方用名】生地黄、生地、怀生地、干地黄、地黄。

【主要药性】甘，寒。归心、肝、肾经。

【基本功效】清热凉血，养阴生津。

【性能特点】本品性寒入血，以"凉血为最"（《本草发明》）。既能清营、血分之热邪，又能止血热妄行之出血，为清热凉血之要药，适用于温热病热入营血及血热诸出血。甘寒质润，能清热养阴、生津润燥，大凡阴津亏损，"虚而有热者，宜加用之"（《本经逢原》）。因其"滋润寒凉，最滑大肠"（《长沙药解》），故对"老人津液枯绝，大肠燥结不润者，皆当用之"（《药鉴》）。

【临床应用】

1. 营血热证　治温热病热入营分、身热夜甚、心烦不寐、斑疹隐隐、舌绛脉数者，可与玄参、丹参、连翘等同用，如清营汤（《温病条辨》）。治热入血分、身热发斑、各种出血，甚或神昏谵语、舌深绛者，常与水牛角、赤芍、牡丹皮同用，如芍药地黄汤（《外台秘要》）。

2. 血热出血　治血热妄行之吐血、衄血，血色鲜红，口干咽燥，配生侧柏叶、生荷叶、生艾叶，如四生丸（《妇人大全良方》）。治肠热便血、肛门灼热、痔疮肿痛，配黄连、槐角、地榆炭等，如脏连丸（《中国药典》）。

3. 热病伤阴，口渴消渴，津伤便秘　治热病伤阴之口干咽燥、舌红少津、脉细数，常与麦冬、沙参、玉竹等同用，如益胃汤（《温病条辨》）。治阴虚燥热之消渴，常与葛根、天花粉、黄芪等同用，如玉泉丸（《杂病源流犀烛》）。治肠燥津亏之大便秘结，常与玄参、麦冬同用，如增液汤（《温病条辨》）。

4. 虚热证　治阴虚内热、潮热骨蒸，常与知母、地骨皮、牡丹皮等同用，如地黄膏（《古今医统》）。治温病后期，邪伏阴分，夜热早凉、舌红脉数者，常与青蒿、鳖甲、知母等同用，如青蒿鳖甲汤（《温病条辨》）。

【用法用量】煎服，10～15g。

【使用注意】本品寒滑腻滞，故脾虚湿滞，腹满便溏者不宜使用。

【现代研究】2020年版《中国药典》规定：含梓醇（$C_{15}H_{22}O_{10}$）不得少于0.20%，地黄苷D（$C_{27}H_{42}O_{20}$）不得少于0.1%。本品有增强免疫、止血、促进造血、降血糖、抗肿瘤、抗炎、降压、神经保护等多种药理作用。

附：鲜地黄

本品为地黄的新鲜块根。若将其缓缓焙至约八成干者名"生地黄"。两者性能功用基本相似。然鲜地黄多汁，兼有苦味，清热生津效佳，热甚伤津者多用；生地黄清热力稍逊，长于滋阴，阴虚血热者多用。因鲜地黄质润多液，难以保存，故临床多用生地黄。

玄参（Xuánshēn）

本品首载于《神农本草经》。为玄参科植物玄参 *Scrophularia ningpoensis* Hemsl. 的根（见图30）。产于长江流域及陕西、福建等地。冬季茎叶枯萎时采挖。

【处方用名】玄参、元参、黑参。

【主要药性】甘、苦、咸，微寒。归肺、胃、肾经。

【基本功效】清热凉血，滋阴降火，解毒散结。

【性能特点】本品咸寒，入血分，"清泄血热，洵是专长"（《脏腑药式补正》）。适用于温热病热入营分证。因其"寒而不峻，润而不腻"（《本草正义》），能滋阴降火、生津润燥，对于热病津伤、阴虚内热之津伤口渴、肠燥便秘，及肺肾阴虚之骨蒸劳嗽皆可运用。善能清解热毒、软坚散结，可用于痰火郁结之瘰疬痰核，热毒蕴结之痈肿疮毒。尤为治"咽喉肿痛之专药"（《本经逢原》），大凡咽喉肿痛、白喉等无论热毒壅盛，还是虚火上炎所致者皆宜。

【临床应用】

1. 营血分证　治温热病热入营分、身热夜甚、心烦不寐、斑疹隐隐、舌绛脉数者，可与生地黄、丹参、连翘等同用，如清营汤（《温病条辨》）。治温病邪热入心包、神昏谵语，常与连翘心、竹叶卷心等同用，如清宫汤（《温病条辨》）。若治温热病气血两燔、发斑发疹者，可与石膏、知母等同用，如化斑汤（《温病条辨》）。

2. 骨蒸劳嗽，津伤便秘　治阴虚肺燥、咽喉干痛、干咳少痰或痰中带血者，常与麦冬、地黄、川贝母等同用，如养阴清肺膏（《中国药典》）。治肺肾阴虚、劳嗽骨蒸，可配百合、生地黄、贝母等同用，如百合固金汤（《慎斋遗书》）。治肠燥津亏之便秘，每与生地黄、麦冬同用，如增液汤（《温病条辨》）。

3. 咽喉肿痛，瘰疬痰核，疮痈肿毒　治热毒壅盛之咽喉肿痛，可与黄芩、栀子、桔梗等同用，如玄参解毒汤（《外科正宗》）。治虚火上炎之咽喉肿痛，常与麦冬、桔梗、甘草同用，如玄麦甘桔含片（《中国药典》）。治痰火郁结之瘰疬痰核，常配浙贝母、牡蛎同用，如消瘰丸（《医学心悟》）。治热毒蕴结之痈肿疮毒，可配伍金银花、连翘、蒲公英等同用。

【用法用量】煎服，9～15g。

【使用注意】本品寒滑，故脾胃虚寒，食少便溏者不宜使用。反藜芦。

【用药甄别】生地黄与玄参　两者均为甘寒质润之品，能清热凉血、养阴生津，用于温热病热入营血、热病伤阴、阴虚内热等证，常相须为用。然生地黄凉血、养阴力强，故血热出血、内热消渴多用。玄参泻火解毒力强，适用于咽痛、痈肿，尤为治咽喉肿痛之要药；又能软坚散结，常用于瘰疬痰核。

【现代研究】2020 年版《中国药典》规定：含哈巴苷（$C_{15}H_{24}O_{10}$）和哈巴俄苷（$C_{24}H_{30}O_{11}$）的总量不得少于 0.45%。本品有解热、抗炎、抗血小板聚集、抗心室重构、镇痛、保肝等多种药理作用。

牡丹皮（Mǔdānpí）

本品首载于《神农本草经》。为毛茛科植物牡丹 *Paeonia suffruticosa* Andr. 的根皮。产于安徽、山东等地。秋季采挖。

【处方用名】牡丹皮、丹皮、粉丹皮。

【主要药性】苦、辛，微寒。归心、肝、肾经。

【基本功效】清热凉血，活血化瘀。

【性能特点】本品苦寒清热，入血分，"专清血分之热"（《脏腑药式补正》），"为凉血热之要药"（《本草经疏》），适用于温毒发斑、血热出血。辛行苦泄，"善行血中之滞也，故有瘀血留著作痛者宜之"（《本经逢原》），对血热瘀滞之证最为适宜。又"能退无汗之骨蒸，最泄诸血之火伏"（《本草易读》），适用于夜热早凉，无汗骨蒸等虚热证。

【临床应用】

1. 温毒发斑，血热出血　治温热病热入血分、斑色紫黑、身热舌绛等，常与水牛角、地黄、赤芍等同用。治血热妄行之吐血衄血等，常与大蓟、小蓟、侧柏叶等同用，如十灰散（《十药神书》）。

2. 血瘀证　治血瘀经闭痛经，可与桃仁、赤芍、桂枝等同用，如桂枝茯苓丸（《金匮要略》）。治跌打伤痛，可与血竭、当归、红花等同用，如正骨紫金丹（《医宗金鉴》）。治热毒壅滞之疮痈肿痛，常与金银花、蒲公英等同用。治肠痈腹痛，常与大黄、芒硝、桃仁等同用，如大黄牡丹汤

（《金匮要略》）。

3.虚热证　治温病后期、邪伏阴分、夜热早凉、热退无汗者，常与青蒿、鳖甲、生地黄等同用，如青蒿鳖甲汤（《温病条辨》）。治阴虚发热、骨蒸潮热，常与知母、黄柏、熟地黄等同用。

【用法用量】煎服，6～12g。清热凉血宜生用，活血祛瘀宜酒炙用。

【使用注意】本品性寒活血，故血虚有寒、月经过多者及孕妇不宜用。

【现代研究】2020年版《中国药典》规定：含丹皮酚（$C_9H_{10}O_3$）不得少于1.2%。本品有抗菌、抗炎、镇痛、抑制血小板聚集、抗肿瘤、保肝等多种药理作用。

赤芍（Chìsháo）

本品首载于《神农本草经》。为毛茛科植物芍药 *Paeonia lactiflora* Pall. 或川赤芍 *Paeonia veitchii* Lynch 的根（见图31）。全国大部分地区均产。春、秋两季采挖。

【处方用名】赤芍、赤芍药、炒赤芍、京赤芍。

【主要药性】苦，微寒。归肝经。

【基本功效】清热凉血，散瘀止痛。

【性能特点】本品味苦微寒，善走血分。既能凉血中之热，又能"行血中之滞"（《本经逢原》），故"一切血热血滞者，皆可用之"（《本草便读》），对血热瘀滞之证尤为适宜。专入肝经，"能泻肝家火"，凡"暴赤眼者，或洗或服，皆当用赤芍"（《本草约言》）。

【临床应用】

1.温毒发斑，血热出血　治温毒发斑、血热妄行之吐血衄血等，常与牡丹皮相须为用。

2.血瘀证　治肝郁血滞之胁痛，可与柴胡、牡丹皮等同用。治血滞经闭痛经、癥瘕腹痛，可与当归、川芎、延胡索等同用，如少腹逐瘀汤（《医林改错》）。治跌打损伤、瘀肿疼痛，可与乳香、没药等同用。治热毒痈肿疮疡，常配金银花、白芷、天花粉等，如仙方活命饮（《校注妇人良方》）。

3.目赤肿痛　治肝经热盛之目赤肿痛、羞明多眵，或目生翳障，常与菊花、决明子等同用。

【用法用量】煎服，6～12g。

【使用注意】本品动血，故孕妇及月经过多者不宜用。反藜芦。

【用药甄别】赤芍与牡丹皮　两者均为苦、微寒之品，能清热凉血、活血散瘀，适用于温毒发斑、血热出血，及多种血瘀证，常相须为用。然赤芍以活血散瘀为优，专入肝经，能清泄肝火，用于肝经热盛之目赤肿痛。牡丹皮以清热凉血见长，又善清透阴分伏热而退虚热，适用于夜热早凉、无汗骨蒸等虚热证。

【现代研究】2020年版《中国药典》规定：含芍药苷（$C_{23}H_{28}O_{11}$）不得少于1.5%。本品有抗内毒素、抗血栓、抗血小板聚集、抗凝血、抗心肌缺血、抗脑缺血、抗炎、降脂、解痉、抗胃溃疡、保肝等多种药理作用。

紫草（Zǐcǎo）

本品首载于《神农本草经》。为紫草科植物新疆紫草 *Arnebia euchroma*（Royle）Johnst. 或内蒙紫草 *Arnebia guttata* Bunge 的根（见图32）。产于辽宁、河北、新疆等地。春、秋二季采挖。

【处方用名】紫草、紫草根。

【主要药性】甘、咸，寒。归心、肝经。

【基本功效】清热凉血，活血解毒，透疹消斑。

【性能特点】本品咸寒入血，"长于凉血活血"（《本草纲目》），又善解毒透疹。凡温毒发斑，麻疹不透，"但见血紫血热，及热毒深者，俱宜用之"（《药鉴》）。也可用于疮疡湿疹、水火烫伤等，内服外用皆宜，尤以外用为佳。

【临床应用】

1. 血热毒盛，斑疹麻疹 治温毒发斑、斑疹紫暗者，可与芍药、蝉蜕、甘草等同用，如紫草快斑汤（《张氏医通》）。治麻疹不透、疹色紫暗，兼咽喉肿痛者，可与牛蒡子、山豆根、连翘等同用，如紫草消毒饮（《张氏医通》）。

2. 疮疡湿疹，水火烫伤 治疮疡初起、红肿热痛者，可与金银花、连翘、蒲公英等同用。治溃疡脓腐不脱，可与白芷、当归、血竭等同用，如生肌玉红膏（《外科正宗》）。治湿疹瘙痒，可与黄连、黄柏等同用。治烧伤烫伤，可与冰片、黄连、甘草等同用，如紫花烧伤膏（《中国药典》）。

【用法用量】煎服，5～10g。外用适量，熬膏或用植物油浸泡涂搽。

【使用注意】本品性寒滑利，故脾虚便溏者忌用。

【现代研究】2020年版《中国药典》规定：含羟基蒽醌总色素以左旋紫草素（$C_{16}H_{16}O_5$）计不得少于0.80%，β,β'-二甲基丙烯酰阿卡宁（$C_{21}H_{22}O_6$）不得少于0.30%。本品有抗病原微生物、抗炎、增强免疫、保肝、抗肿瘤、抗生育等多种药理作用。

水牛角（Shuǐniújiǎo）

本品首载于《名医别录》。为牛科动物水牛 *Bubalus bubalis* Linnaeus 的角。主产于华南、华东地区。

【处方用名】水牛角、水牛角粉。

【主要药性】苦，寒。归心、肝经。

【基本功效】清热凉血，解毒，定惊。

【性能特点】本品苦寒，入心肝血分。长于凉血解毒，清心定惊。适用于温热病热入血分之高热，神昏谵语，惊风抽搐；热毒炽盛、迫血妄行之斑疹紫暗、吐血衄血，以及热毒壅盛之疮痈肿毒、喉痹咽痛等。

【临床应用】

1. 温病高热，神昏谵语，惊风抽搐 治温病热闭心包，热盛动风证，症见高热烦躁、神昏谵语、痉厥等，可单用，如浓缩水牛角片（《部颁标准》）；或与羚羊角、麝香、石膏等同用。

2. 斑疹紫暗，吐血衄血 治血热毒盛、迫血妄行之斑疹紫暗、吐血衄血，可与生地黄、牡丹皮、赤芍等同用。

3. 疮痈肿毒，喉痹咽痛 治热毒壅盛之疮痈肿毒、喉痹咽痛，可与连翘、玄参、黄连等同用。

【用法用量】镑片或粗粉煎服，15～30g，宜先煎3小时以上。水牛角浓缩粉冲服，每次1.5～3g，每日2次。

【使用注意】本品性寒，故脾胃虚寒者忌用。

【现代研究】本品有解热、抗炎、抗内毒素、抗感染、镇静、降压等多种药理作用。

【备　注】关于取消犀牛角和虎骨药用标准。犀牛和虎是国际上重点保护的濒危野生动物，被列为我国已签署了的《濒危野生动植物种国际贸易公约》附录一物种。《国务院关于禁止犀牛角和虎骨贸易的通知》（国发〔1993〕39号）明确指出：取消犀牛角和虎骨药用标准，今后不得再用犀牛角和虎骨制药。因此，凡古方中用犀角者，皆以水牛角代用之。

第五节　清虚热药

本节药物药性寒凉，主入肝肾经。以清退虚热为主要作用，适用于肝肾阴虚、虚火内扰所致的骨蒸潮热、手足心热、虚烦不眠、遗精盗汗、舌红少苔、脉细数，以及热病后期，余热未清，阴液已伤所导致的夜热早凉、热退无汗、舌红绛、脉细数等。

因其重在清退虚热以治标，宜与滋阴药配伍，以期标本兼治。

青蒿（Qīnghāo）

本品首载于《神农本草经》。为菊科植物黄花蒿 *Artemisia annua* L. 的干燥地上部分（见图33）。全国大部分地区均有分布。秋季花盛开时采割。

【处方用名】青蒿、黄花蒿。

【主要药性】苦、辛，寒。归肝、胆经。

【基本功效】清虚热，除骨蒸，解暑，截疟，退黄。

【性能特点】本品苦寒清热，辛香透散，长于清透阴分之伏热、退阴虚劳热之骨蒸，适用于夜热早凉、骨蒸劳热等虚热证。又能解暑，"尤能泄暑热之火"（《本草新编》），治夏令外感暑热、发热烦渴、头痛胸闷等。擅长截疟，为治疟疾寒热之要药。兼"能醒脾胃而理湿热"（《本草正义》），可治湿热黄疸。

【临床应用】

1. 虚热证　治温病后期，邪伏阴分之夜热早凉、热退无汗，常与鳖甲、知母、牡丹皮等药同用，如青蒿鳖甲汤（《温病条辨》）。治肝肾阴虚、骨蒸潮热，或低热日久不退，常与银柴胡、胡黄连、知母等同用，如清骨散（《证治准绳》）。

2. 暑热证　治夏令外感暑热、发热烦渴、头痛、胸闷无汗等，常与藿香、香薷、野菊花等同用，如香菊感冒颗粒（《部颁标准》）。

3. 疟疾寒热　治疟疾发作时的寒战壮热，可单用鲜品捣汁服用，或与草果、黄芩、柴胡等同用。

4. 湿热黄疸　常与茵陈、虎杖、栀子等同用。

【用法用量】煎服，6～12g，不宜久煎；或鲜用绞汁服。

【使用注意】本品苦寒，故脾胃虚弱、肠滑泄泻者忌用。

【现代研究】本品有抗疟、抗内毒素、抗病毒、解热、镇痛、抗炎、抗肿瘤等多种药理作用。

【备　　注】关于青蒿素。中国科学家屠呦呦因青蒿素研究成果获得了2015年诺贝尔生理学或医学奖。她从中医典籍《肘后备急方》所载"青蒿一握，以水二升渍，绞取汁，尽服之"中获得灵感，创造性地从植物黄花蒿茎叶中发现了青蒿素，开创了疟疾治疗的新方法，世界数亿人因此受益。世界卫生组织认为，中国作为抗疟药物青蒿素的发现方及最大生产方，在全球抗击疟疾进程中发挥了重要作用。屠呦呦说："青蒿素是传统中医药送给世界人民的礼物。"

白薇（Báiwēi）

本品首载于《神农本草经》。为萝藦科植物白薇 *Cynanchum atratum* Bge. 或蔓生白薇 *Cynanchum versicolor* Bge. 的根及根茎（见图 34）。全国大部分地区均有分布。春、秋两季采挖。

【处方用名】白薇、炒白薇。

【主要药性】苦、咸，寒。归胃、肝、肾经。

【基本功效】清热凉血，利尿通淋，解毒疗疮。

【性能特点】本品苦寒，入血分，"于清热之中，已隐隐含有养阴性质"（《本草正义》）。既清实热，又退虚热，尤以退虚热见长，可用于多种虚热证。兼能利尿通淋、解毒疗疮，可用于热淋血淋、疮痈肿毒，及毒蛇咬伤。此外，本品益阴除热，无伤阴留邪之弊，尚可用于阴虚外感风热表证。

【临床应用】

1.虚热证　治热病后期，阴液未复而余热未清，夜热早凉，或阴虚发热、骨蒸潮热，常与青蒿、知母、地黄等同用。治产后血虚发热、低热不退等，常与当归、人参、甘草等同用。

2.热淋血淋　治膀胱湿热蕴结所致的热淋、血淋，小便涩痛，常与滑石、小蓟、白茅根等同用。

3.疮痈肿毒，咽喉肿痛，毒蛇咬伤　治血热毒盛的疮痈肿毒、毒蛇咬伤，常与天花粉、赤芍、甘草等同用。治咽喉红肿疼痛，常与金银花、桔梗等同用。

4.阴虚外感　治发热、微恶风寒、咽干口燥等阴虚外感风热表证，常与玉竹、薄荷等同用，如加减葳蕤汤（《通俗伤寒论》）。

【用法用量】煎服，5～10g。

【使用注意】本品苦寒，故脾胃虚寒、食少便溏者不宜服用。

【现代研究】本品有抗炎、解热、利尿、祛痰、平喘等多种药理作用。

地骨皮（Dìgǔpí）

本品首载于《神农本草经》。为茄科植物枸杞 *Lycium chinense* Mill. 或宁夏枸杞 *Lycium barbarum* L. 的根皮（见图 35）。主产于宁夏。春初或秋后采挖。

【处方用名】地骨皮。

【主要药性】甘，寒。归肺、肝、肾经。

【基本功效】凉血除蒸，清肺降火。

【性能特点】本品甘寒清润，"专清阴中之热"（《脏腑药式补正》），"能退伏热以除蒸"（《本草便读》），适用于阴虚内热、骨蒸盗汗。入血分，善清泄血分之实热，以凉血止血，用治血热出血。入肺经，长于清肺热，"疗肺热有余咳嗽"（《药品化义》）。

【临床应用】

1.阴虚发热　治阴虚内热、骨蒸盗汗，可单用，或与知母、鳖甲、银柴胡等同用，如清骨散（《证治准绳》）。

2.肺热咳嗽　常与桑白皮、甘草同用，如泻白散（《小儿药证直诀》）。

3.血热出血　治血热妄行所致的吐血、衄血、咯血等出血，可与大蓟、仙鹤草、侧柏叶等同用。

【用法用量】煎服，9 ～ 15g。

【使用注意】本品性寒，故外感风寒发热及脾虚便溏者不宜用。

【现代研究】本品有抗病原微生物、解热、降血糖、降血脂等多种药理作用。

银柴胡（Yíncháihú）

本品首载于《本草纲目》。为石竹科植物银柴胡 *Stellaria dichotoma* L. var. *lanceolata* Bge. 的根。主产于西北地区。春、夏间植株萌发或秋后茎叶枯萎时采挖，栽培品于种植后第三年 9 月中旬或第四年 4 月中旬采挖。

【处方用名】银柴胡。

【主要药性】甘，微寒。归肝、胃经。

【基本功效】清虚热，除疳热。

【性能特点】本品味甘性凉，"不独清热，兼能凉血"（《本经逢原》），故有清热凉血、退热除蒸之功。且"退热而不苦泄，理阴而不升腾，固虚热之良药"（《本草正义》），常用于阴虚发热、骨蒸劳热，及小儿疳积发热。

【临床应用】

阴虚发热，疳积发热 治阴虚发热、骨蒸劳热、潮热盗汗，多与地骨皮、青蒿、鳖甲等同用，如清骨散（《证治准绳》）。治小儿疳积发热，常与胡黄连、鸡内金、使君子等同用。

【用法用量】煎服，3 ～ 10g。

【用药甄别】柴胡与银柴胡 两者名称相似，均能退热。然柴胡长于疏散退热，主治外感发热、少阳寒热往来；并能疏肝解郁、升举阳气，用于肝郁气滞证及脾虚气陷证。银柴胡长于清虚热、除疳热，主治阴虚发热、疳积发热。

【现代研究】本品有解热、抗动脉粥样硬化及杀精子等多种药理作用。

胡黄连（Húhuánglián）

本品首载于《新修本草》。为玄参科植物胡黄连 *Picrorhiza scrophulariiflora* Pennell 的根茎。产于云南、西藏等地。秋季采挖。

【处方用名】胡黄连。

【主要药性】苦，寒。归肝、胃、大肠经。

【基本功效】退虚热，除疳热，清湿热。

【性能特点】本品苦寒，能清热燥湿，因"沉降之性尤速，故清导下焦湿热，其力愈专"（《本草正义》），常用于湿热泻痢、黄疸尿赤、痔疮肿痛等下部湿热病证。又能退虚热、除疳热，"统治小儿热疳热劳，一切虚赢怪异热病"（《本草汇言》），适用于阴虚发热、骨蒸潮热，及小儿疳积发热。

【临床应用】

1. 阴虚发热，疳积发热 治阴虚骨蒸潮热，常与银柴胡、地骨皮等同用，如清骨散（《证治准绳》）。治小儿疳积发热，常与白术、山楂、使君子等同用，如肥儿丸（《医宗金鉴》）。

2. 湿热泻痢，黄疸尿赤，痔疮肿痛 治湿热泻痢，可单用，或与黄芩、黄柏、白头翁等同用。治湿热黄疸，可与贯众、土茯苓、黄芩等同用，如乙肝解毒胶囊（《中国药典》）。治痔疮肿痛，可与地榆、槐花等同用。

【用法用量】煎服，3～10g。

【使用注意】脾胃虚寒者慎用。

【用药甄别】黄连与胡黄连　两者均为苦寒之品，能清热燥湿，主治多种湿热证。然黄连尚能泻火解毒，可广泛用于湿热火毒诸证，尤善清心火、泻胃热，适用于心、胃火炽盛证。胡黄连又能退虚热、除疳热，以治阴虚发热、疳积发热为优。

【现代研究】2020年版《中国药典》规定：含胡黄连苷Ⅰ（$C_{24}H_{28}O_{11}$）与胡黄连苷Ⅱ（$C_{23}H_{28}O_{13}$）的总量不得少于9.0%。本品有抗病原微生物、抗炎、抗过敏、抗氧化、保肝、利胆等多种药理作用。

【复习思考题】

1. 何谓清热药？清热药一般分为几类，如何区别应用？

2. 黄芩、黄连与黄柏性能功效相似，如何区别应用？

3. 连翘、蒲公英、地丁、鱼腥草、败酱草均能清热解毒消痈，如何区别使用？

4. 葛根与紫草均能透疹，其性能特点、功效应用有何不同？

5. 青蒿为治疗疟疾要药，如何正确使用？

6. 在运用清虚热药时，常与滋阴药配伍，为什么？

扫一扫，查阅本章数字资源，含PPT、音视频、图片等

一、含义

凡以泻下通便为主要功效，常用以治疗里实积滞证的药物，称为泻下药。

二、性能特点

本类药物多为苦寒沉降之品，主归大肠经。能引起腹泻，或润滑大肠、通利大便，使胃肠壅滞之邪通过泻下而解，从而达到治疗里实积滞证的目的。本章药物的主要功效为泻下、攻下、润下、峻下逐水等。

所谓泻下，是指药物能通利大便，以排除胃肠积滞或燥屎等有形实邪，起到治疗里实积滞证的作用。其中，泻下力强，以治疗胃肠积滞、大便秘结为主的作用，称为攻下，又称泻下攻积、攻积导滞。泻下力缓，以治疗肠燥津亏便秘为主的作用，称为润下，又称润肠通便、缓下通便。泻下力猛，服后能引起剧烈腹泻，以排除体内积水，治疗胸腹积水为主的作用，称为峻下、峻下逐水、攻逐水饮、泻水逐饮。

三、主治病证

本类药物适用于各种原因所致的胃肠积滞，大便秘结，及水饮内停等里实证。

四、应用原则

使用泻下药，应区分里实证的类型、兼证及患者的体质，选用适宜的泻下药并适当配伍。如积滞便秘者宜选用攻下药，肠燥便秘者宜选用润下药，水饮内停而形证俱实者宜选峻下逐水药。若属热积者应配伍清热药；属寒积者应与温里药同用；痰、瘀、食、虫等不同积滞，要有针对性地配伍化痰、活血、消食、驱虫药等。里实兼表证者，应视表里证的轻重，或先表后里，或表里双解；里实而正虚者，应与补虚药同用，攻补兼施，使攻邪而不伤正。

五、药物分类

根据泻下药的作用强弱及主治病证之不同，一般将其分为攻下药、润下药和峻下逐水药三类。

六、使用注意

使用泻下药要注意中病即止，不可过剂或久服，以免损伤正气及脾胃。攻下药、峻下逐水药

因作用峻猛，或具有毒性，故年老体虚、脾胃虚弱者当慎用，妇女胎前产后及月经期应当忌用。应用峻烈有毒之品，一定要严格注意炮制、用法、用量，确保用药安全。

七、现代研究

泻下药物可通过不同的方式使肠蠕动增加产生不同程度的泻下作用。此外，部分药物尚有利尿、抗病原微生物、抗炎、利胆、抗肿瘤等多种药理作用。

第一节　攻下药

本节药物多为苦寒之品，其性沉降，主入胃、大肠经。既能攻下通便，又能荡涤积滞，作用较强。主要适用于实热积滞，大便秘结，以及多种胃肠积滞之证。

因积滞内停容易壅塞气机而出现腹胀腹痛，故本类药常配伍行气药同用，以消除气滞胀痛，增强泻下通便作用。

大黄（Dàhuáng）

本品首载于《神农本草经》。为蓼科植物掌叶大黄 *Rheum palmatum* L.、唐古特大黄 *Rheum tangutium* Maxim. ex Balf. 或药用大黄 *Rheum officinale* Baill. 的根和根茎（见图 36）。产于青海、甘肃、四川等地。秋末或次春采挖。

【处方用名】大黄、生大黄、制大黄、酒大黄、熟大黄、大黄炭、西大黄、川大黄。

【主要药性】苦，寒。归脾、胃、大肠、肝、心包经。

【基本功效】泻下攻积，清热泻火，凉血解毒，活血逐瘀，利湿退黄。

【性能特点】本品苦寒沉降，能"荡涤肠胃，推陈致新"（《神农本草经》），为泻下攻积之要药，各种积滞便秘皆可运用，尤以治实热积滞便秘最宜。入气分，既能直折上炎之火热，又能清导下焦之湿热，凡火热上炎或下焦湿热之证皆宜。入血分，既"大泻血分实热"（《要药分剂》），又"破一切瘀血"（《医学衷中参西录》），有凉血止血、通利血脉之用，凡血热出血及血脉瘀滞诸证皆可相机为用。

【临床应用】

1. 积滞便秘　治实热积滞便秘，常与芒硝、厚朴、枳实配伍，如大承气汤（《伤寒论》）。若治寒实积滞、腹痛便秘者，可与附子、细辛同用，如大黄附子汤（《金匮要略》）。治脾阳不足、冷积便秘者，可与附子、干姜等同用，如温脾汤（《千金要方》）。治热结便秘，兼有气血不足者，常与人参、当归、甘草等同用，如黄龙汤（《伤寒六书》）。治热结阴亏、肠燥便秘者，常与麦冬、生地黄、玄参等同用，如增液承气汤（《温病条辨》）。

2. 热毒证　治火热上炎所致的烦躁口渴、面赤唇焦、咽喉肿痛、口舌生疮等症，每与连翘、黄芩、栀子等同用，如凉膈散（《和剂局方》）。治肠痈腹痛，常配牡丹皮、桃仁、芒硝等，如大黄牡丹汤（《金匮要略》）。治疮痈肿毒、红肿热痛者，配天花粉、黄柏、姜黄等研末外敷，如如意金黄散（《外科正宗》）。此外，本品单用，或配地榆粉，用麻油调敷，也可治水火烫伤。

3. 血热出血　治邪火内炽，迫血妄行之吐血、衄血等上部血热出血尤宜，可单用，或与黄连、黄芩同用，如泻心汤（《金匮要略》）。

4. 瘀血证　治妇女产后瘀阻腹痛，或恶露不尽，及瘀血阻滞、经水不利等，常与桃仁、土鳖虫同用，如下瘀血汤（《金匮要略》）。治跌打损伤、瘀血肿痛，常与当归、红花、穿山甲等同用，如复元活血汤（《医学发明》）。

5. 湿热证 治湿热黄疸、一身面目俱黄者，常配茵陈、栀子，如茵陈蒿汤（《伤寒论》）。治湿热淋证、小便淋沥不畅者，常配木通、车前子、栀子等，如八正散（《和剂局方》）。治湿热泻痢、腹痛里急后重者，与黄连、木香等配伍，如芍药汤（《素问病机气宜保命集》）。

【**用法用量**】煎服，3～15g；外用适量，研末敷于患处。泻下攻积宜生用，入汤剂宜后下，或用开水泡服；活血宜酒炙用；止血多炒炭用。

【**使用注意**】孕妇及月经期、哺乳期妇女慎用。因其成分易从乳汁排泄，导致婴幼儿不明原因的腹泻，故哺乳期妇女不宜使用大黄。

【**现代研究**】2020 年版《中国药典》规定：含总蒽醌以芦荟大黄素（$C_{15}H_{10}O_5$）、大黄酸（$C_{15}H_8O_6$）、大黄素（$C_{15}H_{10}O_5$）、大黄酚（$C_{15}H_{10}O_4$）和大黄素甲醚（$C_{16}H_{12}O_5$）的总量计不得少于1.5%。含游离蒽醌以芦荟大黄素（$C_{15}H_{10}O_5$）、大黄酸（$C_{15}H_8O_6$）、大黄素（$C_{15}H_{10}O_5$）、大黄酚（$C_{15}H_{10}O_4$）和大黄素甲醚（$C_{16}H_{12}O_5$）的总量计不得少于 0.2%。本品有增加肠蠕动、促进排便、抗急性胰腺炎、抗病原微生物、抗肾衰、保肝、利胆、抗溃疡、止血、抗纤维化、降血脂、抗动脉粥样硬化、抗炎、抗肿瘤等多种药理作用。

芒硝（Mángxiāo）

本品首载于《名医别录》。为硫酸盐类矿物芒硝族芒硝精制而成的结晶体。产于河南、河北、山东等地。全年均可采集提炼。

【**处方用名**】芒硝、朴硝、马牙硝、玄明粉、元明粉。

【**主要药性**】咸、苦，寒。归胃、大肠经。

【**基本功效**】泻下通便，润燥软坚，清火消肿。

【**性能特点**】本品"味咸软坚，故能通燥结；性寒降下，故能去火烁"（《药品化义》）。主入大肠与胃经，既能泻热通肠，又善润软燥坚之大便，为治实热内结、燥屎坚硬难下之要药。外用能清热消肿，常用治咽痛、目赤、疮肿等多种热毒病症。

【**临床应用**】

1. 积滞便秘 治胃肠实热积滞，大便燥结，常与大黄相须为用，如大承气汤（《伤寒论》）。

2. 热毒证 治咽喉肿痛、口舌生疮，可与硼砂、冰片等共研末吹患处，如冰硼散（《外科正宗》）。治目赤肿痛，可用本品化水点眼，或煎汤熏洗。治肠痈初起，可与大黄、大蒜共捣烂外敷。治痔疮肿痛，可单用水煎局部熏洗。

此外，本品外敷尚可回乳，用于乳痈初起。

【**用法用量**】内服，6～12g，一般不入煎剂，待汤剂煎得后，溶入汤液中服用，或温开水冲服。外用适量。

【**使用注意**】孕妇慎用，不宜与硫黄、三棱同用。

【**用药甄别**】大黄与芒硝 两者均为苦寒攻下之品，常相须为用，主治实热积滞便秘。然大黄泻下攻积力强，可用于各种积滞便秘，尤为治热结便秘之要药。兼能泻火解毒、清泄湿热，用治火热炎上或湿热下注诸证；还能凉血止血、活血化瘀，用于血热出血及血瘀诸证。芒硝长于润燥软坚泻下，为治里热燥结之要药。外用清热消肿，常用于口、眼、咽喉等多种热毒证；外敷尚可回乳，用于乳痈初起。

【**现代研究**】2020 年版《中国药典》规定：含硫酸钠（Na_2SO_4）不得少于 99%。本品有阻止肠内水分的吸收、促进肠蠕动而致泻、抗炎、溶石、利胆、利尿等多种药理作用。

【备　注】将天然产品用热水溶解，滤过，放冷析出结晶，通称"皮硝"。再取萝卜洗净切片，置锅内加水与皮硝共煮，取上层液，放冷析出结晶，即芒硝；下层的结晶称朴硝。芒硝经风化失去结晶水而成白色粉末称玄明粉（元明粉）。三者功效近似，但朴硝含杂质较多，多作外用；芒硝质地较纯，可内服；玄明粉质纯净，除内服外，常作口腔、眼科外用药。

番泻叶（Fānxièyè）

本品首载于《饮片新参》。为豆科植物狭叶番泻 *Cassia angustifolia* Vahl 或尖叶番泻 *Cassia acutifolia* Delile 的小叶。前者产于印度、埃及和苏丹，后者主产于埃及。我国广东、广西及云南亦有栽培。每年 9 月采收。

【处方用名】番泻叶、泻叶。

【主要药性】甘、苦，寒。归大肠经。

【基本功效】泻热行滞，通便，利水。

【性能特点】本品苦寒，主入大肠经。能"泄热，利肠腑，通大便"（《饮片新参》）。其泻下之力不及大黄、芒硝，但功用专一，且多单用、泡服，是一味安全、有效、使用方便的泻下药。可用于多种原因所致的便秘，"不论慢性或临时性便秘均有效"（《中国药用植物图鉴》），尤以治热结便秘最宜。尚能行水消胀，可用于腹水肿胀。

【临床应用】

1. 热结便秘　可单用本品泡服，或配当归、肉苁蓉同用，如通便灵胶囊（《部颁标准》）。

2. 腹水肿胀　可单味泡服，或与牵牛子、大腹皮同用。

【用法用量】2 ~ 6g，后下或开水泡服。小剂量可起缓泻作用，大剂量则可攻下。

【使用注意】孕妇慎用。

【现代研究】2020 年版《中国药典》规定：含番泻苷 A（$C_{42}H_{38}O_{20}$）和番泻苷 B（$C_{42}H_{38}O_{20}$）的总量不得少于 1.1%。本品有泻下、抗菌、止血、解痉、抗胃黏膜损伤等多种药理作用。

芦荟（Lúhuì）

本品首载于《药性论》。为百合科植物库拉索芦荟 *Aloe barbadensis Miller*、好望角芦荟 *Aloe ferox* Miller 或其他同属近缘植物叶的汁液浓缩干燥物。主产于南美洲、非洲，我国广东、广西、云南等地有栽培。全年可采。

【处方用名】芦荟、老芦荟。

【主要药性】苦，寒。归肝、胃、大肠经。

【基本功效】泻下通便，清肝泻火，杀虫疗疳。

【性能特点】本品苦寒降泄，能泄热通便，可用于热结便秘。因其"至苦至寒"（《本草经疏》），故一般少作泻下药用。善清肝热，"凡属肝脏为病有热者，用之必无疑也"（《本草汇言》），尤适用于肝经实火，肝热惊风兼便秘者。又能杀虫疗疳，凡"小儿疳热积滞非此不除"（《本经逢原》）。外用能杀虫止痒，可治癣疮。

【临床应用】

1. 热结便秘　治热结便秘，兼见肝经热甚之烦躁失眠者，常与朱砂为伍，如更衣片（《部颁标准》）。

2. 肝经实热证　治肝经火盛的便秘溲赤、头晕头痛、烦躁易怒、惊痫抽搐等，常与龙胆、栀子、青黛等同用，如当归芦荟丸（《医学六书》）。治小儿肝热惊风，症见高热、痉挛抽搐等，常与钩藤、蝉蜕等同用。

3. 小儿疳积　可与使君子等份为末，米饮调服；或与银柴胡、槟榔、山药等同用，如芦荟肥儿丸（《医宗金鉴》）。

此外，单用研末外敷，尚可用治癣疮。

【用法用量】2～5g，宜入丸散。外用适量，研末敷患处。

【使用注意】脾胃虚弱，食少便溏者及孕妇慎用。

【现代研究】2020年版《中国药典》规定：含芦荟苷（$C_{21}H_{22}O_9$）库拉索芦荟不得少于16.0%、好望角芦荟不得少于6.0%。本品有泻下、抑菌、抗炎、抗氧化、延缓衰老、保肝、增强免疫、抗肿瘤、抗辐射、促进伤口愈合、护肤、美白等多种药理作用。

第二节　润下药

本节药物多为植物种子或种仁，富含油脂，味甘质润，药性平和，能润滑大肠，促进排便而不致峻泻。适用于年老津枯、产后血虚、热病伤津及失血等所致的肠燥便秘。

火麻仁（Huǒmárén）

本品首载于《神农本草经》。为桑科植物大麻 *Cannabis sativa* L. 的成熟种子（见图37）。产于山东、河北、黑龙江等地。秋季采收。

【处方用名】火麻仁、麻子仁、麻仁、炒火麻仁。

【主要药性】甘，平。归脾、胃、大肠经。

【基本功效】润肠通便。

【性能特点】本品甘平，质润多脂，长于润燥滑肠，兼能滋养补虚。"盖以胃腑燥结，非此不解"（《本草求真》）。"凡年老血液枯燥、产后气血不顺、病后元气未复，或禀弱不能运行者皆治"（《药品化义》）。适用于年老、产后、病后体虚之津枯血少引起的肠燥便秘。

【临床应用】

肠燥便秘　单用有效，配与大黄、厚朴、枳实等同用，如麻子仁丸（《伤寒论》）。

【用法用量】煎服，10～15g。

【现代研究】本品有缓泻、降脂、抗炎、抗动脉粥样硬化、抗氧化、延缓衰老、增强免疫等多种药理作用。

郁李仁（Yùlǐrén）

本品首载于《神农本草经》。为蔷薇科植物欧李 *Prunus humilis* Bge.、郁李 *Prunus japonica* Thunb. 或长柄扁桃 *Prunus pedunculata* Maxim. 的成熟种子。产于内蒙古、河北、辽宁等地。夏、秋两季采收。

【处方用名】郁李仁、炒郁李仁、蜜郁李仁。

【主要药性】辛、苦、甘，平。归脾、大肠、小肠经。

【基本功效】润肠通便，下气利水。

【性能特点】本品甘平质润，辛行苦降。走后阴，能润燥滑肠，兼行气滞。"专治大肠气滞，燥涩不通"（《本草纲目》）。走前阴，能"利小便，通水道"（《本草汇言》），以"消面目四肢大腹水气浮肿"（《本草正》）。

【临床应用】

1.肠燥便秘 常与火麻仁、柏子仁、杏仁等同用，如五仁丸（《世医得效方》）。

2.水肿，小便不利 常与桑白皮、赤小豆、陈皮等同用，如郁李仁汤（《圣济总录》）。

【用法用量】煎服，6～10g。

【使用注意】孕妇慎用。

【用药甄别】郁李仁与火麻仁 两者均为种仁类药物，质润多脂，能润肠通便，适用于肠燥便秘，且常相须为用。然郁李仁走二阴，通二便，兼能行气；火麻仁走后阴，通大便，兼可补虚。故肠燥便秘兼大肠气滞者多选用郁李仁，年老、产后、病后体虚之津枯血少引起的肠燥便秘多选用火麻仁。

【现代研究】2020 年版《中国药典》规定：含苦杏仁苷（$C_{20}H_{27}NO_{11}$）不得少于 2.0%。本品有促进排便、抗炎、镇痛等多种药理作用。

表 8-1　润下药中的参考药物

药名	主要药性	基本功效	临床应用	用法用量	使用注意
松子仁	甘，温。归肺、肝、大肠经	润肠通便，润肺止咳	肠燥便秘，肺燥干咳	煎服，5～10g	

第三节　峻下逐水药

本类药物大多苦寒有毒，药力峻猛，服药后能引起剧烈腹泻，使体内留滞的水湿从大便排出。部分药物兼能利尿。适用于全身水肿，胸腹积水及痰饮积聚、喘满壅实等形证俱实证。

本类药物有毒，攻伐力强，易伤正气，临床应用当"中病即止"。体虚者慎用，孕妇忌用。还要注意本类药物的炮制、剂量、用法及禁忌等，以确保用药安全、有效。

甘遂（Gānsuí）

本品首载于《神农本草经》。为大戟科植物甘遂 *Euphorbia kansui* T. N. Liou ex T. P. Wang 的块根。产于陕西、山西、河南等地。春季开花前或秋末茎叶枯萎后采挖。

【处方用名】甘遂、生甘遂、醋甘遂。

【主要药性】苦，寒；有毒。归肺、肾、大肠经。

【基本功效】泻水逐饮，消肿散结。

【性能特点】本品苦寒降泄，"专于行水，攻决为用"（《本草衍义》）。能"直达水气所结之处，乃泄水之圣药"（《本草汇言》），作用迅猛，药后可连续泻下，使体内潴留水饮排泄体外。适用于水肿、大腹鼓胀、胸胁停饮而正气未衰者。尚能荡涤痰涎，用于顽痰凝结、癫痫发狂。外用消肿散结，可治疮痈肿毒。

【临床应用】

1.水肿胀满，胸腹积水，痰饮积聚 治水肿、大腹鼓胀、胸胁停饮而正气未衰者，可单用研末服，或与大戟、芫花、大枣同用，如十枣汤（《伤寒论》）。治风痰癫痫，以甘遂为末，入猪心煨后，与朱砂末为丸服，如遂心丹（《济生方》）。

2.疮痈肿毒 可用甘遂末水调外敷。

【用法用量】0.5～1.5g；炮制后多入丸散用。外用适量，生用。

【使用注意】孕妇禁用。不宜与甘草同用。

【现代研究】2020年版《中国药典》规定：含大戟二烯醇（$C_{30}H_{50}O$）不得少于0.12%。本品有泻下、利尿、抗急性胰腺炎、抗病毒、抗肿瘤、抗生育、镇痛等多种药理作用。

京大戟（Jīngdàjǐ）

本品首载于《神农本草经》。为大戟科植物大戟 Eughorbia pekinensis Rupr. 的根（见图38）。产于江苏、四川、江西等地。秋、冬两季采挖。

【处方用名】京大戟、大戟、醋大戟。

【主要药性】苦，寒；有毒。归肺、脾、肾经。

【基本功效】泻水逐饮，消肿散结。

【性能特点】本品苦寒降泄，"乃逐水峻剂"（《本草正义》）。能"逐诸有余之水湿、湿热及留饮、伏饮在中下二焦"（《本草汇言》）。其泻水逐饮作用类似甘遂而力稍逊。又能消肿散结，用治热毒疮肿、瘰疬痰核。内服外用均可，以外用为主。

【临床应用】

1. 水肿胀满，胸腹积水，痰饮积聚　可单用，或配大戟、芫花，如十枣汤（《伤寒论》）。

2. 疮痛肿毒，瘰疬痰核　治热毒疮肿，可鲜用捣烂外敷。治痰火凝聚的瘰疬痰核，可与鸡蛋同煮，食鸡蛋。

【用法用量】煎服，1.5～3g。入丸散用，每次1g。内服醋制用。外用适量，生用。

【使用注意】孕妇禁用。不宜与甘草同用。

【现代研究】2020年版《中国药典》规定：含大戟二烯醇（$C_{30}H_{50}O$）不得少于0.60%。本品能引起剧烈腹泻，并有利尿、镇痛、镇静、抗肿瘤、兴奋子宫等多种药理作用。

附：红大戟

本品又名红芽大戟。为茜草科植物红大戟 Knoxia valerianoides Thorel et Pitard 的块根。其性能、功用、用法用量与京大戟相似。但京大戟偏于泻水逐饮，红大戟偏于消肿散结。

芫花（Yuánhuā）

本品首载于《神农本草经》。为瑞香科植物芫花 Daphne genkwa Sieb. et Zucc. 的花蕾。产于河南、安徽、江苏等地。春季花未开放时采收。

【处方用名】芫花、醋芫花。

【主要药性】苦、辛，温；有毒。归肺、脾、肾经。

【基本功效】泻水逐饮，外用杀虫疗疮。

【性能特点】本品"功用专在破泄积水"（《本草正》），"能直达水饮窠囊隐僻处，取效甚捷"（《本经逢原》）。尤以泻胸胁水饮见长，兼能祛痰止咳，故以治胸胁停饮所致的喘咳痰多、胸胁引痛最为适宜。外用能杀虫疗疮，用于疥癣秃疮、痈肿、冻疮。

【临床应用】

1. 水肿胀满，胸腹积水，痰饮积聚　治胸胁停饮及水肿、鼓胀等，常与甘遂、京大戟相须为用，如十枣汤（《伤寒论》）。治水停气滞见蓄水腹胀、停饮喘急、大便秘结、小便短少者，配牵牛子、大黄、青皮等，如舟车丸（《景岳全书》）。

2. 头疮、顽癣及痈肿　可单用研末，或配雄黄用猪脂调敷。

【用法用量】煎服，1.5～3g。醋芫花研末吞服，每次0.6～0.9g，一日一次。外用适量。

【使用注意】孕妇禁用。不宜与甘草同用。

【用药甄别】甘遂、京大戟与芫花　三者均为有毒之品，功能泻水逐饮，作用峻猛，常用于水肿胀满、胸腹积水、痰饮积聚而正气未衰者。然甘遂作用最强，芫花毒性最剧。此外，甘遂、京大戟尚能消肿散结，可治疮痈肿毒；芫花外用可杀虫疗疮，用治头疮顽癣等。

【现代研究】2020 年版《中国药典》规定：含芫花素（$C_{16}H_{12}O_5$）不得少于 0.20%。本品能引起剧烈腹泻，并有利尿、镇咳、祛痰、抗菌、镇静、抗惊厥、抗生育等多种药理作用。

牵牛子（Qiānniúzǐ）

本品首载于《名医别录》。为旋花科植物裂叶牵牛 *Pharbitis nil*（L.）Choisy 或圆叶牵牛 *Pharbitis purpurea*（L.）Voigt 的成熟种子。全国大部分地区均产。秋末采收。

【处方用名】牵牛子、炒牵牛子、二丑、黑丑、白丑、黑白丑。

【主要药性】苦，寒；有毒。归肺、肾、大肠经。

【基本功效】泻水通便，消痰涤饮，杀虫攻积。

【性能特点】本品苦寒泄降，能通利二便，峻下逐水。若"是真正水邪，用牵牛利之，始效验如响"（《本草新编》）。适用于水肿鼓胀，二便不利等水湿壅盛而正气未衰者。入肺经，能泻降肺气，祛痰逐饮，"治上焦痰饮，除壅滞气逆"（《本经逢原》），适用于痰饮积聚、气逆喘咳。兼能杀虫，并以其泻下之力有助虫体从大便排除，可用于蛔虫、绦虫及虫积腹痛者。

【临床应用】

1. 水肿胀满，二便不通　可单用研末服，或与甘遂、京大戟等同用，如舟车丸（《景岳全书》）。

2. 痰饮喘咳　常与葶苈子、杏仁等配伍，如牵牛子散（《圣惠方》）。

3. 虫积腹痛　治蛔虫、绦虫及虫积腹痛者，常与槟榔、使君子等同用。

【用法用量】煎服，3 ～ 6g。入丸散服，每次 1.5 ～ 3g。

【使用注意】孕妇禁用。不宜与巴豆、巴豆霜同用。

【现代研究】本品有泻下、利尿、抗菌、驱杀蛔虫和绦虫、兴奋子宫等药理作用。

商陆（Shānglù）

本品首载于《神农本草经》。为商陆科植物商陆 *Phytolacca acinosa* Roxb. 或垂序商陆 *Phytolacca Americana* L. 的根（见图 39）。我国大部分地区均产。秋季至次春采挖。

【处方用名】商陆、醋商陆。

【主要药性】苦，寒；有毒。归肺、脾、肾、大肠经。

【基本功效】逐水消肿，通利二便。外用解毒散结。

【性能特点】本品苦寒通降，能通利二便，功专逐水，使水湿之邪从二便排除，"善治水肿胀满之病，神效非常"（《长沙药解》）。外用有消肿散结之功。"总敷无名肿毒"（《本草蒙筌》）。凡肿毒、瘰疬、恶疮等均可用之捣敷或涂擦。

【临床应用】

1. 水肿胀满，二便不通　可单用，或与泽泻、赤小豆、茯苓皮等同用，如疏凿饮子（《济生方》）。或将本品捣烂，入麝香少许贴脐。

2. 疮痈肿毒　可用鲜品，酌加食盐，捣烂外敷。

【用法用量】煎服，3 ～ 9g。外用适量，煎汤熏洗。

【使用注意】孕妇禁用。

【现代研究】2020 年版《中国药典》规定：含商陆皂苷甲（$C_{42}H_{66}O_{16}$）不得少于 0.15%，醋商陆不得少于0.20%。本品有泻下、利尿、抗肾损伤、抗炎、抗菌、祛痰、免疫调节、促进造血、抗生育等多种药理作用。

巴豆霜（Bādòushuāng）

本品首载于《神农本草经》。为大戟科植物巴豆的炮制加工品。

【处方用名】巴豆霜。

【主要药性】辛，热；有大毒。归胃、大肠经。

【基本功效】峻下冷积，逐水退肿，祛痰利咽，外用蚀疮。

【性能特点】本品辛热，有大毒。"禀阳刚雄猛之性，有斩关夺门之功"（《本草通玄》）。能"祛脏腑沉寒，通大便寒结"（《本草求真》）；逐体内积水，消腹水鼓胀。又能祛痰涎，利咽喉而畅呼吸，适宜于喉痹痰阻、气道壅塞、呼吸困难。对于小儿乳食停积、痰壅喘促，甚则惊悸者，亦可"峻药轻投"以消积祛痰。外用蚀腐肉，疗疮毒，用治恶疮疥癣。

【临床应用】

1.寒积便秘　治寒实冷积，病起急骤，气血未衰，形证俱实者，每与大黄、干姜同用，如三物备急丸（《金匮要略》）。治小儿冷积，停乳停食，秘结腹胀，痰壅惊悸者，可与六神曲、天南星、朱砂共为末，峻药轻投，如保赤散（《中国药典》）。

2.腹水鼓胀　治腹水鼓胀，二便不通之水湿实证，常与杏仁为丸服。

3.喉痹痰阻　治喉痹痰涎壅塞气道，呼吸困难，甚则窒息欲死者，可与朱砂、雄黄等同用，如缠喉散（《部颁标准》）。

4.痈疮、疥癣　治痈疽成脓未溃，或溃后腐肉不脱，或疥癣恶疮等，可研末涂患处，或捣烂以纱布包擦患处。

【用法用量】0.1～0.3g，多入丸散用。外用适量。

【使用注意】孕妇禁用。不宜与牵牛子同用。

【现代研究】2020年版《中国药典》规定：含脂肪油18.0%～20.0%，巴豆苷（$C_{10}H_{13}N_5O_5$）不得少于0.80%。本品能引起剧烈水泻，并有抗肿瘤、抗炎、抗菌、镇痛、促血小板聚集等多种药理作用。

附：巴豆

本品为大戟科植物巴豆 *Croton tiglium* L. 的成熟果实。产于四川、广西、云南等地。秋季采收。辛，热；有大毒。归胃、大肠经。外用蚀疮。用于恶疮疥癣，疣痣。本品专作外用，不作内服。外用适量，研末涂患处，或捣烂以纱布包擦患处。孕妇禁用；不宜与牵牛子同用。

表8-2　峻下逐水药中的参考药物

药名	主要药性	基本功效	临床应用	用法用量	使用注意
千金子	辛，温；有毒。归肝、肾、大肠经	泻下逐水，破血消癥；外用疗癣蚀疣	二便不通，水肿，痰饮，积滞胀满，癥瘕，经闭，外治顽癣，赘疣	1～2g，去壳，去油，多入丸散服。外用适量，捣烂敷患处	孕妇禁用

【复习思考题】

1.何谓泻下药？泻下药一般分为几类，如何区别应用？

2."引起腹泻"或"润滑大肠"是运用泻下药"通利大便"的二种不同效应，如何理解？

3.大黄泻下攻积，既可用于便秘，又可用于泻痢，机理何在？

扫一扫，查阅本章数字资源，含PPT、音视频、图片等

一、含义

凡以祛除风湿之邪为主要功效，常用以治疗痹证的药物，称为祛风湿药。

二、性能特点

祛风湿药多为辛苦，药性或温或凉，主入肝、脾、肾经。能祛除留滞于肌肉、筋骨、关节的风寒湿邪或风湿热邪，以缓解经络闭阻，解除痹痛。本章药物的主要功效为祛风湿、舒筋、活络等。

所谓祛风湿，是指药物能祛除风湿以治疗各种痹证的作用。又称祛除风湿、蠲痹、除痹、祛风除痹、散风湿、胜湿。所谓舒筋，即舒缓筋急，以解除筋急拘挛、关节屈伸不利的治疗作用，又称伸筋。所谓活络，即通利脉络，以缓解肢体麻木和半身不遂的治疗作用，又称通络、通经络。

三、主治病证

本类药物适用于风、寒、湿、热等外邪侵袭人体，闭阻经络，气血运行不畅所致的痹证，症见肢体关节疼痛、酸楚、麻木、重着、屈伸不利，甚至关节肿大灼热等。

四、药物分类

根据祛风湿药的药性特点及主治病证不同，祛风湿药一般分为祛风寒湿药、祛风湿热药、祛风湿强筋骨药三类。

五、应用原则

应根据痹证的不同类型、病变部位、病程长短等选择和配伍用药。如治风邪偏盛的行痹，应选择善能祛风的祛风湿药，佐以活血养营之品；湿邪偏盛的着痹，应选用温燥的祛风湿药，佐以健脾渗湿之品；寒邪偏盛的痛痹，当选用温性较强的祛风湿药，佐以通阳温经之品；外邪入里而从热化或郁久化热的热痹，当选用寒凉的祛风湿药，酌情配伍凉血清热解毒药；久病体虚，肝肾亏虚，气血不足者，应选用强筋骨的祛风湿药，配伍补肝肾、益气血的药物，扶正以祛邪。

六、使用注意

痹证多属慢性疾病，为服用方便，可制成药酒或丸散剂，也可制成外敷剂型，直接用于患处。辛温性燥的祛风湿药，易伤阴耗血，阴血亏虚者应慎用。

七、现代研究

祛风湿药有抗炎、镇痛、抑制机体免疫功能等多种药理作用。

第一节　祛风寒湿药

本节药物多为辛苦温，以祛风、除湿、散寒、止痛为主要作用。适用于风寒湿痹。
因其偏于温燥，故精血亏虚或者阴虚内热者应慎用。

独活（Dúhuó）

本品首载于《神农本草经》。为伞形科植物重齿毛当归 *Angelica pubescens* Maxim. f. *biserrata* Shan et Yuan 的根（见图 40）。产于四川、湖北、安徽等地。春初或秋末采挖。

【处方用名】独活。

【主要药性】辛、苦，微温。归肾、膀胱经。

【基本功效】祛风湿，通痹止痛。

【性能特点】本品辛散苦燥，气香温通，功善祛风湿、通经络、止痹痛。凡风寒湿痹，无论新久均可运用。因其主入肾经，性善下行，"专理下焦风湿"（《本草正》），故以治腰膝以下之风寒湿痹最宜。又入膀胱经，为"解散肌表风寒湿邪之药"（《本草便读》），适用于外感风寒夹湿之表证。

【临床应用】

1. 痹证　治痹证日久正虚，腰膝酸软，关节屈伸不利，配桑寄生、杜仲、牛膝等，如独活寄生汤（《千金要方》）。

2. 风寒夹湿表证　治外感风寒夹湿所致的恶寒发热、无汗、头痛头重、一身尽痛，常与羌活相须为用，如羌活胜湿汤（《内外伤辨惑论》）。

【用法用量】煎服，3～10g。

【使用注意】阴虚血燥者慎服。

【用药甄别】羌活与独活　两者均为辛苦温之品，能祛风湿、止痛、解表，适用于风寒湿痹，外感风寒夹湿表证等，常相须为用。然羌活散寒解表力强；性主上行，偏于治上半身之风湿痹痛。独活散寒解表之力稍逊；性主下行，长于治下半身之风湿痹痛。

【现代研究】2020 年版《中国药典》规定：含蛇床子素（$C_{15}H_{16}O_3$）不得少于 0.50%，二氢欧山芹醇当归酸酯（$C_{19}H_{20}O_5$）不得少于 0.080%。本品有抗炎、镇痛、镇静、抗心律失常、抑制血小板聚集、解痉、抗血栓、抗肿瘤及延缓衰老等多种药理作用。

威灵仙（Wēilíngxiān）

本品首载于《新修本草》。为毛茛科植物威灵仙 *Clematis chinensis* Osbeck、棉团铁线莲 *Clematis hexapetala* Pall. 或东北铁线莲 *Clematis manshurica* Rupr. 的根及根茎。产于辽宁、吉林、黑龙江等地。秋季采挖。

【处方用名】威灵仙。

【主要药性】辛、咸，温。归膀胱经。

【基本功效】祛风湿，通经络。

【性能特点】本品辛散温通，走而不守。能祛风湿，通经络，"惟风寒湿三气之留瘀隧络，关节不利诸病，尚为合宜"（《本草正义》）。因其性善走窜，长于"疏风邪，走络通经"（《本草便读》），故尤宜于风邪偏盛之行痹。

【临床应用】

痹证　治风寒湿痹、肢体麻木、筋脉拘挛、屈伸不利等可单用为末服，或与羌活、防己、川芎等同用，如威灵丸（《丹溪心法》）。

【用法用量】煎服，6～10g。

【使用注意】本品辛散走窜，气血虚弱者及孕妇慎服。

【现代研究】2020年版《中国药典》规定：含齐墩果酸（$C_{30}H_{48}O_3$）不得少于0.30%。本品有镇痛、抗利尿、抗炎、抗肿瘤、松弛平滑肌、降低血尿酸、保肝、利胆等多种药理作用。

徐长卿（Xúchángqīng）

本品首载于《神农本草经》。为萝藦科植物徐长卿 *Cynanchum paniculatum*（Bge.）Kitag. 的根和根茎（见图41）。产于江苏、河北、安徽等地。秋季采挖。

【处方用名】徐长卿、逍遥竹。

【主要药性】辛、温。归肝、胃经。

【基本功效】祛风，化湿，止痛，止痒。

【性能特点】本品辛香行散温通，入肝、胃经。"能除风湿最效"（《生草药性备要》）。因其长于祛风，尤擅止痛，故可广泛用于风湿、寒凝、气滞、血瘀所致的各种痛证。又能祛肌肤中之风邪而止痒，适用于风疹、湿疹等皮肤瘙痒。尚能解蛇毒，用于毒蛇咬伤。

【临床应用】

1. 多种痛证　治风湿痹痛，可单用浸酒服，或与八角枫、白芷、甘草同用，即风湿定片（《中国药典》）。治肝胃气痛、胃脘胀痛、胸胁痛、月经痛，常与延胡索、香附、川楝子同用，复方元胡止痛片（《部颁标准》）。治牙痛，可与细辛、花椒同用。治腰痛，常配续断、杜仲、独活等同用。治外伤肿痛，可单用煎服，或与栀子捣烂外敷。

2. 风疹湿疹，皮肤瘙痒　可单用煎水外洗，或与苦参、黄柏、白鲜皮等同用。

【用法用量】煎服，3～12g，后下。外用适量。

【现代研究】2020年版《中国药典》规定：含丹皮酚（$C_9H_{10}O_3$）不得少于1.30%。本品有镇静、镇痛、抗菌、抗炎、解痉、降血压、降血脂、调节免疫等多种药理作用。

川乌（Chuānwū）

本品首载于《神农本草经》。为毛茛科植物乌头 *Aconitum carmichaelii* Debx. 的母根（见图42）。主产于四川。6月下旬至8月上旬采挖。

【处方用名】川乌、制川乌。

【主要药性】辛、苦，热；有大毒。归心、肝、肾、脾经。

【基本功效】祛风除湿，温经止痛。

【性能特点】本品辛苦性热，药力强悍，能祛风湿，"通经络，利关节，寻蹊达径，而直抵病所"（《本草汇言》）。为治风寒湿痹之佳品。因其"驱逐寒湿之力甚捷"（《长沙药解》），故对于寒邪偏胜之痛痹最宜。又善"破诸积冷痛"（《本草发明》），散寒止痛之功著，适用于寒邪凝滞诸痛。

【临床应用】

1. 痹证　治风寒湿痹之寒邪偏盛、历节疼痛、不可屈伸，常与麻黄、芍药、甘草等同用，如乌头汤（《金匮要略》。治寒湿瘀血留滞经络、肢体筋脉挛痛、关节屈伸不利、日久不愈，常与草乌、地龙、乳香等同用，如活络丹（《和剂局方》）。

2. 寒凝诸痛 治寒凝心脉、心痛彻背、背痛彻心、手足不温者，常与赤石脂、附子、干姜等同用，如乌头赤石脂丸（《金匮要略》）。治寒疝绕脐腹痛、手足厥冷者，每与蜂蜜同煎，如大乌头煎（《金匮要略》）。

此外，本品止痛，还用于跌打损伤，瘀肿疼痛。古方亦常以本品作为麻醉止痛药。

【用法用量】 煎服，1.5 ～ 3g；先煎、久煎。

【使用注意】 生品内服宜慎，一般炮制后用。不宜与半夏、瓜蒌、瓜蒌子、瓜蒌皮、天花粉、川贝母、浙贝母、平贝母、伊贝母、湖北贝母、白蔹、白及同用。孕妇忌用。酒浸、酒煎服易致中毒，应慎用。

【现代研究】 2020 年版《中国药典》规定：川乌含乌头碱（$C_{34}H_{47}NO_{11}$）、次乌头碱（$C_{33}H_{45}NO_{10}$）和新乌头碱（$C_{33}H_{45}NO_{11}$）的总量应为 0.050% ～ 0.17%。制川乌含苯甲酰乌头原碱（$C_{32}H_{45}NO_{10}$）、苯甲酰次乌头原碱（$C_{31}H_{43}NO_9$）及苯甲酰新乌头原碱（$C_{31}H_{43}NO_{10}$）的总量应为 0.070% ～ 0.15%。本品有抗炎、镇痛、强心、局部麻醉、降血糖等多种药理作用。

附：草乌

本品为毛茛科植物北乌头 *Aconitum kusnezoffii* Reichb. 的根。主产于东北、华北。秋季采挖。其性能、功效、临床应用、用法用量、使用注意与川乌相似，而毒性更强。

蕲蛇（Qíshé）

本品首载于《雷公炮炙论》。为蝰科动物五步蛇 *Agkistrodon acutus*（Güenther）的全体（见图 43）。主产于湖北。多于夏、秋两季捕捉。

【处方用名】 蕲蛇、蕲蛇肉、酒蕲蛇。

【主要药性】 甘、咸，温；有毒。归肝经。

【基本功效】 祛风，通络，止痉。

【性能特点】 本品性善走窜，"内走脏腑，外彻皮肤，透骨搜风，截惊定搐"（《本草求真》），为祛风通络之要药。凡"因风所生之证，无不借其力以获瘥"（《本草经疏》），"故能治一切风病"（《本经逢原》）。尤"为风痹、惊搐、癫癣恶疮要药"（《本草纲目》）。

【临床应用】

1. 痹证 治风邪偏盛之行痹及日久难愈之顽痹。症见关节拘挛疼痛，肢体麻木不仁等，常与木瓜、大血藤、当归等同用，如蕲蛇风湿酒（《部颁标准》）。

2. 中风不遂，麻风疥癣 治中风半身不遂、口舌喎斜、手足麻木、疼痛拘挛、言语謇涩者，常与全蝎、天麻、僵蚕等同用，如再造丸（《中国药典》）。治麻风、眉毛脱落、遍身疮疡、皮肤瘙痒、抓之成疮，及一切疥癣风疾，常与乌梢蛇、苦参等同用，如愈风散（《医学正传》）。

3. 小儿惊风，破伤风 治小儿惊风、高热惊厥、四肢抽搐者，常与全蝎、牛黄、朱砂等同用，如白花蛇丸（《圣济总录》）。治破伤风、颈项紧硬、身体强直者，常与乌梢蛇、蜈蚣同用，如定命散（《圣济总录》）。

【用法用量】 煎汤，3 ～ 9g；研末吞服，一次 1 ～ 1.5g，一日 2 ～ 3 次。

【使用注意】 阴虚内热及血虚生风者忌服。

【现代研究】 本品有镇静、镇痛、催眠、抗血栓、降血压及抗肿瘤等多种药理作用。

附：金钱白花蛇、乌梢蛇

1. 金钱白花蛇 为眼镜蛇科动物银环蛇 *Bungarus multicinctus* Blyth 的幼蛇全体。分布于长江以南各地。夏、秋两季捕捉。其性能、功用与蕲蛇相似而力较强。煎服，2～5g；研粉吞服1～1.5g。

2. 乌梢蛇　为游蛇科动物乌梢蛇 *Zaocys dhumnades*（Cantor）的干燥体。味甘性平，"功用与蕲蛇同，无毒而力浅"（《本草分经》）。可作为蕲蛇的代用品使用。煎汤，6～12g。

木瓜（Mùguā）

本品首载于《名医别录》。为蔷薇科植物贴梗海棠 *Chaenomeles speciosa*（Sweet）Nakai 的近成熟果实（见图 44）。主产于安徽宣城。夏、秋两季采收。

【处方用名】木瓜、宣木瓜、皱皮木瓜。

【主要药性】酸，温。归肝、脾经。

【基本功效】祛风湿，舒筋活络，和胃化湿。

【性能特点】本品性"温能通肌肉之滞"（《本草经疏》），气香入脾能芳化湿浊，味酸入肝能舒筋缓急。"风寒痹湿之邪服之能宣达"（《本草便读》），转筋腿痛遇此则舒缓，"脚气湿肿得此能安"（《本草约言》）。故为治湿痹拘挛，吐泻转筋，脚气肿痛之要药。

【临床应用】

1. 痹证　治湿痹、筋脉拘挛，常与羌活、独活、千年健等同用，如木瓜酒（《部颁标准》）。

2. 吐泻转筋　治寒湿偏盛者，常与吴茱萸、小茴香、甘草同用，如木瓜汤（《三因方》）。治湿热偏盛者，常与蚕砂、山栀、黄芩等同用，如蚕矢汤（《霍乱论》）。

3. 脚气肿痛　治寒湿伤于足络，脚气水肿，足胫肿痛不可忍者，每与吴茱萸、紫苏、槟榔等同用，如鸡鸣散《朱氏集验方》。

【用法用量】煎服，6～9g。

【现代研究】2020 年版《中国药典》规定：含齐墩果酸（$C_{30}H_{48}O_3$）和熊果酸（$C_{30}H_{48}O_3$）的总量不得少于 0.50%。本品有镇痛、抗炎、保肝、松弛胃肠道平滑肌及抑菌等多种药理作用。

表 9-1　祛风寒湿药中的参考药物

药名	主要药性	基本功效	临床应用	用法用量	使用注意
鹿衔草	甘、苦，温。归肝、肾经	祛风湿，强筋骨，止血，止咳	风湿痹痛，肾虚腰痛，腰膝无力，月经过多，久咳劳嗽	煎服，9～15g	
伸筋草	微苦、辛，温。归肝、脾、肾经	祛风除湿，舒筋活络	关节酸痛，屈伸不利	煎服，3～12g	
青风藤	苦、辛，平。归肝、脾经	祛风湿，通经络，利小便	风湿痹痛，关节肿胀，麻痹瘙痒	煎服，6～12g	
海风藤	辛、苦，微温。归肝经	祛风湿，通经络，止痹痛	风寒湿痹，肢节疼痛，筋脉拘挛，屈伸不利	煎服，6～12g	
路路通	苦，平。归肝、肾经	祛风活络，利水，通经	关节痹痛，麻木拘挛，水肿胀满，乳少，经闭	煎服，5～10g	
穿山龙	甘、苦，温。归肝、肾、肺经	祛风除湿，舒筋通络，活血止痛，止咳平喘	风湿痹痛，关节肿胀，疼痛麻木，跌仆损伤，闪腰岔气，咳嗽气喘	煎服，9～15g，也可制成酒剂用	

第二节　祛风湿热药

本节药物多为辛苦寒之品，以祛风除湿、清热通络为主要作用。适用于风湿热痹。症见关节肿胀、皮肤焮红、灼热疼痛等。若配伍散寒止痛药，亦可用于风寒湿痹。

秦艽（Qínjiāo）

本品首载于《神农本草经》。为龙胆科植物秦艽 Gentiana macrophylla Pall.、麻花秦艽 Gentiana straminea Maxim.、粗茎秦艽 Gentiana crassicaulis Duthie ex Burk. 或小秦艽 Gentiana dahurica Fisch. 的根。主产于陕西、甘肃、内蒙古等地。春、秋两季采挖。

【处方用名】秦艽、炒秦艽、酒秦艽。

【主要药性】辛、苦，平。归胃、肝、胆经。

【基本功效】祛风湿，清湿热，止痹痛，退虚热。

【性能特点】本品辛能散风，苦能燥湿，能祛风除湿，"通利关节，流通脉络，亦治风寒湿痹之要药"（《本草正义》）。"然散风湿之药多燥，此独偏润，故又为风药中润剂"（《本草便读》）。大凡风湿痹痛，无问寒热新久均可应用。因其性平偏凉，兼能清热，故尤宜于风湿热痹。质润不燥，能退虚热而无损阴津，适用于骨蒸日晡潮热，小儿疳积发热。兼能清利湿热，可用于湿热黄疸。

【临床应用】

1. 痹证　治风湿热痹，常与黄柏、延胡索、川牛膝等同用，如痛风定胶囊（《中国药典》）。治风寒湿痹，常与肉桂、细辛、桂枝等同用，如关节镇痛膏（《部颁标准》）。

2. 湿热黄疸　可单用为末服，或与茵陈、栀子、大黄等同用。

3. 骨蒸潮热，疳积发热　治骨蒸日晡潮热，常与青蒿、鳖甲、知母等同用，如秦艽鳖甲散（《卫生宝鉴》）。治小儿疳积发热，常与薄荷、炙甘草等同用，如秦艽散（《小儿药证直诀》）。

【用法用量】煎服，3～10g。

【现代研究】2020 年版《中国药典》规定：含龙胆苦苷（$C_{16}H_{20}O_9$）和马钱苷酸（$C_{16}H_{24}O_{10}$）的总量不得少于 2.5%。本品有镇静、镇痛、解热、抗炎、免疫调节、降压、升高血糖和保肝等多种药理作用。

防己（Fángjǐ）

本品首载于《神农本草经》。为防己科植物粉防己 Stephania tetrandra S. Moore 的根（见图45）。产于广东、广西、云南等地。秋季采挖。

【处方用名】防己、粉防己、汉防己。

【主要药性】苦，寒。归膀胱、肺经。

【基本功效】祛风止痛，利水消肿。

【性能特点】本品祛风止痛，能解"手足挛急之疾，关节肿痛之苛"（《本草易读》），为治风湿痹痛之常用药。因其性寒清热，故对风湿热痹尤宜。其苦寒降泄，入膀胱经，"功专行水决渎，以达于下"（《医林纂要》），"清利湿热是其专职"（《本草正义》）。尤善治水肿脚气，小便不利等下半身水湿停留之证。

【临床应用】

1. 痹证 治风湿热痹，常与忍冬藤、海桐皮、木瓜等同用，如风痛安胶囊（《中国药典》）。若治风寒湿痹，可与制川乌、肉桂、白术等同用，如防己关节丸（《部颁标准》）。

2. 水肿脚气 治表虚不固之风水水肿，汗出恶风，可与黄芪、白术、甘草等同用，如防己黄芪汤（《金匮要略》）。治水饮停积、走于肠道、辘辘有声、腹满便秘者，可与椒目、葶苈子、大黄配伍，如己椒苈黄丸（《金匮要略》）。治脚气肿满，小便不利，常与赤茯苓、槟榔、桑白皮等同用，如汉防己散（《圣惠方》）。

【用法用量】煎服，5～10g。

【使用注意】本品苦寒，易伤胃气，故胃纳不佳及体弱者慎服。

【用药甄别】防风与防己 两者均能祛风湿、止痹痛，用治风湿痹证。然防风以祛风见长，药性平和，微温不燥，甘缓不峻，为风药中之润剂。凡外感表证、风湿痹痛、破伤风、皮肤痒疹等内、外之风病，无论属寒属热皆宜，有解表、胜湿、止痉、止痒之功。防己性寒，以治风湿热痹尤佳；又能清利湿热，善治水肿脚气、小便不利等下半身水湿停留之证。

【现代研究】2020 年版《中国药典》规定：含粉防己碱（$C_{38}H_{42}N_2O_6$）和防己诺林碱（$C_{37}H_{40}N_2O_6$）的总量不得少于 1.4%。本品有抗炎、镇痛、抑制免疫、抗心肌缺血、抗心律失常、抗肿瘤、抗过敏及降血压等多种药理作用。

【备　　注】国家食品药品监督管理局《关于加强广防己等 6 种药材及其制剂监督管理的通知》（国食药监注〔2004〕379 号）指出：取消广防己（马兜铃科植物广防己 *Aristolochia fangchi* Y. C. Wu ex L. D. Chou et S. M. Hwang 的干燥根）药用标准，凡国家药品标准处方中含有广防己的中成药品种应将处方中的广防己替换为防己。

桑枝（Sāngzhī）

本品首载于《本草图经》。为桑科植物桑 *Morus alba* L. 的嫩枝。全国各地均产。春末夏初采收。

【处方用名】桑枝、炒桑枝、酒桑枝。

【主要药性】微苦，平。归肝经。

【基本功效】祛风湿，利关节。

【性能特点】本品药性平和，能祛风湿，"达四肢，行经络，利关节"（《本草便读》），"除风寒湿痹诸痛"（《本草纲目》）。大凡痹证，无问新久、寒热均可应用。因其性上行，偏走上肢，故尤宜于上肢之痹痛，肩臂关节疼痛麻木者。

【临床应用】

痹证 治风湿痹痛、肩臂关节疼痛麻木，可单用，也可随证配伍使用。若痹证偏寒者，多与独活、桂枝、防风等同用；偏热者，多与络石藤、忍冬藤等同用。

【用法用量】煎服，9～15g。

【现代研究】本品有抗炎、降血糖、降血脂和增强免疫等多种药理作用。

豨莶草（Xīxiāncǎo）

本品首载于《新修本草》。为菊科植物豨莶 *Siegesbeckia orientalis* L.、腺梗豨莶 *Siegesbeckia pubescens* Makino 或毛梗豨莶 *Siegesbeckia glabrescens* Makino 的地上部分。产于湖南、湖北、江苏等地。夏、秋两季采割。

【处方用名】豨莶草、酒豨莶草、制豨莶草。

【主要药性】辛、苦，寒。归肝、肾经。

【基本功效】祛风湿，利关节，解毒。

【性能特点】本品辛散苦燥，"祛风除湿，是其本功"（《本草便读》）。兼能"通利机关，和调血脉，尤为纯粹，凡风寒湿热诸痹，多服均获其效"（《本草正义》）。因其性寒，故以治风湿热痹为宜。此外，苦寒搜风，兼能解毒，用于半身不遂、风疹湿疮、疮痈肿毒。

【临床应用】

1. 痹证　治风湿热痹，症见肢体麻木、腰膝酸软、筋骨无力、关节疼痛，以及半身不遂等，可单用，如豨莶丸（《中国药典》）；或与臭梧桐叶相须为用，如豨桐胶囊（《中国药典》）。

2. 风疹，湿疮，疮痈　治风疹、湿疮，可单用内服或外洗，或与白蒺藜、地肤子、白鲜皮等同用。治疮痈肿毒、红肿热痛，可与蒲公英、野菊花等同用。

【用法用量】煎服，9～12g。外用适量。

【现代研究】2020 年版《中国药典》规定：含奇壬醇（$C_{20}H_{34}O_4$）不得少于 0.050%。本品有抗炎、镇痛、降血压、调节免疫及抗血栓等多种药理作用。

络石藤（Luòshíténg）

本品首载于《神农本草经》。为夹竹桃科植物络石 *Trachelospermum jasminoides*（Lindl.）Lem. 的带叶藤茎。产于江苏、湖北、山东等地。冬季至次春采割。

【处方用名】络石藤。

【主要药性】苦，微寒。归心、肝、肾经。

【基本功效】祛风通络，凉血消肿。

【性能特点】本品善走经脉，通达肢节，祛风通络。"凡病人筋脉拘挛，不易屈伸者，服之无不获效"（《要药分剂》)，适用于风湿痹痛、筋脉拘挛、屈伸不利者。因其性微寒，故以治热痹尤宜。又能凉血清热，利咽消肿。适用于热毒壅盛之咽喉肿痛、痈肿疮毒。

【临床应用】

1. 痹证　治风湿热痹、筋脉拘挛、腰膝酸痛，可单用酒浸服，或与忍冬藤、秦艽、地龙等同用。

2. 喉痹，痈肿　治热毒壅盛之咽喉肿痛，可单用水煎含咽。治痈肿疮毒，可与皂角刺、瓜蒌、乳香等同用。

【用法用量】煎服，6～12g。

【现代研究】2020 年版《中国药典》规定：含络石苷（$C_{27}H_{34}O_{12}$）不得少于 0.45%。本品有抗炎、镇痛及抗肿瘤等多种药理作用。

雷公藤（Léigōngténg）

本品首载于《本草纲目拾遗》。为卫矛科植物雷公藤 *Tripterygium wilfordii* Hook. f. 的根的木质部。产于浙江、江苏、安徽等地。春、秋两季采挖。

【处方用名】雷公藤。

【主要药性】苦，寒；有毒。归肝、肾经。

【基本功效】祛风湿，活血通络，消肿定痛。

【性能特点】本品性猛有毒，"其性最烈"（《本草纲目拾遗》）。长于"祛风活络，破瘀镇痛"

（《福建药物志》），为治风湿顽痹要药。且苦寒清热力强，消肿止痛功著，故尤宜于关节红肿热痛、肿胀难消、晨僵、功能受限，甚至关节变形者。此外，尚能解热攻毒、祛风止痒，用于热毒疮疡及皮肤瘙痒。

【临床应用】

1. 痹证　治关节红肿热痛、肿胀难消、晨僵、功能受限，甚至关节变形之顽痹。单用有效，如雷公藤片（《部颁标准》）；或与羌活、当归、威灵仙等同用。

2. 疮肿，麻风，疥癣　治热毒疮疡，可与蟾酥同用。治麻风病，可单用炖服，或与金银花、黄柏、玄参等同用。治头癣、疥疮，可单用研成细粉，醋调外敷。

【用法用量】煎服，1～3g，先煎。外用适量。

【使用注意】孕妇禁用。心、肝、肾功能不全和白细胞减少者均慎用。

【现代研究】本品有免疫抑制、抗炎、改善血液流变学、抗肿瘤及抗生育等多种药理作用。

表 9-2　祛风湿热药中的参考药物

药名	主要药性	基本功效	临床应用	用法用量	使用注意
臭梧桐叶	甘、苦，平。归肝经	祛风除湿，平肝止痛	风湿痹痛，半身不遂，眩晕头痛，风疹湿疮	煎服，9～15g	
丝瓜络	甘，平。归肺、胃、肝经	祛风，通络，活血，下乳	痹痛拘挛，胸胁胀痛，乳汁不通，乳痈肿痛	煎服，5～12g	

第三节　祛风湿强筋骨药

本节药物性温或平，主入肝肾经。以祛风湿、补肝肾、强筋骨为主要作用。适用于风湿日久，肝肾虚损，腰膝酸软，脚弱无力等。亦可用于肾虚腰痛，骨痿，软弱无力者。

本节药物虽有补益祛邪、标本兼顾之长，但补益力不强，若治肝肾不足、久病体虚者，宜配伍补肝肾药物。

桑寄生（Sāngjìshēng）

本品首载于《神农本草经》。为桑寄生科植物桑寄生 *Taxillus chinensis*（DC.）Danser 的带叶茎枝。产于广东、广西、云南等地。冬季至次春采割。

【处方用名】桑寄生、桑上寄生。

【主要药性】苦、甘，平。归肝、肾经。

【基本功效】祛风湿，补肝肾，强筋骨，安胎元。

【性能特点】本品味甘性平，苦而不燥，主入肝肾经。能"补肝肾，除风湿，强筋骨"（《本草求真》），为强壮性祛风湿药。对痹证日久，伤及肝肾，腰膝酸软，筋骨无力者尤宜。又"能滋养血脉于空虚之地"（《神农本草经百种录》），补肝肾、益精血、固冲任、安胎元，适用于肝肾亏虚、冲任不固之妊娠下血、胎动不安。

【临床应用】

1. 痹证　治痹证日久，伤及肝肾，腰膝酸软，筋骨无力，常与独活、杜仲、牛膝等同用，如独活寄生汤（《千金要方》）。

2. 妊娠漏血，胎动不安　治肝肾亏虚，冲任不固之妊娠下血，胎动不安，常与阿胶、续断、菟丝子等同用，如寿胎丸（《医学衷中参西录》）。

【用法用量】煎服，9 ～ 15g。

【现代研究】本品有镇痛、抗炎、降血压、降血脂、减慢心率、免疫抑制及抗肿瘤等多种药理作用。

附：槲寄生

本品为桑寄生科植物槲寄生 *Viscum coloratura*（Komar.）Nakai 的带叶茎枝。苦，平；归肝、肾经。功能祛风湿，补肝肾，强筋骨，安胎元。用于风湿痹痛，腰膝酸软，筋骨无力，崩漏经多，妊娠漏血，胎动不安，头晕目眩。煎服，9 ～ 15g。其性能、功效及临床应用与桑寄生相似。

五加皮（Wǔjiāpí）

本品首载于《神农本草经》。为五加科植物细柱五加 *Acanthopanax gracilistylus* W. W. Smith 的根皮（见图 46）。产于湖北、河南、安徽等地。夏、秋两季采挖。

【处方用名】五加皮、南五加皮。

【主要药性】辛、苦，温。归肝、肾经。

【基本功效】祛风除湿，补益肝肾，强筋壮骨，利水消肿。

【性能特点】本品"辛能散风，温能除寒，苦能燥湿"（《本草经疏》），入肝肾两经。"功专壮筋骨，除风湿"（《本草撮要》）。既"为治风痹湿痹良药"（《医林纂要》），又为治肝肾不足，筋骨萎软，腰痛脚弱，及小儿行迟所常用，对风湿痹痛兼有肝肾亏虚者尤为适宜。兼能利水消肿，用于水肿脚气、小便不利。

【临床应用】

1. 痹证　治风湿痹痛兼有肝肾亏损、腰膝酸软、筋骨无力等，可单用浸酒饮，或与女贞子为伍，如追风强肾酒（《部颁标准》）。

2. 筋骨萎软，小儿行迟　本品补肝肾、强筋骨，又常用于肝肾不足之筋骨萎软，常与杜仲、牛膝等同用。治小儿坐立行走迟缓，可单用，或与龟甲、牛膝、木瓜等同用。

3. 水肿，脚气　治水肿、小便不利，常与茯苓皮、大腹皮、生姜皮等同用，如五皮饮（《和剂局方》）。治脚气肿痛，可与木瓜同用。

【用法用量】煎服，5 ～ 10g；或酒浸、入丸散服。

【用药甄别】五加皮与桑寄生　两者均入肝肾经，能祛风除湿，补益肝肾，强筋健骨，为强壮性祛风湿药，适用于风湿痹痛兼有肝肾亏损、腰膝酸软、筋骨无力等。然五加皮兼能利水消肿，用于水肿、脚气等。桑寄生补肝肾，益精血，固冲任，安胎元，适用于肝肾亏虚、冲任不固之妊娠下血、胎动不安。

【现代研究】本品有抗炎、镇痛、调节免疫、降低血糖、抗疲劳、抗耐缺氧、抗肿瘤、抗诱变、抗溃疡及改善肾功能等多种药理作用。

狗脊（Gǒujǐ）

本品首载于《神农本草经》。为蚌壳蕨科植物金毛狗脊 *Cibotium barometz*（L.）J. Sm. 的根茎（见图 47）。产于云南、广西、浙江等地。秋、冬两季采挖。

【处方用名】狗脊、金毛狗脊、烫狗脊。

【主要药性】苦、甘，温。归肝、肾经。

【基本功效】祛风湿，补肝肾，强腰膝。

【性能特点】本品"温养肝肾，能驱除风寒湿三气，为健腰膝，利关节，通经脉之药"（《本草正义》）。且温而不燥，走而不泄，对"肝肾虚而有风寒湿邪痹着关节者，最为相宜"（《本草便读》）。又有温补固摄之功，可用于肾虚不固之尿频遗尿，及冲任虚寒之带下清稀。外用能"止诸疮血出"（《本草纲目拾遗》），可用于外伤出血。

【临床应用】

1.痹证　治风寒湿痹，或兼有肝肾不足，症见腰膝酸软、下肢无力，或腰痛脊强、不能俯仰者，可单用，或与牛膝、海风藤、杜仲等同用。

2.遗尿，带下　治肾虚不固之尿频遗尿，可与桑螵蛸、益智仁等同用。治冲任虚寒之带下清稀，宜与鹿茸、白薇、艾叶同用。

【用法用量】煎服，6～12g。

【使用注意】肾虚有热，小便不利，或短涩黄赤者慎服。

【现代研究】2020年版《中国药典》规定：烫狗脊含原儿茶酸（$C_7H_6O_4$）不得少于0.020%。本品有抗炎、镇痛、止血及增加心肌血流量等多种药理作用。

千年健（Qiānniánjiàn）

本品首载于《本草纲目拾遗》。为天南星科植物千年健 *Homalomena occulta*（Lour.）Schott 的根茎。产于云南、广西等地。春、秋两季采挖。

【处方用名】千年健。

【主要药性】苦、辛，温。归肝、肾经。

【基本功效】祛风湿，健筋骨。

【性能特点】本品辛温走窜，入肝肾经，长于"祛风湿痹痛，强筋骨"（《饮片新参》）。"用之于宣通经络，祛风逐痹，颇有应验"（《本草正义》）。亦为强壮性祛风湿药，用于风湿痹痛、筋骨无力、拘挛麻木，尤以"老人最宜食此药"（《本草纲目拾遗》）。

【临床应用】

痹证　治风寒湿痹、四肢麻木、筋骨疼痛、行步艰难，常与羌活、牛膝、木瓜等同用，如舒筋丸（《中国药典》）。

【用法用量】煎服，5～10g。

【使用注意】阴虚内热者慎服。

【现代研究】2020年版《中国药典》规定：含芳樟醇（$C_{10}H_{18}O$）不得少于0.20%。本品有抗炎、镇痛、抗凝血等多种药理作用。

【复习思考题】

1.何谓祛风湿药？祛风湿药一般分为几类，如何区别应用？

2.独活、羌活、威灵仙、木瓜、川乌、防己、雷公藤、桑寄生均可治疗风湿痹痛，如何区别使用？

3.川乌为有毒之品，简述其用法用量及使用注意。

第十章

化湿药

一、含义

凡以化湿运脾为主要功效，常用以治疗湿阻中焦证的药物，称为化湿药。因其气味芳香，又称芳香化湿药。

二、性能特点

本类药物多辛温香燥，主入脾胃经。能宣化停聚于中焦之湿浊，促进脾胃的健运功能。本类药物的主要功效为化湿，其次为燥湿。

所谓化湿，是指气味芳香的药物能祛除湿浊，起到治疗湿阻中焦证的作用。又称芳香化湿、化湿运脾、化湿健脾、化湿和中等。其中，部分药物如草豆蔻、草果等，虽无苦味，但温燥性强，又称燥湿。

三、主治病证

本类药物适用于脾为湿困，运化失常之湿阻中焦证。症见脘腹痞满、呕吐泛酸、大便溏薄、食少体倦、口甘多涎、舌苔白腻等。也可用于湿温和暑湿。

四、应用原则

湿为阴邪，易阻遏气机，影响脾的运化功能；脾主运化水液，若健运失常，则水液易聚而生湿，故应用化湿药常需配伍健脾药和行气药同用。湿有寒湿与湿热之分。若寒湿偏甚者，宜配伍温中祛寒药；湿热偏甚者，宜配伍清热燥湿药。《医学正传》云："治湿不利小便，非其治也。"故化湿药常与利湿药配伍，使邪有去路。

五、使用注意

本类药物多辛香温燥，易耗气伤阴，故阴虚津亏及气虚者慎用。又因芳香辛烈，多含挥发油，故入汤剂宜后下。

六、现代研究

本类药物大多可刺激嗅觉、味觉及胃黏膜，从而促进胃液分泌，兴奋肠管蠕动，使胃肠推进运动加快，以达到增强食欲、促进消化、排除肠道积气的作用。此外，本类药物尚有抗溃疡、抗病原微生物等多种药理作用。

广藿香（Guǎnghuòxiāng）

本品首载于《名医别录》。为唇形科植物广藿香 *Pogostemon cablin*（Blanco）Benth. 的地上部分。主产于广东。夏秋季时采割。

【处方用名】广藿香、藿香、南藿香。

【主要药性】辛，微温。归脾、胃、肺经。

【基本功效】芳香化浊，和中止呕，发表解暑。

【性能特点】本品"芳香而不嫌其猛烈，温煦而不偏于燥烈"（《本草正义》），为芳香化浊之要药。又能和中止呕，"治脾胃呕逆为最要之药"（《本草图经》），可用于多种呕吐，对湿浊中阻之呕吐最为适宜。辛温能外散风寒，芳香能内化湿浊，为暑湿时令要药。

【临床应用】

1. 湿阻中焦证 常与苍术、厚朴、半夏等同用，如不换金正气散（《和剂局方》）。

2. 呕吐 治湿浊中阻之呕吐，单用有效，或与半夏为伍。至于其他呕吐，也可相机为用。若偏湿热者，配黄连、竹茹等；脾胃虚弱者，配党参、白术、陈皮等；妊娠呕吐者，配砂仁、紫苏梗等。

3. 暑湿表证，湿温初起 治暑月外感风寒，内伤湿浊所致之恶寒发热、头痛脘闷、呕恶吐泻、舌苔白腻等，常与紫苏、厚朴、半夏等同用，如藿香正气散（《和剂局方》）。治湿温初起，湿热并重，症见身热肢酸、口渴尿赤、舌苔白腻或微黄等，多与黄芩、滑石、石菖蒲等同用，如甘露消毒丹（《温热经纬》）。

【用法用量】煎服，3～10g。鲜品加倍。

【现代研究】2020 年版《中国药典》规定：含百秋李醇（$C_{15}H_{26}O$）不得少于 0.10%。本品有调节胃肠道功能、止咳、祛痰、平喘、抗病原微生物、抗炎、镇痛等多种药理作用。

佩兰（Pèilán）

本品首载于《神农本草经》。为菊科植物佩兰 *Eupatorium fortunei* Turcz. 的地上部分。产于江苏、浙江、河北等地。夏、秋两季分两次采割。

【处方用名】佩兰、香佩兰、兰草。

【主要药性】辛，平。归脾、胃、肺经。

【基本功效】芳香化湿，醒脾开胃，发表解暑。

【性能特点】本品气味芳香，化湿和中，功同广藿香性平而不燥，尤以化湿浊、去陈腐见长，善治脾经湿热，口中甜腻、多涎、口臭之脾瘅证。辛平性散，味香气清，外散表邪，内化湿浊，故有发表解暑之功，"与藿香同为夏令治理中焦之要药"（《本草正义》）。

【临床应用】

1. 湿阻中焦证 治脾为湿困，脘腹痞满，食少苔腻等，常与广藿香相须为用。治脾经湿热，口中甜腻、多涎口臭等脾瘅证，单用煎服，或与黄芩、白芍、甘草等同用。

2. 暑湿表证，湿温初起 治暑湿表证，常配广藿香、苏叶、石菖蒲等，如复方藿香片（《部颁标准》）。治湿温初起，常与藿香叶、薄荷叶、芦根等同用。

【用法用量】煎服，3～10g。鲜品加倍。

【用药甄别】佩兰与广藿香 两者均味辛气香，入脾、胃、肺经。能内化脾胃湿浊之邪，外散在表的风寒之邪，为暑湿时令常用之品。凡湿阻中焦，暑湿表证，或湿温初起，常相须为用。

然佩兰性平，化湿力强，又善治脾经湿热之脾瘅证。广藿香性微温，发表解暑之力优于佩兰，又善止呕，善治外寒内湿之阴暑证及湿阻中焦之呕吐。

【现代研究】2020 年版《中国药典》规定：含挥发油不得少于 0.25%（mL/g）。本品有促消化、抗炎、抗病原微生物等多种药理作用。

苍术（Cāngzhú）

本品首载于《神农本草经》。为菊科植物茅苍术 *Atractylodes lancea*（Thunb.）DC. 或北苍术 *Atractylodes chinensis*（DC.）Koidz. 的根茎（见图 48）。前者产于江苏茅山一带，后者产于内蒙古、山西、辽宁等地。春、秋两季采挖。

【处方用名】苍术、茅苍术、北苍术、麸炒苍术。

【主要药性】辛、苦，温。归脾、胃、肝经。

【基本功效】燥湿健脾，祛风散寒，明目。

【性能特点】本品辛香苦燥，气味浓厚，主入中焦。"逐邪除湿，其功最大"（《本草发明》），"为湿家要剂"（《本草汇》）。凡湿阻中焦，或湿聚成饮者皆宜。辛温发散，"性专开腠，故能发汗而去风寒湿气"（《本经逢原》）。因其以祛湿见长，"发汗解表最验"（《本草易读》），故治风寒湿痹以湿盛之着痹为宜，治表证以风寒夹湿者为佳。尚能明目，用于夜盲症及眼目昏涩。

【临床应用】

1. 湿阻中焦证 治湿阻中焦，脾失健运而致脘腹胀闷、呕恶食少、吐泻乏力、舌苔白腻等，常与厚朴、陈皮、甘草等配伍，如平胃散（《和剂局方》）。治脾虚湿聚，水湿内停之痰饮或外溢之水肿，则与茯苓、泽泻、猪苓等同用，如胃苓汤（《世医得效方》）。

2. 痹证 治痹证湿胜者，可与薏苡仁、独活、羌活等同用。若治湿热下注之痿痹，症见两足麻木或肿痛、萎软无力等，常与黄柏、川牛膝同用，如三妙丸（《医学正传》）。

3. 风寒夹湿表证 症见恶寒发热、头身重疼、无汗鼻塞等，常与麻黄、白芷、荆芥等同用，如感冒解痛散（《部颁标准》）。

4. 夜盲症及眼目昏涩 可单用，或与羊肝、猪肝蒸煮同食。

【用法用量】煎服，3 ～ 9g。

【使用注意】本品苦温燥烈，故阴虚内热，气虚多汗者忌用。

【现代研究】2020 年版《中国药典》规定：含苍术素（$C_{13}H_{10}O$）不得少于 0.20%。本品有调节胃肠道功能、抑制子宫平滑肌、抗病原微生物等多种药理作用。

厚朴（Hòupò）

本品首载于《神农本草经》。为木兰科植物厚朴 *Magnolia officinalis* Rehd. et Wils. 或凹叶厚朴 *Magnolia officinalis* Rehd. et Wils. var. *biloba* Rehd. et Wils. 的皮、根皮及枝皮。产于四川、湖北、浙江等地。4 ～ 6 月剥取。

【处方用名】厚朴、川厚朴、姜厚朴。

【主要药性】苦、辛，温。归脾、胃、肺、大肠经。

【基本功效】燥湿消痰，下气除满。

【性能特点】本品苦燥辛行，既燥湿，又行气。"主治多在中焦"（《本草思辨录》），"善破壅塞而消胀满"（《长沙药解》），为消胀除满之要药。凡湿阻中焦，或胃肠积滞，气机失畅之脘腹胀满皆可应用，尤以去实满擅长。入肺经，能消痰下气，"降冲逆而止嗽，破壅阻而定喘"（《长沙药解》），适用于痰湿内阻、肺气壅逆之喘咳胸闷。

【临床应用】

1. 湿阻中焦证 常与苍术、陈皮等同用，如平胃散（《和剂局方》）。

2. 胃肠积滞胀满 治胃肠积滞之便秘腹胀，常与大黄、枳实同用，如厚朴三物汤（《伤寒论》）。治热结便秘，腹满胀痛，常与大黄、芒硝、枳实同用，如大承气汤（《伤寒论》）。

3. 痰饮喘咳 治痰湿内阻，肺气壅逆之喘咳胸闷，每与紫苏子、陈皮、半夏等同用，如苏子降气汤（《和剂局方》）。治寒饮化热、咳嗽喘逆、喉间痰声辘辘、烦躁不安，常与麻黄、石膏、杏仁等同用，如厚朴麻黄汤（《金匮要略》）。治宿有喘病，复感风寒，表证未解而微喘者，可与桂枝、杏仁、生姜等同用，如桂枝加厚朴杏子汤（《伤寒论》）。

【用法用量】煎服，3～10g。

【使用注意】本品辛苦温燥，易耗气伤津，故气虚津亏者及孕妇当慎用。

【用药甄别】厚朴与苍术 两者均辛苦温燥，入脾胃经。功能燥湿健脾，主治湿阻中焦证，常相须为用。然厚朴温燥之性不及苍术，长于行气消胀除满，凡湿阻中焦、胃肠积滞、气机失畅之脘腹胀满皆宜；并能消痰下气平喘，用治咳喘痰多。苍术为燥湿健脾之要药，又能祛风湿、解表，对于风寒夹湿之表证，风湿痹痛以湿胜者最宜。尚能明目，用治夜盲症。

【现代研究】2020 年版《中国药典》规定：含厚朴酚（$C_{18}H_{18}O_2$）与和厚朴酚（$C_{18}H_{18}O_2$）的总量不得少于 1.6%。本品有调节胃肠功能、抗病原微生物、抗炎镇痛等多种药理作用。

附：厚朴花

本品为厚朴或凹叶厚朴的花蕾。苦，微温；归脾、胃经。功能芳香化湿，理气宽中。其功似厚朴而力缓，用于脾胃湿阻气滞之胸腹胀满疼痛，纳少苔腻等证。煎服，3～9g。

砂仁（Shārén）

本品首载于《药性论》。为姜科植物阳春砂 *Amomum villosum* Lour.、绿壳砂 *Amomum villosum* Lour. var. *xanthioides* T. L. Wu et Senjen 或海南砂 *Amomum longiligulare* T. L. Wu 的成熟果实（见图 49）。产于广东、广西、云南等地。夏、秋两季果实成熟时采收。

【处方用名】砂仁、缩砂仁、阳春砂、春砂仁。

【主要药性】辛，温。归脾、胃、肾经。

【基本功效】化湿开胃，温脾止泻，理气安胎。

【性能特点】本品辛温气香，主入脾胃二经，既能芳化中焦之湿浊，又能温行脾胃之滞气，"为醒脾调胃要药"（《本草求真》）。凡湿阻中焦，脾胃气滞，或脾胃虚寒之脘痞不饥，腹痛吐泻等皆宜。兼能"安气滞之胎"（《本草正》），适用于气滞所致的妊娠恶阻、胎动不安。此外，本品常与补益药同用，可使之补而不滞。

【临床应用】

1. 湿阻气滞证 治湿阻中焦，脘腹胀满，食欲不振，常与厚朴、白豆蔻等同用。治脾虚气滞，脘腹痞闷，食欲不振，大便溏软，可与木香、枳实、白术等同用，如香砂枳术丸（《景岳全书》）。

2. 呕吐泄泻 治脾胃虚寒之呕吐、泄泻，常与附子、干姜等同用。治食伤胃寒，呕吐而泻，宜与陈皮、丁香、木香等同用，如砂仁益黄散（《医方考》）。

3. 妊娠恶阻，胎动不安 治妊娠气滞，呕逆不能食或胎动不安，可单用为散服，或与紫苏梗、白术等同用。治气血不足，胎动不安，可与人参、白术、熟地黄等配伍。

【用法用量】煎服，3～6g，后下。

【使用注意】阴虚血燥，火热内炽者慎用。

【现代研究】2020年版《中国药典》规定：阳春砂、绿壳砂种子团含挥发油不得少于3.0%（mL/g）；海南砂种子团含挥发油不得少于1.0%（mL/g），乙酸龙脑酯（$C_{12}H_{20}O_2$）不得少于0.9%。本品有调节胃肠功能、抗炎、镇痛、降糖等多种药理作用。

附：砂仁壳

本品为阳春砂、绿壳砂或海南砂砂仁的果壳。辛，温；归脾、胃、肾经。其性能、功用与砂仁相似，但温性略减，药力稍逊。煎服，3～6g。宜后下。

豆蔻（Dòukòu）

本品首载于《名医别录》。为姜科植物白豆蔻 *Amomum kravanh* Pierre ex Gagnep. 或爪哇白豆蔻 *Amomum compactum* Soland ex Maton 的成熟果实。产于泰国、柬埔寨、越南称"原豆蔻"；产于印度尼西亚爪哇称"印尼白蔻"。我国云南、广东、广西等地亦有栽培。秋季果实由绿色转成黄绿色时采收。

【处方用名】豆蔻、白豆蔻、白蔻仁。

【主要药性】辛，温。归肺、脾、胃经。

【基本功效】化湿行气，温中止呕，开胃消食。

【性能特点】本品辛温气香，善化湿浊，行气滞，"能行能运"（《本草汇言》），主要作用于上、中焦，故可用于湿阻中焦、脾胃气滞、脘腹胀满、食欲不振，及湿温初起、头痛身重、胸闷不饥等。又能温暖脾胃、和中降逆、开胃消食，可用于多种呕吐。因其"最驱膈上郁浊，极疗恶心呕哕"（《玉楸药解》），故对寒湿呕逆最为适宜。

【临床应用】

1.湿阻气滞证　治湿阻中焦，脘腹痞满，食积不消，常与广藿香、佩兰、陈皮等同用。治脾虚湿阻气滞之胸腹虚胀、食少无力，常与黄芪、白术、人参等同用。

2.湿温初起　若湿邪偏重者，宜与薏苡仁、杏仁、厚朴等同用，如三仁汤（《温病条辨》）；若热重于湿者，宜与黄芩、滑石、茯苓皮等同用，如黄芩滑石汤（《温病条辨》）。

3.呕吐　治胃寒湿阻气滞呕吐，可单用为末服，或配广藿香、半夏、陈皮等同用。治小儿胃寒，吐乳不食，可与砂仁、甘草等药研细末服之。

【用法用量】煎服，3～6g，后下。

【使用注意】阴虚血燥者慎用。

【现代研究】2020年版《中国药典》规定：原豆蔻仁含挥发油不得少于5.0%（mL/g），印尼白蔻仁不得少于4.0%，豆蔻仁含桉油精（$C_{10}H_{18}O$）不得少于3.0%。本品有促进胃液分泌、增进胃肠蠕动、止呕、解酒等多种药理作用。

附：豆蔻壳

本品为白豆蔻或爪哇白豆蔻的果壳。辛，温；归肺、脾、胃经。其性能、功用与豆蔻相似，唯药力不及。煎服，3～6g。宜后下。

草豆蔻（Cǎodòukòu）

本品首载于《雷公炮炙论》。为姜科植物草豆蔻 *Alpinia katsumadai* Hayata 的近成熟种子。产于云南、广西、广东等地。夏、秋两季采收。

【处方用名】草豆蔻、草蔻仁。

【主要药性】辛，温。归脾、胃经。

【基本功效】燥湿行气，温中止呕。

【性能特点】本品"辛能破滞，香能入脾，温热能祛寒燥湿"（《本草经疏》）。温燥之性较强，行气之力稍逊。"凡一切阴寒凝滞之病悉主治"（《本草汇言》）。对脾胃寒湿偏盛之脘腹胀满冷痛，食少呕逆者宜之。

【临床应用】

寒湿中阻证　治寒湿困脾，脘腹胀满冷痛，不思饮食，舌苔白腻者，常与干姜、厚朴、木香等同用，如厚朴温中汤（《内外伤辨惑论》）。治寒湿内盛，胃气上逆的呕吐，常与高良姜、白术、陈皮等同用，如草豆蔻散（《圣惠方》）。

【用法用量】煎服，3～6g。

【现代研究】2020年版《中国药典》规定：含挥发油不得少于1.0%（mL/g），山姜素（$C_{16}H_{14}O_4$）、乔松素（$C_{15}H_{12}O_4$）和小豆蔻明（$C_{16}H_{14}O_4$）的总量不得少于1.35%，桤木酮（$C_{19}H_{18}O$）不得少于0.50%。本品有调节胃肠功能、抗病原微生物和抗氧化等多种药理作用。

草果（Cǎoguǒ）

本品首载于《饮膳正要》。为姜科植物草果 *Amomum tsao-ko* Crevost et Lemaire 的成熟果实。产于云南、广西、贵州等地。秋季果实成熟时采收。

【处方用名】草果、炒草果仁、姜草果仁。

【主要药性】辛，温。归脾、胃经。

【基本功效】燥湿温中，截疟除痰。

【性能特点】本品气浓味厚，"辛温燥烈，善除寒湿而温燥中宫，故为脾胃寒湿主药"（《本草正义》），适用于寒湿偏盛之脘腹冷痛、呕吐泄泻等。芳香辟浊，温脾燥湿，除痰截疟，用治疟疾以寒湿偏盛者为宜。总之，凡"寒与湿之为病也，用草果并能治之"（《本草汇言》）。

【临床应用】

1.寒湿中阻证　治寒湿偏盛之脘腹冷痛，呕吐泄泻，舌苔浊腻等，常与吴茱萸、干姜、砂仁等同用。

2.疟疾　多与常山、槟榔等同用，如草果饮（《普济方》）。

【用法用量】煎服，3～6g。

【现代研究】2020年版《中国药典》规定：种子团含挥发油不得少于1.4%（mL/g），炒草果仁不得少于1.0%（mL/g），姜草果仁不得少于0.7%（mL/g）。本品有抗胃溃疡、调节肠道运动功能、镇痛、抗病原微生物等多种药理作用。

【复习思考题】

1.何谓化湿药？主要适用于哪些病证？

2.苍术与厚朴、草豆蔻与草果，均属于芳香化湿药，为什么功效不称化湿而称燥湿？二组药物均能燥湿，其内涵有何不同？

3.厚朴为消胀除满之要药，其机理何在？

第十一章

利水渗湿药

扫一扫，查阅本章数字资源，含PPT、音视频、图片等

一、含义

凡以通利水道、渗湿利水为主要功效，常用以治疗水湿内停证的药物，称为利水渗湿药。

二、性能特点

本类药物多甘淡，性平或偏凉，多入膀胱、小肠经。能渗利水湿，畅通小便，增加尿量，使体内蓄积的水湿从小便排泄，从而达到治疗水湿内停证的目的。本章药物的主要功效为利水渗湿、利水消肿、利尿通淋和利湿退黄等。

所谓利水渗湿，是指甘淡渗湿的药物能通利小便，排除体内积水或湿浊，起到治疗水湿内停病证的作用，又称利湿、利尿、利小便。其中，以治疗水肿为主的作用，称为利水消肿；以治疗淋证为主的作用，称为利尿通淋；以治疗黄疸为主的作用，称为利湿退黄。

三、主治病证

本类药物适用于小便不利、水肿、泄泻、痰饮、淋证、黄疸、湿疮、带下、湿温等水湿内停所致的各种病证。

四、药物分类

根据药物的药性特点及主治病证不同，分为利水消肿药、利尿通淋药与利湿退黄药三类。

五、应用原则

应用本类药物时，应根据不同病证有针对性地选用有关药物，并进行适当配伍。因水不自行，赖以气动，气行则水行，气滞则水停，故运用本类药物常与行气药配伍使用，以提高临床疗效。若水湿内停所致的泄泻、痰饮、带下等，在选用本类药物治疗时，可随证配伍化湿健脾、燥湿化痰、祛湿止带等药。

六、使用注意

本章药物为渗利之品，易耗伤津液，故对阴虚津亏、肾虚遗精、遗尿者，宜慎用或忌用。有些药物有较强的通利作用，故孕妇当慎用。

七、现代研究

本类药物有不同程度的利尿、抗病原体、利胆、保肝、抗炎、抗肿瘤、降血脂等多种药理作用。

第一节 利水消肿药

本类药物多为甘淡、性平或微寒之品。以利水渗湿、消除水肿为主要功效，适用于水湿潴留，泛溢肌肤所致的水肿、小便不利等，也可用于其他水湿内停的病证。

茯苓（Fúlíng）

本品首载于《神农本草经》。为多孔菌科真菌茯苓 *Poria cocos*（Schw.）Wolf 的菌核（见图50）。主产于云南。多于 7～9 月采挖。

【**处方用名**】茯苓、云苓、云茯苓、白茯苓、赤茯苓。

【**主要药性**】甘、淡，平。归心、肺、脾、肾经。

【**基本功效**】利水渗湿，健脾，宁心。

【**性能特点**】本品甘淡渗湿，"最为利水除湿要药"（《本草求真》），且药性平和、无寒热之偏，利水而不伤阴，故凡水肿、小便不利，无论寒热虚实用之咸宜。又能健脾、宁心，"为补利兼优之品"（《要药分剂》），使脾虚得补、水湿得行、痰饮得化、心神得宁，对于脾虚湿盛、痰饮内停、心神不宁诸证均可相机为用。

【**临床应用**】

1. 水肿 治水湿内停之水肿、小便不利者，常与猪苓、泽泻、白术等同用，如五苓散（《伤寒论》）。治脾肾阳虚之水肿，常与附子、白术等同用，如真武汤（《伤寒论》）。治水热互结，阴虚小便不利、水肿者，常与滑石、阿胶、泽泻等同用，如猪苓汤（《伤寒论》）。

2. 脾虚泄泻 治脾虚湿盛之食少倦怠、便溏泄泻，常与白术、山药、薏苡仁等同用，如参苓白术散（《和剂局方》）。

3. 痰饮证 治脾失健运，湿聚成痰所致的咳嗽痰多、色白易咳者，常与半夏、陈皮等同用，如二陈汤（《和剂局方》）。若治中阳不足，饮停胸胁，症见胸胁胀满、目眩心悸、短气而咳者，常与桂枝、白术、甘草同用，如苓桂术甘汤（《金匮要略》）。

4. 心悸失眠 治心脾两虚，气血不足之心悸怔忡、健忘失眠，常与人参、当归、酸枣仁等同用，如归脾汤（《济生方》）。若心肾不交之神志不宁、惊悸健忘、失眠等，可与党参、远志、石菖蒲同用，如宁神定志丸（《部颁标准》）。

【**用法用量**】煎服，10～15g。

【**现代研究**】本品有利尿、增强免疫、调节肠胃功能、抗肿瘤、保肝、镇静、抗菌等多种药理作用。

附：茯苓皮、茯神

1. 茯苓皮 为茯苓菌核的外皮。甘、淡，平；归肺、脾、肾经。功能利水消肿。用于水肿、小便不利。煎服，15～30g。

2. 茯神 为茯苓菌核中间带有松根的部分。药性与茯苓相同。功专宁心安神。用于心神不安、惊悸、健忘等。煎服，9～15g。

薏苡仁（Yìyǐrén）

本品首载于《神农本草经》。为禾本科植物薏苡 *Coix lacryma-jobi* L. var. *mayuen*（Roman.）Stapf 的成熟种仁。产于福建、河北、辽宁等地。秋季采收。

【处方用名】薏苡仁、苡仁米、苡仁、苡米、麸炒薏苡仁。

【主要药性】甘、淡，凉。归脾、胃、肺经。

【基本功效】利水渗湿，健脾止泻，除痹，排脓，解毒散结。

【性能特点】本品淡渗甘补，药性和缓，利水不伤正，补脾不滋腻，凡脾虚湿盛之水肿、泄泻皆宜。又能祛湿除痹，对于湿痹，"筋急拘挛，屈伸不便者最效"（《本草蒙筌》）。兼能排热毒之痈脓，"煎服之破毒肿"（《药性论》），尚可用于肺痈、肠痈，及赘疣、癌肿等。

【临床应用】

1. 水肿，脚气浮肿　治脾虚湿盛之水肿，常与黄芪、白术、茯苓等同用。治脚气浮肿，可与防己、木瓜、苍术同用。

2. 脾虚泄泻　常与人参、茯苓、白术等同用，如参苓白术散（《和剂局方》）。

3. 湿痹拘挛　治湿痹筋脉拘急，常与独活、防风、桂枝等同用，如薏苡仁汤（《类证治裁》）。若治风湿热痹，关节红肿热痛、肌肉酸楚者，则须配防己、忍冬藤、石膏等同用，如风痛安胶囊（《中国药典》）。

4. 肺痈，肠痈　治肺痈胸痛，咳吐腥臭脓痰，常与苇茎、冬瓜仁、桃仁等同用。治肠痈腹痛，常与附子、败酱草同用，如薏苡附子败酱散（《金匮要略》）。

【用法用量】煎服，9～30g。清利湿热宜生用，健脾止泻宜炒用。

【用药甄别】茯苓与薏苡仁　两者均为甘淡之品，药性平和。既能渗湿，又能健脾，适用于水肿、小便不利，及脾虚湿盛之证。然茯苓还能宁心安神，用于心脾两虚之心悸、失眠。薏苡仁尚能祛湿除痹，以治湿痹筋脉挛急者为宜；兼能清热排脓、解毒散结，可用于肺痈、肠痈，及赘疣、癌肿等。

【现代研究】2020 年版《中国药典》规定：含甘油三油酸酯（$C_{57}H_{104}O_6$）不得少于 0.40%。本品有调节胃肠道、抗肿瘤、降糖、镇痛、抑制溃疡、免疫调节、抗肥胖、抗癌等多种药理作用。

泽泻（Zéxiè）

本品首载于《神农本草经》。为泽泻科植物东方泽泻 *Alisma orientalis*（Sam.）Juzep. 或泽泻 *Alisma plantago-aquatica* Linn. 的块茎（见图 51）。产于福建、四川、江西等地。冬季采挖。

【处方用名】泽泻、盐泽泻、建泽泻、川泽泻。

【主要药性】甘、淡，寒。归肾、膀胱经。

【基本功效】利水渗湿，泄热，化浊降脂。

【性能特点】本品甘淡性寒，主入肾与膀胱经。"最善渗泄水道"（《本草正义》），兼"泻膀胱及肾经火邪"（《本草分经》）。凡水湿内停之水肿，湿盛之水泻，痰饮眩晕及湿热蕴于下焦之小便淋涩，相火妄动之遗精等皆可应用。此外，本品渗湿行痰而化浊降脂，可用于高脂血症。

【临床应用】

1. 水肿，泄泻，痰饮眩晕　治水湿内停之水肿、小便不利，常与茯苓、猪苓、白术等同用，如五苓散（《伤寒论》）。治湿盛之水泻，常与厚朴、苍术、猪苓等同用，如胃苓汤（《丹溪心法》)。治痰饮停聚，清阳不升之头晕目眩，常与白术配伍，如泽泻汤（《金匮要略》)。

2. 热淋涩痛，遗精　治湿热蕴于下焦之小便淋涩，常与木通、车前子等药同用。治肾阴不足，相火妄动之梦遗滑精、潮热盗汗等，可与熟地黄、知母、黄柏等同用，如知柏地黄丸（《医方考》)。

此外，尚可用治高脂血症，常与决明子、山楂、制何首乌配伍，如血脂灵片（《中国药典》)。

【用法用量】煎服，6～10g。

【使用注意】肾虚精滑无湿热者禁服。

【现代研究】2020 年版《中国药典》规定：含 23- 乙酰泽泻醇 B（$C_{32}H_{50}O_5$）和 23- 乙酰泽泻醇 C（$C_{32}H_{48}O_6$）的总量不得少于 0.10%。本品有抗肾结石形成、降糖、扩血管、抗肝损伤、利尿、降血脂、抗动脉粥样硬化、抗血小板凝聚、抗血栓、抗炎等多种药理作用。

猪苓（Zhūlíng）

本品首载于《神农本草经》。为多孔菌科真菌猪苓 *Polyporus umbellatus*（Pers.）Fries 的菌核（见图 52）。产于陕西、河北、云南等地。春、秋两季采挖。

【处方用名】猪苓。

【主要药性】甘、淡，平。归肾、膀胱经。

【基本功效】利水渗湿。

【性能特点】本品甘淡渗湿，其性沉降，主入肾与膀胱经。"功专于行水，凡水湿在肠胃、膀胱、肢体、皮肤者，必须猪苓以利之"（《本草新编》)。"渗利泻水，较之茯苓更捷"（《长沙药解》)。可广泛用于小便不利、水肿、泄泻、淋浊、带下等水湿滞留或湿浊下注之证。

【临床应用】

水肿，泄泻，淋浊，带下　治水肿、小便不利，可单用，或与茯苓、泽泻、白术等同用，如五苓散（《伤寒论》)。治水湿内停之泄泻，常与茯苓、泽泻、白术同用，如四苓散（《明医指掌》)。治热淋，小便淋沥涩痛，常与生地黄、滑石、木通等同用。治湿热带下，常与茯苓、车前子、黄柏等同用。

【用法用量】煎服，6～12g。

【使用注意】无水湿者忌用。

【现代研究】2020 年版《中国药典》规定：含麦角甾醇（$C_{28}H_{44}O$）不得少于 0.070%。本品有利尿、抗肾结石形成、抗肿瘤、调节免疫等多种药理作用。

香加皮（Xiāngjiāpí）

本品首载于《中药志》。为萝藦科植物杠柳 *Periploca sepium* Bge. 的根皮。产于山西、河南、河北等地。春、秋两季采挖。

【处方用名】香加皮、北五加皮。

【主要药性】辛、苦，温；有毒。归肝、肾、心经。

【基本功效】利水消肿，祛风湿，强筋骨。

【性能特点】本品性温，能温助心肾，利水消肿，用于水肿、小便不利，尤多用于下肢水肿，心悸气短者。辛散苦燥，能祛风湿、壮筋骨、强腰膝，治风寒湿痹，腰膝拘挛及筋骨疼痛。

【临床应用】

1. 水肿，小便不利　可单用，或与陈皮、大腹皮、茯苓皮等同用。

2. 风寒湿痹，腰膝酸软 常与怀牛膝、木瓜、巴戟天等同用。

【用法用量】煎服，3～6g。

【使用注意】本品有毒，不宜过量服用。

【现代研究】2020年版《中国药典》规定：含 4-甲氧基水杨醛（$C_8H_8O_3$）不得少于 0.20%。本品有抗肿瘤、抗炎、强心、利尿等多种药理作用。

第二节　利尿通淋药

本类药物多为苦或甘淡，药性偏凉，善走下焦。长于清利湿热，利尿通淋，主要适用于小便频数短涩、滴沥刺痛、欲出未尽、小腹拘急，或痛引腰腹等各种淋证，也可用于其他水湿内停的病证。

车前子（Chēqiánzǐ）

本品首载于《神农本草经》。为车前科植物车前 *Plantago asiatica* L. 或平车前 *Plantago depressa* Willd. 的成熟种子。全国各地均产。夏、秋两季采收。

【处方用名】车前子、车前仁、盐车前子。

【主要药性】甘，寒。归肝、肾、肺、小肠经。

【基本功效】清热利尿通淋，渗湿止泻，明目，祛痰。

【性能特点】本品"甘寒滑利，性专降泄，故有去湿热利小便之功"（《本草便读》），适用于淋证、水肿，尤为治热淋之要药。又能"利小水而实大便"（《药鉴》），可用于湿盛之水泻。尚能清肝热以明目，清肺热而化痰，适用于肝热目赤、痰热咳嗽。

【临床应用】

1. 淋证，水肿 治热淋，小便淋沥涩痛，常与木通、滑石、瞿麦等同用，如八正散（《和剂局方》）。治水肿胀满，小便不利，可与猪苓、泽泻、茯苓等同用。

2. 泄泻 治湿盛之水泻，可单用研末，米饮送服；或与白术、茯苓、泽泻等同用。

3. 目赤肿痛 治肝火上炎之目赤肿痛，羞明多泪，常配菊花、夏枯草、决明子等同用。若治肝肾阴虚，目暗昏花者，常配熟地黄、菟丝子等同用，如驻景丸（《和剂局方》）。

4. 痰热咳嗽 常与瓜蒌、贝母、黄芩等同用。

【用法用量】煎服，9～15g。宜布包。

【使用注意】肾虚滑精无湿热者忌用。

【现代研究】2020年版《中国药典》规定：含京尼平苷酸（$C_{16}H_{22}O_{10}$）不得少于 0.40%，毛蕊花糖苷（$C_{29}H_{36}O_{15}$）不得少于 0.30%。本品有利尿排石、保肝、降胆固醇、祛痰、镇咳、预防肾结石形成、缓泻及抗炎等多种药理作用。

附：车前草

本品为车前的全草。甘，寒；归肝、肾、肺、小肠经。功能清热利尿，祛痰，凉血，解毒。用于热淋涩痛，水肿尿少，暑湿泻痢，痰热咳嗽，吐血衄血，痈肿疮毒。煎服，9～30g。

滑石（Huáshí）

本品首载于《神农本草经》。为硅酸盐类矿物滑石族滑石，主含含水硅酸镁［$Mg_3(Si_4O_{10})(OH)_2$］。产于江西、山东、辽宁等地。全年可采。

【处方用名】滑石、滑石粉。

【主要药性】甘、淡，寒。归膀胱、肺、胃经。

【基本功效】利尿通淋，清热解暑；外用祛湿敛疮。

【性能特点】本品"体滑主利窍，味淡主渗利"（《药品化义》），性寒能清热。善清膀胱之热结，"通水道之淋涩"（《长沙药解》）。故"淋家多用"（《本草衍义》），尤为治石淋之要药。又能"祛暑散热，利水除湿"（《本草经疏》），用于暑热烦渴、小便短赤。外用有清热收湿、敛疮止痒之功。可用治湿疹、湿疮、痱子等。

【临床应用】

1. 淋证　治湿热下注，热结膀胱之小便淋沥涩痛，常与木通、车前子、瞿麦等同用，如八正散（《和剂局方》）；治石淋，常与连钱草、车前子、石韦等同用，如排石颗粒（《中国药典》）。

2. 暑湿，湿温　治暑湿，症见身热烦渴、小便不利，或泄泻，常与甘草同用，如六一散（《宣明论方》）。治湿温初起或暑温夹湿，头痛恶寒，身重胸闷，常与杏仁、白蔻仁、生薏苡仁等同用，如三仁汤（《温病条辨》）。

3. 湿疹、湿疮、痱子　治湿疮、湿疹，可单用，或与枯矾、黄柏等为末，撒布患处。治痱子，则常与薄荷、甘草等配制成痱子粉外用。

【用法用量】10～20g，先煎。外用适量。

【使用注意】脾虚及热病津伤者慎用。

【用药甄别】车前子与滑石　两者均为甘寒之品，能清热利尿通淋，为治湿热淋证所常用。然车前子偏治热淋，且长于渗湿止泻，用于湿盛之水泻；又能清肝明目，清肺祛痰，用于肝热目赤肿痛、肺热咳嗽痰多。滑石偏治石淋，又能清热解暑，用于暑热烦渴、小便短赤；外用能收湿敛疮，用治湿疮、湿疹、痱子等。

【现代研究】本品内服有保护胃肠道黏膜、止泻的作用；外用有保护创面、吸收分泌物、促进结痂的作用。

木通（Mùtōng）

本品首载于《神农本草经》。为木通科植物木通 *Akebia quinata*（Thunb.）Decne.、三叶木通 *Akebia trifoliata*（Thunb.）Koidz. 或白木通 *Akebia trifoliata*（Thunb.）Koidz. var. *australis*（Diels）Rehd. 的藤茎。产于江苏、湖南、湖北等地。秋季采收。

【处方用名】木通、炒木通。

【主要药性】苦，寒。归心、小肠、膀胱经。

【基本功效】利尿通淋，清心除烦，通经下乳。

【性能特点】本品苦寒，"善泄降祛湿，而专治湿热之蕴结不通"（《本草正义》），清热利尿力强，可用于淋证，水肿，尤"为热淋尿痛专药"（《药性切用》）。上清心经之热以除烦，下导小肠之火以利尿，"为心与小肠要剂"（《本草汇言》），适用于心火上炎或心火下移于小肠之口舌生疮、心烦尿赤。又能通经下乳，为治经闭乳少之佳品。

【临床应用】

1. 淋证，水肿　治湿热下注之小便短赤、淋沥涩痛，常与车前子、滑石、瞿麦等同用，如八正散（《和剂局方》）；治水肿脚气，小便不利，常与猪苓、泽泻、桑白皮等同用。

2. 口舌生疮，心烦尿赤　治心火上炎，口舌生疮或心火下移于小肠之心烦尿赤，多与生地黄、竹叶、甘草同用，如导赤散（《小儿药证直诀》）。

3. 经闭，乳少　治血瘀经闭，常与桃仁、益母草、丹参等同用。治产后乳少或乳汁不通，每与猪蹄煎汤服之；或与王不留行、穿山甲、通草等同用。

【**用法用量**】煎服，3～6g。

【**使用注意**】内无湿热，津亏，精滑者慎用；孕妇忌用。

【**现代研究**】2020年版《中国药典》规定：含木通苯乙醇苷B（$C_{23}H_{26}O_{11}$）不得少于0.15%。本品有抗炎、抗菌、利尿、抗血栓等多种药理作用。

【**备　　注**】国家药品监督管理局《关于取消关木通药用标准的通知》（国药监注〔2003〕121号）指出：决定取消关木通（马兜铃科）药用标准。

附：川木通

本品为毛茛科植物小木通 *Clematis armandii* Franch. 或绣球藤 *Clematis montana* Buch.–Ham. 的藤茎。其药性、功效、应用、用法用量等与木通相同。

通草（Tōngcǎo）

本品首载于《本草拾遗》。为五加科植物通脱木 *Tetrapanax papyrifer*（Hook.）K. Koch 的茎髓。主产于广西、四川。秋季采收。

【**处方用名**】通草。

【**主要药性**】甘、淡，微寒。归肺、胃经。

【**基本功效**】清热利尿，通气下乳。

【**性能特点**】本品甘淡渗湿，微寒清热，"泄降之力缓而无峻厉之弊。虽能通利，不甚伤阴，湿热之不甚者宜之"（《本草正义》），常用于湿热淋证、水肿尿少之轻证。"入阳明胃经，通气上达而下乳汁"（《本草纲目》），适宜于产后乳少或乳汁不通。

【**临床应用**】

1. 淋证，水肿　治热淋小便不利，淋沥涩痛，常与滑石、石韦、冬葵子同用，如通草饮子（《普济方》）。治水湿停蓄之水肿，小便不利，可与猪苓、泽泻、茯苓等同用。

2. 乳汁不下　治产后乳少，无乳，乳汁不通，常与黄芪、当归、路路通等同用，如通乳颗粒（《中国药典》）。

【**用法用量**】煎服，3～5g。

【**使用注意**】孕妇慎用。

【**现代研究**】本品有利尿、增加尿钾排出量、促进乳汁分泌、调节免疫、抗氧化、抗炎、解热等多种药理作用。

【**备　　注**】木通与通草，名称相似，但古今称谓有别。今之木通，古称为通草；今之通草，古称为通脱木。在阅读古代医籍和本草著作时应予以注意。

瞿麦（Qúmài）

本品首载于《神农本草经》。为石竹科植物瞿麦 *Dianthus superbus* L. 或石竹 *Dianthus chinensis* L. 的地上部分。全国大部分地区均产。夏、秋两季采收。

【**处方用名**】瞿麦。

【**主要药性**】苦，寒。归心、小肠经。

【**基本功效**】利尿通淋，活血通经。

【**性能特点**】本品苦寒，入心与小肠经。"专主通利"（《本草约言》）。能"降心火，利小肠，逐膀胱邪热，为治淋要药"（《本草备要》），尤以热淋小便淋沥涩痛者为宜。性善下降，"力可行瘀"（《本草便读》），有活血通经之功，适用于血热瘀阻之经闭或月经不调。

【临床应用】

1. 淋证　治热淋，常与萹蓄、木通、车前子等同用，如八正散（《和剂局方》）。治血淋，常与栀子、甘草同用。治石淋，常与石韦、滑石、冬葵子等同用。

2. 经闭，月经不调　治血热瘀阻之经闭或月经不调，常与桃仁、红花、丹参等同用。

【用法用量】煎服，9～15g。

【使用注意】孕妇慎用。

【现代研究】本品有利尿、抗氧化、抗衣原体、兴奋肠平滑肌、抑制心脏、降血压、兴奋子宫等多种药理作用。

萹蓄（Biǎnxù）

本品首载于《神农本草经》。为蓼科植物萹蓄 *Polygonum aviculare* L. 的地上部分。全国大部分地区均产。夏季采收。

【处方用名】萹蓄。

【主要药性】苦，微寒。归膀胱经。

【基本功效】利尿通淋，杀虫，止痒。

【性能特点】本品微寒清热，沉降下行，主入膀胱经。长于"清利膀胱，渗泻湿热"（《玉楸药解》），而有利尿通淋之功，适用于湿热下注膀胱诸淋，尤宜于热淋。又能"除湿热杀虫"（《本草求真》），可用于虫积腹痛、湿疹阴痒。

【临床应用】

1. 淋证　治热淋，常与瞿麦、木通、车前子等同用，如八正散（《和剂局方》）。治血淋，常与大蓟、小蓟、白茅根等同用。

2. 虫积腹痛，湿疹阴痒　治蛔虫腹痛，可以单味浓煎服用。治湿疹湿疮、阴痒带下，可单用煎水外洗，或与地肤子、蛇床子、荆芥等煎汤外洗。

【用法用量】煎服，9～15g。外用适量，煎洗患处。

【使用注意】脾胃虚寒者慎用。

【现代研究】2020年版《中国药典》规定：含杨梅苷（$C_{21}H_{20}O_{12}$）不得少于0.030%。本品有利尿、驱虫、缓下、降压、降血糖、止血、抗菌等多种药理作用。

地肤子（Dìfūzǐ）

本品首载于《神农本草经》。为藜科植物地肤 *Kochia scoparia*（L.）Schrad. 的成熟果实。产于河北、山西、山东等地。秋季采收。

【处方用名】地肤子。

【主要药性】辛、苦，寒。归肾、膀胱经。

【基本功效】清热利湿，祛风止痒。

【性能特点】本品苦寒降泄，主入肾与膀胱经。"祛下焦湿热浊垢，利窍行水，是其本功"（《本草便读》），适用于膀胱湿热，小便不利、淋沥涩痛。又能祛风止痒，为治风疹、湿疹、阴痒带下等瘙痒性皮肤病的常用药，内服外用皆宜，尤以外用为佳。

【临床应用】

1. 热淋涩痛　可与木通、瞿麦、冬葵子等同用。

2. 风疹湿疹，阴痒带下　治湿热蕴结肌肤所致之风疹、湿疹、皮肤瘙痒，可与苍耳子、川芎、红花等同用，如肤痒冲剂（《部颁标准》）。治湿热带下、阴部瘙痒，可与苦参、土荆皮、蛇床子等煎水外洗。

【用法用量】煎服，9～15g。外用适量，煎汤熏洗。

【现代研究】2020 年版《中国药典》规定：含地肤子皂苷Ⅰc（$C_{41}H_{64}O_{13}$）不得少于 1.8%。本品有利尿、抗过敏、抗菌、降糖、调节胃肠运动等多种药理作用。

海金沙（Hǎijīnshā）

本品首载于《嘉祐本草》。为海金沙科植物海金沙 *Lygodium japonicum*（Thunb.）Sw. 的成熟孢子。产于湖北、浙江、湖南等地。秋季采收。

【处方用名】海金沙。

【主要药性】甘、咸，寒。归膀胱、小肠经。

【基本功效】清热利湿，通淋止痛。

【性能特点】本品性寒清热，主入膀胱、小肠经。"专于利水通淋"（《本草正义》），"凡血淋、石淋、沙淋，极有效验"（《本草便读》），尤以止尿道疼痛擅长，为治诸淋涩痛之要药。因其通利水道，也可用于水肿、小便不利。

【临床应用】

1. 诸淋涩痛　可单用，或与瞿麦、车前子、猪苓等同用，如金砂五淋丸（《部颁标准》）。

2. 水肿、小便不利　常与泽泻、猪苓、防己等同用。

【用法用量】煎服，6～15g。包煎。

【使用注意】肾阴亏虚者慎用。

【现代研究】本品有增加输尿管蠕动频率、利胆、抗氧化、抗菌等多种药理作用。

石韦（Shíwěi）

本品首载于《神农本草经》。为水龙骨科植物庐山石韦 *Pyrrosia sheareri*（Bak.）Ching、石韦 *Pyrrosia lingua*（Thunb.）Farwell 或有柄石韦 *Pyrrosia petiolosa*（Christ）Ching 的叶（见图 53）。全国大部分地区均产。四季均可采收。

【处方用名】石韦。

【主要药性】甘、苦，微寒。归肺、膀胱经。

【基本功效】利尿通淋，清肺止咳，凉血止血。

【性能特点】本品苦寒下行，长于"通膀胱而利水湿，善能通淋"（《本草分经》），为治湿热诸淋涩痛、小便不利之常用药物。因兼能凉血止血，故尤宜于热伤血络之血淋，也适用于吐血、衄血、尿血、崩漏等血热妄行诸出血。入肺经，能清肺气，止咳喘，用于肺热咳喘。

【临床应用】

1. 淋证　治热淋涩痛，常与车前子煮浓汁服。治血淋，常与当归、蒲黄、芍药同用，如石韦散（《千金要方》）。治石淋，常与海金沙、金钱草等同用。

2. 肺热咳喘　常与鱼腥草、黄芩、瓜蒌等同用。

3. 血热出血　治血热妄行之吐血、衄血、尿血、崩漏等多种出血。可单用，或与侧柏叶、生地黄、生艾叶等同用。

【用法用量】煎服，6 ～ 12g。

【现代研究】2020 年版《中国药典》规定：含绿原酸（$C_{16}H_{18}O_9$）不得少于 0.20%。本品有肾保护、镇咳祛痰、降糖、抗病毒等多种药理作用。

萆薢（Bìxiè）

本品首载于《神农本草经》。为薯蓣科植物绵萆薢 Dioscorea spongiosa J. Q. Xi, M. Mizuno et W. L. Zhao、福州薯蓣 Dioscorea futschauensis Uline ex R. kunth 或粉背薯蓣 Dioscorea hypoglauca Palibin 的根茎。产于浙江、安徽、湖北等地。秋、冬两季采挖。

【处方用名】萆薢、绵萆薢、粉萆薢。

【主要药性】苦，平。归肾、胃经。

【基本功效】利湿去浊，祛风除痹。

【性能特点】本品苦平，主入肾、胃经。善"治阳明之湿而固下焦，故能去浊分清"（《本草纲目》），为治小便混浊、白如米泔之膏淋要药。又能"祛风除湿"（《本草经疏》），主风寒湿痹。因其性平，以"治湿为长，治风次之，治寒则尤其次也"（《本草便读》），故以治湿邪偏盛之着痹最为适宜。

【临床应用】

1.膏淋，带下　治膏淋，小便混浊，白如米泔，常与乌药、益智仁、石菖蒲等同用，如萆薢分清饮（《杨氏家藏方》）。治湿浊下注之带下，常与猪苓、白术、泽泻等同用。

2.痹证　治风寒湿痹，可与附子、牛膝、当归等同用。治风湿热痹，则须与黄柏、忍冬藤、防己等同用。

【用法用量】煎服，9 ～ 15g。

【使用注意】本品利湿易伤阴，肾阴亏虚遗精滑泄者慎用。

【现代研究】本品有抗痛风、抗肿瘤、抗骨质疏松、抗真菌、抗心肌缺血、降尿酸、调血脂、预防动脉粥样硬化等多种药理作用。

表 11-1　利尿通淋药中的参考药物

药名	主要药性	基本功效	临床应用	用法用量	使用注意
灯心草	甘、淡，微寒。归心、肺、小肠经	清心火，利小便	心烦失眠，尿少涩痛，口舌生疮	煎服，1 ～ 3g	

第三节　利湿退黄药

本节药物多为苦寒之品，以清泄湿热、利胆退黄为主要功效。适用于湿热黄疸（阳黄），症见目黄、身黄、小便黄等。也可用于其他水湿内停的病证。

茵陈（Yīnchén）

本品首载于《神农本草经》。为菊科植物滨蒿 Artemisia scoparia Waldst. et Kit. 或茵陈蒿 Artemisia capillaris Thunb. 的地上部分（见图 54）。产于陕西、山西、河北等地。春、秋两季采收。其中，春季采收者习称"绵茵陈"，秋季采收者习称"花茵陈"。

【处方用名】茵陈、茵陈蒿、绵茵陈、花茵陈。

【主要药性】苦、辛，微寒。归脾、胃、肝、胆经。

【基本功效】清利湿热，利胆退黄。

【性能特点】本品苦寒，善能清利脾胃肝胆湿热，"为治湿病黄疸之要药"（《本草便读》）。大凡黄疸，"总以茵陈为君，随佐使之寒热，而理黄症之阴阳也"（《本草通玄》），故无论阳黄、阴黄均可应用，尤以治湿热黄疸最宜。取其清利湿热之功，也可用于湿疮瘙痒。

【临床应用】

1. 黄疸　治湿热郁蒸之阳黄，常与栀子、大黄为伍，如茵陈蒿汤（《伤寒论》）。治寒湿郁滞之阴黄，多与附子、干姜等同用，如茵陈四逆汤（《卫生宝鉴》）。

2. 湿疮瘙痒　可单味煎汤外洗，或与黄柏、苦参、地肤子等同用。

【用法用量】煎服，6～15g。外用适量，煎汤熏洗。

【使用注意】本品微寒苦泄，故脾胃虚寒者慎服。蓄血发黄者及血虚萎黄者慎用。

【现代研究】2020年版《中国药典》规定：绵茵陈含绿原酸（$C_{16}H_{18}O_9$）不得少于0.50%；花茵陈含滨蒿内酯（$C_{11}H_{10}O_4$）不得少于0.20%。本品有抗肝损伤、利胆、抗病原微生物、抗肿瘤等多种药理作用。

金钱草（Jīnqiáncǎo）

本品首载于《本草纲目拾遗》。为报春花科植物过路黄 Lysimachia christinae Hance 的全草（见图55）。主产于四川。夏、秋两季采收。

【处方用名】金钱草、大金钱草。

【主要药性】甘、咸，微寒。归肝、胆、肾、膀胱经。

【基本功效】利湿退黄，利尿通淋，解毒消肿。

【性能特点】本品甘淡渗湿，微寒清热。善能清肝胆湿热而退黄疸，为治湿热黄疸之良品。入肾与膀胱经，以通淋排石见长，为治石淋要药，也为治肝胆结石、胆胀胁痛所常用。尚能解热毒，又解蛇毒，适用于热毒疮疡、毒蛇咬伤等，内服外敷皆效。

【临床应用】

1. 湿热黄疸，胆胀胁痛　治湿热黄疸，常与茵陈、栀子等同用。治肝胆结石，胆胀胁痛，可单用，或与茵陈、大黄、郁金等同用，如利胆排石片（《中国药典》）。

2. 石淋，热淋　可单用大剂量煎汤代茶饮，或与琥珀、海金沙、鸡内金等同用，如琥珀消石颗粒（《部颁标准》）。

3. 痈肿疔疮，毒蛇咬伤　用鲜品捣汁内服、捣烂外敷，或与蒲公英、野菊花、紫花地丁等同用。

【用法用量】煎服，15～60g。鲜品加倍。外用适量。

【现代研究】2020年版《中国药典》规定：含槲皮素（$C_{15}H_{10}O_7$）和山奈酚（$C_{15}H_{10}O_6$）的总量不得少于0.10%。本品有抗尿路结石、促进胆汁分泌、排石、溶解结石、利尿、抑菌、免疫抑制、抗炎、抗氧化等多种药理作用。

附：广金钱草

本品为豆科植物广金钱草 Desmodium styraci folium（Osb.）Merr. 的地上部分。性味甘、淡、凉。归肝、肾、膀胱经。功能利湿退黄，利尿通淋。用于黄疸尿赤，热淋，石淋，小便涩痛，水肿尿少。煎服15～30g。

虎杖（Hǔzhàng）

本品首载于《名医别录》。为蓼科植物虎杖 *Polygonum cuspidatum* Sieb. et Zucc. 的根茎和根（见图 56）。主产于华东、西南地区。春、秋两季采挖。

【处方用名】虎杖。

【主要药性】微苦，微寒。归肝、胆、肺经。

【基本功效】利湿退黄，清热解毒，散瘀止痛，止咳化痰。

【性能特点】本品苦寒，长于走下焦，利小便，使湿热从小便而出，常用于黄疸、淋浊、带下等下焦湿热证。入肝经，走血分，能活血行瘀，通经消癥，凡瘀血阻滞之经闭痛经、癥瘕积聚、跌打损伤等皆可运用。入肺经，能清降肺气，止咳化痰，用于肺热咳嗽。兼能清解热毒，泻热通便，可用于痈肿疮毒、水火烫伤、毒蛇咬伤，及热结便秘。

【临床应用】

1. 湿热证 治湿热黄疸，可单用本品煎服，或与金银花、黄连、蒲公英等同用，如双虎清肝颗粒（《中国药典》）。治湿热蕴结下焦之小便涩痛，淋浊带下，可单用，或与黄柏、车前子、萆薢等同用。

2. 痈肿疮毒，水火烫伤，毒蛇咬伤 治热毒疮疡，可用鲜品捣烂外敷，或配连翘、紫花地丁、蒲公英等同用。治水火烫伤，可单用研末，水调敷，或与黄柏、冰片同用，如烧伤灵酊（《中国药典》）。治毒蛇咬伤，多取鲜品捣烂敷患处。

3. 瘀血证 治血瘀经闭、痛经，常与川芎、红花、益母草等同用。治癥瘕积聚，常与牛膝、三棱、莪术等同用。治跌打损伤，瘀肿疼痛，常与乳香、没药、自然铜等同用。

4. 肺热咳嗽 可单味煎服，或与贝母、黄芩、枇杷叶等同用。

5. 热结便秘 可单用，或与莱菔子同用。

【用法用量】煎服，9 ～ 15g。外用适量，制成煎液或油膏涂敷。

【使用注意】孕妇慎用。

【现代研究】2020 年版《中国药典》规定：含大黄素（$C_{15}H_{10}O_5$）不得少于 0.60%，虎杖苷（$C_{20}H_{22}O_8$）不得少于 0.15%。本品有抗肝损伤、改善微循环、降血脂、降血压、降血糖、祛痰镇咳平喘、止血、泻下、镇痛、抗氧化、抗病原微生物、抗肿瘤等作用。

垂盆草（Chuípéncǎo）

本品首载于《本草纲目拾遗》。为景天科植物垂盆草 *Sedum sarmentosum* Bunge 的全草。主产于浙江、江苏。夏、秋两季采收。

【处方用名】垂盆草。

【主要药性】甘、淡、凉。归肝、胆、小肠经。

【基本功效】利湿退黄，清热解毒。

【性能特点】本品甘淡利湿，性凉清热，主入肝胆经，有清热利湿、利胆退黄之功，适用于湿热黄疸、小便不利。既能解火热之毒而消痈，又能解虫蛇之毒而疗伤。可用于痈肿疮疡，水火烫伤及虫蛇蜇伤，内服外用均可，尤以鲜品为佳。

【临床应用】

1. 湿热黄疸 可单用，如垂盆草颗粒（《中国药典》）。或与茵陈蒿、虎杖等同用。

2. 痈肿疮毒，水火烫伤，毒蛇咬伤 治痈肿疮毒，可与野菊花、紫花地丁等同用。治水火烫伤，可用鲜品捣汁外涂，或与紫草、生大黄等同用。治毒蛇咬伤，可与白花蛇舌草、半边莲等同用。

【用法用量】煎服，15 ~ 30g。

【现代研究】2020 年版《中国药典》规定：含槲皮素（$C_{15}H_{10}O_7$）、山柰酚（$C_{15}H_{10}O_6$）、异鼠李素（$C_{16}H_{12}O_7$）的总量不得少于 0.10%。本品有保护肝脏、免疫调节、降低血清转氨酶等多种药理作用。

表 11-2 利湿退黄药中的参考药物

药名	主要药性	基本功效	临床应用	用法用量	使用注意
地耳草	苦、辛，平。归肝、胆经	清热利湿，散瘀消肿	湿热黄疸，疮疖痈肿，跌打损伤	煎服，15 ~ 30g	
连钱草	辛、微苦，微寒。归肝、肾、膀胱经	利湿通淋，清热解毒，散瘀消肿	热淋，石淋，湿热黄疸，疮痈肿痛，跌打损伤	煎服，15 ~ 30g。外用适量，煎汤外洗	

【复习思考题】

1. 何谓利水渗湿药？利水渗湿药一般分为几类，如何区别应用？

2. 茯苓"为补利兼优之品"，茵陈"为治黄疸之要药"，如何理解？

3. 车前子、金钱草、石韦、萆薢、海金沙均可用治淋证，如何区别使用？

4. 峻下逐水药与利水消肿药均可治疗水肿，如何区别使用？

扫一扫，查阅本章数字资源，含PPT、音视频、图片等

一、含义

凡以温里祛寒为主要功效，常用以治疗里寒证的药物，称为温里药，又称祛寒药。

二、性能特点

本类药物多味辛而性温热，长于走脏腑而温散在里之寒邪，温煦脏腑阳气之不足，从而达到治疗里寒证的目的。本章药物的主要功效为温里，部分药物尚有助阳、回阳的作用。

所谓温里，即温热药物能祛除寒邪，以减轻或消除里寒证的治疗作用，又称温里祛寒。根据其归经不同，温里作用又可细化为温中、温肺、暖肝、温肾、温心阳等具体功效。所谓助阳，即补助阳气之不足，主要针对阳虚证发挥治疗作用的功效。所谓回阳，即收回即将散失的阳气，主要针对四肢厥逆、脉微欲绝之亡阳证发挥治疗作用的功效，又称回阳救逆。

三、主治病证

本类药物适用于寒邪直中脏腑或阳气不足，阴寒内生，以冷、凉为主的里寒证。由于里寒证有部位之分，虚实之别，轻重之异，故里寒证又表现出不同的证候特点。诸如脾胃寒证，症见脘腹冷痛、呕吐泻利、食欲不振等。寒饮停肺证，症见咳喘、痰多色白易咳等。寒凝肝脉证，症见少腹、前阴、颠顶等肝经循行部位冷痛等。肾阳虚证，症见腰膝冷痛、性欲减退、夜尿多等。亡阳证，症见四肢厥逆、脉微欲绝等。

四、应用原则

应根据不同证候选择并配伍用药。如外寒内侵、表寒未解者，可与辛温解表药同用。寒凝经脉、气滞血瘀者，常须配伍温通经脉或理气活血药同用。若亡阳气脱者，宜配大补元气药同用。

五、使用注意

本类药物多辛热燥烈，易耗阴助火，凡实热、阴虚火旺、津血亏虚者忌用；孕妇及气候炎热时慎用。部分药物有毒，应注意炮制、剂量及用法等，以确保用药安全。

六、现代研究

本类药物有镇静、镇痛、健胃、抗血栓形成、抗溃疡、抗腹泻、抗凝、抗血小板聚集、抗缺氧、扩张血管、强心、抗休克、抗惊厥、抗炎、镇吐、调节胃肠运动、促进胆汁分泌等多种药理

作用。

附子（Fùzǐ）

本品首载于《神农本草经》。为毛茛科植物乌头 *Aconitum carmichaelii* Debx. 的子根加工品。主产于四川。6月下旬至8月上旬采挖。

【处方用名】附片、黑顺片、白附片、淡附片、炮附片。

【主要药性】辛、甘，大热；有毒。归心、肾、脾经。

【基本功效】回阳救逆，补火助阳，散寒止痛。

【性能特点】本品辛甘大热，为纯阳燥烈之品。能逐退在内之阴寒，急回外越之阳气，为"回阳救逆第一品药"（《神农本草经读》）。其性善走，可温一身之阳气，上助心阳以通脉，中温脾阳以散寒，下补肾阳以益火，旁通关节而止痛。"凡三焦经络、诸脏诸腑，果有真寒，无不可治"（《本草正义》）。故为补火助阳、散寒止痛之要药。凡心、脾、肾阳虚诸证，及寒凝诸痛等皆宜。

【临床应用】

1. 亡阳证　治亡阳虚脱，四肢厥冷、脉微欲绝，常与干姜相须同用，如四逆汤（《伤寒论》）。治亡阳兼气虚欲脱，常配大补元气之人参，以回阳益气固脱，如参附汤（《正体类要》）。

2. 阳虚诸证　治心阳不足，胸痹心痛、心悸气短，常与人参、桂枝等同用。治肾阳虚衰，腰膝冷痛、阳痿宫冷，常与肉桂、杜仲、鹿角胶等同用，如右归丸（《景岳全书》）。治脾阳不足，虚寒吐泻、脘腹冷痛，常与党参、干姜、白术等同用，如附子理中丸（《和剂局方》）。治脾肾阳虚，阴寒水肿、小便不利，常与白术、茯苓等同用，如真武汤（《伤寒论》）。治阳虚外感风寒，常与麻黄、细辛同用，如麻黄附子细辛汤（《伤寒论》）。

3. 寒凝诸痛　以治寒痹痛剧者最宜，常与桂枝、甘草、白术同用，如甘草附子汤（《伤寒论》）。治寒凝气滞之脘腹疼痛，常与木香、延胡索等同用。

【用法用量】煎服，3～15g，先煎、久煎。

【使用注意】本品辛热燥烈，易伤阴助热，凡热证、阴虚阳亢、真热假寒者忌用；孕妇慎用；不宜与半夏、瓜蒌、瓜蒌子、瓜蒌皮、天花粉、川贝母、浙贝母、平贝母、伊贝母、湖北贝母、白蔹、白及同用。

【用药甄别】附子与乌头　两者同出一物，皆为辛热、有毒之品。长于散寒止痛，善治寒凝诸痛，尤以治寒痹痛剧者为宜。然附子以回阳救逆、补火助阳擅长，为治亡阳证和阳虚诸证之要药。乌头止痛力优，尚用于跌打损伤，瘀肿疼痛；古方亦常以本品作为麻醉止痛药。

【现代研究】2020年版《中国药典》规定：含双酯型生物碱以新乌头碱（$C_{33}H_{45}NO_{11}$）、次乌头碱（$C_{33}H_{45}NO_{10}$）和乌头碱（$C_{34}H_{47}NO_{11}$）的总量计不得过0.010%。本品有强心、扩张血管、镇痛、抗炎、抗溃疡、抗肿瘤、增强免疫、抗缺氧、抗寒冷等多种药理作用。

干姜（Gānjiāng）

本品首载于《神农本草经》。为姜科植物姜 *Zingiber officinale* Rosc. 的干燥根茎（见图57）。产于贵州、四川、湖北等地。冬季采挖。

【处方用名】干姜、干姜片。

【主要药性】辛，热。归脾、胃、肾、心、肺经。

【基本功效】温中散寒，回阳通脉，温肺化饮。

【性能特点】本品辛热燥烈，主入中焦，"专散里寒"（《药品化义》），为温中散寒之要药。凡中焦寒证，无论寒实或虚寒证皆宜。又入心肾经，能回阳通脉，适用于心肾阳虚、阴寒内盛之亡阳厥逆、脉微欲绝。入肺经，能温肺化饮，为治寒饮咳喘之良药。

【临床应用】

1. 脾胃寒证 治脾胃虚寒，脘腹冷痛，常与党参、白术、茯苓同用，如理中丸（《伤寒论》）。治寒邪直中，脘腹疼痛，可单用，或与高良姜相须为用，如二姜丸（《太平惠民和剂局方》）。

2. 亡阳证 常与附子相须为用，如四逆汤（《伤寒论》）。

3. 寒饮咳喘 治寒饮喘咳，形寒背冷，痰多清稀等，常与细辛、五味子等同用，如小青龙汤（《金匮要略》）。

【用法用量】煎服，3～10g。

【使用注意】本品辛热，阴虚内热、血热妄行者忌用。孕妇慎用。

【用药甄别】附子与干姜 两药均能温里散寒，回阳救逆，主治里寒证及亡阳证，常相须为用。然附子其性善走，可温助一身之阳气，上助心阳以通脉、中温脾阳以散寒、下补肾阳以益火、旁通关节而止痛，为补火助阳、散寒止痛之要药，凡心、脾、肾阳虚诸证及寒凝诸痛等皆宜。干姜长于守中，为温中散寒之要药，主治脾胃寒证，无论虚实皆宜；又能温肺化饮，用于寒饮喘咳、痰多清稀等。

【现代研究】2020 年版《中国药典》规定：含挥发油不得少于 0.8%（mL/g），6- 姜辣素（$C_{17}H_{26}O_4$）不得少于 0.60%。本品有止呕、抗溃疡、抗炎、止泻、促进胃肠消化、强心、升压、镇痛、降血脂、保肝利胆、抗缺氧、镇静、催眠、抑菌等多种药理作用。

肉桂（Ròuguì）

本品首载于《神农本草经》。为樟科植物肉桂 *Cinnamomum cassia* Presl 的树皮（见图 58）。产于广东、广西、云南等地。秋季剥皮。

【处方用名】肉桂、桂皮、官桂。

【主要药性】辛、甘，大热。归肾、脾、心、肝经。

【基本功效】补火助阳，引火归元，散寒止痛，温通经脉。

【性能特点】本品辛甘大热，入肾经。能"益火消阴，大补阳气，下焦火不足者宜之"（《本经逢原》），为治命门火衰之要药。能温通血脉，去痼沉寒冷，凡诸病"因寒因滞而得者，用此治无不效"（《本草求真》）。又能引下元虚衰所致上浮无根之火回归于肾中，用治虚阳上浮诸证。此外，与补气补血药同用，"有鼓舞血气之能"（《本草求真》）。

【临床应用】

1. 肾阳虚证 治肾阳不足，命门火衰之腰膝冷痛、阳痿宫冷、夜尿频多、滑精遗尿等，常与附子、熟地黄、山茱萸等同用，如肾气丸（《金匮要略》）。

2. 虚阳上浮诸证 治元阳亏虚，虚阳上浮之眩晕、面赤、虚喘、脉微弱等，可与山茱萸、五味子、人参等同用。

3. 寒凝诸痛 治胸阳不振，寒邪内侵之胸痹心痛，常与附子、干姜、川椒等同用。治胃寒脘腹冷痛，可单用，或与干姜、高良姜、荜茇等同用。治寒疝腹痛，常与小茴香、沉香、乌药等同用，如暖肝煎（《景岳全书》）。治寒凝血瘀之月经不调、痛经、闭经，常与川芎、当归、赤芍等同用，如少腹逐瘀汤（《医林改错》）。治寒湿痹痛，常与独活、桑寄生等同用，如独活寄生汤（《千金要方》）。

此外，对于久病体虚，气血不足者，在补益气血方中少量加入本品，能鼓舞气血生长，增强或提高补益药的效果，如十全大补汤（《和剂局方》）中肉桂之用，即此义。

【用法用量】煎服，1～5g。

【使用注意】阴虚火旺者忌用，有出血倾向者及孕妇慎用，不宜与赤石脂同用。

【用药甄别】肉桂与桂枝　两者同出一物，均为辛甘温之品，能散寒止痛、温经通脉，用治寒邪凝滞之胸痹心痛、胃寒冷痛、血寒经闭痛经、产后腹痛、风湿痹痛等诸痛。然肉桂长于温里寒，以治里寒证为优；又能补火助阳、引火归元，用治肾阳不足、命门火衰之阳痿宫冷，下元虚衰、虚阳上浮之虚喘、眩晕、面赤等。桂枝长于散表寒，用治风寒表证；又能助阳化气，用治心悸、痰饮、水肿等。

【现代研究】2020年版《中国药典》规定：含挥发油不得少于1.2%（mL/g），桂皮醛（C_9H_8O）不得少于1.5%。本品有扩张血管、促进血液循环、增强冠脉及脑血流量、抗血小板凝集、抗凝血酶、镇静、镇痛、解热、抗惊厥、促进肠运功、增强消化机能、缓解胃肠痉挛性疼痛、抗溃疡、降糖、抑菌等多种药理作用。

吴茱萸（Wúzhūyú）

本品首载于《神农本草经》。为芸香科植物吴茱萸 *Euodia rutaecarpa*（Juss.）Benth.、石虎 *Euodia rutaecarpa*（Juss.）Benth. var. *officinalis*（Dode）Huang 或疏毛吴茱萸 *Euodia rutaecarpa*（Juss.）Benth. var. *bodinieri*（Dode）Huang 的近成熟果实（见图59）。产于贵州、四川、湖南等地。8～11月果实尚未开裂时采集。

【处方用名】吴茱萸、制吴茱萸、吴萸。

【主要药性】辛、苦，热；有小毒。归肝、脾、胃、肾经。

【基本功效】散寒止痛，降逆止呕，助阳止泻。

【性能特点】本品辛散苦泄，性热祛寒，主入肝经。长于"散厥阴之寒"（《本草便读》），为暖肝之要药，适用于寒邪凝滞肝脉诸痛。又"下气最速"（《本草衍义》），"疏肝气有偏长"（《本草征要》），以肝寒犯胃之呕吐吞酸最宜。兼能温暖脾肾，"燥肠胃而止久滑之泻"（《本草汇》），适用于脾肾虚寒、五更泄泻。

【临床应用】

1. 寒凝肝脉诸痛　治厥阴头痛，常与生姜、人参等同用，如吴茱萸汤（《伤寒论》）。治寒疝腹痛，常与川楝子、小茴香、木香等同用。治冲任虚寒，瘀血阻滞之痛经，常与当归、川芎、桂枝等同用，如温经汤（《金匮要略》）。治寒湿脚气肿痛，常与槟榔、木瓜、陈皮等同用，如鸡鸣散（《类编朱氏集验医方》）。

2. 呕吐吞酸　治肝寒犯胃之呕吐吞酸，常与生姜、半夏等同用。若治肝火犯胃，胁肋疼痛，嘈杂吞酸，呕吐口苦者，则与黄连配伍，即左金丸（《丹溪心法》）。

3. 五更泄泻　常与补骨脂、肉豆蔻、五味子同用，如四神丸（《校注妇人良方》）。

【用法用量】煎服，2～5g；外用适量。

【使用注意】本品辛热，有小毒，不宜过量或久服；阴虚有热者忌用。孕妇慎用。

【现代研究】2020年版《中国药典》规定：含吴茱萸碱（$C_{19}H_{17}N_3O$）和吴茱萸次碱（$C_{18}H_{13}N_3O$）的总量不得少于0.15%，柠檬苦素（$C_{26}H_{30}O_8$）不得少于0.20%。本品有抑制胃肠运动、抗溃疡、止泻、抗炎、镇痛、抗肿瘤、抗血小板聚集、抗血栓、强心、抗心肌缺血、降血压等多种药理作用。

小茴香（Xiǎohuíxiāng）

本品首载于《新修本草》。为伞形科植物茴香 *Foeniculum vulgare* Mill. 的成熟果实。全国各地均有栽培。秋季采收。

【处方用名】小茴香、盐小茴香。

【主要药性】辛，温。归肝、肾、脾、胃经。

【基本功效】散寒止痛，理气和胃。

【性能特点】本品辛香温散，入肝、肾经，能温肾暖肝，散寒止痛，适用于下焦寒凝诸痛，尤为治寒疝腹痛、睾丸肿痛之要药。入脾、胃经，能温散中焦之寒，调理脾胃之气，为"温中快气之药"（《本草汇言》），适宜于胃寒气滞之脘腹胀痛、食少吐泻等。

【临床应用】

1. 下焦寒凝诸痛 治寒疝腹痛，常与乌药、木香、川楝子等同用，如天台乌药散（《圣济总录》）。治肝气郁滞，睾丸偏坠胀痛，常与橘核、八角茴香等同用。治肝经受寒之少腹冷痛，或冲任虚寒之痛经，可与当归、川芎、肉桂等同用。

2. 脘腹胀痛，食少吐泻 治胃寒气滞之脘腹胀痛，可与高良姜、香附、乌药等同用。治脾胃虚寒之脘腹胀痛、呕吐食少，可与白术、陈皮、生姜等同用。

【用法用量】煎服，3～6g。

【使用注意】本品辛温，阴虚火旺者慎用。

【现代研究】2020 年版《中国药典》规定：含挥发油不得少于 1.5%（mL/g），反式茴香脑（$C_{10}H_{12}O$）不得少于 1.4%。本品有促进肠蠕动、抗溃疡、促进胆汁分泌、松弛气管平滑肌、镇痛、抗菌、保肝、利尿等多种药理作用。

附：八角茴香

本品为木兰科植物八角茴香 *Illicium verum* Hook. F. 的成熟果实，又名大茴香。其性能、功用与小茴香相似，唯其力稍逊，主要用作食物调味品。用法用量与小茴香同。

丁香（Dīngxiāng）

本品首载于《雷公炮炙论》。为桃金娘科植物丁香 *Eugenia caryophyllata* Thunb. 的花蕾。产于广东、广西及海南等地。当花蕾由绿色转红时采摘。

【处方用名】丁香、公丁香。

【主要药性】辛，温。归脾、胃、肺、肾经。

【基本功效】温中降逆，补肾助阳。

【性能特点】本品辛温气香，主入中焦。"温中健胃，大有神功"（《本草通玄》）。尤善降逆，"最止呕哕"（《玉楸药解》），为治胃寒呕吐、呃逆之要药。入肾经，能"壮阳道，抑阴邪"（《本草正》），有温肾助阳之功，适用于肾虚阳痿。

【临床应用】

1. 胃寒呕吐、呃逆 治虚寒呕逆，常与柿蒂、生姜、人参等同用，如丁香柿蒂汤（《症因脉治》）。治胃寒呕吐，常与半夏、生姜等同用。治脾胃虚寒之食少吐泻，常与豆蔻、人参、半夏曲等同用，如丁香开胃丸（《魏氏家藏方》）。

2. 肾虚阳痿　每与淫羊藿、巴戟天、杜仲等同用。

【用法用量】煎服，1～3g。外用适量。

【使用注意】本品辛温，热证及阴虚内热者忌用；不宜与郁金同用。

【现代研究】2020年版《中国药典》规定：含丁香酚（$C_{10}H_{12}O_2$）不得少于11.0%。本品有促进胃液分泌、调节胃肠运动、抗溃疡、抗炎、镇痛、抗惊厥、抗菌、抗血小板聚集、抗凝、抗血栓形成、抗腹泻、抗缺氧、利胆和兴奋中枢等多种药理作用。

附：母丁香

本品为丁香的近成熟果实。其药性、功效、应用与丁香相似，唯其药力稍逊。用法用量、使用注意与丁香相同。

花椒（Huājiāo）

本品首载于《神农本草经》。为芸香科植物青椒 *Zanthoxylum schinifolium* Sieb. et Zucc. 或花椒 *Zanthoxylum bungeanum* Maxim. 的成熟果皮。主产于四川。秋季采收。

【处方用名】花椒、蜀椒、川椒、炒花椒。

【主要药性】辛，温。归脾、胃、肾经。

【基本功效】温中止痛，杀虫止痒。

【性能特点】本品辛散温燥，长于"行中道以能温中"（《本经疏证》），"却心腹冷痛"（《本草蒙筌》）。凡中焦为患，"证属寒凝，诚为要剂"（《雷公炮制药性解》）。故无论外寒内侵，或脾胃虚寒、脘腹冷痛、呕吐泄泻均可运用。内服能驱蛔止痛，外用能杀虫止痒，适用于虫积腹痛，及湿疹、阴痒等。

【临床应用】

1. 脾胃寒证　治外寒内侵，胃寒腹痛、呕吐等症，可与生姜、白豆蔻等同用；治脾胃虚寒，脘腹冷痛、呕吐、不思饮食等，配干姜、人参等，如大建中汤（《金匮要略》）。治夏伤湿冷，泄泻不止，与肉豆蔻同用，如川椒丸（《小儿卫生总微论方》）。

2. 虫积腹痛，湿疹瘙痒，阴痒　治虫积腹痛，手足厥冷、烦闷吐蛔，常与乌梅、干姜、黄柏等同用，如乌梅丸（《伤寒论》）。治妇人阴痒，湿疹瘙痒，可单用煎汤熏洗，或与苦参、蛇床子、地肤子等同用。

【用法用量】煎服，3～6g。外用适量，煎汤熏洗。

【使用注意】本品辛热，阴虚内热者慎用。

【现代研究】2020年版《中国药典》规定：含挥发油不得少于1.5%（mL/g）。本品有调节胃肠运动、抗溃疡、抗炎、镇痛、抗菌、杀虫、抗肿瘤、降血脂、抗肝损伤、平喘等多种药理作用。

附：椒目

本品为青椒或花椒的种子。苦，寒；归肺、肾、膀胱经。功能利水消肿、降气平喘。用于水肿胀满、痰饮喘咳等。煎服，3～10g。

高良姜（Gāoliángjiāng）

本品首载于《名医别录》。为姜科植物高良姜 *Alpinia officinarum* Hance 的根茎。产于广东、广西、海南等地。夏末秋初采挖。

【处方用名】高良姜、良姜。

【主要药性】辛，热。归脾、胃经。

【基本功效】温胃止呕，散寒止痛。

【性能特点】本品辛热，主入脾、胃经。"温中却冷，大有殊功"（《本草新编》）。既能散中焦之寒凝而止痛，又能除胃中之冷逆而止呕。故"胃中冷逆，及心脾冷痛者用之"（《本草汇笺》）。

【临床应用】

胃寒冷痛，呕吐　治胃寒脘腹冷痛，可单用，或与炮姜相须为用。治肝胃寒凝气滞之脘腹疼痛，胸胁胀闷者，每与香附同用，即良附丸（《良方集腋》）。治胃寒呕吐，可单用，或与半夏、生姜等同用。

【用法用量】煎服，3～6g。

【现代研究】2020 年版《中国药典》规定：含高良姜素（$C_{15}H_{10}O_5$）不得少于 0.70%。本品有调节胃肠运动、镇痛、止呕、抗溃疡、抗炎、抗凝血、抗血小板聚集、抗真菌等多种药理作用。

荜茇（Bìbō）

本品首载于《新修本草》。为胡椒科植物荜茇 *Piper longum* L. 的近成熟或成熟果穗。产于海南、云南、广东等地。9～10 月间果穗由绿变黑时采收。

【处方用名】荜茇。

【主要药性】辛，热。归胃、大肠经。

【基本功效】温中散寒，下气止痛。

【性能特点】本品辛热，主入胃经。能温胃腑沉冷，"散胸腹寒逆"（《本草求真》），凡"冷气呕逆，心腹满痛者宜之"（《本草汇笺》），适用于脘腹冷痛、呕吐泄泻，及寒凝气滞之胸痹心痛等。因其辛香走窜，能温散止痛，又"为头痛、鼻渊、牙痛要药"（《本草纲目》），多作外用。

【临床应用】

1.脾胃寒证　治胃寒积冷，脘腹冷痛、泄泻肠鸣者，常与肉桂、炮姜、高良姜同用，如大已寒丸（《和剂局方》）。治胃寒呕吐，可与生姜、陈皮、半夏等同用。

2.头痛，鼻渊，牙痛　治头痛，可单用研末嗅鼻。治鼻渊鼻塞流涕，可单用研末吹鼻。治牙痛，可与细辛、冰片、白芷等共为末，撒于患处，如齿痛宁（《部颁标准》）。

此外，与苏合香、石菖蒲、冰片等同用，也可用于寒凝气滞所致的心胸憋闷疼痛。

【用法用量】煎服，1～3g。外用适量，研末塞龋齿孔中。

【现代研究】2020 年版《中国药典》规定：含胡椒碱（$C_{17}H_{19}NO_3$）不得少于 2.5%。本品有调节胃肠运动、抗胃溃疡、降血脂、抗动脉粥样硬化等多种药理作用。

荜澄茄（Bìchéngqié）

本品首载于《雷公炮炙论》。为樟科植物山鸡椒 *Litsea cubeba*（Lour.）Pers. 的成熟果实。产于广西、四川、湖北等地。秋季采收。

【处方用名】荜澄茄、山鸡椒。

【主要药性】辛，温。归脾、胃、肾、膀胱经。

【基本功效】温中散寒，行气止痛。

【**性能特点**】本品辛散温通，"入脾胃，温中散逆"（《本草便读》），行气止痛，适用于胃寒脘腹疼痛、呕吐呃逆等。入下焦，"能暖肾与膀胱之气"（《本草述》），适用于寒疝腹痛、寒湿郁滞之小便浑浊。

【**临床应用**】

1. 脾胃寒证 治胃寒脘腹冷痛、呕吐呃逆等，可单用，或与高良姜、丁香、半夏等同用。

2. 寒疝腹痛，小便浑浊 治寒疝腹痛，可与小茴香、吴茱萸、香附等同用。治寒湿郁滞之小便浑浊，可与乌药、萆薢、茯苓等同用。

【**用法用量**】煎服，1～3g。

【**现代研究**】本品有调节胃肠运动、抗胃溃疡、镇痛、镇静、抗菌、抗氧化等多种药理作用。

【**复习思考题**】

1. 何谓温里药，主要适用于哪些病证？

2. 附子为回阳救逆要药，干姜为温中散寒至药，如何理解？

3. 肉桂引火归元、鼓舞气血生长，如何理解？

4. 吴茱萸上治厥阴头痛，下治寒疝腹痛，其机理何在？

扫一扫，查阅本章数字资源，含PPT、音视频、图片等

一、含义

凡以疏理气机为主要功效，常用以治疗气滞证的药物，称为行气药，又称理气药。其中行气力强者，又称破气药。

二、性能特点

本类药物多为辛香苦温之品，主入脾、胃、肝、肺经。善能调理气机，疏通郁滞，促使气的运行通畅，从而达到治疗气滞证的目的。本章药物的主要功效为行气。

所谓行气，是指药物能疏畅气机，治疗气滞证的作用，又称理气。其中，行气力强者，又称破气。根据其作用部位的不同，本章药物功效又有不同的表述。如入肝经，主要用于肝气郁滞证者，又称疏肝解郁、疏肝理气、疏肝行气、疏肝行滞、舒肝等。入中焦，主要用于脾胃气滞证者，又称行气健脾、理气和中、行气宽中等。入肺经，主要用于肺气壅滞证者，又称行气宽胸、理气宽胸等。

三、主治病证

本类药物适用于气机阻滞，运行不畅，以胀闷疼痛为主的气滞证。如脾胃气滞证，症见脘腹胀满、嗳气吞酸、恶心呕吐、腹泻或便秘等；肺气壅滞证，症见呼吸不畅、胸闷胸痛、咳嗽气喘等。肝郁气滞证，症见胁肋胀痛、情志抑郁、乳房胀痛、月经不调、疝气痛等。

四、应用原则

应根据气滞所在的部位、证情的轻重，以及引起气机运行不畅的病因等有针对性地选择或配伍用药。如治脾胃气滞证，宜选用行气健脾药。若因饮食停积所致者，可配消食药；因湿浊中阻所致者，可配化湿药；因脾虚运行乏力而致者，当配补虚药同用。又如治肝气郁滞证，宜选用疏肝解郁药。若因血虚肝脉失养所致者，可配养血柔肝药；因寒邪凝滞肝脉所致者，宜配暖肝散寒药。再如肺气壅滞证，宜选用行气宽胸药。若属风寒束肺所致者，当配宣肺解表药；因痰饮阻肺所致者，当配温肺化饮药。

五、使用注意

本类药物性多辛温香燥，易耗气伤阴，故气阴不足者慎用。破气药作用峻猛而更易耗气，故孕妇慎用。本类药多气味芳香，入汤剂不宜久煎。

六、现代研究

本类药物有调节胃肠平滑肌、促进消化液分泌、利胆、舒张支气管平滑肌、调节子宫平滑肌、兴奋心肌、增加冠状动脉血流量、调节血压、抑菌等多种药理作用。

陈皮（Chénpí）

本品首载于《神农本草经》。为芸香科植物橘 *Citrus reticulata* Blanco 及其栽培变种的成熟果皮（见图 60）。主产于广东。秋季采收。

【处方用名】陈皮、橘皮、陈橘皮、广陈皮、新会皮。

【主要药性】苦、辛，温。归肺、脾经。

【基本功效】理气健脾，燥湿化痰。

【性能特点】本品辛温气香，主入中焦。长于理气健脾，且性温而不峻烈，故可用于各种原因所致的脾胃气滞证。因其味苦，"能燥脾家之湿"（《本草经疏》），故对于寒湿阻滞中焦者最为适宜。"以其能燥湿理气，亦治痰之本"（《本草便读》），可用于各种痰证，尤以治湿痰、寒痰为宜。此外，与补益药同用，可使之补而不滞。

【临床应用】

1. 脾胃气滞证 治寒湿中阻，脾胃气滞，脘腹胀痛，呕吐泄泻等，常与苍术、厚朴、甘草同用，如平胃散（《和剂局方》）。治食积气滞，脘腹胀痛，可与山楂、神曲、麦芽等合用，如保和丸（《丹溪心法》）。治脾虚气滞，腹痛喜按，消化不良者，可与人参、白术、茯苓等同用，如异功散（《小儿药证直诀》）。治中焦气滞、胃失和降之恶心呕吐，常与生姜同用，如橘皮汤（《金匮要略》）。

2. 咳嗽痰多 治湿痰咳嗽，常与半夏为伍，如二陈汤（《和剂局方》）；治寒痰咳嗽，常与干姜、细辛、五味子等同用。

【用法用量】煎服，3 ～ 10g。

【现代研究】2020 年版《中国药典》规定：含橙皮苷（$C_{28}H_{34}O_{15}$）不得少于 2.5%。本品有调节胃肠运动、促进胃液分泌、抗溃疡、保肝、利胆、抗过敏、降血脂、抗血小板聚集、抗氧化、祛痰、平喘、抗菌、抗肿瘤等多种药理作用。

附：橘叶、橘核、橘络、橘红、化橘红

1. 橘叶 为橘的叶。辛、苦，平；归肝经。功能疏肝理气，散结消肿。用于乳痈、乳房结块、胁肋疼痛等。煎服，6 ～ 10g。

2. 橘核 为橘的成熟种子。苦，平；归肝、肾经。功能理气散结止痛。用于疝气疼痛，睾丸肿痛，乳痈肿痛。煎服，3 ～ 9g。

3. 橘络 为橘的中果皮与内果皮之间的纤维束群。甘、苦，平；归肝、肺经。功能祛痰止咳，行气通络。用于痰滞经络之胸痛、咳嗽痰多等。煎服，3 ～ 5g。

4. 橘红 为橘的外层果皮。辛、苦，温；归肺、脾经。功能理气宽中，燥湿化痰。用于咳嗽痰多，食积伤酒，呕恶痞闷。煎服，3 ～ 10g。

5. 化橘红 为芸香科植物化州柚 *Citrus grandis* 'Tomentosa' 或柚 *Citrus grandis*（L.）Osbeck 的未成熟或近成熟的外层果皮。辛、苦，温；归肺、脾经。功能理气宽中，燥湿化痰。用于咳嗽痰多，食积伤酒，呕恶痞闷。煎服，3 ～ 6g。

青皮（Qīngpí）

本品首载于《本草图经》。为芸香科植物橘 *Citrus reticulata* Blanco 及其栽培变种的幼果或未成熟果实的果皮。主产于广东。5～6月收集自落的幼果，7～8月采收未成熟的果实。

【处方用名】青皮、青橘皮、醋青皮。

【主要药性】苦、辛，温。归肝、胆、胃经。

【基本功效】疏肝破气，消积化滞。

【性能特点】本品辛散温通，苦泄下行，入肝胆经，"专疏肝气"（《药品化义》），破滞气，药力较峻，适用于肝郁胁痛、乳房肿痛、寒疝腹痛等。入胃经，能"下滞气而消食，破坚癖而祛胀"（《本草易读》），适用于食积气滞、脘腹胀痛等。取其破气散结之功，可用于气滞血瘀之癥瘕积聚，久疟痞块。

【临床应用】

1.肝郁气滞证　治肝郁气滞，胸胁胀痛，常配柴胡、郁金、香附等同用。治乳房胀痛或结块，常与柴胡、浙贝母、橘叶等同用。治乳痈肿痛，常与瓜蒌皮、金银花、蒲公英等合用。治疝气肿痛，常与乌药、小茴香、木香等配伍，如天台乌药散（《医学发明》）。

2.食积气滞证　治食积气滞，脘腹胀痛，常与山楂、神曲、麦芽等配伍。治气滞甚而脘腹胀痛重者，可与枳实、大黄、槟榔等同用。

此外，与三棱、莪术等配伍，也可用于气滞血瘀之癥瘕积聚，久疟痞块。

【用法用量】煎服，3～10g。醋炙后疏肝止痛力增强。

【用药甄别】陈皮与青皮　两者同出一物，均为苦辛温之品，功能理气，治疗气滞证。然陈皮作用和缓，主入中焦，长于行气健脾，主治脾胃气滞证；又能燥湿化痰，用于各种痰证，尤以治湿痰、寒痰为宜。青皮作用峻猛，主入肝胆，长于疏肝破气，主治肝郁气滞证；又能消积化滞，适用于食积气滞之脘腹胀痛。

【现代研究】2020年版《中国药典》规定：含橙皮苷（$C_{28}H_{34}O_{15}$）不得少于4.0%，醋青皮不得少于3.0%。本品有调节胃肠运动、促进消化液分泌、保肝、利胆、保护缺血性脑损伤、升血压、祛痰、扩张支气管、平喘、镇痛、抑制子宫平滑肌收缩等多种药理作用。

枳实（Zhǐshí）

本品首载于《神农本草经》。为芸香科植物酸橙 *Citrus aurantium* L. 及其栽培变种或甜橙 *Citrus sinensis* Osbeck 的幼果。产于江西、四川、福建等地。5～6月采收。

【处方用名】枳实、麸炒枳实。

【主要药性】辛、苦、酸，微寒。归脾、胃经。

【基本功效】破气消积，化痰散痞。

【性能特点】本品辛行苦降，气雄性猛。长于破胃肠之气结以消积，化日久之稠痰以除痞。"破积有雷厉风行之势，泻痰有推墙倒壁之威"（《本草害利》）。凡食积、湿热、热结等胃肠积结气滞之脘腹痞满胀痛，泻痢后重，大便不通，及痰浊痹阻，气结在胸之胸痹、结胸皆宜。此外，本品与补气、升阳药同用，也可用于脏器下垂。

【临床应用】

1.胃肠气滞证　治饮食积滞，湿热蕴结之脘腹胀满、泻痢或便秘，可与神曲、大黄、白术等同用，如枳实导滞丸（《内外伤辨惑论》）。治热结便秘，腹满胀痛者，则与大黄、芒硝、厚朴同用，如大承气汤（《伤寒论》）。

2. 胸痹结胸　治痰浊痹阻，气结在胸之胸痹，胸满而痛，常与桂枝、薤白、瓜蒌等配伍，如枳实薤白桂枝汤（《金匮要略》）。治痰热结胸，胸脘痞满，每与黄连、瓜蒌、半夏配伍，如小陷胸加枳实汤（《温病条辨》）。

【用法用量】煎服，3～10g。

【使用注意】孕妇及脾胃虚弱者慎用。

【现代研究】2020年版《中国药典》规定：含辛弗林（$C_9H_{13}NO_2$）不得少于0.30%。本品有调节胃肠运动，抗溃疡，利胆，升血压，强心，镇痛，增加冠脉、脑、肾血流量，抑制或兴奋子宫等多种药理作用。

附：枳壳

本品为橙的未成熟果实。苦、辛、酸，温；归脾、胃经。功能理气宽中，行滞消胀。用于胸胁气滞，胀满疼痛，食积不化，痰饮内停；脏器下垂。性能、功用与枳实相似，但作用较缓和。煎服，3～10g。孕妇慎用。

木香（Mùxiāng）

本品首载于《神农本草经》。为菊科植物木香 *Aucklandia lappa* Decne. 的根（见图61）。原产于印度、缅甸、巴基斯坦，从广州进口，称"广木香"。我国云南有大量引种，又称"云木香"。秋、冬两季采挖。

【处方用名】木香、广木香、云木香、煨木香。

【主要药性】辛、苦，温。归脾、胃、大肠、三焦、胆经。

【基本功效】行气止痛，健脾消食。

【性能特点】本品辛散温行，气味芳香。能"散滞气于肺上膈，破结气于中下焦"（《本草蒙筌》），为"调诸气之要药"（《本草发明》）。"专治气滞诸痛，于寒冷结痛尤其所宜"（《本草正义》）。因其"和胃气如神，行肝气最捷"（《本草蒙筌》），故对于胸胁、脘腹胀痛者最为常用。又善行大肠滞气，为治泻痢后重之良药。与补益药同用，可使之补而不滞。煨用实肠止泻。

【临床应用】

1. 脾胃气滞证　治脾胃气滞，脘腹胀痛，每与砂仁为伍，如木香调气散（《张氏医通》）。治脾虚气滞，脘腹胀痛、食少呕吐者，常与党参、白术、陈皮等同用，如香砂六君子汤（《古今名医方论》）。

2. 肝郁气滞证　治湿热郁蒸，气机阻滞之脘腹胀痛、胁痛黄疸等，常与茵陈、郁金、大黄等同用。治寒疝腹痛及睾丸偏坠疼痛，常与川楝子、小茴香等同用。

3. 大肠气滞，泻痢后重　治湿热泻痢，里急后重，可与黄连同用，如香连丸（《和剂局方》）。治饮食积滞之脘腹胀痛、大便秘结或泻而不爽，常与槟榔、青皮、大黄等同用，如木香槟榔丸（《儒门事亲》）。

【用法用量】煎服，3～6g。

【现代研究】2020年版《中国药典》规定：含木香烃内酯（$C_{15}H_{20}O_2$）和去氢木香内酯（$C_{15}H_{18}O_2$）的总量不得少于1.5%。本品有调节胃肠运动、促进消化液分泌、抗消化性溃疡、利胆、松弛气管平滑肌、抗炎、镇痛、抗菌、抗肿瘤等多种药理作用。

香附（Xiāngfù）

本品首载于《名医别录》。为莎草科植物莎草 *Cyperus rotundus* L. 的根茎（见图 62）。产于河南、山东、广东等地。秋季采挖。

【处方用名】香附、香附子、醋香附。

【主要药性】辛、微苦、微甘，平。归肝、脾、三焦经。

【基本功效】疏肝解郁，调经止痛，理气宽中。

【性能特点】本品辛香行散，善能调气，"专治气结为病"（《本草正义》），"乃气病之总司"（《本草纲目》）。主入肝经，为疏肝解郁之要药。因"女性偏滞，多气多郁，非此不能疏散"（《本草发明》），故又为"女科之主帅"（《本草纲目》），妇科调经之要药。兼入脾经，尚能理气宽中，适用于脾胃气滞证。

【临床应用】

1.肝郁气滞证　治肝气郁结之胁肋胀痛，常与柴胡、川芎、枳壳等同用，如柴胡疏肝散（《景岳全书》）。治寒凝气滞，肝寒犯胃之胃脘疼痛，常与高良姜为伍，如良附丸（《良方集腋》）。治寒凝肝脉之疝气腹痛，可与吴茱萸、小茴香、乌药等同用。

2.月经不调，经闭痛经，乳房胀痛　治肝郁气滞之月经不调、痛经，可单用，或与柴胡、当归、川芎等同用。治乳房胀痛或结块，可与柴胡、青皮、瓜蒌皮等同用。

3.脾胃气滞证　治脾胃气滞之脘腹胀痛，常与砂仁、木香等同用。治脾虚气滞之胃脘不舒、胀满疼痛、嗳气食少，常与黄芪、党参、陈皮等同用，如养胃颗粒（《中国药典》）。

【用法用量】煎服，6～10g。醋制后能增强疏肝止痛作用。

【用药甄别】木香与香附　两者均为辛苦之品，可行气止痛，可用于脾胃气滞之脘腹胀痛，肝气郁结之胁肋胀痛。然木香主入中焦，以行脾胃之气见长，为治脾胃气滞证之要药；又善行大肠滞气，为治泻痢后重之良药。香附主入肝，以行肝经之郁为优，为疏肝解郁之要药；又能调经止痛，为治肝郁气滞、月经不调、经闭痛经等之要药。

【现代研究】2020 年版《中国药典》规定：含挥发油不得少于 0.8%（mL/g）。本品有镇痛、抗炎、解热、保肝、利胆、抗抑郁、降血压、强心、抑菌及抑制子宫和肠管平滑肌等多种药理作用。

沉香（Chénxiāng）

本品首载于《名医别录》。为瑞香科植物白木香 *Aquilaria sinensis*（Lour.）Gilg 含有树脂的木材。产于广东、广西。全年均可采收。

【处方用名】沉香、沉水香。

【主要药性】辛、苦、微温。归脾、胃、肾经。

【基本功效】行气止痛，温胃止呕，纳气平喘。

【性能特点】本品辛温香窜，味苦质重，沉降下行。长于散胸腹之寒凝而止痛，温胃和中而安呕逆之气。"治诸冷气逆气，气郁气结，殊为专功"（《本草汇言》），适用于寒凝气滞之胸腹胀痛、胃寒气逆之呕吐呃逆。入肾经，能温肾纳气，用于下元虚冷、肾不纳气之虚喘。

【临床应用】

1.寒凝气滞证　治寒凝气滞之胸腹胀痛，常与木香、乌药、槟榔等配伍，如沉香四磨汤（《卫生家宝》）。治脾胃虚寒之脘腹冷痛，常与肉桂、干姜、附子等同用，如沉香桂附丸（《卫生宝鉴》)。

2. 胃寒呕吐　治寒邪犯胃，或脾胃虚寒之呕吐、呃逆，可与丁香、白豆蔻、柿蒂等同用。

3. 肾虚喘息　治下元虚冷、肾不纳气之虚喘，常与附子、肉桂、补骨脂等同用，如黑锡丹（《和剂局方》)。若治痰涎壅肺，肾不纳气，上盛下虚之喘嗽，则与紫苏子、半夏、肉桂等同用，如苏子降气汤（《和剂局方》)。

【用法用量】煎服，1～5g，后下。

【现代研究】2020 年版《中国药典》规定：含沉香四醇（$C_{17}H_{18}O_6$）不得少于 0.10%。本品有调节胃肠运动、促进消化液分泌、利胆、平喘、抗炎、镇痛、抑菌、降血压、抑制中枢神经等多种药理作用。

川楝子（Chuānliànzǐ）

本品首载于《神农本草经》。为楝科植物川楝 *Melia toosendan* Sieb. et Zucc. 的成熟果实（见图 63）。主产于四川。冬季采收。

【处方用名】川楝子、金铃子、炒川楝子。

【主要药性】苦，寒；有小毒。归肝、小肠、膀胱经。

【基本功效】疏肝泄热，行气止痛，杀虫。

【性能特点】本品苦寒降泄，主入肝经，善调肝气之横逆，泄肝经之郁热，"治肝气横恣，胆火炽盛，致胁下焮疼，并治胃脘气郁作疼，木能疏土也"（《医学衷中参西录》），适用于肝郁气滞、肝胃失和、疝气腹痛等肝郁有热者。此外，内服能驱蛔止痛，外用能杀虫止痒，用于蛔虫腹痛，头癣秃疮。

【临床应用】

1. 肝郁化火证　治肝郁气滞或肝郁化火之胸腹诸痛，常与延胡索同用，即金铃子散（《圣惠方》)。治肝胃不和之胸胁脘腹作痛，常与柴胡、白芍、枳壳等合用。治疝气痛因热所致者，可与延胡索、香附、橘核等同用。若治寒疝腹痛，则宜配小茴香、木香、吴茱萸等同用。

2. 虫积腹痛，疥癣瘙痒　治蛔虫等引起的虫积腹痛，常与使君子、槟榔等同用。治疥癣瘙痒，可单用研末，以油调膏外涂。

【用法用量】煎服，5～10g；外用适量。

【使用注意】本品苦寒有毒，脾胃虚寒者不宜用，亦不可过量或持续服用。

【现代研究】2020 年版《中国药典》规定：含川楝素（$C_{30}H_{38}O_{11}$）应为 0.040%～0.20%。本品有镇痛、抗炎、抑菌、抗肿瘤、抗生育、杀灭蛔虫、促进胆汁排泄、兴奋肠管平滑肌等多种药理作用。

【备　注】关于苦楝子与川楝子。苦楝子为川楝子同科属不同种植物楝树 *Melia azedarach* L. 的成熟果实。其性能、功用与川楝子相似，但苦楝子的毒性较川楝子大，应区别用药。

乌药（Wūyào）

本品首载于《本草拾遗》。为樟科植物乌药 *LindeRa aggregata*（Sims）Kosterm. 的块根。主产于浙江、安徽、湖北等地。全年均可采挖。

【处方用名】乌药、天台乌药、天台乌、台乌。

【主要药性】辛，温。归肺、脾、肾、膀胱经。

【基本功效】行气止痛，温肾散寒。

【性能特点】本品味辛行散，性温祛寒。"诸冷能除，凡气堪顺"（《本草蒙筌》），"凡病之属气而涉寒者皆可治"（《本草思辨录》），尤为治寒凝气滞、胸腹诸痛之要药。下达肾与膀胱，能温下元，散冷气，缩尿止遗，适用于肾阳不足，膀胱虚冷之小便频数、遗尿不止。

【临床应用】

1. 寒凝气滞证 治胸腹胁肋闷痛，常与香附、甘草等同用。治脘腹胀痛，常与木香、青皮、莪术等同用。治寒疝腹痛，常与小茴香、青皮、高良姜等同用，如天台乌药散（《医学发明》）。治经寒腹痛，常与香附、木香、当归等配伍，如乌药汤（《济阴纲目》）。

2. 尿频，遗尿 治肾阳不足，膀胱虚冷之小便频数、小儿遗尿，常与益智、山药同用，如缩泉丸（《魏氏家藏方》）。

【用法用量】煎服，6～10g。

【现代研究】2020年版《中国药典》规定：含乌药醚内酯（$C_{15}H_{16}O_4$）不得少于0.030%，去甲异波尔定（$C_{18}H_{19}NO_4$）不得少于0.40%。本品有调节胃肠运动、促进消化液分泌、兴奋大脑皮质、促进呼吸、兴奋心肌、促进血液循环、升高血压、镇痛、抗炎、抗疲劳等多种药理作用。

荔枝核（Lìzhīhé）

本品首载于《本草衍义》。为无患子科植物荔枝 Litchi chinensis Sonn. 的成熟种子。产于广东、广西、福建等地。夏季采收。

【处方用名】荔枝核、盐荔枝核。

【主要药性】甘、微苦，温。归肝、肾经。

【基本功效】行气散结，散寒止痛。

【性能特点】本品味苦能泄，性温散寒，主入肝经，"功专散滞祛寒"（《本草便读》），尤善行散厥阴肝经之寒凝气滞而散结止痛，主要用于寒凝气滞之疝痛、睾丸肿痛。温行散滞，尚能疏肝和胃，"散滞气，辟寒邪，治胃脘痛，妇人血气痛"（《本草备要》）。

【临床应用】

1. 寒疝腹痛，睾丸肿痛 治寒凝气滞之疝痛、睾丸肿痛，可与小茴香、青皮等同用，如荔核散（《世医得效方》）。若治睾丸偏坠属湿热者，可与龙胆草、川楝子、大黄等同用。

2. 胃脘痛，痛经，产后腹痛 治肝气郁结、肝胃不和之胃脘久痛，可与木香研末服。治肝郁气滞血瘀之痛经及产后腹痛，可与香附研末服。

【用法用量】煎服，5～10g。

【现代研究】本品有降血糖、调节脂代谢、抗肝损伤、抗病毒、抗肿瘤等多种药理作用。

佛手（Fóshǒu）

本品首载于《滇南本草》。为芸香科植物佛手 Citrus medica L. var. sarcodactylis Swingle 的果实。主产于四川、广东。秋季采收。

【处方用名】佛手、佛手柑。

【主要药性】辛、苦、酸，温。归肝、脾、胃、肺经。

【基本功效】疏肝理气，和胃止痛，燥湿化痰。

【性能特点】本品辛行温通，气香苦燥，归肝、脾、胃、肺经。长于"治气疏肝和胃"（《本草再新》），"惟肝脾气滞者宜之"（《本草便读》），适用于肝气郁滞，或肝胃气滞所致的胸胁胀痛、脘腹痞满。又能燥湿化痰，"理气止嗽"（《药性切用》），适用于湿痰咳嗽。

【临床应用】

1. 肝胃气滞证　治肝气郁滞，或肝胃气滞所致的两胁胀满，胃脘疼痛，食欲不振等，常与香附、郁金、柴胡等同用，如舒肝和胃丸（《中国药典》）。

2. 咳嗽痰多　治痰湿壅肺，咳嗽痰多，胸闷气急，常与陈皮、半夏等同用。

【用法用量】煎服，3～10g。

【现代研究】2020年版《中国药典》规定：含橙皮苷（$C_{28}H_{34}O_{15}$）不得少于0.030%。本品有祛痰、平喘、抗过敏、调节胃肠运动、改善心肌缺血、抗心律失常、催眠、镇痛、抗惊厥等多种药理作用。

香橼（Xiāngyuán）

本品首载于《本草拾遗》。为芸香科植物枸橼 *Citrus medica* L. 或香圆 *Citrus wilsonii* Tanaka 的成熟果实。产于四川、云南、福建等地。秋季采收。

【处方用名】香橼。

【主要药性】辛、苦、酸，温。归肝、脾、肺经。

【基本功效】疏肝理气，宽中，化痰。

【性能特点】本品味辛能行散，入肝、脾经。能行肝经之气以解郁，理中焦之滞以宽中，"为中脘气滞实痛专药"（《药性切用》），适用于肝气郁滞，或肝胃气滞之胁腹胀痛、脘腹痞满。入肺经，能"下气消痰"（《本草便读》），适用于痰湿壅肺之咳嗽痰多、胸闷气急。

【临床应用】

1. 肝胃气滞证　治肝胃不和，两胁胀满，胃脘疼痛，食欲不振，呃逆呕吐，大便失调等，常与柴胡、香附、佛手等同用，如舒肝和胃丸（《中国药典》）。

2. 咳嗽痰多　治痰湿壅肺，咳嗽痰多，胸闷气急，常与陈皮、半夏、佛手等同用。

【用法用量】煎服，3～10g。

【现代研究】本品有促进胃肠蠕动、健胃、祛痰、抗炎等多种药理作用。

玫瑰花（Méiguihuā）

本品首载于《食物本草》。为蔷薇科植物玫瑰 *Rosa rugosa* Thunb. 的花蕾。主产于浙江、江苏。春末夏初花将开放时分批采收。

【处方用名】玫瑰花。

【主要药性】甘，微苦，温。归肝、脾经。

【基本功效】行气解郁，和血，止痛。

【性能特点】本品味甘气香，微苦疏泄，主入肝、脾经。既能"疏肝胆之郁气"（《本草再新》），又能醒脾开胃，行气止痛；且作用和缓，"宣通窒滞而绝无辛温刚燥之弊"（《本草正义》），适用于肝郁气滞或肝胃不和诸证。又能"和血，行血"（《本草纲目拾遗》），用于跌打伤痛。

【临床应用】

1. 肝胃气滞证　治肝气郁滞之月经不调，经前乳房胀痛，可与当归、香附、柴胡等同用。治肝胃气痛，胸胁胀满，不思饮食等，常与郁金、香附、佛手等同用，如制金柑丸（《部颁标准》）。

2. 跌仆伤痛　可单用浸酒饮服。

【用法用量】煎服，3～6g。

【现代研究】本品有抗心肌缺血、改善微循环、调节血管平滑肌、抗肿瘤、抗氧化、利胆、解毒等多种药理作用。

土木香（Tǔmùxiāng）

本品首载于《本草图经》。为菊科植物土木香 *Inula helenium* L. 的根。产于河北、新疆、甘肃等地。秋季采挖。

【处方用名】土木香。

【主要药性】辛、苦，温。归肝、脾经。

【基本功效】健脾和胃，行气止痛，安胎。

【性能特点】本品味辛气香，主入肝、脾经，能疏肝气之郁、行脾胃之滞，适用于肝胃气滞，胸胁、脘腹胀痛。兼能行气和中以安胎，可用于气滞所致的妊娠恶阻，胎动不安。

【临床应用】

肝胃气滞证 治肝胃气滞，胸胁、脘腹胀痛者，可与柴胡、枳壳、陈皮等同用。治气滞所致的妊娠恶阻，胎动不安，可与紫苏、砂仁、白术等同用。

【用法用量】煎汤，3～9g；或入丸、散。

【现代研究】2020 年版《中国药典》规定：含土木香内酯（$C_{15}H_{20}O_2$）和异土木香内酯（$C_{15}H_{20}O_2$）的总量不得少于 2.2%。本品有调节胃肠运动、镇痛、抗炎、抑菌等多种药理作用。

【备　　注】国家食品药品监督管理局《关于加强广防己等 6 种药材及其制剂监督管理的通知》（国食药监注〔2004〕379 号）指出：取消青木香（马兜铃科植物马兜铃 *Aristolochia debilis* Sieb. et Zucc. 的干燥根）药用标准，凡国家药品标准处方中含有青木香的中成药品种应于 2004 年 9 月 30 日前将处方中的青木香替换为 2000 年版《中国药典》一部收载的土木香（仅限于以菊科植物土木杏 *Inula helenium* L. 的十燥根替换）。

大腹皮（Dàfùpí）

本品首载于《开宝本草》。为棕榈科植物槟榔 *Areca catechu* L. 的果皮。产于云南、广西、海南等地。冬季至次春采收。

【处方用名】大腹皮、大腹毛。

【主要药性】辛，微温。归脾、胃、大肠、小肠经。

【基本功效】行气宽中，利水消肿。

【性能特点】本品味辛微温，主入中焦，善"散无形之滞气"（《本经逢原》），为行气宽中之常用药，主治中焦气滞证。又能疏通下泄，畅达脏腑，"消肌肤中水气浮肿，脚气壅逆"（《本草纲目》），适用于水肿胀满，脚气浮肿，小便不利。

【临床应用】

1. 胃肠气滞证 治湿阻气滞，脘腹胀闷，大便不爽，可与苍术、厚朴、广藿香等同用。治食积气滞之脘腹胀满，嗳气吞酸，常与枳实、山楂、麦芽等同用。

2. 水肿，脚气 治皮肤水肿，小便不利，可与茯苓皮、生姜皮、桑白皮等同用，如五皮散（《华氏中藏经》）。治脚气浮肿，可与桑白皮、槟榔、紫苏叶等同用。

【用法用量】煎服，5～10g。

【现代研究】本品有兴奋胃肠道平滑肌、促进胃肠动力、促进纤维蛋白溶解等多种药理作用。

甘松（Gānsōng）

本品首载于《本草拾遗》。为败酱科植物甘松 *Nardostachys jatamansi* DC. 的根及根茎。产于甘肃、青海、四川等地。春、秋两季采挖。

【处方用名】甘松、甘松香。

【主要药性】辛、甘，温。归脾、胃经。

【基本功效】理气止痛，开郁醒脾；外用祛湿消肿。

【性能特点】本品温而不热，香而不燥，甘而不滞，主入脾胃经。"有扶脾顺气、开胃消食之功"（《本草汇言》），适用于脾胃气滞之脘腹胀满、食欲不振等。外用能祛湿消肿，用治湿脚气；单用泡汤漱口，可治牙痛。

【临床应用】

1. 脾胃气滞证　治寒凝气滞之脘腹胀痛，不思饮食，可与木香、砂仁、厚朴等同用。

2. 脚气肿痛，牙痛　治脚气肿痛，可单用煎汤外洗。治齿痛，可泡汤漱口。

【用法用量】煎服，3～6g。外用适量，泡汤漱口、煎汤洗脚或研末敷患处。

【现代研究】2020 年版《中国药典》规定：含挥发油不得少于 1.8%（mL/g），甘松新酮（$C_{15}H_{22}O_3$）不得少于 0.10%。本品有调节胃肠运动、抗溃疡、镇静、抗过敏、解痉、抗心律失常、抗心肌缺血、抗脑缺血、提高学习记忆能力等多种药理作用。

薤白（Xièbái）

本品首载于《神农本草经》。为百合科植物小根蒜 *Allium macrostemon* Bge. 或薤 *Allium chinense* G. Don 的鳞茎（见图 64）。产于东北、河南、湖北等地。夏、秋两季采挖。

【处方用名】薤白。

【主要药性】辛、苦，温。归心、肺、胃、大肠经。

【基本功效】通阳散结，行气导滞。

【性能特点】本品辛散温通，入心经而走胸中。"最能通胸中之阳"（《本草思辨录》），散阴寒之凝滞，为治胸痹之要药。入胃、大肠经，"能使在中寒滞立除……使久痼寒滞立解"（《本草求真》），适用于胃寒气滞、脘腹痞满胀痛，以及泻痢腹痛，里急后重。

【临床应用】

1. 胸痹心痛　治胸阳不振，寒痰湿浊凝滞于胸中之胸痹心痛，常与瓜蒌、半夏、白酒等同用，如瓜蒌薤白白酒汤、瓜蒌薤白半夏汤（《金匮要略》）。

2. 脘腹胀痛，泻痢后重　治胃寒气滞之脘腹痞满胀痛，可与高良姜、砂仁、木香等同用。治胃肠气滞，泻痢里急后重，可单用，或与木香、枳实配伍。

【用法用量】煎服，5～10g。胃弱纳呆及不耐蒜味者慎用。

【现代研究】本品有扩张血管、抗心肌缺血、抗血栓形成、调节血脂、抗氧化、抑菌、抗炎、平喘等多种药理作用。

柿蒂（Shìdì）

本品首载于《名医别录》。为柿树科植物柿 *Diospyros kaki* Thunb. 的宿萼。产于河北、河南、山东等地。冬季果实成熟时采摘或食用时收集。

【处方用名】柿蒂。

【主要药性】苦、涩，平。归胃经。

【基本功效】降气止呃。

【性能特点】本品味苦降泄，专入胃经，善能降胃气，"疗呃逆灵"（《本草蒙筌》），为止呃之要药。因其性平和，凡胃气上逆之呃逆，无论寒热虚实均可选用。

【临床应用】

呃逆　治胃寒呃逆，常配丁香、生姜，如柿蒂汤（《济生方》）。治胃热呃逆，可与竹茹、陈皮、姜汁合用。治脾胃虚寒呃逆，常与丁香、人参、生姜同用。

【用法用量】煎服，5～10g。

【现代研究】本品有镇静、抗惊厥、抗心律失常等多种药理作用。

表 13-1　行气药中的参考药物

药名	主要药性	基本功效	临床应用	用法用量	使用注意
九香虫	咸，温。归肝、脾、肾经	理气止痛，温中助阳	胃寒胀痛，肝胃气痛，肾虚阳痿，腰膝酸痛	煎服，3～9g	
檀香	辛，温。归脾、胃、心、肺经	行气温中，开胃止痛	寒凝气滞，胸膈不舒，胸痹心痛，脘腹疼痛，呕吐食少	煎服，2～5g	

【复习思考题】

1. 何谓理气药，主要适用于哪些病证？

2.《本草纲目》说：香附为"气病之总司，女科之主帅"，如何理解？

3. 枳实性质沉降，但临床又可用于治疗脏器下垂，机理何在？

4. 薤白为治胸痹之要药，其作用机理何在？

第十四章
消食药

扫一扫，查阅本章数字资源，含PPT、音视频、图片等

一、含义

凡以消化食积为主要功效，常用以治疗饮食积滞证的药物，称为消食药。又称助消化药。

二、性能特点

本类药物多为甘平，主入脾、胃两经，能帮助饮食消化，消除胃中宿积，使中焦调和，脾胃健运复常，从而达到治疗的目的。本章药物的主要功效为消食。

所谓消食，是指药物能够帮助消化，减轻或消除宿食积滞证的作用，又称消食化积、消食积、消食和中、消食和胃、消食化滞、消食健脾、消食健胃、消食运脾、消食开胃等。

三、主治病证

本类药物适用于饮食不节，暴食暴饮，或素体脾胃虚弱，饮食难消所致的饮食积滞证。症见脘腹胀满，不思饮食，嗳腐吞酸，恶心呕吐，大便失常，矢气臭秽等。

四、应用原则

因食积内停，易壅塞气机，气机不畅，又可导致或加重积滞，故运用本类药物时常配行气宽中药同用，使气行则食积易化。若正气素虚，或积滞日久，脾胃虚弱者，当配补气健脾药同用，以标本兼顾。

五、使用注意

本类药物虽多数药性较为缓和，但仍不乏耗气之弊，故气虚而无积滞者慎用。

六、现代研究

本类药物有助消化、降血脂、抗动脉粥样硬化、强心、增加冠脉血流量、抗心肌缺血、降压等多种药理作用。

山楂（Shānzhā）

本品首载于《本草经集注》。为蔷薇科植物山里红 *Crataegus pinnatifida* Bge. var. *major* N. E. Br. 或山楂 *Crataegus pinnatifida* Bge. 的成熟果实（见图65）。产于山东、河南、河北等地。秋季采收。

【处方用名】 山楂、炒山楂、焦山楂、山楂炭。

【主要药性】酸、甘，微温。归脾、胃、肝经。

【基本功效】消食健胃，行气散瘀，化浊降脂。

【性能特点】本品酸甘微温，走脾达胃，"消食理滞，是其所长"（《本草新编》），适用于各种饮食积滞之证。因其善"消肉食之积"（《本草征要》），故为治油腻肉积之要药。又能行气血，尤"为化瘀血之要药"（《医学衷中参西录》），适用于血瘀气滞诸证。此外，尚能化浊降脂，用于高脂血症。

【临床应用】

1. 饮食积滞证　治各种饮食积滞之证，常与麦芽、六神曲、莱菔子等同用，如山楂化滞丸（《中国药典》）。治油腻肉食积滞之脘腹胀满、嗳腐吞酸、腹痛便溏者，可单用，如山楂丸（《部颁标准》）。

2. 血瘀气滞证　治气滞血瘀所致的胸痹心痛，常与丹参、葛根、三七等同用，如心可舒片（《中国药典》）。治妇女血瘀积聚，月经闭止，经期紊乱，行经腹痛，可单用，或与香附、三棱、当归等同用，如调经至宝丸（《部颁标准》）。

此外，本品单用，或与制何首乌、决明子、葛根等同用，可治高脂血症。

【用法用量】煎服，9～12g。生山楂长于消食散瘀；炒山楂缓和对胃的刺激，长于消食健胃；焦山楂长于止泻，食滞而腹泻者多用；山楂炭偏于收涩，长于止泻，脾虚腹泻多用。

【使用注意】脾胃虚弱而无积滞者或胃酸分泌过多者均慎用。

【现代研究】2020 年版《中国药典》规定：含有机酸以枸橼酸（$C_6H_8O_7$）计不得少于 4.0%。本品有促进脂肪消化、增加胃消化酶分泌、扩张冠状动脉、增加冠脉血流量、降低血清胆固醇及甘油三酯、强心、降血压、抗心律失常、抗血小板聚集、抗氧化、增强免疫、利尿、镇静、收缩子宫、抑菌等多种药理作用。

六神曲（Liùshénqū）

本品首载于《药性论》。为大量面粉或麸皮与杏仁泥、赤小豆粉，以及鲜青蒿、鲜苍耳、鲜辣蓼自然汁混合后经发酵而成的加工品。全国各地均有生产。

【处方用名】神曲、六曲、六神曲、麸炒六神曲、焦六神曲。

【主要药性】甘、辛，温。归脾、胃经。

【基本功效】消食化积，健脾和胃。

【性能特点】本品味辛行散消食，甘温健胃和中。能"扶脾胃以进饮食，消隔宿停留胃内之食"（《滇南本草》），适用于饮食积滞、脘腹胀满、嗳腐吞酸、恶食呕逆等。因其兼能发散风寒，故对风寒表证兼有食滞者尤宜。此外，尚能助金石药物之消化。

【临床应用】

饮食积滞证　常与山楂、麦芽、木香等同用，如保和丸（《丹溪心法》）。

此外，凡丸剂中有金石、贝壳类药物难以消化者，可以之为赋形剂糊丸，以助消化。

【用法用量】煎服，6～15g。消食止泻宜炒焦用。

【现代研究】本品有增进食欲、维持正常消化机能，调整和保护肝脏、肾脏和肠道病变等多种药理作用。

麦芽（Màiyá）

本品首载于《名医别录》。为禾本科植物大麦 *Hordeum vulgare* L. 的成熟果实经发芽干燥的炮制加工品。全国大部分地区均产。

【处方用名】麦芽、炒麦芽、焦麦芽。

【主要药性】甘，平。归脾、胃、肝经。

【基本功效】行气消食，健脾开胃，回乳消胀。

【性能特点】本品性味甘平，"功专入胃消食"（《本草求真》），尤善"消化一切米、面、诸果食积"（《本草纲目》）。兼能回乳消胀，适用于哺乳期妇女断乳，或乳汁郁积之乳房胀痛。入肝经，尚能疏肝理气，可用于肝气郁滞或肝胃不和之胁痛、脘腹胀痛等。

【临床应用】

1. 饮食积滞证　治米、面、薯、芋等淀粉类食积不消，可单用，或与山楂、六神曲等同用。若治脾虚食积，不思饮食，脘腹胀满者，可与太子参、山药、山楂等同用，如健胃消食片（《中国药典》）。

2. 断乳，乳房胀痛　用于哺乳期妇女断乳，或乳汁郁积之乳房胀痛。可单用炒麦芽煎服。

此外，可用于肝气郁滞或肝胃不和之胁痛、脘腹胀痛等。因其力缓，常作辅助药用。

【用法用量】煎服，10～15g。回乳炒用60g。生麦芽健脾和胃、疏肝行气，用于脾虚食少、乳汁郁积。炒麦芽行气消食回乳，用于食积不消、妇女断乳。焦麦芽消食化滞，用于食积不消、脘腹胀痛。

【使用注意】哺乳期妇女不宜使用。

【用药甄别】山楂、六神曲与麦芽　三者均能消食健胃，用于饮食积滞之证，常炒焦合用，名"焦三仙"。然山楂消食化积力强，尤善消油腻肉积，为治肉食积滞之要药；又能行气散瘀、化浊降脂，用于血瘀气滞诸证及高脂血症。六神曲兼能发散风寒，对风寒表证兼有食滞者尤宜；尚能助金石药物之消化。麦芽善消淀粉类食积，兼能回乳消胀，疏肝理气，可用于乳汁郁积不通、回乳断奶，以及肝郁胁痛、肝胃不和之脘腹胀痛。

【现代研究】本品有促进胃酸、胃蛋白酶分泌，促性激素分泌，调节肠道菌群失调，降血糖、抗真菌，对乳汁有回乳和催乳双向调节等多种药理作用。

莱菔子（Láifúzǐ）

本品首载于《日华子本草》。为十字花科植物萝卜 *Raphanus sativus* L. 的成熟种子。全国各地均产。夏季采收。

【处方用名】莱菔子、炒莱菔子。

【主要药性】辛、甘，平。归肺、脾、胃经。

【基本功效】消食除胀，降气化痰。

【性能特点】本品味辛行散，入脾胃经。能消食和中，尤善行气除胀，为消食除胀之要药。凡"胃有气食停滞致成鼓胀者，非此不除"（《本草正》）。入肺经，其性主降，"消痰下气更速"（《本草经疏》），凡"一切喘嗽因痰者，皆可用之"（《本草便读》）。

【临床应用】

1. 食积气滞证　治食积气滞之脘腹痞满胀痛，大便秘结或积滞泻痢，常与山楂、神曲、陈皮等同用，如保和丸（《丹溪心法》）。

2. 痰壅喘咳　每与白芥子、紫苏子同用，如三子养亲汤（《韩氏医通》）。

【用法用量】煎服，5～12g。

【使用注意】辛散耗气，气虚无食积、痰滞者慎用。不宜与人参同用。

【现代研究】2020 年版《中国药典》规定：含芥子碱以芥子碱硫氰酸盐（$C_{16}H_{24}NO_5 \cdot SCN$）计不得少于 0.40%。本品有镇咳、祛痰、平喘、降压、抗菌、改善排尿功能及降低胆固醇、防止动脉硬化、调节胃肠道功能等多种药理作用。

鸡内金（Jīnèijīn）

本品首载于《神农本草经》。为雉科动物家鸡 *Gallus gallus domesticus* Brisson 的沙囊内壁（见图 66）。全国各地均产。

【处方用名】鸡内金、炒鸡内金、醋鸡内金。

【主要药性】甘，平。归脾、胃、小肠、膀胱经。

【基本功效】健胃消食，涩精止遗，通淋化石。

【性能特点】本品性味甘平，主入脾胃经。"善化有形郁积"（《医学衷中参西录》），消食力强，兼能健运脾胃，可用于多种饮食积滞及小儿疳积。又能涩精止遗，通淋化石，可用于遗尿、遗精、石淋涩痛、胆胀胁痛等。

【临床应用】

1.饮食积滞证，小儿疳积　治饮食积滞，脘腹胀满，可单用研末服，或与六神曲为伍，如复方鸡内金片（《部颁标准》）。治食滞脾胃所致的疳证，症见不思乳食、面黄肌瘦、腹部膨胀、消化不良等，可与使君子、茯苓、谷精草等同用，如疳积散（《中国药典》）。

2.遗尿，遗精　可单用炒焦研末服，或与菟丝子、桑螵蛸等同用。

3.石淋涩痛，胆胀胁痛　治石淋涩痛，常与金钱草、海金沙等同用。治胆胀胁痛，可与郁金、金钱草等同用。

【用法用量】煎服，3 ～ 10g。研末服，每次 1.5 ～ 3g。研末服效果优于煎剂。

【使用注意】脾虚无积滞者慎用。

【现代研究】本品有促进胃液分泌，调节胃肠运动功能，增强胃蛋白酶、胰脂肪酶活性，加强膀胱括约肌收缩，减少尿量，提高醒觉，抗凝血，降脂，降糖等多种药理作用。

表 14-1　消食药中的参考药物

药名	主要药性	基本功效	临床应用	用法用量	使用注意
稻芽	甘，温。归脾、胃经	消食和中，健脾开胃	食积不消，腹胀口臭，脾胃虚弱，不饥食少	煎服，9 ～ 15g	

【复习思考题】

1.何谓消食药？在运用消食药时，常配行气药同用，为什么？

2.何谓"焦三仙"？三者在消食方面有何区别？

3.谈谈你对山楂"化浊降脂"的认识。

第十五章
驱虫药

扫一扫，查阅本章数字资源，含PPT、音视频、图片等

一、含义

凡以驱除或杀灭人体内寄生虫为主要功效，常用以治疗虫证的药物，称为驱虫药。

二、性能特点

本类药物主入大肠、脾、胃经，部分药物有毒。能对人体肠道寄生虫产生麻痹或毒杀作用，促使其排出体外。本章药物的主要功效为驱虫，或杀虫。

所谓驱虫，专指药物能够麻痹或毒杀肠道寄生虫，使之无力附着肠内而被驱除体外的作用。所谓杀虫，系指药物既能驱杀肠道寄生虫，又能杀灭体表寄生虫的作用。

三、主治病证

本类药物适用于蛔虫、蛲虫、绦虫、钩虫等多种肠道寄生虫病。不同的虫病具有不同的临床特征。如蛔虫病主要表现为脐腹疼痛，时作时止等。蛲虫病主要表现为肛门奇痒，夜间尤甚等。绦虫病主要表现为腹痛腹胀，便下白色节片等。钩虫病主要表现为善饥多食，倦怠乏力，皮色萎黄，面肢浮肿等。部分患者可无明显症状，可通过大便检测以明确诊断。

四、应用原则

应根据不同的虫病，参照化验结果，选择相应的驱虫药。应用驱虫药常需配伍泻下药，有助虫体从大便排除，从而提高驱虫药的治疗效果。若兼有积滞内停者，当配消积导滞药；体质虚弱者，可先补后攻，或先攻后补。

五、使用注意

本类药物一般宜空腹服用，使药物充分作用于虫体而保证疗效。应用毒性较大的驱虫药要注意用量、用法，以免中毒或损伤正气；孕妇、年老体弱者亦当慎用。腹痛剧烈或发热者，不宜急于驱虫，应待症状缓解后，再施用驱虫药。

六、现代研究

驱虫药有麻痹或杀灭虫体、抗真菌、抗病毒、抗肿瘤、促进胃肠蠕动、兴奋子宫、减慢心率、扩张血管、降低血压等多种药理作用。

使君子（Shǐjūnzǐ）

本品首载于《开宝本草》。为使君子科植物使君子 *Quisqualis indica* L. 的成熟果实。主产于四川。秋季采收。

【处方用名】使君子、使君子仁、炒使君子仁。

【主要药性】甘，温。归脾、胃经。

【基本功效】杀虫消积。

【性能特点】本品甘温气香，"既能杀虫，又益脾胃"（《本草纲目》）。"不苦不辛而能杀痳蛔，此所以为小儿上药也"（《本草经疏》）。常用于小儿蛔虫病，小儿疳积，面色萎黄、形瘦腹大、腹痛有虫者。

【临床应用】

1. 蛔虫病、蛲虫病 治小儿蛔虫病，轻者可单用炒香嚼服；重者可与苦楝皮、槟榔等同用，如使君子散（《证治准绳》）。治蛲虫病，可与百部、槟榔、大黄等同用。

2. 小儿疳积 治小儿疳积，面色萎黄、形瘦腹大、腹痛有虫者，常与天南星、槟榔同用，如使君子丸（《部颁标准》）。

【用法用量】使君子 9 ~ 12g，捣碎入煎剂；使君子仁 6 ~ 9g，多入丸散或单用，作 1 ~ 2 次分服。小儿每岁 1 ~ 1.5 粒，炒香嚼服，一日总量不超过 20 粒。

【使用注意】服药时忌饮茶。

【现代研究】2020 年版《中国药典》规定：含胡芦巴碱（$C_7H_7NO_2$）不得少于 0.20%。本品有麻痹或杀火蛔虫、蛲虫，改善学习记忆力等多种药理作用。

苦楝皮（Kǔliànpí）

本品首载于《名医别录》。为楝科植物川楝 *Melia toosendan* Sieb. et Zucc. 或楝 *Melia azedarach* L. 的树皮及根皮（见图 67）。产于四川、湖北、安徽等地。春、秋两季采收。

【处方用名】楝皮、川楝皮、苦楝皮。

【主要药性】苦，寒；有毒。归肝、脾、胃经。

【基本功效】杀虫，疗癣。

【性能特点】本品苦寒有毒，杀虫力强，驱虫谱广，疗效较佳。可用治蛔虫、蛲虫、绦虫等多种肠道寄生虫病，尤以驱杀蛔虫擅长。外用能清热燥湿，杀虫止痒，为"去虫杀疥之药"（《本草汇言》），适宜于疥、癣、湿疹等皮肤瘙痒。

【临床应用】

1. 肠道寄生虫病 治蛔虫病，可单用煎水或熬膏敷用，或与鹤虱、槟榔等同用，如化虫丸（《和剂局方》）。治蛲虫病，可与百部、乌梅同用，每晚煎取浓液作保留灌肠，连用 2 ~ 4 天。治钩虫病，可与石榴皮同煎服之。

2. 皮肤瘙痒 治疥、癣、湿疹等皮肤瘙痒，可单用为末，醋或猪脂调涂患处。

【用法用量】煎服，3 ~ 6g。外用适量，研末，用猪脂调敷患处。

【使用注意】本品有毒，不宜过量或持续久服。孕妇及脾胃虚寒者慎用。

【现代研究】2020 年版《中国药典》规定：含川楝素（$C_{30}H_{35}O_{11}$）应为 0.010% ~ 0.20%。本品有麻痹或杀灭蛔虫、蛲虫，抗血吸虫，镇痛，抗炎，抗菌，抗血栓，抗肿瘤，抗胃溃疡，抗腹泻，利胆等多种药理作用。

槟榔（Bīngláng）

本品首载于《名医别录》。为棕榈科植物槟榔 *Areca catechu* L. 的成熟种子（见图 68）。主产于广东、云南。春末至秋初采收。

【处方用名】槟榔、花槟榔、大腹子、炒槟榔、焦槟榔。

【主要药性】苦、辛，温。归胃、大肠经。

【基本功效】杀虫，消积，行气，利水，截疟。

【性能特点】本品苦辛，力主杀虫；其性缓泻，能逐虫下行，有助驱除虫体，为广谱驱虫药，尤善治绦虫病。兼行胃肠壅滞之气，"下肠胃有形之物"（《要药分剂》），凡胃肠积结气滞、腹胀便秘，或泻痢后重皆宜。"能逐水气"（《药品化义》），常用于水肿脚气。另有截疟之功，可用治疟疾寒热。

【临床应用】

1. 肠道寄生虫病 治绦虫病，可单用，或与南瓜子同用。治蛔虫病，常与雷丸、苦楝皮等同用。治蛲虫病，常与使君子、苦楝皮等同用。治姜片虫病，常与乌梅、甘草等同用。

2. 食积气滞，泻痢后重 治食积气滞，腹胀便秘，常与木香、青皮、大黄等同用，如木香槟榔丸（《儒门事亲》）。治湿热泻痢，里急后重，可与木香、黄连、芍药等同用，如芍药汤（《素问病机气宜保命集》）。

3. 水肿脚气 治水肿实证，二便不利，常与商陆、泽泻、木通等同用，如疏凿饮子（《济生方》）。治寒湿脚气，足胫肿痛，可与木瓜、吴茱萸、陈皮等配伍，如鸡鸣散（《证治准绳》）。

4. 疟疾 可与常山、草果、厚朴等同用，如截疟七宝饮（《素问病机气宜保命集》）。

【用法用量】煎服，3～10g。驱绦虫、姜片虫 30～60g。

【使用注意】本品缓泻，并易耗气，故脾虚便溏、气虚下陷者忌用。

【现代研究】2020 年版《中国药典》规定：含槟榔碱（$C_8H_{13}NO_2$）不得少于 0.20%，焦槟榔不得少于 0.10%。本品有麻痹或驱杀绦虫、蛲虫、蛔虫、钩虫、肝吸虫、血吸虫，调节胃肠运动功能、抑菌、抗病原微生物、抗血栓、改善脑动能、减慢心律、降低血压、缩小瞳孔、促进唾液及汗腺分泌等多种药理作用。

南瓜子（Nánguāzǐ）

本品首载于《现代实用中药》。为葫芦科植物南瓜 *Cucurbita moschata*（Duch.）poiret 的种子。全国各地均产。夏、秋季采收。

【处方用名】南瓜子。

【主要药性】甘，平。归胃、大肠经。

【基本功效】杀虫。

【性能特点】本品甘平，药性缓和，杀虫而不伤正气，善杀绦虫，主要用于绦虫病，也可用于血吸虫病。

【临床应用】

绦虫病 可单味生用；若与槟榔、玄明粉同用则疗效更佳。一般先用本品 60～120g（连壳生用），研粉，冷开水调服；2 小时后服槟榔 60～120g 的水煎液；再过 30 分钟，用开水冲服玄明粉 15g，促使泻下，有利排虫。

此外，若治血吸虫病，须大剂量（120～200g），长期服用。

【用法用量】研粉，60～120g，冷开水调服。

【现代研究】本品有麻痹或驱杀绦虫、血吸虫，抗高血压、抗氧化、抗炎、降血糖、改善前列腺功能等多种药理作用。

鹤草芽（Hècǎoyá）

本品首载于《中华医学杂志》。为蔷薇科植物龙芽草（即仙鹤草）*Agrimonia pilosa* Ledeb. 的冬芽。全国各地均产。深冬或早春季采挖。

【处方用名】鹤草芽。

【主要药性】苦、涩，凉。归胃、大肠经。

【基本功效】杀虫。

【性能特点】本品苦凉泄降，既能驱虫，又能导泻，以利于虫体排出，为治绦虫病之要药。

【临床应用】

绦虫病　单用研粉，于早晨空腹一次顿服，一般在服药后5～6小时内可排出虫体。

【用法用量】研粉吞服，每日30～45g；小儿0.7～0.8g/kg，每日1次，早晨空腹服，用温开水送服。

【使用注意】因本品有效成分几乎不溶于水，且遇热易被破坏，故不入煎剂，以入丸、散为宜。

【现代研究】本品有驱绦虫、抗菌等多种药理作用。

雷丸（Léiwán）

本品首载于《神农本草经》。为白蘑科真菌雷丸 *Omphalia lapidescens* Schroet. 的菌核。产于四川、贵州、云南等地。秋季采挖。

【处方用名】雷丸。

【主要药性】微苦，寒。归胃、大肠经。

【基本功效】杀虫消积。

【性能特点】本品苦寒，"力能杀虫。不论各虫，皆能驱逐"（《本草新编》），可用于绦虫、钩虫、蛔虫等多种肠道寄生虫病，尤以驱杀绦虫效佳，主治绦虫病。又能消积除疳，用于小儿疳积、身体羸瘦、不思饮食等。

【临床应用】

1.肠道寄生虫病　治绦虫病，可单用研末吞服。治钩虫病、蛔虫病、蛲虫病，可与槟榔、牵牛子、苦楝皮等同用。

2.小儿疳积　常与槟榔、使君子、鸡内金等份同用，如驱虫消食片（《部颁标准》）。

【用法用量】15～21g，不宜入煎剂，一般研粉服，一次5～7g，饭后用温开水调服，一日3次，连服3天。

【现代研究】2020年版《中国药典》规定，含雷丸素以牛血清白蛋白计不得少于0.60%。本品有驱虫、抗肿瘤等多种药理作用。

榧子（Fěizǐ）

本品首载于《神农本草经》。为红豆杉科植物榧 *Torreya grandis* Fort. 的成熟种子。主产于浙江、福建。秋季采收。

【处方用名】榧子。

【主要药性】甘，平。归肺、胃、大肠经。

【基本功效】杀虫消积，润肺止咳，润肠通便。

【性能特点】本品甘平无毒，"杀虫最胜"（《本草新编》）。兼能缓泻，有助虫体从大便排除，可用于蛔虫、钩虫、绦虫、姜片虫等多种肠道寄生虫病。味甘质润，入肺与大肠经，上能润肺燥以止咳，"凡肺不润而燥者，得此则宜"（《本草求真》）；下能滋肠燥而通大便，凡肠燥便秘不解者，得此则通，适用于肺热燥咳，肠燥津亏之大便秘结。

【临床应用】

1. 肠道寄生虫病　治蛔虫病，常与使君子、苦楝皮、乌梅等同用。治钩虫病，可单用，或与槟榔、贯众等同用。治绦虫病，可与槟榔、南瓜子等同用。

2. 小儿疳积　可与鸡内金、莪术、槟榔等同用，如儿童清热导滞丸（《中国药典》）。

3. 肺燥咳嗽，肠燥便秘　治肺燥咳嗽，可与川贝母、炙桑叶、沙参等同用。治肠燥便秘，每与火麻仁、郁李仁等同用。

【用法用量】煎服，9～15g。连壳生用，打碎入煎。

【现代研究】本品有驱虫、调脂、抗肿瘤等多种药理作用。

表 15-1　驱虫药中的参考药物

药名	主要药性	基本功效	临床应用	用法用量	使用注意
鹤虱	苦、辛，平；有小毒。归脾、胃经	杀虫消积	蛔虫病、蛲虫病、绦虫病，虫积腹痛，小儿疳积	煎服，3～9g	
芜荑	辛、苦，温。归脾、胃经	杀虫消积	虫积腹痛，小儿疳积泻痢，疥癣恶疮	煎服，3～10g	

【复习思考题】

1. 何谓驱虫药？在运用驱虫药时，常配泻下药同用，为什么？

2. 驱虫药宜空腹服用，虫证腹痛剧烈时不宜使用驱虫药，为什么？

3. 驱杀绦虫时，一般选用南瓜子、槟榔、玄明粉同用，如何使用效果更佳？

一、含义

凡以制止体内外出血为主要功效,常用以治疗各种出血的药物,称为止血药。

二、性能特点

本类药物主入血分,多归心、肝两经。既能制止体内外各种出血,又能消除动血之因,有标本兼顾之效。因其药性有寒、温、散、敛之异,故本章药物的功效分别有凉血止血、温经止血、化瘀止血、收敛止血之别。

所谓止血,是指药物能控制出血,起到防止血液外溢的治疗作用。其中,药性寒凉,既能止血,又能清血分之热邪,以治血热出血为主者,称凉血止血;药性温热,既能止血,又能温散经脉中之寒凝,以治虚寒出血为主者,称温经止血;药性行散,既能止血,又能散血中之瘀滞,以治瘀滞出血为主者,称化瘀止血;药性平和,功专收敛固涩,宁络止血,以治各种出血而无瘀滞者,称收敛止血。

三、主治病证

本类药物适用于咯血、衄血、吐血、便血、尿血、崩漏、紫癜以及外伤出血等体内外各种出血。

四、药物分类

止血药根据药性和兼有功效的不同,分为凉血止血药、化瘀止血药、收敛止血药、温经止血药四类。

五、应用原则

运用止血药时应根据出血的不同类型辨证选药,并进行相应的配伍。如治血热出血,宜选用凉血止血药,并配清热凉血药;治瘀血出血,选用化瘀止血药,并配行气活血药;治虚寒出血,宜选用温经止血药和收敛止血药,并配益气健脾、温阳祛寒药等。若出血过多,气随血脱者,此时用止血药恐缓不济急,法当急投大补元气之药,以挽救气脱危候。

六、使用注意

运用止血药应始终注意"止血不留瘀"的问题。尤其是凉血止血药和收敛止血药,易凉遏恋邪，有止血留瘀之弊，故出血兼有瘀滞者不宜单独使用。至于止血药是否炒炭用，应视具体药物而定，不可一概而论，总以提高疗效为原则。

七、现代研究

止血药能收缩局部血管，增强毛细血管稳定性，降低血管通透性，抑制纤维蛋白溶解，促进凝血。有的可通过物理化学因素促进止血。部分药物尚有抗炎、抗病原微生物、镇痛、抗癌、调节心血管功能等多种药理作用。

第一节 凉血止血药

本类药物性属寒凉，味多甘苦，入血分，既能止血，又能清血分之热邪。适用于血热妄行所致的各种出血。

因其性寒凝滞，易凉遏留瘀，不宜过量使用，或配化瘀止血药或活血祛瘀药同用。

小蓟（Xiǎojì）

本品首载于《名医别录》。为菊科植物刺儿菜 *Cirsium setosum*（Willd.）MB. 的地上部分（见图 69）。全国大部分地区均产。夏秋两季花开时采割。

【**处方用名**】小蓟、小蓟炭。

【**主要药性**】甘、苦，凉。归心、肝经。

【**基本功效**】凉血止血，散瘀解毒消痈。

【**性能特点**】本品甘凉苦泄，走血分。善清血分之热而凉血止血，兼能散瘀，有止血而不留瘀之特点，凡出血而因于热者莫不相宜。因兼能利尿，故以治尿血、血淋尤善。又入心经，善"解一切疔疮痈疽肿毒"（《本草纲目拾遗》），适用于热毒疮疡，内服外用皆能奏效，以鲜品为佳。

【**临床应用**】

1. 血热出血 治尿血、血淋，常与生地黄、栀子、木通等同用，如小蓟饮子（《济生方》）。治咯血、吐血、衄血等多种出血，可单用捣汁服，或配伍大蓟、侧柏叶、白茅根等，如十灰散（《十药神书》）。若捣烂外涂，尚可治外伤出血。

2. 痈肿疮毒 治热毒疮疡初起，红肿热痛者，可单用鲜品捣烂敷患处，或与乳香、没药同用，如神效方（《普济方》）。

【**用法用量**】煎服，5 ～ 12g。外用适量，捣敷患处。

【**现代研究**】2020 年版《中国药典》规定：含蒙花苷（$C_{28}H_{32}O_{14}$）不得少于 0.70%。本品有止血、抗菌、抗肿瘤、利尿等多种药理作用。

大蓟（Dàjì）

本品首载于《名医别录》。为菊科植物蓟 *Cirsium japonicum* Fisch. ex DC. 的地上部分（见图 70）。全国大部分地区均产。夏、秋两季花开时采割。

【**处方用名**】大蓟、大蓟炭。

【**主要药性**】甘、苦，凉。归心、肝经。

【**基本功效**】凉血止血，散瘀解毒消痈。

【**性能特点**】本品甘苦性凉，入心、肝经血分。"最能凉血"（《本草经疏》），"止血而又能行瘀"（《本草汇言》）。凉血可使热清血宁，行血不致凉遏留瘀，为凉血止血之佳品，适用于热伤血络、迫血外溢之多种出血，尤多用于吐血、咯血等上窍之出血。又能解毒消痈，大凡内外痈肿皆宜，尤以血热毒盛者为佳。

【临床应用】

1. 血热出血　治吐血、咯血、衄血、便血及崩漏下血，常用鲜品捣汁服，或与小蓟相须为用，如十灰散（《十药神书》）。治外伤出血，可用本品研末外敷。

2. 痈肿疮毒　治疮痈肿毒，红肿热痛，常单用鲜品捣烂外敷。治肠痈腹痛，与地榆、牛膝、金银花等药同用。治肺痈，以鲜大蓟煎汤内服。

【用法用量】煎服，9～15g；外用鲜品适量，捣敷患处。

【用药甄别】大蓟与小蓟　两者甘苦性凉，入心肝血分。均能凉血止血，散瘀解毒消痈，用于血热出血及热毒疮疡。然大蓟凉血止血，解毒消痈力强，多用于吐血、咯血等上窍之出血；小蓟力缓，兼能利尿，以治血尿、血淋等下窍之出血为佳。

【现代研究】2020 年版《中国药典》规定：含柳穿鱼叶苷（$C_{28}H_{34}O_{15}$）不得少于 0.20%。本品有止血、降压、抗菌、抗病毒等多种药理作用。

地榆（Dìyú）

本品首载于《神农本草经》。为蔷薇科植物地榆 *Sanguisorba officinalis* L. 或长叶地榆 *Sanguisorba officinalis* L. var. *longifolia*（Bert.）Yü et Li 的根（见图 71）。前者产于南北各地，后者产于安徽、浙江、江苏等地。春初或秋末采挖。

【处方用名】地榆、绵地榆、地榆炭。

【主要药性】苦、酸、涩，微寒。归肝、大肠经。

【基本功效】凉血止血，解毒敛疮。

【性能特点】本品味苦沉降，微寒清热，酸涩收敛，主入血分。既能凉血热以治本，又能涩血行以治标，且"清不虑其过泻，涩亦不虑其或滞"（《本草求真》），为凉血止血之要药。因其"性沉寒，惟治下焦"（《本草约言》），故尤宜于便血、痔血、血痢、崩漏等下焦血热出血。又能解毒敛疮，用于水火烫伤、湿疹、痈肿疮毒，尤为治水火烫伤之要药。

【临床应用】

1. 血热出血　治便血、痔血，常与槐花、槐角、防风等同用，如地榆槐角丸（《中国药典》）。治血痢不止，每与甘草为伍，如地榆汤（《圣济总录》）。治崩漏下血，可配生地黄、蒲黄、阿胶等，如地榆散（《圣济总录》）。

2. 水火烫伤、湿疹、痈肿疮毒　治烧烫伤，可与马尾连、紫草、冰片等制成油状液体外用，如烫伤油（《中国药典》）。治湿疹及皮肤溃烂，可以本品浓煎外洗，或与苦参、大黄同煎，用纱布蘸药汁湿敷。治痈肿疮毒初起未成脓者，可单用煎汁浸洗或湿敷患处；若已成脓者，可单味鲜品或与其他清热解毒药捣烂外敷。

【用法用量】煎服，9～15g；外用适量。止血多炒炭用，解毒敛疮多生用。

【使用注意】本品性寒酸涩，凡虚寒性便血、下痢、崩漏及出血有瘀者慎用。对于大面积烧伤病人，不宜使用地榆制剂外涂。

【现代研究】2020 年版《中国药典》规定：含鞣质不得少于 8.0%，没食子酸（$C_7H_6O_5$）不得少于 1.0%。本品有止血、抗烫伤、抗菌、抗炎、促进造血等多种药理作用。

槐花（Huáihuā）

本品首载于《日华子本草》。为豆科植物槐 *Sophora japonica* L. 的花及花蕾。全国大部分地区均产。夏季花开放或花蕾形成时采收，前者习称"槐花"；后者习称"槐米"。

【处方用名】槐花、槐米、炒槐花、槐花炭。

【主要药性】苦，微寒。归肝、大肠经。

【基本功效】凉血止血，清肝泻火。

【性能特点】本品苦凉，善清泄血分之热而凉血止血，适用于血热诸出血。因其味厚而沉，偏走下焦，"凉血之功独在大肠"（《药品化义》），故对于痔血、便血尤为适宜。又能入肝泻火，"足厥阴诸热证尤长"（《本草经疏》）。可用于目赤肿痛、头痛眩晕等肝火炎上诸疾。

【临床应用】

1.血热出血　治痔血、便血，常与地榆炭、荆芥穗、侧柏炭等同用，如止红肠澼丸（《中国药典》）。治吐血、衄血，常与麝香为伍，如槐香散（《圣济总录》）。

2.肝热目赤，头痛眩晕　可单味煎汤代茶饮，或配伍夏枯草、菊花等同用。

【用法用量】煎服，5～10g。止血多炒炭用，清热泻火宜生用。

【使用注意】脾胃虚寒及阴虚发热而无实火者慎用。

【用药甄别】地榆与槐花　两者苦凉沉降，均能凉血止血，用治血热出血，尤以治下部出血为宜。然地榆凉血之中兼能收涩，凡便血、痔血、崩漏、血痢等下部出血皆宜；又能解毒敛疮，用治烧烫伤、疮毒、湿疹等，尤为治水火烫伤之要药。槐花止血功在大肠，故以治便血、痔血为佳；又能清肝泻火，用于肝火目赤、头痛眩晕等。

【现代研究】2020年版《中国药典》规定：含芦丁（$C_{27}H_{30}O_{16}$）槐花不得少于6.0%，槐米不得少于15.0%。本品有止血、抗炎、抗菌等多种药理作用。

附：槐角

本品为槐的成熟果实。其性能、功用与槐花相似，止血作用稍逊，但清降泻热之功较强，且兼能润肠，尤善治便血、痔血。

侧柏叶（Cèbǎiyè）

本品首载于《名医别录》。为柏科植物侧柏 *Platycladus orientalis*（L.）Franco 的枝梢及叶。全国各地均有产。多在夏、秋季节采收。

【处方用名】侧柏叶、侧柏叶炭。

【主要药性】苦、涩，寒。归肺、肝、脾经。

【基本功效】凉血止血，化痰止咳，生发乌发。

【性能特点】本品苦涩性寒，入血分。能凉血止血，兼能收敛止血。凡吐血、衄血、崩漏、便血等诸出血因于血热妄行者皆宜。入肺经能清肺化痰止咳，适用于肺热咳嗽、痰黄黏稠难咳者。入肝经能凉血祛风而有生发乌发之效，适用于血热脱发或须发早白。

【临床应用】

1.血热出血　治吐血、衄血，常与荷叶、地黄、艾叶同用，如四生丸（《校注妇人大全良方》）。治尿血、血淋，常配蒲黄、小蓟、白茅根等。治便血、痔血或血痢，常配槐花、地榆等。若配伍干姜、艾叶等，也可用于中焦虚寒之吐血，如柏叶汤（《金匮要略》）。

2.肺热咳嗽　可单用，或与黄芩、浙贝母、瓜蒌等同用。

3. 脱发斑秃、须发早白　治肝肾不足，精血亏虚之脱发斑秃、须发早白，常与制何首乌、女贞子、旱莲草等同用，如生发丸（《部颁标准》）。

【用法用量】煎服，6～12g。外用适量。止血多炒炭用，化痰止咳宜生用。

【现代研究】2020年版《中国药典》规定：含槲皮苷（$C_{21}H_{20}O_{11}$）不得少于0.10%。本品有止血、抗炎、抗菌、镇咳、祛痰、平喘等多种药理作用。

白茅根（Báimáogēn）

本品首载于《神农本草经》。为禾本科植物白茅 *Imperata cylindrica* Beauv. var. *major*（Nees）C. E. Hubb. 的干燥根茎（见图72）。春、秋两季采挖。

【处方用名】白茅根、茅根、茅根炭。

【主要药性】甘，寒。归肺、胃、膀胱经。

【基本功效】凉血止血，清热利尿。

【性能特点】本品甘寒清利。甘寒而不腻膈，利尿而不伤阴。入血分能凉血止血，"为热血妄行，上下诸失血之要药"（《本草求原》），对尿血、血淋最宜。又能导湿热下行，有消肿、通淋、退黄之效，适用于水肿、热淋、黄疸等湿热证。入肺、胃经，"清泄肺胃尤有专长"（《本草正义》），上能清肺以宁嗽止咳，中能清胃而生津止渴，适用于肺热咳喘、热病烦渴、胃热呕吐。

【临床应用】

1. 血热出血　治尿血、血淋，可单用煎服，或配赤芍、滑石、血余炭等，如白茅根散（《圣惠方》）。治鼻衄、吐血，可单用煎汁或鲜品捣汁服用。治咯血，常与藕同用，均取鲜品煮汁服，如二鲜饮（《医学衷中参西录》）。

2. 湿热证　治水肿、小便不利，热淋涩痛，可单用本品煎服。治湿热黄疸，常配茵陈、栀子等同用。

3. 肺胃热证　治肺热咳喘，常与桑白皮配伍，如如神汤（《圣惠方》）。治热病烦渴，可单用，以鲜品为佳。治胃热呕吐，常与芦根、竹茹等同用。

【用法用量】煎服，9～30g。鲜品加倍。

【现代研究】本品有止血、利尿、抗炎、增强免疫等多种药理作用。

苎麻根（Zhùmágēn）

本品首载于《名医别录》。为荨麻科植物苎麻 *Boehmeria nivea*（L.）Gaud. 的根和根茎。主产于浙江、江苏、安徽等地。冬季至次春采挖。

【处方用名】苎麻根、苎麻根炭。

【主要药性】甘，寒。归心、肝、肾经。

【基本功效】凉血止血，安胎，清热解毒。

【性能特点】本品"性寒能解热凉血"（《本草经疏》），凡血热出血皆宜。因其兼能利尿，"有泄热通利之力"（《本草正义》），故尿血、血淋最为适宜。又能解热毒，安胎元，用于热毒疮疡初起，及胎热不安、胎漏下血等。

【临床应用】

1. 血热出血　治血淋、血尿，可单用，或与小蓟、白茅根等同用。治便血、崩漏下血，可用单味煎服。

2. 胎热不安，胎漏下血　可单用，如保胎方（《梅师集验方》）；或与黄芩、阿胶、当归等同用，如生苎根散（《圣惠方》）。

3. 痈肿疮毒　治热毒痈肿初起，以苎麻根鲜品捣烂外敷即可。

【用法用量】煎服，9～30g；外用适量，捣烂敷患处。

【现代研究】本品有止血、抗菌、调节子宫平滑肌等多种药理作用。

第二节　化瘀止血药

本类药物既能止血，又能化瘀，使血止而不留瘀、血散而不妄行。适用于瘀血内阻，血不循经之各种出血。

本类药物具行散之性，出血而无瘀者及孕妇应慎用。

三七（Sānqī）

本品首载于《本草纲目》。为五加科植物三七 *Panax notoginseng*（Burk.）F. H. Chen 的根和根茎（见图 73）。主产于云南、广西等地。夏末秋初开花前后采挖。

【处方用名】三七、山漆、田三七、滇三七、三七粉。

【主要药性】甘、微苦，温。归肝、胃经。

【基本功效】散瘀止血，消肿定痛。

【性能特点】本品味甘微苦，温通入血。"最止诸血，外血可遏，内血可禁"（《本草新编》），具有止血而不留瘀，化瘀而不伤正的特点。凡体内外各种出血皆可运用，对出血兼夹瘀滞者最宜。又善化瘀，通利血脉，以止痛著称。可用于多种瘀血证，尤以治跌打伤痛、胸腹刺痛为佳，内服外敷，皆有捷效。

【临床应用】

1. 出血　治咯血、吐血、衄血、便血、崩漏、外伤出血，可单用本品，如三七片（《中国药典》）。治咯血、吐血、衄血及二便下血，可与花蕊石、血余炭合用，如化血丹（《医学衷中参西录》）。治外伤出血，可单用本品研末外掺。

2. 瘀血证　治跌打损伤，瘀肿疼痛，可单用为末，黄酒或白开水送服；或配当归、红花、土鳖虫等，如跌打丸（《中国药典》）。治胸痹刺痛，常与丹参、川芎等同用。

此外，本品有补虚强壮之功，民间常用治虚损劳伤，常与猪肉炖服。

【用法用量】煎服，3～9g；研末吞服，1～3g。外用适量。

【使用注意】孕妇慎用。

【现代研究】2020 年版《中国药典》规定：含人参皂苷 Rg_1（$C_{42}H_{72}O_{14}$），人参皂苷 Rb_1（$C_{54}H_{92}O_{23}$），三七皂苷 R_1（$C_{47}H_{80}O_{18}$）的总量不得少于 5.0%。本品有止血、抗血栓、扩张血管、降血压、抗心肌缺血、抗脑缺血、抗心律失常、镇痛、抗炎、抗疲劳、抗衰老、抗肿瘤、抗辐射等多种药理作用。

茜草（Qiàncǎo）

本品首载于《神农本草经》。为茜草科植物茜草 *Rubia cordifolia* L. 的根及根茎（见图 74）。产于安徽、江苏、山东等地。春、秋两季采挖。

【处方用名】茜草、茜草炭。

【主要药性】苦，寒。归肝经。

【基本功效】凉血，祛瘀，止血，通经。

【性能特点】本品寒凉苦泄，专入肝经血分，"一以清血分之热，一以通壅积之瘀"（《本草正义》）。凉血与行瘀并举，止血而无留瘀之患，行血而无妄行之忧。"凡诸血热血瘀，并建奇功"（《本草正》）。适用于体内外诸出血及多种瘀血证，对血热夹瘀者尤宜。因其善能祛瘀通经，故为妇科调经之要药。

【临床应用】

1. 出血 治血热所致的吐血、衄血、血崩及一切出血不止诸证，可与大蓟、小蓟、侧柏叶等同用，如十灰丸（《部颁标准》）。治外伤出血，可单用研末外掺。

2. 瘀血证 治血滞经闭，可单用酒煎服，或配桃仁、红花、当归等同用。治风湿痹痛，跌仆肿痛，可单用，或与其他祛风湿药、活血疗伤药同用。

【用法用量】煎服，6～10g。止血炒炭用，活血通经生用或酒炒用。

【使用注意】孕妇慎用。

【现代研究】2020年版《中国药典》规定：含大叶茜草素（$C_{17}H_{15}O_4$）不得少于0.20%，羟基茜草素（$C_{14}H_8O_5$）不得少于0.080%。本品有止血、抗凝血、抗炎、抗氧化和抗肿瘤等多种药理作用。

蒲黄（Púhuáng）

本品首载于《神农本草经》。为香蒲科植物水烛香蒲 *Typha angustifolia* L.、东方香蒲 *Typha orientalis* Presl 或同属植物的花粉。产于浙江、江苏、安徽等地。夏季采收。

【处方用名】生蒲黄、蒲黄炭。

【主要药性】甘，平。归肝、心包经。

【基本功效】止血，化瘀，通淋。

【性能特点】本品甘缓不峻，性平不偏。止血与行血并行，涩血与散瘀兼备，有止血不留瘀的特点。"治诸血症最效"（《本草新编》）。用于体内外各种出血，无论属寒属热，有无瘀滞皆可，但以属实夹瘀者尤宜。长于行血通经，消瘀止痛，凡血滞瘀痛皆宜。生用"有渗湿之能"（《本草约言》），能通淋止痛，尤善治血淋涩痛。此外，能化脂降浊，可用于高脂血症。

【临床应用】

1. 出血 治吐血、衄血、咯血、尿血、崩漏等，可单用冲服，或配伍其他止血药同用。治外伤出血，可单用外掺伤口。

2. 瘀血痛证 治心腹疼痛、产后瘀痛、痛经等，常与五灵脂同用，如失笑散（《和剂局方》）。治跌打损伤，可单用蒲黄末，温酒调服。

3. 血淋涩痛 常与生地黄、冬葵子、小蓟等同用。

【用法用量】煎服，5～10g，包煎。外用适量，敷患处。止血多炒用，化瘀、利尿多生用。

【使用注意】孕妇慎用。

【现代研究】2020年版《中国药典》规定：含异鼠李素 –3–*O*– 新橙皮苷（$C_{28}H_{32}O_{16}$）和香蒲新苷（$C_{34}H_{42}O_{20}$）的总量不得少于0.50%。本品有止血、抗血栓形成、抗心肌缺血及脑缺血、抗炎、镇痛、利尿、调脂等多种药理作用。

花蕊石（Huāruǐshí）

本品首载于《嘉祐本草》。为变质岩类岩石蛇纹大理岩。产于陕西、河南、河北等地。

【处方用名】花蕊石、煅花蕊石。

【主要药性】酸、涩，平。归肝经。

【基本功效】化瘀止血。

【性能特点】本品味酸涩，归肝经，入血分，"功专于止血"（《本草纲目》）。且止中有行，散中有收，止血而不留瘀，散血而不妄行。药性平和，对于体内外出血诸证皆宜，尤宜于出血兼有瘀滞者。尚能化瘀止痛，适用于跌打损伤，瘀肿疼痛。

【临床应用】

1. 出血　治吐血、咯血，可单用，或与三七、桑螵蛸、甘草同用，如止血定痛片（《部颁标准》）。治外伤出血，可单味研末外敷。

2. 跌打伤痛　可与红花、桃仁等同用。

【用法用量】4.5～9g，多研末服。外用适量。

【现代研究】本品能缩短凝血时间和出血时间，减少出血量，炮制后止血作用略有增强。

降香（Jiàngxiāng）

本品首载于《海药本草》。为豆科植物降香檀 *Dalbergia odorifera* T. Chen 树干和根的心材。主产于海南岛。全年均可采集。

【处方用名】降香、降真香。

【主要药性】辛，温。归肝、脾经。

【基本功效】化瘀止血，理气止痛。

【性能特点】本品辛散温通，色赤入血，"行瘀滞之血如神，止金疮之血甚验"（《本草征要》），适用于瘀血阻络，血液不循常道、溢出脉外所致的体内外诸出血。入气分能行滞，入血分能散瘀，"堪除瘀滞之稽留"（《本草便读》），适用于血瘀气滞之胸胁心腹疼痛及跌打伤痛。此外，本品辛温气香，能化浊辟秽，可用于夏月感寒触秽之吐泻腹痛。

【临床应用】

1. 出血　治吐血，可与鲜地黄、牡丹皮、土三七等同用，如立止吐血膏（《重订通俗伤寒论》）。治外伤出血，用本品研末外敷。

2. 血瘀气滞诸痛　治胸痹刺痛，可与三七、丹参、川芎等同用，如心宁片（《部颁标准》）。治跌打损伤，筋骨疼痛，可与延胡索、桃仁、红花等同用，如跌打损伤丸（《部颁标准》）。

3. 呕吐腹痛　治夏月感寒触秽，腹痛吐泻，头晕胸闷等，常与麝香、冰片、檀香等同用，如辟瘟片（《部颁标准》）。

【用法用量】煎服，9～15g，后下。外用适量，研细末敷患处。

【现代研究】2020 年版《中国药典》规定：含挥发油不得少于 1.0%（mL/g）。本品有抗血栓、抗凝血、镇痛等多种药理作用。

第三节　收敛止血药

本类药物大多味涩，或为炭类，或质黏，性较平和，能收敛止血。广泛用于各种出血，尤宜于出血而无瘀滞者。

因其性涩收敛，有留瘀恋邪之弊，故常需配化瘀止血药或活血祛瘀药同用。对于出血有瘀或出血初期邪实者当慎用。

白及（Báijí）

本品首载于《神农本草经》。为兰科植物白及 *Bletilla striata*（Thunb.）Reichb. f. 的块茎（见图75）。产于贵州、四川、湖南等地。夏、秋两季采挖。

【处方用名】白及、白及粉。

【主要药性】苦、甘、涩，微寒。归肺、肝、胃经。

【基本功效】收敛止血，消肿生肌。

【性能特点】本品质极黏腻，性极收涩，为收敛止血之要药，适用于体内外诸出血。因其主入肺、胃经，故咯血、吐血等肺胃出血尤为多用。其味苦气寒，能消散血热之痈肿；质黏味涩，能收敛疮口而生肌，为外疡消肿生肌之要药，适用于疮疡肿毒、水火烫伤、皮肤皲裂等。

【临床应用】

1. 出血　治咯血，可单用，如白及片（《部颁标准》）；或与制何首乌、土鳖虫同用，如肺结核丸（《部颁标准》）。治吐血、便血，可与阿胶同用，如止血胶（《部颁标准》）。治外伤出血，可单味研末外掺或水调外敷，或与三七等研细末，掺疮口上。

2. 痈肿疮疡，手足皲裂，水火烫伤　治疮疡初起，可单用研末外敷，或与金银花、皂角刺、乳香等同用，如内消散（《外科正宗》）；若疮痈已溃，久不收口者，与黄连、贝母、轻粉等为末外敷，如生肌干脓散（《证治准绳》）。治手足皲裂、水火烫伤，可以之研末，麻油调涂或调敷。

【用法用量】煎服，6～15g；研末吞服3～6g。外用适量。

【使用注意】不宜与川乌、制川乌、草乌、制草乌、附子同用。

【现代研究】本品有止血、促进伤口愈合、抗胃溃疡、抗肿瘤、抑制人型结核杆菌等多种药理作用。

仙鹤草（Xiānhècǎo）

本品首载于《神农本草经》。为蔷薇科植物龙牙草 *Agrimonia pilosa* Ledeb. 的地上部分。产于浙江、江苏、湖南等地。夏、秋两季茎叶茂盛时采收。

【处方用名】仙鹤草、龙芽草、脱力草。

【主要药性】苦、涩，平。归心、肝经。

【基本功效】收敛止血，截疟，止痢，解毒，补虚。

【性能特点】本品味涩收敛，入血分，长于收敛止血，广泛用于全身各部之出血。因其药性平和，大凡出血，无论寒热虚实，皆可配伍应用。兼能截疟、止痢、解毒、补虚，可用治疟疾寒热、久泻久痢、痈肿疮毒、阴痒带下、脱力劳伤等。

【临床应用】

1. 出血　治血热妄行之出血，可配生地黄、侧柏叶、牡丹皮等同用。治虚寒性出血，可与党参、熟地黄、炮姜等同用。

2. 疟疾寒热，久泻久痢，痈肿疮毒，阴痒带下　治疟疾，可单用研末，于疟发前2小时吞服。治久泻久痢，可单用水煎服。治痈肿疮毒，可单用或配伍其他清热解毒药同用。治阴痒带下，可单用，或与苦参、白鲜皮、黄柏等煎汤外洗。

3. 脱力劳伤　治劳力过度所致的脱力劳伤，症见神疲乏力、面色萎黄而纳食正常者，常与大枣同煮，食枣饮汁。

【用法用量】煎服，6～12g。外用适量。

【现代研究】本品有抗炎、镇痛、抗肿瘤、降糖、降压、止血，抑制和杀灭疟原虫、阴道滴虫等多种药理作用。

紫珠叶（Zǐzhūyè）

本品首载于《本草拾遗》。为马鞭草科植物杜虹花 *Callicarpa formosana* Rolfe 的叶。产于陕西、河南等地。夏、秋季采收。

【处方用名】紫珠叶。

【主要药性】苦、涩，凉。归肝、肺、胃经。

【基本功效】凉血收敛止血，散瘀解毒消肿。

【性能特点】本品苦涩性凉，入血分，既能收敛止血，又能凉血止血，可广泛用于体内外各种出血。因其主入肺、胃经，故尤多用于咯血、呕血等肺胃出血。并能散瘀消肿，清热解毒，用于热毒疮疡及水火烫伤。

【临床应用】

1. 出血　治咯血、呕血，可单用，如紫珠止血液（《部颁标准》）。治创伤出血，可用鲜品捣敷，或用干品研末敷掺。

2. 水火烫伤，热毒疮疡　治水火烫伤，可单用研末撒布患处，或煎煮滤取药液，浸湿纱布外敷。治热毒疮疡，可单用鲜品捣敷，或与金银花、连翘等同用。

【用法用量】煎服，3～15g；研末吞服1.5～3g。外用适量，敷于患处。

【现代研究】2020年版《中国药典》规定：含毛蕊花糖苷（$C_{29}H_{36}O_{15}$）不得少于0.50%。本品有止血、促进组织愈合、抗炎、镇痛、抑菌、抗氧化等多种药理作用。

棕榈（Zōnglǚ）

本品首载于《本草拾遗》。为棕榈科植物棕榈 *Trachycarpus fortunei*（Hook. f.）H. Wendl. 的叶柄。产于广东、福建等地。全年可采，一般多在9～10月间采收。

【处方用名】棕榈、棕榈炭。

【主要药性】苦、涩，平。归肺、肝、大肠经。

【基本功效】收敛止血。

【性能特点】本品药性平和，味苦而涩，"炒黑能入血分，止一切血"（《本草便读》），为收敛止血之要药。因其收敛性强，以治出血而无瘀滞者为宜。善"止上下失血，止下血尤良"（《本草求真》），故多用于崩漏。此外，尚能收敛止泻止带，亦可用于久泻久痢、妇人带下。

【临床应用】

出血　治血热妄行所致的妇人经血不止，可与侧柏叶同用。治冲任虚寒所致的妇人血崩，可与乌梅、干姜同用。吐血、衄血、血崩及一切出血不止，常与大蓟、小蓟、茜草等同用，如十灰丸（《部颁标准》）。

【用法用量】煎服，3～9g，一般炮制后用。

【现代研究】本品有止血、收缩子宫等多种药理作用。

表 16-1　收敛止血药中的参考药物

药名	主要药性	基本功效	临床应用	用法用量	使用注意
血余炭	苦，平。归肝、胃经	收敛止血，化瘀，利尿	吐血，咯血，衄血，血淋，尿血，便血，崩漏，外伤出血，小便不利	煎服，5～10g	
藕节	甘、涩，平。归肝、肺、胃经	收敛止血，化瘀	吐血，咯血，衄血，尿血，崩漏	煎服，9～15g	

第四节　温经止血药

本节药物性属温热，能暖气血、温经脉、固冲脉而统摄血液，具有温经止血之效。适用于脾不统血，冲脉失固之虚寒出血。

因其性温热，故热盛火旺之出血忌用。

艾叶（Àiyè）

本品首载于《名医别录》。为菊科植物艾 *Artemisia argyi* Lévl. et Vant. 的叶（见图 76）。全国大部分地区均产，以湖北蕲州产者为佳。夏季花未开时采收。

【处方用名】艾叶、蕲艾、艾绒、艾叶炭、醋艾炭。

【主要药性】辛、苦，温。有小毒。归肝、脾、肾经。

【基本功效】温经止血，散寒止痛；外用祛湿止痒。

【性能特点】本品辛温气香，入三阴经而直走下焦。"调女人诸病，颇有深功"（《本草纲目》）。能温经脉而止血，散寒凝而止痛，暖胞宫而助孕，"凡妇人血气寒滞者，最宜用之"（《本草正》）。适用于下元虚冷，冲任不固所致的崩漏下血，月经过多；下焦虚寒或寒客胞宫之少腹冷痛，经寒不调，宫冷不孕等。外用祛湿杀虫止痒，适用于湿疹、阴痒、疥癣等瘙痒性皮肤病。

【临床应用】

1. 虚寒出血　治下元虚冷、冲任不固所致的崩漏下血，可单用水煎服，或与阿胶、当归、干地黄等同用，如胶艾汤（《金匮要略》）。若治血热妄行所致吐血、衄血，常与生地黄、生荷叶、生柏叶等凉血止血药同用，如四生丸（《妇人良方》）。

2. 少腹冷痛，经寒不调，宫冷不孕　每与香附、吴茱萸、当归等同用，如艾附暖宫丸（《直指方》）。

3. 皮肤瘙痒　治湿疹、阴痒、疥癣等，可单用，或与雄黄、防风、花椒煎水熏洗。

此外，将本品捣绒，制成艾条、艾炷等，用以熏灸体表穴位，能温煦气血、透达经络，为温灸的主要原料。

【用法用量】煎服，3～10g；外用适量。温经止血宜炒炭用，余生用。

【现代研究】2020 年版《中国药典》规定：含桉油精（$C_{10}H_8O$）不得少于 0.050%。本品有止血、镇痛、抗菌、抗病毒、抗过敏、镇咳、平喘等多种药理作用。

炮姜（Páojiāng）

本品首载于《珍珠囊》。为干姜的炮制加工品。产于四川、贵州等地。取干姜砂烫至鼓起，表面呈棕褐色入药。

【处方用名】炮姜。

【主要药性】辛，热。归脾、胃、肾经。

【基本功效】温经止血，温中止痛。

【性能特点】本品性热，长于走中焦，能温经止血。凡脾阳虚失于统血之吐血、便血、崩漏等，"最为止血要药"（《本草正》）。又能暖中焦，振脾阳，散寒凝，凡中焦受寒，或脾胃虚寒所致的脘腹冷痛、呕吐泻痢等皆可运用。

【临床应用】

1. 虚寒出血　治吐血、衄血，可与炙甘草、五味子同用，如甘草炮姜汤（《不知医必要》）。治冲任虚寒，崩漏下血，可与乌梅、棕榈同用，如如圣散（《证治准绳》）。

2. 腹痛吐泻　治寒凝脘腹疼痛，可与高良姜为伍，如二姜丸（《和剂局方》）。治寒性腹泻，可与山楂炭为伍，如寒泻片（《部颁标准》）。

【用法用量】煎服，3～9g。

【用药甄别】生姜、干姜与炮姜　三者同出一物，均能温中散寒，用于脾胃寒证。然生姜偏于走表，风寒表证多用；又能温肺止咳，用于肺寒咳嗽；尤善止呕，素有"呕家圣药"之称，可用于多种呕吐，以治胃寒呕吐最宜。干姜偏于走里，为温中散寒之至药；又能回阳通脉，温肺化饮，用于亡阳证及寒饮喘咳。炮姜善走血分，长于温经而止血，为虚寒出血之常用药。

【现代研究】2020年版《中国药典》规定：含 6- 姜辣素（$C_{17}H_{26}O_4$）不得少于 0.30%。本品有止血、抗溃疡等多种药理作用。

表 16-2　温经止血药中的参考药物

药名	主要药性	基本功效	临床应用	用法用量	使用注意
灶心土	辛，温。归脾、胃经	温中止血，止呕，止泻	虚寒性便血、吐血、衄血、崩漏，胃寒呕吐，脾虚久泻	煎服，15～30g，布包先煎；或 60～120g，煎汤代水，外用适量	

【复习思考题】

1. 何谓止血药？止血药一般分为几类，如何区别应用？

2. 大量出血，气随血脱者，能否使用止血药？为什么？

3. 如何理解止血不留瘀？

4.《本草纲目拾遗》说："人参补气第一，三七补血第一"，如何理解三七的补血作用？

第十七章

活血化瘀药

扫一扫，查阅本章数字资源，含PPT、音视频、图片等

一、含义

凡以通利血脉、促进血行、消散瘀血为主要功效，常用以治疗瘀血证的药物，称活血化瘀药，又称活血祛瘀药，简称活血药或化瘀药。其中活血作用较强者，又称破血药、逐瘀药或破血逐瘀药。

二、性能特点

本类药物味多辛、苦，性多偏温，主归心、肝两经，入血分。辛能行血，苦能疏泄，温能通利，可使血脉通畅，瘀滞消散，从而达到止痛、调经、疗伤、消癥等多种治疗效果。因其作用力量强弱不同，本类药物的主要功效有活血、和血与破血之别。

所谓活血化瘀，是指药物通利血脉，促进血行，消散瘀滞，具有治疗瘀血证的功效，又称活血、祛瘀、化瘀、消瘀或活血祛瘀、活血散瘀等。其中，作用较缓和者，又称和血、行血；作用峻猛者，又称破血、逐瘀、破瘀、破血逐瘀等。

三、主治病证

本类药物适用于瘀血证。由于瘀血证涉及全身各部，故本类药物在临床的应用十分广泛。诸如内科之胸腹胁痛、癥瘕积聚，外科之痈肿疮疡，妇科之闭经痛经，伤科之跌打损伤等，凡属瘀血阻滞者皆可运用。

四、药物分类

活血化瘀药根据功效及主治病证的不同，可分为活血止痛药、活血调经药、活血疗伤药和破血消癥药四类。

五、应用原则

根据瘀血形成的原因及本类药物的功用特点选配药物。如寒凝血瘀者，当配温经散寒药；瘀热互结者，当配清热凉血药；久瘀体虚或因虚而瘀者，当配补益药。若癥瘕积聚，当选用破血逐瘀药，并配软坚散结药同用。由于"气为血帅"，气行则血行，故在使用活血化瘀药时，常需配伍行气药同用，可提高或增强活血祛瘀之效。

六、使用注意

本类药物多味辛善行，易耗血动血，故月经过多者不宜用，孕妇当慎用或忌用。其中破血逐瘀之品易伤人体正气，体虚者应慎用。

七、现代研究

活血化瘀药能扩张血管，改善微循环，增加器官血流量，调节全身与局部的血液循环；能抗血栓形成，抗动脉粥样硬化，抗心肌缺血和心肌梗死，抑制组织异常增生，减少炎性渗出及促进炎性渗出物吸收，促使创伤组织修复和骨折的愈合。此外，部分药物尚有加强子宫收缩、镇痛、抗炎及抗菌、抗肿瘤、抗纤维化、调脂等多种药理作用。

第一节　活血止痛药

本类药物既入血分，又入气分，活血兼行气，有良好的止痛作用，主治气血瘀滞所致的各种痛证。如头痛、胸胁疼痛、心腹痛、痛经、产后腹痛、肢体疼痛、跌打伤痛等。

川芎（Chuānxiōng）

本品首载于《神农本草经》。为伞形科植物川芎 *Ligusticum chuanxiong* Hort. 的根茎（见图77）。主产于四川。夏季采挖。

【处方用名】川芎、抚芎、西川芎、酒川芎、炒川芎。

【主要药性】辛，温。归肝、胆、心包经。

【基本功效】活血行气，祛风止痛。

【性能特点】本品辛散温通，既能活血祛瘀以通脉，又能行气开郁以止痛，为"血中气药"（《本草纲目》）。大凡血瘀气滞诸痛皆宜。因善"行血海以疏经滞"（《药镜》），故为妇科活血调经之要药。又"上达头目，直透顶颠""旁行肢节，贯通脉络"（《本草正义》），有祛风止痛之功，为治头痛、痹痛的常用药物，尤为治头痛之要药。

【临床应用】

1. 血瘀气滞诸痛　治心脉瘀阻，胸痹心痛，常与三七、红花同用，如舒胸胶囊（《中国药典》）。治肝郁胁痛，常与柴胡、白芍、香附等同用，如柴胡疏肝散（《景岳全书》）。治血瘀经闭、痛经，常与桃仁、红花、当归等同用，如桃红四物汤（《医宗金鉴》）。治产后恶露不下，瘀阻腹痛，则与桃仁、当归、炮姜等配伍，如生化汤（《傅青主女科》）。治跌仆损伤，瘀肿疼痛，可配乳香、没药、三七等。

2. 头痛，风湿痹痛　治风寒头痛，每与白芷、细辛、荆芥等配伍，如川芎茶调散（《和剂局方》）。治风湿头痛，常与羌活、防风、藁本等同用，如羌活胜湿汤（《内外伤辨惑论》）。治风热头痛，多与菊花、石膏、僵蚕同用。治血瘀头痛，常与天麻为伍，即天舒胶囊（《中国药典》）。治血虚头痛，可配当归、熟地黄、芍药等。治风湿痹痛，常与独活、秦艽、防风等同用。

【用法用量】煎服，3～10g。

【使用注意】本品辛温升散，阴虚阳亢之头痛忌用。多汗，月经过多者慎用。

【现代研究】2020年版《中国药典》规定：含阿魏酸（$C_{10}H_{10}O_4$）不得少于 0.10%。本品有扩张冠脉、增加冠脉血流量、降低心肌耗氧量、改善微循环、抗脑缺血、解热、镇静、抗肿瘤、抗辐射、调节免疫等多种药理作用。

延胡索（Yánhúsuǒ）

本品首载于《雷公炮炙论》。为罂粟科植物延胡索 Corydalis yanhusuo W. T. Wang 的块茎。主产于浙江。夏初茎叶枯萎时采挖。

【处方用名】延胡索、玄胡索、延胡、元胡、玄胡、醋延胡索。

【主要药性】辛、苦，温。归肝、脾经。

【基本功效】活血，行气，止痛。

【性能特点】本品辛散苦泄温通，既活血，又行气。"不论是血是气，积而不散者，服此力能通达"（《本草求真》）。尤以止痛擅长，"专治一身上下诸痛"（《本草纲目》），尤为治血瘀气滞诸痛之要药。

【临床应用】

血瘀气滞诸痛　治胸痹心痛，心脉瘀阻者，常与丹参、川芎、三七等同用。治气滞血瘀的胃痛、胁痛、头痛及痛经，与白芷合用，如元胡止痛片（《中国药典》）。治肝郁化火，气滞血瘀之胸腹胁肋疼痛，每与川楝子合用，如金铃子散（《圣惠方》）。治气滞血瘀之痛经、月经不调、产后瘀滞腹痛，可与当归、益母草、香附等同用。治跌打损伤、瘀肿疼痛，常与乳香、没药等同用。

【用法用量】煎服，3～10g。研末吞服，每次1.5～3g。醋制可增强其止痛作用。

【现代研究】2020年版《中国药典》规定：含延胡索乙素（$C_{21}H_{25}NO_4$）不得少于0.040%。本品有镇痛、改善血流动力学、抗心肌缺血、抗心律失常、抗脑缺血、抗肝损伤等多种药理作用。

郁金（Yùjīn）

本品首载于《药性论》。为姜科植物温郁金 Curcuma wenyujin Y. H. Chen et C. Ling、姜黄 Curcuma longa L.、广西莪术 Curcuma kwangsiensis S. G. Lee et C. F. Liang 或蓬莪术 Curcuma phaeocaulis Val. 的块根（见图78）。分别习称为温郁金、黄丝郁金、桂郁金和绿丝郁金。产于浙江、四川、广西、福建等地。冬季采挖。

【处方用名】郁金、广郁金、川郁金、温郁金。

【主要药性】辛、苦，寒。归肝、心、肺经。

【基本功效】活血止痛，行气解郁，清心凉血，利胆退黄。

【性能特点】本品辛行苦降，寒能清热，主入肝、心经。既能活血祛瘀以止痛，又能疏肝行气以解郁，"为调气行瘀血之要药"（《本草汇笺》）。对于血瘀气滞而有郁热之胸、胁、腹痛最为适宜。又能清心豁痰开窍，凉血顺气降火，清利肝胆湿热，适用于热病神昏、痰热癫痫、血热出血，及湿热黄疸，胆胀胁痛等。

【临床应用】

1. 血瘀气滞诸痛　治瘀热阻滞心脉之胸痹心痛，常配伍丹参、赤芍、瓜蒌等。治气滞血瘀之胸痛，每与木香为伍，如颠倒木金散（《医宗金鉴》）。治肝郁毒蕴之胁肋胀痛、口苦纳呆，常配郁金、白芍、麦芽等，如奥泰乐颗粒（《中国药典》）。治肝郁有热、气滞血瘀之痛经、乳房作胀，常与柴胡、栀子、当归等同用，如宣郁通经汤（《傅青主女科》）。

2. 热病神昏，癫痫发狂　治湿温病，痰浊蒙蔽清窍之神昏，常配石菖蒲、竹沥、栀子等同用，如菖蒲郁金汤（《温病全书》）。治痰火蒙心之癫痫发狂，每与白矾、薄荷同用，如白金丸（《本事方》）。

3. 血热出血　治肝郁化火，气火上逆，迫血妄行之吐血、衄血、妇女倒经等，常与生地黄、栀子、牛膝等同用。治热结下焦，灼伤血络之尿血、血淋等，常与生地黄、牡丹皮、小蓟等同用。

4. 湿热黄疸，胆胀胁痛　治湿热黄疸，可与茵陈、金钱草等同用。治湿热煎熬成石，胆胀胁痛者，可与金钱草、鸡内金等同用。

【用法用量】煎服，3～10g。

【使用注意】不宜与丁香、母丁香同用。

【现代研究】本品有抗肝损伤、促进胆汁分泌和排泄、抗肿瘤、调节胃肠动力、调脂等多种药理作用。

姜黄（Jiānghuáng）

本品首载于《新修本草》。为姜科植物姜黄 *Curcuma longa* L. 的根茎（见图79）。主产于四川。冬季采挖。

【处方用名】姜黄。

【主要药性】辛、苦，温。归脾、肝经。

【基本功效】破血行气，通经止痛。

【性能特点】本品辛散苦泄温通，既入气分，又入血分。善能破血，兼能行气，通经止痛力强，广泛用于胸胁刺痛、胸痹心痛、痛经经闭、癥瘕、跌仆肿痛等血瘀气滞诸痛。且能外散风寒湿邪，"逐风痹寒湿等疾"（《本草便读》）。因其善行肩臂而除痹痛，故为治风湿肩臂疼痛之良药。

【临床应用】

1. 血瘀气滞诸痛　治寒凝血瘀气滞之心痛，每与肉桂为伍，如姜桂散（《圣济总录》）。治肝郁气滞血瘀的胸胁疼痛，可与柴胡、白芍、香附等同用。治经闭、痛经、月经不调属寒凝血瘀气滞者，每与川芎、红花等同用。治跌打损伤，瘀滞肿痛，可与桃仁、苏木等同用。

2. 风湿肩臂疼痛　常与羌活、防风、当归等配伍，如蠲痹汤（《医学心悟》）。

【用法用量】煎服，3～10g。

【使用注意】本品为破血行气之品，故孕妇忌用。

【用药甄别】姜黄与郁金　两者既入气分，又入血分，有活血祛瘀、行气止痛之功，可用于血瘀气滞诸痛。然姜黄性温，长于破血，以治寒凝血瘀气滞诸痛为宜。外散风寒湿邪，为治风湿肩臂疼痛之良药。郁金性寒，以治血瘀气滞诸痛夹热者为佳。又能凉血、清心、利胆退黄，适用于热病神昏、痰热癫痫、血热出血，及湿热黄疸、胆胀胁痛等。

【现代研究】2020年版《中国药典》规定：含挥发油不得少于5.0%（mL/g），姜黄素（$C_{21}H_{20}O_6$）不得少于0.9%。本品有抗心肌缺血、调脂、抗肿瘤、抗肺纤维化、抗组织损伤、调节免疫等多种药理作用。

附：片姜黄

本品为姜科植物温郁金 *Curcuma wenyujin* Y. H. Chen et C. Ling 的根茎。本品与姜黄同属姜科植物，名称及性能、功用基本相似。然姜黄以治气滞血瘀所致的心胸胁腹诸痛为宜，片姜黄以治风湿肩臂疼痛为良。

乳香（Rǔxiāng）

本品首载于《名医别录》。为橄榄科植物乳香树 *Boswellia carterii* Birdw. 及其同属植物 *Bo-swellia bhaw-dajiana* Birdw. 树皮渗出的树脂。产于索马里、埃塞俄比亚、阿拉伯半岛南部等地。春、夏两季采集。

【处方用名】乳香、醋乳香。

【主要药性】辛、苦，温。归心、肝、脾经。

【基本功效】活血定痛，消肿生肌。

【性能特点】本品辛温香窜，能活血散瘀，行散滞气，为宣通脏腑、流通经络之要药。尤以"止痛为最"（《药鉴》），能"定诸经之痛"（《珍珠囊》），适用于血瘀气滞诸痛。又能散瘀通痹而舒筋活络，消肿生肌而愈伤疗疮，适用于风湿痹痛、筋脉拘挛、跌打伤痛，及痈肿疮疡等，尤为外伤科所悉用。

【临床应用】

1. 血瘀气滞诸痛　治瘀血阻滞，心腹疼痛，癥瘕积聚，常与没药、丹参、当归同用，如活络效灵丹（《医学衷中参西录》）。治血瘀气滞的胃脘痛，可配伍没药、延胡索、川楝子等。治跌打损伤，瘀血肿痛，常与血竭、红花、儿茶等为伍，如七厘散（《伤科补要》）。治风湿痹痛，筋脉拘挛，常配没药、姜黄、威灵仙等，如瘀血痹颗粒（《中国药典》）。

2. 痈肿疮疡　治疮疡肿毒初起，红肿热痛者，常配没药、金银花、穿山甲等，如仙方活命饮（《校注妇人良方》）。治疮疡溃破，久不收口，每与没药相须为用，研末外敷患处；或与三七、血竭、冰片等同用，如腐尽生肌散（《医宗金鉴》）。

【用法用量】煎汤或入丸、散，3～5g。外用适量，研末调敷。

【使用注意】孕妇及胃弱者慎用。

【现代研究】2020年版《中国药典》规定：索马里乳香含挥发油不得少于6.0%（mL/g），埃塞俄比亚乳香含挥发油不得少于2.0%（mL/g）。本品有抗血小板黏附、抗炎、抗溃疡、镇痛、促进伤口愈合等多种药理作用。

附：没药

本品为橄榄科植物地丁树 *Commiphora myrrha* Engl. 或哈地丁树 *Commiphora molmol* Engl. 的树脂。本品性能、功用与乳香相似。凡血瘀气滞诸痛，痈肿疮疡，"二药每每相兼而用"（《本草纲目》），为临床常用的对药。然乳香偏于行气，没药偏于活血，略有差异。若两者同用，剂量皆须相应减少。

五灵脂（Wǔlíngzhī）

本品首载于《开宝本草》。为鼯鼠科动物复齿鼯鼠 *Trogopterus xanthipes* Milne–Edwards 的粪便。产于河北、山西、甘肃等地。全年均可采集。

【处方用名】五灵脂、醋五灵脂。

【主要药性】苦、咸、甘，温。归肝经。

【基本功效】活血止痛，化瘀止血。

【性能特点】本品苦泄温通，入肝经血分。能通利血脉，"定血家之疼痛"（《药鉴》），"凡经产跌打诸瘀，心腹胁肋诸痛皆疗"（《玉楸药解》），为治血滞诸痛之要药。又能散瘀止血，"理诸失血症，令血自归经而不妄行"（《药品化义》），适用于瘀血内阻、血不归经之诸出血，尤多用于妇女崩漏，月经过多。

【临床应用】

1. 血瘀诸痛　治瘀血阻滞之心腹疼痛，每与蒲黄相须为用，即失笑散（《和剂局方》）。治脘腹疼痛如针刺，常与延胡索、没药、香附等同用，如手拈散（《医学心悟》）。治血瘀之经闭、痛经、产后腹痛，常与当归、益母草、桃仁等同用。

2. 瘀滞出血　治妇女崩漏，月经过多，色紫多块，少腹刺痛，可单味炒后研末，温酒送服，亦可配三七、蒲黄、生地黄等同用。治吐血不止，可与黄芪为末冲服。

【用法用量】煎服，3～10g。宜包煎。或入丸、散剂服。外用适量。醋炙可增强其化瘀止血作用，酒炙可增强活血止痛作用。

【使用注意】血虚无瘀及孕妇慎服。不宜与人参同用。

【用药甄别】蒲黄与五灵脂　两者均能活血止痛，化瘀止血，用于血瘀诸痛，及瘀滞出血，常相须为用。然蒲黄偏于化瘀止血，兼能收敛止血，对体内外各种出血，无论属寒属热，有无瘀滞皆可，但以属实夹瘀者尤宜；又能利尿通淋，用于血淋涩痛。五灵脂偏于活血止痛，为血滞诸痛之要药。

【现代研究】本品有抑制血小板聚集、增加冠脉流量、降低冠脉阻力、降血压、抗应激性损伤、抗炎、抗菌及增强免疫等多种药理作用。

第二节　活血调经药

本类药物活血祛瘀而善调经水，有行血而不峻猛，通经而不伤正的特点。主要适用于血行不畅所致的月经不调、痛经、经闭及产后瘀滞腹痛，也常用于其他瘀血证。

丹参（Dānshēn）

本品首载于《神农本草经》。为唇形科植物丹参 *Salvia miltiorrhiza* Bge. 的根和根茎（见图80）。产于江苏、安徽、四川等地。春、秋两季采挖。

【处方用名】丹参、酒丹参。

【主要药性】苦，微寒。归心、肝经。

【基本功效】活血祛瘀，通经止痛，清心除烦，凉血消痈。

【性能特点】本品苦凉，入心肝血分。功善活血祛瘀，药性平和，祛瘀而不伤正，"为调理血分之首药"（《本草便读》），可广泛用于瘀血阻滞之证。尤善通经止痛，"为调经产后要药"（《重庆堂随笔》）。因其性偏凉，对血热瘀滞之证最宜。尚能凉血清心、消痈，可用于热病心烦，热毒瘀阻所引起的疮痈肿毒。

【临床应用】

1. 血瘀证　治月经不调、痛经、经闭及产后瘀阻腹痛等，可单用研末酒调服，或与红花、桃仁、益母草等同用。治胸痹心痛，可单用，或与三七、冰片合用，即复方丹参滴丸（《中国药典》）。治血瘀气滞之心胃疼痛，常配檀香、砂仁，即丹参饮（《时方歌括》）。治癥瘕积聚，常与三棱、莪术等同用。治跌打伤痛，常配伍乳香、没药、川芎等。治风湿热痹，关节红肿疼痛，常与秦艽、忍冬藤、桑枝等同用。

2. 热病心烦　治温热病热入营分之心烦少寐，常与水牛角、生地黄、玄参等药同用。

3. 疮痈肿毒　常与金银花、连翘等同用。

【用法用量】煎服 10 ～ 15g。活血化瘀宜酒炙用。

【使用注意】不宜与藜芦同用。

【用药甄别】川芎与丹参 两者均能活血祛瘀，广泛用于各种瘀血证。然川芎兼能行气，为血中之气药，凡血瘀气滞诸痛皆宜；因其性偏温，以治寒凝血瘀证较佳；又能祛风止痛，为治头痛、痹痛常用之品，尤为治头痛之要药。丹参性偏寒凉，以治血热瘀滞之证最宜；又能清心除烦，凉血消痈，用于热病心烦、疮痈肿毒。

【现代研究】2020 年版《中国药典》规定：含丹参酮 II A（$C_{19}H_{18}O_2$）、隐丹参酮（$C_{19}H_{20}O_3$）和丹参酮 I（$C_{18}H_{12}O_3$）的总量不得少于 0.25%，丹酚酸 B（$C_{36}H_{30}O_{16}$）不得少于 3.0%。本品有抗凝血、抗血栓形成、改善微循环、改善血液流变性、抗心肌缺血、抗脑缺血、抗氧化、抗肿瘤、抗炎、抗纤维化、降胆固醇等多种药理作用。

红花（Hónghuā）

本品首载于《本草图经》。为菊科植物红花 *Carthamus tinctorius* L. 的花（见图 81）。产于河南、湖北、四川等地。夏季采摘。

【处方用名】红花、红蓝花。

【主要药性】辛，温。归心、肝经。

【基本功效】活血通经，散瘀止痛。

【性能特点】本品辛散温通，入血分。"专行血瘀"（《长沙药解》）。"调血脉可去瘀生新，治折伤理胎前产后"（《本草便读》）。为活血祛瘀之要药，广泛用于各种瘀血病证。尤为治妇科经闭痛经、产后瘀痛，伤科跌打伤痛之常用药物。

【临床应用】

血瘀证 治经闭、痛经，可单用酒煎服，或与当归、苏木同用，即红花散（《朱氏集验方》）。治妇人血积癥瘕，常配大黄、虻虫，即大红花丸（《宣明论方》）。治胸痹心痛，常与丹参、川芎、降香等同用。治跌打损伤，筋骨瘀痛，可与当归、天南星、白芷等同用，如五虎散（《中国药典》）。治疮疡肿痛，可与连翘、紫花地丁、赤芍等同用。

【用法用量】煎服，3 ～ 10g。外用适量。

【使用注意】孕妇慎用。

【现代研究】2020 年版《中国药典》规定：含羟基红花黄色素 A（$C_{27}H_{32}O_{16}$）不得少于 1.0%，山奈酚（$C_{15}H_{10}O_6$）不得少于 0.050%。本品有兴奋子宫、抗凝血、抗血栓形成、改善微循环、改善血液流变性、抗心肌缺血、抗氧化、调脂等多种药理作用。

附：西红花

本品又名"藏红花""番红花"。为鸢尾科植物番红花 *Crocus sativus* L. 的柱头。主产于西班牙。甘，平；归心、肝经。功能活血化瘀，凉血解毒，解郁安神。用于经闭癥瘕，产后瘀阻，温毒发斑，忧郁痞闷，惊悸发狂。煎服或沸水泡服，1 ～ 3g。孕妇慎用。

桃仁（Táorén）

本品首载于《神农本草经》。为蔷薇科植物桃 *Prunus persica*（L.）Batsch 或山桃 *Prunus davidiana*（Carr.）Franch. 的成熟种子（见图 82）。桃全国各地均产，山桃产于辽宁、河北、河南等地。果实成熟后采收。

【处方用名】桃仁、桃核仁、燀桃仁、炒桃仁。

【主要药性】苦、甘，平。归心、肝、大肠经。

【基本功效】活血祛瘀，润肠通便，止咳平喘。

【性能特点】本品性平偏凉，入心、肝血分。长于"通经而行瘀涩，破血而化癥瘕"（《长沙药解》）。"为血瘀、血闭之专药"（《本经逢原》）。广泛用于各种瘀血病证，尤善治妇科经产诸疾，及伤科跌打伤痛。"体润能滋肠燥"（《药品化义》），适宜于肠燥津亏之便秘。味苦性降，能降肺气而止咳平喘，以治咳嗽气喘。

【临床应用】

1.血瘀证　治血瘀经闭、痛经，腹中有癥块，常与三棱、莪术、牛膝等同用。治产后瘀滞，小腹冷痛，常与炮姜、川芎、当归等同用，如生化汤（《傅青主女科》）。治跌打损伤，瘀肿疼痛，可与红花、大黄、柴胡等同用，如复元活血汤（《医学发明》）。治热壅血瘀之肺痈、肠痈，前者常与芦根、冬瓜仁、薏苡仁同用，即苇茎汤（《千金要方》）；后者常与大黄、牡丹皮、冬瓜仁等同用，如大黄牡丹汤（《金匮要略》）。

2.肠燥便秘　常与当归、火麻仁、瓜蒌仁等同用。

3.咳嗽气喘　可单用煮粥食用，或与苦杏仁、紫苏子等同用。

【用法用量】煎服，5～10g。

【使用注意】孕妇慎用。

【用药甄别】桃仁与红花　两者均能活血化瘀，广泛用于各种瘀血病证。尤善治妇科经产诸疾及伤科跌打伤痛，且常相须为用。然桃仁活血力强，兼能润肠通便、止咳平喘，用于肠燥便秘、咳嗽气喘。红花功专行血，小量则活血，大量则破血。

【现代研究】2020年版《中国药典》规定：含苦杏仁苷（$C_{20}H_{27}NO_{11}$）不得少于 1.50%。本品有抗凝血、抗血栓、抗心肌缺血、预防肝纤维化、抗炎、抗氧化、润滑肠道、镇咳平喘等多种药理作用。

益母草（Yìmǔcǎo）

本品首载于《神农本草经》。为唇形科植物益母草 *Leonurus japonicus* Houtt. 的地上部分（见图 83）。全国各地均有分布。春季至初夏采割。

【处方用名】益母草、茺蔚。

【主要药性】苦、辛，微寒。归肝、心包、膀胱经。

【基本功效】活血调经，利尿消肿，清热解毒。

【性能特点】本品辛行苦泄，善能行血通经、消瘀逐滞。可用于各种瘀血病证，尤为"治妇人经候不调，及胎前产后一切诸疾之要药"（《本草约言》），故有"益母"之名。入膀胱经，能利尿消肿，对水瘀互阻之水肿尤为适宜。苦寒能清热解毒，味辛能散瘀消痈，适用于热毒疮疡初起。

【临床应用】

1.血瘀证　治经闭、痛经、月经不调，及产后恶露不绝等，可单用熬膏服，或与当归、川芎、木香合用，即益母丸（《中国药典》）。治跌打损伤，瘀肿疼痛，可与乳香、没药、川芎等同用。

2.水肿尿少　治水瘀互阻之水肿、小便不利，可单用，或与白茅根、泽兰等同用。

3.疮痈肿毒　可单用捣敷，或配蒲公英、紫花地丁等同用。

【用法用量】煎服，9～30g，鲜品12～40g；或熬膏服。外用适量。

【使用注意】孕妇及血虚无瘀者慎用。

【现代研究】2020 年版《中国药典》规定：含盐酸水苏碱（$C_7H_{13}NO_2·HCl$）不得少于 0.40%，盐酸益母草碱（$C_{14}H_{21}O_5N_3·HCl$）不得少于 0.040%。本品有调节子宫、改善微循环、改变血液流变性、抑制血栓形成、抗心肌缺血、利尿、抑制皮肤真菌等多种药理作用。

附：茺蔚子

本品为益母草的成熟果实。辛、苦，微寒；归心包、肝经。功能活血调经，清肝明目。用于月经不调，经闭痛经，目赤翳障，头晕胀痛。煎服，5～10g。瞳孔散大者慎用。

泽兰（Zélán）

本品首载于《神农本草经》。为唇形科植物毛叶地瓜儿苗 *Lycopus lucidus* Turcz. var. *hirtus* Regel 的地上部分。全国大部分地区均产。夏、秋两季茎叶茂盛时采割。

【处方用名】泽兰、泽兰叶。

【主要药性】苦、辛，微温。归肝、脾经。

【基本功效】活血调经，祛瘀消痈，利水消肿。

【性能特点】本品辛散温通，入肝经血分。性较温和，行而不峻，有活血而不伤正之特点，凡血脉瘀滞诸证皆宜。因其善能活血调经，"尤宜女人，胎产前后诸证要药"（《本草发明》），适用于血瘀经闭、痛经、产后瘀滞腹痛等。又能祛瘀消痈，用于痈肿初起。"走血分，消水肿"（《药性切用》），"统治内外一切水病"（《神农本草经百种录》），对于水瘀互阻的水肿尤为适宜。

【临床应用】

1. 血瘀证　治血瘀经闭、痛经、产后瘀滞腹痛等，每与当归、川芎、香附等同用，如调经止痛片（《中国药典》）。治跌打损伤，瘀肿疼痛，或单用，或与当归、红花、桃仁等同用。治疮痈肿毒，可单用捣敷，或与金银花、黄连、赤芍等同用。

2. 水肿尿少　可与防己同用。

3. 疮痈肿毒　可单用捣敷，或与金银花、黄连、赤芍等同用。

【用法用量】煎服，6～12g。外用适量。

【现代研究】本品有抗凝血、改善微循环、改善血液流变性、镇痛、抑菌、抗肝损伤等多种药理作用。

牛膝（Niúxī）

本品首载于《神农本草经》。为苋科植物牛膝 *Achyranthes bidentata* Bl. 的根（见图 84）。主产于河南。冬季采挖。

【处方用名】牛膝、怀牛膝、酒牛膝。

【主要药性】苦、甘、酸，平。归肝、肾经。

【基本功效】逐瘀通经，补肝肾，强筋骨，利尿通淋，引血下行。

【性能特点】本品味苦降泄，长于逐瘀通经，使"血行则月水自通，血结自散"（《本草经疏》）。常用于妇科、伤科瘀血凝滞之证。能补益肝肾，强健筋骨，对于肝肾亏虚、腰膝酸痛、筋骨无力者尤宜。能利尿通淋，为"淋证要药"（《本草备要》）。性善下行，能引上亢之阳下潜，引上炎之火下降，引上逆之血下行，适用于上部血热出血及阳热亢盛诸证。此外，尚能引药下行。

【临床应用】

1. 血瘀证　治血瘀经闭痛经，常与当归、桃仁、红花等同用。治跌打损伤、腰膝瘀痛，可与当归、乳香、没药等同用。

2. 肝肾亏虚证　治肝肾不足，腰膝酸软无力，每与杜仲、续断、补骨脂等同用。治风湿日久，损及肝肾，腰膝疼痛，常与独活、桑寄生、杜仲等同用，如独活寄生汤（《千金要方》）。

3. 淋证，水肿　治淋证，常与滑石、瞿麦、冬葵子等同用。治水肿、小便不利，常与泽泻、车前子、茯苓等同用。

4. 肝阳上亢、火热上炎，及气火上逆，迫血妄行证　治阴虚阳亢之头痛眩晕，可与代赭石、牡蛎、龟甲等同用，如镇肝息风汤（《医学衷中参西录》）。治胃火上炎之齿龈肿痛，可配熟地黄、石膏、知母等，如玉女煎（《景岳全书》）。治气火上逆，迫血妄行之吐血、衄血，可与栀子、白茅根、代赭石等同用。

此外，本品能引药下行，故临床用药欲其下行者，常用本品作引经药。

【用法用量】煎服，5～12g。逐瘀通经、利尿通淋、引血下行宜生用，补肝肾、强筋骨宜酒炙用。

【使用注意】孕妇慎用。

【现代研究】2020年版《中国药典》规定：含 β- 蜕皮甾酮（$C_{27}H_{44}O_7$）不得少于0.030%。本品有抗凝血、改善血液循环、降血压、抗衰老、调节机体免疫功能、降血糖、抗炎、抗病毒、抗肿瘤、镇痛、兴奋子宫等多种药理作用。

附：川牛膝

本品为苋科植物川牛膝 *Cyathula officinalis* Kuan 的根。主产于四川。秋、冬两季采挖。甘、微苦，平；归肝、肾经。功能逐瘀通经，通利关节，利尿通淋。用于经闭癥瘕，胞衣不下，跌仆损伤，风湿痹痛，足痿筋挛，尿血血淋。煎服，5～10g。孕妇慎用。

鸡血藤（Jīxuèténg）

本品首载于《本草纲目拾遗》。本品为豆科植物密花豆 *Spatholobus suberectus* Dunn 的藤茎（见图85）。主产于广西。秋、冬两季采收。

【处方用名】鸡血藤。

【主要药性】苦、甘，温。归肝、肾经。

【基本功效】活血补血，调经止痛，舒筋活络。

【性能特点】本品苦而不燥，温而不烈，药性和缓，既能活血，又能补血，且活血而不伤血，补血而不滞血。无论血瘀、血虚，或血虚夹瘀诸证皆可应用，尤为妇科调经之要药。又能"活血宣络"（《本草正义》），养血荣筋，适用于风湿痹痛、手足麻木、肢体瘫痪等。

【临床应用】

1. 月经不调，经闭痛经　治血瘀所致者，常与当归、川芎、香附等同用；治血虚所致者，常与当归、白芍、川芎等同用。

2. 血虚萎黄　可单用，或与黄芪、当归、熟地黄等同用。

3. 风湿痹痛，麻木瘫痪　治风湿痹痛，肢体麻木，可与牛膝、威灵仙、桑寄生等同用。治中风气血不足，脉络瘀滞，肢体瘫痪，常与黄芪、地龙、红花等同用。

【用法用量】煎服，9～15g。或浸酒服，或熬膏服。

【现代研究】本品有扩张血管、抗血小板聚集、降血脂、改善动脉粥样硬化、促进造血、镇痛、抗肿瘤、抗病毒等多种药理作用。

王不留行（Wángbùliúxíng）

本品首载于《神农本草经》。为石竹科植物麦蓝菜 *Vaccaria segetalis*（Neck.）Garcke 的成熟种子。产于河北、山东、辽宁等地。夏季采收。

【处方用名】王不留行、王不留、炒王不留行。

【主要药性】苦，平。归肝、胃经。

【基本功效】活血通经，下乳消肿，利尿通淋。

【性能特点】本品味苦性平，入肝经血分，"行血活血，是其专长"（《本草便读》）。善能通利血脉，走而不守，适用于血滞经闭、痛经。善行血脉，"通乳汁，散乳痈"（《本草汇言》），为治疗产后乳汁不下或乳汁郁积的常用之品。性善下行，能利尿通淋，用于小便淋沥涩痛。

【临床应用】

1. 血瘀经闭，痛经　每与当归、川芎、红花等同用。

2. 乳汁不下，乳痈肿痛　治产后乳少，常与穿山甲、漏芦、当归等同用，如乳泉散（《卫生宝鉴》）。治乳痈肿痛，与瓜蒌、蒲公英等同用。

3. 淋证　可与滑石、瞿麦、石韦等同用。

【用法用量】煎服，5～10g。

【使用注意】孕妇慎用。

【现代研究】2020 年版《中国药典》规定：含王不留行黄酮苷（$C_{32}H_{38}O_{19}$）不得少于 0.15%。本品有兴奋子宫、抗早孕、抗着床、促进乳汁分泌、抗肿瘤等多种药理作用。

表 17-1　活血调经药中的参考药物

药名	主要药性	基本功效	临床应用	用法用量	使用注意
凌霄花	甘、酸，寒。归肝、心包经	活血调经，凉血祛风	月经不调，经闭癥瘕，产后乳肿，风疹发红，皮肤瘙痒，痤疮	煎服，5～9g	孕妇慎用
月季花	甘，温。归肝经	活血调经，疏肝解郁	气滞血瘀，月经不调，痛经，闭经，胸胁胀痛	煎服，3～6g	

第三节　活血疗伤药

本类药物活血化瘀以疗伤见长，善于消肿止痛，续筋接骨，止血生肌敛疮。主要用于跌打损伤、瘀肿疼痛、骨折筋伤、金疮出血等伤科疾患。也常用于其他瘀血病证。

马钱子（Mǎqiánzǐ）

本品首载于《本草纲目》。为马钱科植物马钱 *Strychnos nux-vomica* L. 的成熟种子（见图86）。主产于印度、越南、缅甸。我国云南、广东、海南等地亦产。冬季采收。

【处方用名】马钱子、番木鳖、制马钱子。

【主要药性】苦，温；有大毒。归肝、脾经。

【基本功效】通络止痛，散结消肿。

【性能特点】本品苦泄温通，活络搜风，"开通经络，透达关节之力，实远胜于他药"（《医学衷中参西录》），且止痛力强，为伤科疗伤止痛之佳品，又为治风湿顽痹、拘挛疼痛、麻木瘫痪之常用药物。尚能攻毒散结消肿，善"疗咽喉痛痹，消痞块坚硬"（《本草易读》），适用于疮痈肿毒，咽喉肿痛。

【临床应用】

1. 跌打损伤、骨折肿痛　可与乳香、没药等内服外敷，或与土鳖虫、骨碎补、续断等同用，如接骨丸（《部颁标准》）。

2. 风湿顽痹，肢体瘫痪　可单用，或与地龙为伍，如马钱子散（《中国药典》）。

3. 痈疽疮毒，咽喉肿痛　治痈疽疮毒，可与穿山甲、白僵蚕等同用。治咽喉肿痛，可与山豆根等份为末，吹喉。

【用法用量】0.3～0.6g，炮制后入丸、散用。

【使用注意】不宜多服、久服及生用。孕妇禁用，运动员慎用。外用不宜大面积涂敷。

【现代研究】2020年版《中国药典》规定：含士的宁（$C_{21}H_{22}N_2O_2$）应为1.20%～2.20%，马钱子碱（$C_{23}H_{26}N_2O_4$）不得少于0.80%。本品有抗炎、镇痛、抗肿瘤、抗血栓形成、调节免疫、中枢兴奋及镇咳、祛痰等多种药理作用。

土鳖虫（Tǔbiēchóng）

本品首载于《神农本草经》。为鳖蠊科昆虫地鳖 *Eupolyphaga sinensis* Walker 或冀地鳖 *Steleophaga plancyi*（Boleny）雌虫的全体（见图87）。产于湖南、湖北、江苏等地。野生者夏季捕捉，饲养者全年可捕捉。

【处方用名】土鳖虫、地鳖虫、䗪虫。

【主要药性】咸，寒；有小毒。归肝经。

【基本功效】破血逐瘀，续筋接骨。

【性能特点】本品咸寒，主入肝经，性善走窜，"善化瘀血，最补损伤"（《长沙药解》）。"治跌仆损伤，续筋骨有奇效"（《本草经疏》），为伤科之要药。又能通经、消癥，"治月水不通，破留血积聚"（《药性论》），适用于血瘀经闭、产后瘀阻腹痛、癥瘕痞块。

【临床应用】

1. 跌打损伤，筋伤骨折　可单味研末外敷，或黄酒冲服，或与三七、桃仁、红花等同用，如跌打丸（《中国药典》）。

2. 血瘀经闭，癥瘕积聚　治血瘀经闭，产后瘀滞腹痛，常配伍大黄、桃仁等同用，如下瘀血汤（《金匮要略》）。治癥瘕积块，每与桃仁、鳖甲等同用，如鳖甲煎丸（《金匮要略》）。

【用法用量】煎服，3～10g。

【使用注意】孕妇禁用。

【现代研究】本品有抗凝血、改善血液流变性、抗心肌缺血、促进骨愈合、抗肿瘤、调节血脂、抗突变、耐缺氧等多种药理作用。

苏木（Sūmù）

本品首载于《新修本草》。为豆科植物苏木 *Caesalpinia sappan* L. 的心材。产于广西、广东、云南等地。多于秋季采伐。

【处方用名】苏木、苏方木。

【主要药性】甘、咸，平。归心、肝、脾经。

【基本功效】活血祛瘀，消肿止痛。

【性能特点】本品咸能入血，"于血分之用最专"（《本草述钩元》）。能"除新旧之瘀血"（《本草征要》）。有活血祛瘀、消肿止痛之功。"凡胎产癥瘕、疮疡跌仆、一切瘀血皆效"（《玉楸药解》）。适用于跌打伤痛、经闭痛经、产后瘀阻、胸腹刺痛、痈疽肿痛等多种瘀血证。

【临床应用】

1. 跌打损伤，筋骨折伤 可与桃仁、红花、三七等同用，如跌打丸（《中国药典》）。

2. 经闭痛经，产后腹痛，胸腹刺痛，痈肿疮毒 治血瘀经闭、痛经、产后瘀滞腹痛，可与益母草、鸡血藤、红花等药同用。治胸腹刺痛，可与丹参、三七、降香等同用。治痈疽肿痛，可与连翘、蒲公英、白芷等同用。

【用法用量】煎服 3～9g。外用适量。

【使用注意】孕妇慎用。

【现代研究】本品有改善微循环、抑制血小板聚集、抗肿瘤、抗炎、抗氧化、免疫抑制等多种药理作用。

骨碎补（Gǔsuìbǔ）

本品首载于《药性论》。为水龙骨科植物槲蕨 *Drynaria fortunei*（Kunze）J. Sm. 的根茎（见图 88）。产于浙江、湖北、广东等地。全年均可采挖，以冬春两季为主。

【处方用名】骨碎补、毛姜、猴姜、烫骨碎补。

【主要药性】苦，温。归肝、肾经。

【基本功效】疗伤止痛，补肾强骨。外用消风祛斑。

【性能特点】本品苦泄温通，"效力于骨碎之处而调其血脉"（《本草思辨录》），"为折伤损骨专药"（《药性切用》）。"入肾补骨"（《本草求真》），能聪耳固齿，适用于肾虚耳鸣耳聋、牙齿松动等。外用能消风祛斑。

【临床应用】

1. 跌打损伤，筋骨折伤 可单用浸酒服，或与自然铜、没药等同用。

2. 肾虚诸证 治肾虚腰痛，足膝萎弱，常与补骨脂、牛膝、胡桃仁等同用。治肾虚耳鸣，耳聋，牙痛，常与熟地黄、山茱萸、泽泻等同用。治肾虚久泻，可单用，或与补骨脂、益智、吴茱萸等同用。

此外，本品可外用治斑秃，白癜风等。

【用法用量】煎服，3～9g。外用适量。

【使用注意】阴虚内热者慎用。

【现代研究】2020 年版《中国药典》规定：含柚皮苷（$C_{27}H_{32}O_{14}$）不得少于 0.40%。本品有抗骨损伤、抗骨质疏松、降脂、抗肾损伤、抗炎、抑制链霉素耳毒性等多种药理作用。

血竭（Xuèjié）

本品首载于《雷公炮炙论》。为棕榈科植物麒麟竭 *Daemonorops draco* Bl. 果实渗出的树脂经加工制成。主产于印度尼西亚、马来西亚，我国广东、台湾等地也有种植。秋季采收。

【处方用名】血竭、麒麟竭。

【主要药性】甘、咸，平。归心、肝经。

【基本功效】活血定痛，化瘀止血，生肌敛疮。

【性能特点】本品气香能散，"入心肝血分，行瘀活血，是其所长"（《本草便读》），尤"散滞血诸痛"(《本草纲目》),为治跌打伤痛、心腹瘀痛之要药。外用能止血生肌敛疮,适用于外伤出血、疮疡久溃不敛等。

【临床应用】

1. 跌打损伤,心腹瘀痛　治跌打损伤,瘀肿疼痛,可与乳香、没药、红花等同用,如七厘胶囊(《中国药典》)。治心腹瘀痛,血滞经闭、痛经,产后瘀阻腹痛等,可与当归、莪术、三棱等同用。

2. 外伤出血,溃疡不敛　可单用研末外敷。

【用法用量】研末,1～2g,或入丸剂。外用研末撒或入膏药用。

【现代研究】2020年版《中国药典》规定:含血竭素($C_{17}H_{14}O_3$)不得少于1.0%。本品有抗血栓、抗心脑缺血、止血、镇痛、促组织愈合等多种药理作用。

刘寄奴(Liújìnú)

本品首载于《新修本草》。为菊科植物奇蒿 *Artemisia anomala* S. Moore 的地上部分。产于浙江、江苏、江西等地。秋季采收。

【处方用名】刘寄奴、南刘寄奴。

【主要药性】苦,温。归心、肝、脾经。

【基本功效】活血通经,散瘀止痛,止血消肿,消食化积。

【性能特点】本品苦泄温通,入血分。"能破瘀通经行血"(《本草求真》),有止痛、止血疗伤之效,适用于跌打伤痛、创伤出血、瘀滞经闭痛经、产后瘀阻腹痛等。气香入脾,能醒脾开胃,消食化积,适用于脾失健运、饮食停积不化、腹痛泻痢。

【临床应用】

1. 跌打损伤,外伤出血　治跌打损伤,瘀滞肿痛,可单用研末,以酒调服;或配骨碎补、延胡索等同用。治创伤出血,可单用鲜品捣烂外敷;或与茜草、五倍子等同用。

2. 血滞经闭,产后腹痛　治瘀滞经闭痛经,可与当归、红花、桃仁等同用。治产后瘀阻腹痛,每与甘草为伍。

3. 饮食积滞证　治脾失健运,食积不化,腹痛泻痢,可单用煎服,或与山楂、麦芽等同用。

【用法用量】煎服,6～10g。外用适量。

【使用注意】孕妇慎用。

【现代研究】本品有抗血栓、抗凝血、抗缺氧、镇痛、保肝、抗炎、抗菌等多种药理作用。

附:北刘寄奴

本品为玄参科植物阴行草 *Siphonostegia chinensis* Benth. 的全草。苦,寒。归脾、胃、肝、胆经。功能活血祛瘀,调经止痛,凉血,清热利湿。用于跌打损伤,外伤出血,瘀血经闭,月经不调,产后瘀痛,癥瘕积聚,血痢,血淋,湿热黄疸,水肿腹胀,白带过多。煎服,6～9g。

表 17-2　活血疗伤药中的参考药物

药名	主要药性	基本功效	临床应用	用法用量	使用注意
儿茶	苦、涩,微寒。归肺、心经	活血止痛,止血生肌,收湿敛疮,清肺化痰	跌仆伤痛,外伤出血,吐血衄血,溃疡不敛,湿疹,湿疮,肺热咳嗽	煎服,1～3g,包煎;多入丸散服。外用适量	
自然铜	辛,平。归肝经	散瘀止痛,续筋接骨	跌打损伤,筋骨折伤,瘀肿疼痛	3～9g,多入丸散,若入汤剂宜先煎。外用适量	

第四节　破血消癥药

本类药物药性峻猛，以虫类居多，能破血逐瘀、消癥散积，主要适用于瘀血之重证，尤多用于癥瘕积聚。亦常用于血瘀经闭、瘀肿疼痛等。

因性猛力峻，易耗气、动血、伤阴，凡出血、阴血亏虚、气虚体弱，及孕妇、月经期妇女当忌用或慎用。

莪术（Ézhú）

本品首载于《雷公炮炙论》。为姜科植物蓬莪术 *Curcuma phaeocaulis* Val.、广西莪术 *Curcuma kwangsiensis* S. G. Lee et C. F. Liang 或温郁金 *Curcuma wenyujin* Y. H. Chen et C. Ling 的根茎（见图 89）。产于广西、四川、浙江等地。冬季采挖。

【处方用名】莪术、广西莪术、蓬莪术、温莪术、醋莪术。

【主要药性】辛、苦，温。归肝、脾经。

【基本功效】行气破血，消积止痛。

【性能特点】本品辛散苦泄，温通行滞，主入肝经。"行气破血散结，是其功能之所长"（《本草经疏》）。"主诸气诸血积聚，为最要之品"（《本草汇言》），适用于癥瘕痞块、瘀血经闭、胸痹心痛等血瘀气滞之证。又能"攻饮食气滞不消"（《本草正》），有较强的行气消积止痛之功，适用于饮食积滞不化、脘腹胀满疼痛较甚者。

【临床应用】

1. 血瘀气滞证　治癥瘕积聚，常与三棱相须为用。治痛经、经闭，常配三棱、当归、香附等同用。治疟母痞块，可配柴胡、鳖甲等。治胸痹心痛，可与丹参、川芎等配伍。治跌打损伤，瘀肿疼痛，可与苏木、骨碎补等配伍。

2. 食积气滞证　每与木香配伍，如蓬莪术散（《普济方》）。

【用法用量】煎服，6～9g。

【使用注意】孕妇禁用。

【现代研究】2020 年版《中国药典》规定：含挥发油不得少于 1.0%（mL/g）。本品有抗血小板聚集、抗凝血、改善血液流变性、抗肿瘤、抗组织纤维化、镇痛、抗菌、抗炎、抗病毒等多种药理作用。

附：三棱

本品为黑三棱科植物黑三棱 *Sparganium stoloniferum* Buch.–Ham. 的块茎。本品与莪术性能、功用相似，治疗血瘀气滞之重证及食积气滞证，常相须为用。然莪术偏入气分，以破气消积为优；三棱偏入血分，以破血祛瘀为佳。三棱煎服，5～10g。孕妇禁用，不宜与芒硝、玄明粉同用。

水蛭（Shuǐzhì）

本品首载于《神农本草经》。为水蛭科动物蚂蟥 *Whitmania pigra* Whitman、水蛭 *Hirudo nipponica* Whitman 或柳叶蚂蟥 *Whitmania acranulata* Whitman 的全体。全国各地均产。夏、秋两季捕捉。

【处方用名】水蛭、烫水蛭。

【主要药性】咸、苦，平；有小毒。归肝经。

【基本功效】破血通经，逐瘀消癥。

【性能特点】本品主入肝经，"能逐恶血瘀血，破血癥积聚，通经闭"（《本草正》）。"凡一切癥瘕积聚，折伤月闭，由于血瘀者皆可用之"（《本草便读》）。此外，水蛭"活者堪吮肿毒恶血"（《本草蒙筌》），取其吸血而达消肿之功，可用于痈肿、丹毒等。

【临床应用】

1. 血瘀证　治血滞经闭，癥瘕积聚，可单用，或与大黄、桃仁同用，如抵当汤（《伤寒论》）。治跌打损伤，筋伤骨折，瘀肿疼痛，常配乳香、没药等，如接骨如神散（《普济方》）。

2. 中风偏瘫　治气虚血瘀络阻型中风病，症见半身不遂或偏身麻木，口舌歪斜，言语不利，可与人参、全蝎、蜈蚣等同用，如通心络胶囊（《中国药典》）。

【用法用量】煎服，1～3g。

【使用注意】孕妇禁用。

【现代研究】2020 年版《中国药典》规定：每 1g 含抗凝血酶活性水蛭应不低于 16.0U；蚂蟥、柳叶蚂蟥应不低于 3.0U。本品有抗凝血、抗血栓形成、改善血液流变性、抗脑缺血、抗炎、抗组织纤维化、抗肿瘤、抗神经损伤、抗早孕等多种药理作用。

斑蝥（Bānmáo）

本品首载于《神农本草经》。为芫青科昆虫南方大斑蝥 *Mylabris phalerata* Pallas 或黄黑小斑蝥 *Mylabris cichorii* Linnaeus 的干燥体（见图 90）。全国大部分地区均产。夏、秋两季捕捉。

【处方用名】斑蝥、米斑蝥。

【主要药性】辛，热；有大毒。归肝、胃、肾经。

【基本功效】破血逐瘀，散结消癥，攻毒蚀疮。

【性能特点】本品辛行温通，力峻性猛，内服有破血通经、消癥散结之功，适用于癥瘕积聚、经闭等血滞之重证。外用能以毒攻毒，"蚀死肌，溃痈肿，搽疥涂癣，却有奇功"（《本草便读》），适用于顽癣、瘰疬、赘疣、痈疽不溃、恶疮死肌等。

【临床应用】

1. 癥瘕，经闭　治各种肿瘤，癥瘕积聚，常与半枝莲、莪术、三棱等同用，如复方斑蝥胶囊（《部颁标准》）。治血滞经闭，可与桃仁、大黄、土鳖虫等同用。

2. 痈疽，顽癣，瘰疬等　治痈疽脓成不溃者，可单用为末，调敷局部。治各种顽癣，可与花椒、紫荆皮、百部等同用，如擦癣药水（《部颁标准》）。治瘰疬多年不效者，可与薄荷叶共为丸服，如必捷丸（《杨氏家藏方》）。

此外，本品外敷，能引赤发泡，常循经取穴，用之敷贴，可治面瘫、风湿痹痛。

【用法用量】0.03～0.06g。炮制后多入丸散用。外用适量，研末或浸酒醋，或制油膏涂敷患处，不宜大面积用。

【使用注意】本品有大毒，内服慎用。孕妇禁用。

【现代研究】2020 年版《中国药典》规定：含斑蝥素（$C_{10}H_{12}O_4$）应为 0.25%～0.65%。本品有抗肿瘤、升高白细胞、抗炎、抗病毒、抗菌等多种药理作用。

穿山甲（Chuānshānjiǎ）

本品首载于《名医别录》。为鲮鲤科动物穿山甲 *Manis pentadactyla* Linnaeus 的鳞甲。产于广东、广西、云南等地。全年均可捕捉。

【处方用名】穿山甲、炮山甲、醋山甲。

【主要药性】咸，微寒。归肝、胃经。

【基本功效】活血消癥，通经下乳，消肿排脓，搜风通络。

【性能特点】本品性善走窜，"能宣通脏腑、贯彻经络、透达关窍，凡血凝、血聚为病皆能开之"（《医学衷中参西录》）。为治癥瘕积聚、血瘀经闭所常用，又"为通经下乳之要药"（《本草汇》）。"治一切痈疽未溃者皆可解散，有脓者能使速溃"（《本草便读》）。长于"通络搜风"（《本草便读》），适用于风湿痹痛、关节不利、麻木拘挛及中风偏瘫。

【临床应用】

1. 癥瘕，经闭　治癥瘕积聚，常与三棱、莪术、鳖甲等配伍。治血瘀经闭，可与当归、桃仁、延胡索等同用。

2. 乳汁不通　治产后气血壅滞，乳汁不下，可单用，温酒送服；或与王不留行相须为用。治产后气血亏虚，乳汁稀少者，宜配黄芪、当归、地黄等同用，如生乳汁（《部颁标准》）。

3. 痈肿疮毒，瘰疬痰核　治痈肿疮毒，可与金银花、连翘、白芷等同用，如拔毒膏（《部颁标准》）。治痰核瘰疬，每与玄参、贝母、生马钱子、五倍子同用，如消核膏（《部颁标准》）。

4. 风湿痹痛，中风偏瘫　治风寒湿邪痹阻经脉之肢体疼痛，关节不利，麻木拘挛等，可与独活、威灵仙、木瓜等同用。治中风偏瘫，半身不遂，可与黄芪、红花等配伍。

【用法用量】煎服，5～10g。

【使用注意】孕妇慎用。

【现代研究】本品有抗凝血、抗炎、抗病毒、抗癌、扩张血管、促进血液循环、抗心律失常等多种药理作用。

表 17-3　破血消癥药中的参考药物

药名	主要药性	基本功效	临床应用	用法用量	使用注意
虻虫	苦，微寒；有小毒。归肝经	破血消癥，逐瘀通经	癥瘕积聚，蓄血，血瘀经闭，跌仆伤痛	煎服，1.5～3g	孕妇及月经过多者忌用
干漆	辛，温；有毒。归肝、脾经	破瘀通经，消积杀虫	瘀血经闭，癥瘕积聚，虫积腹痛	煎服，2～5g	孕妇及对干漆过敏者禁用

【复习思考题】

1. 何谓活血祛瘀药？活血祛瘀药一般分为几类，如何区别应用？

2. 在运用活血祛瘀药时，常配行气药同用，为什么？

3. 谈谈你对"一味丹参散，功同四物汤"的认识和理解。

4. 牛膝性善下行，主要运用于哪些方面？

第十八章

化痰药

扫一扫，查阅本章数字资源，含PPT、音视频、图片等

一、含义

凡以祛痰或消痰为主要功效，常用以治疗痰证的药物，称为化痰药。

二、性能特点

本类药物味多苦、辛，主入肺、脾、肝经。苦可燥泄，辛能行散。能祛除或消散痰浊，以治疗痰浊内阻或流窜全身所致的各种病症。因其药性及运用范围不同，本类药物的主要功效为化痰、温化寒痰、清化热痰，部分药物兼能消痰软坚散结。

所谓化痰，是指药物能祛除或消散痰浊之邪，主治各种"痰证"的作用，又称祛痰、消痰。其中，性偏温燥，以治寒痰、湿痰证为主者，称温化寒痰，或燥湿化痰。性偏寒凉，以治热痰证为主者，称清化热痰。兼有咸味，以治瘿瘤、瘰疬、痰核等为主者，常称为消痰软坚散结。

三、主治病证

本类药物适用于各种有形、无形之痰证。因痰"随气升降，无处不到，或在脏腑，或在经络，所以痰之为病多也"（《锦囊秘录》）。如痰阻于肺之咳喘痰多，痰浊中阻之纳呆泛恶，痰蒙心窍之昏厥、癫痫，痰蒙清阳之头痛、眩晕，痰扰心神之失眠多梦，肝风夹痰之中风、惊厥，痰阻经络之肢体麻木、半身不遂、口眼㖞斜，痰火互结之瘰疬、瘿瘤，痰凝肌肉、骨节之阴疽、流注等。故有"痰为百病之母""百病皆由痰作祟"之说。

四、药物分类

化痰药根据其药性特点及主治病证的不同，分为温化寒痰药与清化热痰药两类。

五、应用原则

应根据痰的寒、热、燥、湿等不同成因，分别选用不同的化痰药，并进行相应的配伍。"脾为生痰之源"，脾虚则津液不归正化而聚湿生痰，故常配伍补气健脾药，以标本兼顾。又因痰易阻滞气机，"气滞则痰凝，气顺则痰消"，故常配伍理气药，以加强化痰之功。若外感而致者，当配解表散邪药；火热而致者，应配清热泻火药；里寒者，配温里药；虚劳者，配补虚药。此外，如癫痫、惊厥、眩晕、昏迷者，则当配平肝息风、开窍、安神药；痰核、瘰疬、瘿瘤者，配软坚散结之品；阴疽流注者，当配温阳通滞散结之品。

第十八章 化痰药 185

六、使用注意

某些温燥之性强烈的化痰药，凡痰中带血等有出血倾向者，应慎用。

七、现代研究

化痰药一般具有祛痰、镇咳、抑菌、抗病毒、消炎利尿等作用，部分药物尚有镇静、镇痛、抗痉厥、改善血液循环、免疫调节等作用。

第一节　温化寒痰药

本类药物味多辛、苦，性多温燥，主归肺、脾、肝经。具有温肺祛寒、燥湿化痰的作用。主治寒痰、湿痰证。症见咳嗽气喘，痰多色白或清稀，舌苔白腻，以及寒痰、湿痰所致的眩晕、肢体麻木、阴疽流注、疮痈肿毒等。

本类药物温燥而性烈，易助火动血，故凡属热痰、燥痰及有出血倾向者当忌用或慎用。

半夏（Bànxià）

本品首载于《神农本草经》。为天南星科植物半夏 *Pinellia ternata*（Thunb）Breit. 的块茎（见图 91）。全国大部分地区均产。夏、秋两季采挖。

【处方用名】半夏、法半夏、姜半夏、清半夏。

【主要药性】辛，温；有毒。归脾、胃、肺经。

【基本功效】燥湿化痰，降逆止呕，消痞散结。

【性能特点】本品辛温燥烈，入脾、肺两经，善燥湿而化痰浊，为"化痰之要药"（《本草发明》）。"统治痰证甚验"（《本草新编》），尤宜于湿痰和寒痰。入胃经，长于降逆和中，为止呕要药。大凡呕吐皆宜，以治痰饮或胃寒呕吐为佳。辛散温通，能化痰消痞散结，用治心下痞、结胸、梅核气，及痈疽肿毒、瘰疬痰核、毒蛇咬伤等。

【临床应用】

1. 湿痰、寒痰证　治痰湿壅肺之咳嗽声重，痰白质稀者，常与陈皮、茯苓等同用，如二陈汤（《和剂局方》）。治寒饮咳喘，痰多清稀，夹有泡沫，形寒背冷，常与细辛、干姜、五味子等同用，如小青龙汤（《伤寒论》）。治风痰上犯之眩晕、心悸，甚则呕吐痰涎，痰厥头痛，常与天麻、白术、茯苓等同用，如半夏白术天麻汤（《医学心悟》）。

2. 呕吐反胃　治痰饮或胃寒所致的胃气上逆呕吐，常与生姜同用，如小半夏汤（《金匮要略》）。治胃热呕吐，常配黄连。治胃阴虚呕吐，常配石斛、麦冬。治胃气虚呕吐，常与人参、白蜜同用，如大半夏汤（《金匮要略》）。

3. 心下痞，结胸，梅核气　治寒热互结之心下痞满，常与干姜、黄连、黄芩等同用，如半夏泻心汤（《伤寒论》）。治痰热结胸，胸脘痞闷，按之则痛，常与瓜蒌、黄连同用，如小陷胸汤（《伤寒论》）。治气郁痰凝之梅核气，咽中如有物阻，吐之不出，咽之不下，常与紫苏、厚朴、茯苓等同用，如半夏厚朴汤（《金匮要略》）。

4. 痈疽肿毒，瘰疬痰核，毒蛇咬伤　治痈疽发背或乳痈初起，单用本品研末，鸡子白调涂；或半夏用水磨敷。治瘿瘤痰核，常与海藻、香附、陈皮等同用，如通气散坚丸（《外科正宗》）。治毒蛇咬伤，可用生品研末调敷或鲜品捣敷。

此外，本品有化痰和胃之功，尚可用治痰饮内阻、胃气不和、夜寐不安者，每与秫米为伍，如半夏秫米汤（《灵枢经》）。

【用法用量】煎服，3～9g，内服一般宜制过用。外用适量，磨汁涂或研末酒调敷患处。

【使用注意】本品辛温燥烈，故阴虚燥咳、血证、热痰、燥痰应慎用。不宜与川乌、草乌、附子同用。生品内服宜慎。

【用药甄别】陈皮与半夏　两者均能燥湿化痰，降逆止呕，用于湿痰、寒痰证及多种呕吐。然陈皮长于理气、燥湿，多用于脾胃气滞及湿阻中焦证。半夏化痰、止呕力强，并消痞散结，用于胸脘痞满、梅核气、瘰疬痰核、痈疽肿毒等。

【现代研究】本品有止咳、祛痰、镇吐、抑制胃液分泌、促进胆汁分泌、抗肿瘤、抗心律失常、镇静催眠、降血脂、抑菌、抗炎、增强免疫、利尿等多种药理作用。

附：半夏曲

本品为法半夏、赤小豆、苦杏仁、鲜青蒿、鲜辣蓼、鲜苍耳草与面粉加工发酵而成。甘、微辛，温；归脾、胃经。功能化痰止咳，消食化滞。用于咳嗽痰多，胸脘痞满，呕恶苔腻，以及脾胃虚弱，饮食不消，泄泻，呕吐，腹胀等。煎服，3～9g。

天南星（Tiānnánxīng）

本品首载于《神农本草经》。为天南星科植物天南星 Arisaema erubescens（Wall.）Schott、异叶天南星 Arisaema heterophyllum Bl. 或东北天南星 Arisaema amurense Maxim. 的块茎（见图 92）。产于河南、河北、四川等地，秋、冬两季采挖。制天南星为天南星的炮制加工品。

【处方用名】天南星、制南星。

【主要药性】苦、辛，温；有毒。归肺、肝、脾经。

【基本功效】燥湿化痰，祛风止痉；外用散结消肿。

【性能特点】本品气温而燥，"功用与半夏相似，而燥烈过之"（《本草正义》），有较强的燥湿化痰之功。也可用于湿痰、寒痰证，但不及半夏常用，尤善治顽痰证。入肝经，走经络，长于祛风痰而止痉。"为开涤风痰之专药"（《本经逢原》），主治风痰证。生品外用，能攻毒消肿，散结止痛，用于疮痈肿毒、瘰疬痰核、毒蛇咬伤。

【临床应用】

1. 湿痰、寒痰、顽痰证　治湿痰咳嗽，常与陈皮、半夏等同用。治寒痰咳嗽，可与半夏、肉桂为伍。治顽痰阻肺，喘急痰嗽，胸膈痞塞，常与半夏、枳实、橘红等同用，如导痰汤（《济生方》）。

2. 风痰证　治风痰上扰之头痛眩晕，可配半夏、天麻等。治风痰留滞经络，半身不遂，手足顽麻，口眼㖞斜，常与白附子、半夏、川乌同用，如青州白丸子（《和剂局方》）。治破伤风，角弓反张，痰涎壅盛者，则配白附子、天麻、防风等，如玉真散（《外科正宗》）。治痰浊上蒙清窍之癫痫，可与半夏、全蝎、僵蚕等同用，如五痫丸（《杨氏家藏方》）。

3. 痈疽肿痛，瘰疬痰核，毒蛇咬伤　治痈疽肿痛，常与天花粉、黄柏、大黄等同用，如如意金黄散（《外科正宗》）。治瘰疬痰核，可研末醋调敷，或与半夏、川乌、浙贝母等同用，如瘰疬膏（《疡医大全》）。治毒蛇咬伤，常配雄黄外敷。

【用法用量】煎服，3～9g，内服制用。外用生品适量，研末以醋或酒调敷患处。

【使用注意】孕妇慎用；生品内服宜慎。

【用药甄别】半夏与天南星　两者均辛温有毒，皆能燥湿化痰，用于湿痰和寒痰证；外用能消肿散结，治痈疽肿痛、瘰疬痰核，及毒蛇咬伤。然半夏主归脾、胃经，以治脏腑湿痰为优；又能降逆止呕，为止呕要药；并能消痞散结，治心下痞、结胸、梅核气等。天南星温燥之性较强，又入肝经，善祛经络风痰而止痉，以治顽痰、风痰为佳。

【现代研究】2020年版《中国药典》规定：含总黄酮以芹菜素（$C_{15}H_{10}O_5$）计不得少于0.050%。本品有祛痰、刺激胃黏膜、增加支气管及气管的分泌液、镇痛、镇静、抗惊厥、抗心律失常、抑制肿瘤等多种药理作用。

附：胆南星

本品为制天南星的细粉与牛、羊或猪胆汁经加工而成，或为生天南星细粉与牛、羊或猪胆汁经发酵加工而成。苦、微辛，凉。归肺、肝、脾经。功能清热化痰，息风定惊。用于痰热咳嗽、咳痰黄稠、中风痰迷、癫狂惊痫。煎服，3～6g。

白附子（Báifùzǐ）

本品首载于《中药志》。为天南星科植物独角莲 *Typhonium giganteum* Engl. 的块茎。产于河南、甘肃、湖北等地。秋季采挖。

【处方用名】白附子、禹白附、制白附子。

【主要药性】辛，温；有毒。归胃、肝经。

【基本功效】祛风痰，定惊搐，止痛，解毒散结。

【性能特点】本品辛温而燥，入胃、肝经。长于"祛风痰"（《本草从新》），止惊搐，功类天南星，亦为治风痰之要药。因其性上行，善祛头面部之风痰而止痛，适用于痰厥头痛、眩晕、偏止头痛等头面部疾患。外用有解毒散结、消肿止痛之功，用于瘰疬痰核、毒蛇咬伤。

【临床应用】

1.风痰证　治中风痰壅、口眼㖞斜，常与全蝎、僵蚕同用，如牵正散（《杨氏家藏方》）。治风痰壅盛之惊风、癫痫，常配半夏、天南星。治破伤风，常与防风、天麻、天南星等同用，如玉真散（《外科正宗》）。治痰厥头痛、眩晕、偏正头痛等，每与川芎、白芷等同用。

2.瘰疬痰核，毒蛇咬伤　治瘰疬痰核，可鲜品捣烂外敷。治毒蛇咬伤，可磨汁内服并外敷，亦可配其他解毒药同用。

【用法用量】煎服，3～6g，一般宜炮制后用。外用生品适量捣烂，熬膏或研末以酒调外敷。

【使用注意】孕妇慎用；生品内服宜慎。

【现代研究】本品有祛痰、镇静、镇痛、抗惊厥、抗菌、抗炎、抗肿瘤等多种药理作用。

【备　　注】关于禹白附与关白附　禹白附与关白附分别作为正名收载见于1963年版《中国药典》。1977年版改为白附子（禹白附）与关白附。1985年版取消了关白附的药用标准，仅收载了白附子（禹白附），以后历版《中国药典》皆从之，将禹白附定为白附子的正品。

芥子（Jièzǐ）

本品首载于《新修本草》。为十字花科植物白芥 *Sinapis alba* L. 或芥 *Brassica juncea*（L.）Czern. et Coss. 的成熟种子。产于安徽、河南、四川等地。夏末秋初采集。

【处方用名】芥子、白芥子、黄芥子、炒芥子。

【主要药性】辛，温。归肺经。

【基本功效】温肺豁痰利气，散结通络止痛。

【性能特点】本品辛散温通，性善走散，主入肺经。长于温肺散寒，通经走络，搜剔痰涎。

"是有痰之处无不尽消"（《本草新编》），"痰在皮里膜外，非此不达；在四肢两胁，非此不通"（《药品化义》），故寒痰壅肺或痰滞经络诸疾皆宜。

【临床应用】

1.寒痰证　治寒痰壅肺之咳嗽气喘、痰多清稀等，可与紫苏子、莱菔子为伍，如三子养亲汤（《韩氏医通》）。治痰饮停滞胸膈成胸胁积水，咳喘胸满胁痛者，可与甘遂、大戟等同用，如控涎丹（《三因方》）。治冷哮日久，可配细辛、甘遂、麝香等研末，于夏令外敷肺俞等穴。

2.阴疽流注，肢体麻木，关节疼痛　治寒凝痰滞之阴疽肿毒，常与鹿角胶、肉桂、熟地黄等同用，如阳和汤（《外科全生集》）。治湿痰流注经络之肢体麻木，关节疼痛，可单用研末，醋调敷患处；或与马钱子、没药、肉桂等同用。

【用法用量】煎服，3～9g。外用适量。

【使用注意】本品辛温走散，耗气伤阴，故肺虚久咳及阴虚火旺者慎用；气阴亏虚及有出血倾向者忌用。本品对皮肤有发泡作用，故皮肤过敏或破溃者不宜外敷。

【现代研究】2020年版《中国药典》规定：含芥子碱以芥子碱硫氰酸盐（$C_{16}H_{24}NO_5 \cdot SCN$）计不得少于0.50%；炒芥子不得少于0.40%。本品有镇咳、祛痰、平喘、抗炎、镇痛、催吐、使皮肤起泡、增加淀粉酶活性、刺激胃黏膜、抑制皮肤真菌等多种药理作用。

【备　　注】1963年版《中国药典》名白芥子，药材仅限于十字花科白芥的种子。1977年版《中国药典》更名为"芥子"，药用扩大为十字花科白芥或芥的种子，前者习称"白芥子"，后者习称"黄芥子"。以后历版《中国药典》均从之。

旋覆花（Xuánfùhuā）

本品首载于《神农本草经》。为菊科植物旋覆花 Inula japonica Thunb. 或欧亚旋覆花 Inula britannica L. 的头状花序（见图93）。产于河南、河北、江苏等地。夏、秋两季花开时采收。

【处方用名】旋覆花、蜜旋覆花。

【主要药性】苦、辛、咸，微温。归肺、脾、胃、大肠经。

【基本功效】降气，消痰，行水，止呕。

【性能特点】本品"咸能软坚，苦辛能下气行水"（《本草备要》），"蠲饮化痰都有效"（《本草便读》）。大凡痰饮为病，"虚实寒热，随证加入，无不应手获效"（《本草汇言》）。又能降胃气，"治气逆甚神"（《本草新编》），故凡呕逆诸证皆宜，尤多用于痰浊中阻、胃气上逆之噫气呕吐。

【临床应用】

1.咳喘痰多，胸膈满闷　治外感风寒，内蕴痰湿，咳喘痰多，常与半夏、麻黄等同用，如金沸草散（《和剂局方》）。治痰饮内停，浊阴上犯而致咳喘气促，胸膈痞闷者，常与桑白皮、槟榔等同用，如旋覆花汤（《圣济总录》）。若治痰热咳喘，常配瓜蒌、黄芩、贝母等。治顽痰胶结，难以咳出，胸中满闷者，常配海浮石、海蛤壳等。

2.噫气呕吐　治痰浊中阻，胃气上逆而噫气呕吐，胃脘痞硬者，常与半夏、生姜等同用，如旋覆代赭汤（《伤寒论》）。若治胃热呕逆，常配黄连、竹茹等。

【用法用量】煎服，3～9g，包煎。

【现代研究】本品有抗支气管痉挛、镇咳、祛痰、抑菌、增加胃酸分泌、提高胃肠平滑肌张力、增进胆汁分泌、抑真菌、抗炎、增加动物冠脉流量等多种药理作用。

白前（Báiqián）

本品首载于《名医别录》。为萝藦科植物柳叶白前 *Cynanchum stauntonii*（Decne.）Schltr. ex Lévl. 或芫花叶白前 *Cynanchum glaucescens*（Decne.）Hand.–Mazz. 的根茎及根。产于浙江、安徽、江苏等地。秋季采挖。

【处方用名】白前、蜜白前。

【主要药性】辛、苦，微温。归肺经。

【基本功效】降气，消痰，止咳。

【性能特点】本品苦辛微温，主入肺经。能"降冲逆而止咳，破壅塞而消痰"（《本草易读》），为治咳嗽要药。因其性质平和，微温不燥，故无论外感内伤，属寒属热，新嗽久咳，属"肺气壅实而有痰者宜之"（《本草纲目》），尤以痰湿或寒痰阻肺、肺气失降之咳嗽最为适宜。

【临床应用】

咳喘痰多　治痰浊阻肺所致的咳嗽、气喘、痰多者，常与化橘红、半夏、苦杏仁等配伍，如橘红痰咳液（《中国药典》）。治风邪犯肺之咳嗽咽痒，咳痰不爽，微恶风寒者，常与荆芥、桔梗、紫菀等同用，如止嗽散（《医学心悟》）。治肺热咳喘，常与桑白皮、葶苈子、贝母等同用。治久咳肺气阴两虚者，常配黄芪、北沙参等。

【用法用量】煎服，3～10g。

【现代研究】本品有明显的镇咳、祛痰、平喘、抗炎、镇痛、止泻、抗血栓形成、诱导白血病细胞分化等多种药理作用。

表 18-1　温化寒痰药中的参考药物

药名	主要药性	基本功效	临床应用	用法用量	使用注意
皂荚	辛、咸，温。有小毒。归肺、大肠经	祛痰开窍，散结消肿，通便	中风口噤，昏迷不醒，癫痫痰盛，关窍不通，喉痹痰阻，顽痰喘咳，咳痰不爽，大便燥结	研末服，1～1.5g；亦可入汤剂，1.5～5g。外用适量	非顽疾实证体壮者慎用，孕妇、气虚阴亏及有出血倾向者慎用
猫爪草	甘、辛，温。归肝、肺经	化痰散结，解毒消肿	瘰疬痰核，疔疮肿毒，蛇虫咬伤	煎服，15～30g	

第二节　清化热痰药

本类药物多苦寒或甘寒，以清热化痰为主，兼能润燥，主要用于热痰证，部分药物也可用于燥痰证，症见咳嗽气喘、痰黄质稠，或痰少胶黏难咳、唇舌干燥等。个别药物兼有咸味，能软坚散结，可用于痰火郁结之瘿瘤、瘰疬等。

本类药物药性偏寒凉，脾胃虚寒者应慎用。

川贝母（Chuānbèimǔ）

本品首载于《神农本草经》。为百合科植物川贝母 *Fritillaria cirrhosa* D. Don、暗紫贝母 *Fritillaria unibracteata* Hsiao et K. C. Hsia、甘肃贝母 *Fritillaria przewalskii* Maxim.、梭砂贝母 *Fritillaria delavayi* Franch.、太白贝母 *Fritillaria taipaiensis* P. Y. Li 或瓦布贝母 *Fritillaria unibracteata* Hsiao et K. C. Hsia var. *wabuensis*（S. Y. Tang et S. C. Yue）Z. D. Liu, S. Wang et S. C. Chen 的鳞茎（见

图 94）。产于四川、云南、甘肃等地。夏、秋两季或积雪融化时采挖。

【处方用名】川贝母、川贝。

【主要药性】苦、甘，微寒。归肺、心经。

【基本功效】清热润肺，化痰止咳，散结消痈。

【性能特点】本品苦寒清热，味甘质润，主入肺经。能清肺化痰，润肺止咳，"治火痰燥痰有功"（《本草便读》）。因其"寒润"，尤为治燥痰之要药。"以其有解郁散结，化痰除热之功，故一切外证疮疡用之而效者，亦此意也"（《本草便读》）。

【临床应用】

1. 热痰、燥痰证　治风热犯肺、痰热内阻所致的咳嗽痰黄或咳痰不爽者，常与桔梗、枇杷叶等同用，如川贝枇杷糖浆（《中国药典》）。治阴虚肺热，咳嗽，喘促，口燥咽干者，常与麦冬、百合、款冬花等同用，如川贝雪梨膏（《中国药典》）。

2. 瘰疬，乳痈，肺痈　治痰火郁结之瘰疬，常与玄参、牡蛎同用，如消瘰丸（《医学心悟》）。治热毒壅结之疮疡、乳痈，常配蒲公英、天花粉、连翘等。治肺痈咯吐脓血，胸闷咳嗽，常与桔梗、紫菀等同用，如四顺汤（《圣济总录》）。

【用法用量】煎服，3～10g；研粉冲服，每次 1～2g。

【使用注意】不宜与川乌、制川乌、草乌、制草乌、附子同用。

【现代研究】2020 年版《中国药典》规定：含生物碱以西贝母碱（$C_{27}H_{43}NO_3$）计不得少于0.050%。本品有祛痰、镇咳、平喘、解痉等多种药理作用。

附：平贝母、伊贝母

1. 平贝母　为百合科植物平贝母 *Fritillaria ussuriensis* Maxim. 的鳞茎。苦、甘，微寒；归肺、心经。功能清热润肺，化痰止咳。用于肺热燥咳，干咳少痰，阴虚劳嗽，咳痰带血。煎服，3～9g；研粉冲服，一次 1～2g。不宜与川乌、制川乌、草乌、制草乌、附子同用。

2. 伊贝母　为百合科植物新疆贝母 *Fritillaria walujewii* Regel 或伊犁贝母 *Fritillaria pallidiflora* Schrenk 的鳞茎。苦、甘，微寒；归肺、心经。功能清热润肺，化痰止咳。用于肺热咳嗽，干咳少痰，阴虚劳嗽，咳痰带血。煎服，3～9g。不宜与川乌、制川乌、草乌、制草乌、附子同用。

浙贝母（Zhèbèimǔ）

本品首载于《轩岐救正论》。为百合科植物浙贝母 *Fritillaria thunbergii* Miq. 的鳞茎。主产于浙江。初夏植株枯萎时采挖。

【处方用名】浙贝母、大贝、象贝。

【主要药性】苦，寒。归肺、心经。

【基本功效】清热化痰止咳，解毒散结消痈。

【性能特点】本品苦寒，主入肺经。长于清化热痰，降泄肺气。"凡肺家夹风火有痰者宜此"（《本草纲目拾遗》）。又"功专解毒，兼散痰滞"（《本草求原》）。"其力颇猛，抑且破坚消核，治痈肿、疬疡、痰核，其效甚速"（《本草正义》）。大凡痰火郁结之瘰疬及热毒疮痈皆宜。

【临床应用】

1. 热痰证　治痰热咳嗽，常与金银花、桔梗、射干等同用，如金贝痰咳清颗粒（《中国药典》）。治风热咳嗽，常配桑叶、牛蒡子等同用。

2. 瘰疬疮毒，肺痈乳痈　治痰火互结之瘰疬结核，常与玄参、牡蛎同用，如消瘰丸（《医学心悟》）。治瘿瘤，常配海藻、昆布。治疮毒、乳痈，常配连翘、蒲公英，内服外用均可。治肺痈咳吐脓血，常配鱼腥草、金荞麦、桃仁。

【用法用量】煎服，5～10g。

【使用注意】不宜与川乌、制川乌、草乌、制草乌、附子同用。

【用药甄别】川贝母与浙贝母　两者均能清热化痰止咳，解毒散结消肿，用于痰热咳嗽、瘰疬、痈肿等。然川贝母甘寒，长于润肺化痰，多用于肺虚久嗽、肺热燥咳；浙贝母苦寒，清热化痰力甚，以治外感风热、痰火郁结之咳嗽为宜。清热散结之力以浙贝母为优。

【现代研究】2020 年版《中国药典》规定：含贝母素甲（$C_{27}H_{45}NO_3$）和贝母素乙（$C_{27}H_{43}NO_3$）的总量不得少于 0.080%。本品有镇咳、平喘、祛痰、镇痛、镇静、抗炎、抑菌、抗肿瘤等多种药理作用。

附：湖北贝母、土贝母

1. 湖北贝母　为百合科植物湖北贝母 *Fritillaria hupehensis* Hsiao et K. C. Hsia 的鳞茎。微苦，凉。归肺、心经。功能清热化痰，止咳，散结。用于热痰咳嗽，痰核瘰疬，痈肿疮毒。煎服，3～9g，研粉冲服。不宜与川乌、制川乌、草乌、制草乌、附子同用。

2. 土贝母　为葫芦科植物土贝母 *Bolbostemma paniculatum*（Maxim.）Franquet 的块茎。苦，微寒。归肺、脾经。功能解毒，散结，消肿。用于乳痈，瘰疬，痰核。煎服，5～10g。

瓜蒌（Guālóu）

本品首载于《神农本草经》。为葫芦科植物栝楼 *Trichosanthes kirilowii* Maxim. 或双边栝楼 *Trichosanthes rosthornii* Harms 的成熟果实（见图 95）。产于山东、浙江、河北等地。秋季采收。

【处方用名】瓜蒌、瓜蒌实、全瓜蒌。

【主要药性】甘、微苦，寒。归肺、胃、大肠经。

【基本功效】清热涤痰，宽胸散结，润燥滑肠。

【性能特点】本品甘寒而润，微苦降泄，善清肺热，润肺燥，涤痰浊，"故于热燥之痰为对待之剂"（《本草述》）。能"通胸膈之痹塞"（《本草正义》）而宽胸散结，"故结胸胸痹，非此不治"（《本草思辨录》）。亦能散结消痈，凡"一切肺痈肠痈乳痈之属火者尤为相宜"（《本草便读》）。甘寒质润入大肠，能润燥滑肠，通利大便。

【临床应用】

1. 痰热咳嗽，肺热燥咳　治痰热阻肺，咳嗽痰黄，质稠难咳，胸膈痞满者，常与黄芩、胆南星、枳实等同用，如清气化痰丸（《医方考》）。治燥热伤肺，干咳无痰或痰少质黏，咳吐不利者，常与川贝母、天花粉、桑叶等同用。

2. 胸痹，结胸　治痰凝气滞，胸阳不振之胸痹心痛，喘息咳唾不得卧者，常与薤白、半夏同用，如瓜蒌薤白白酒汤、瓜蒌薤白半夏汤（《金匮要略》）。治痰热结胸，胸膈痞满，按之则痛者，常与黄连、半夏同用，如小陷胸汤（《伤寒论》）。

3. 乳痈，肺痈，肠痈　治乳痈初起，红肿热痛，常与当归、乳香、没药等同用。治肺痈咳吐脓血，常配鱼腥草、芦根。治肠痈，常配败酱草、大血藤。

4. 肠燥便秘　常与火麻仁、生地黄、玄参等同用。

【用法用量】煎服，9～15g。

【使用注意】本品甘寒而滑，脾虚便溏者及寒痰、湿痰证忌用。不宜与川乌、制川乌、草乌、制草乌、附子同用。

【现代研究】本品有镇咳、祛痰、扩血管、抗溃疡、抗心肌缺血、抗癌等多种药理作用。

附：瓜蒌皮、瓜蒌子

1. 瓜蒌皮　为栝楼或双边栝楼的成熟果皮。甘，寒；归肺、胃经。功能清化热痰，利气宽胸。用于痰热咳嗽，胸闷胁痛。煎服，6～10g。不宜与川乌、制川乌、草乌、制草乌、附子同用。

2. 瓜蒌子　为栝楼或双边栝楼的成熟种子。甘，寒；归肺、胃、大肠经。功能润肺化痰，滑肠通便。用于燥咳痰黏，肠燥便秘。煎服，9～15g。不宜与川乌、制川乌、草乌、制草乌、附子同用。

竹茹（Zhúrú）

本品首载于《本草经集注》。为禾本科植物青秆竹 *Bambusa tuldoides* Munro、大头典竹 *Sinocalamus beecheyanus*（Munro）McClure var. *pubescens* P. F. Li 或淡竹 *Phyllostachys nigra*（Lodd.）Munro var. *henonis*（Mitf.）Stapf ex Rendle 的茎秆中间层。产于江苏、浙江、江西等地。全年均可采制。

【处方用名】竹茹、姜竹茹、淡竹茹。

【主要药性】甘，微寒。归肺、胃、心、胆经。

【基本功效】清热化痰，除烦，止呕。

【性能特点】本品甘寒，入肺经能清化热痰，入胃经能清胃降逆，为治痰热咳嗽、胃热呕逆的常用药物。又入心、胆经，专清热痰而除烦宁神，凡"惊悸怔忡，心烦躁乱，睡卧不宁，此皆胆胃热痰之证，悉能奏效"（《药品化义》），适用于痰火内扰之心烦不宁，及中风痰迷，舌强不语。

【临床应用】

1. 痰热咳嗽，心烦不寐　治痰热壅肺之咳嗽，痰黄黏稠，常与桑白皮、川贝母、黄芩等同用。治胆热犯胃，痰火内扰之胆怯易惊，心烦不寐，常配半夏、陈皮、枳实等，如温胆汤（《三因方》）。若与胆南星、牛黄、生姜汁等同用，也可用于中风痰迷，舌强不语。

2. 胃热呕吐，妊娠恶阻　治胃热呕逆，常与黄连、生姜等同用。治胃虚有热之呕吐，常与人参、陈皮、生姜等同用，如橘皮竹茹汤（《金匮要略》）。治怀胎蕴热，恶阻呕逆，常配黄芩、枇杷叶、陈皮等。

此外，本品甘寒入血，尚能清热凉血而止血，可治血热妄行之吐血、衄血、尿血及崩漏。

【用法用量】煎服，5～10g。生用偏于清化痰热，姜汁炙用偏于和胃止呕。

【现代研究】本品有祛痰、止咳、抗菌、止吐、抗氧化等多种药理作用。

附：竹沥、天竺黄

1. 竹沥　为新鲜的淡竹和青秆竹等茎秆经火烤灼而流出的淡黄色澄清液汁。甘，寒。归心、肺、肝经。功能清热豁痰，定惊利窍。用于痰热咳喘，中风痰迷，惊痫癫狂，内服 30～50g，冲服。寒痰及便溏者忌用。

2. 天竺黄　为禾本科植物青皮竹 *Bambusa textilis* McClure 或华思劳竹 *Schizostachyum chinense* Rendle 等秆内的分泌液干燥后的块状物。甘，寒。归心、肝经。功能清热豁痰，凉心定惊。用于热病神昏，中风痰迷，小儿痰热惊痫、抽搐、夜啼。煎服 3～9g。

前胡（Qiánhú）

本品首载于《名医别录》。为伞形科植物白花前胡 *Peucedanum praeruptorum* Dunn 的根（见

图 96）。产于浙江、湖南、四川等地。秋冬季或早春茎叶枯萎或未抽花茎时采挖。

【处方用名】前胡、炙前胡。

【主要药性】苦、辛，微寒。归肺经。

【基本功效】降气化痰，散风清热。

【性能特点】本品主入肺经。辛凉疏散，能宣散肺经之风热；"微苦而降，以下气消痰见长"（《本草正义》）。故能宣能降，且宣不过散，降不过下，"清肺热，化痰热，散风邪"（《本草纲目》）。对于痰热壅肺，或风热郁肺之咳嗽而有痰者最为适宜。

【临床应用】

痰热或风热咳嗽　治痰热壅肺，肺失宣降之咳喘胸满，咳痰黄稠量多，常与杏仁、桑白皮、贝母等同用。风热郁肺之咳嗽痰多，常配桑叶、牛蒡子、桔梗等同用。

【用法用量】煎服，3 ~ 10g。

【用药甄别】白前与前胡　两者均能降气化痰止咳，用于咳嗽痰多，无论属寒属热，外感内伤，新久咳嗽皆宜，且常相须为用。然白前性偏温，专于降气，以痰湿或寒痰阻肺，肺气失降之咳嗽为宜。前胡性偏寒，能宣能降，以治痰热或风热咳嗽为优。

【现代研究】2020 年版《中国药典》规定：含白花前胡甲素（$C_{21}H_{22}O_7$）不得少于 0.90%，白花前胡乙素（$C_{24}H_{26}O_7$）不得少于 0.24%。本品有祛痰、平喘、镇咳、解热、抗炎、镇痛、抗心肌缺血、抗心律失常、抑制血小板聚集、改善微循环等多种药理作用。

桔梗（Jiégěng）

本品首载于《神农本草经》。为桔梗科植物桔梗 *Platycodon grandiflorum*（Jacq.）A. DC. 的根（见图 97）。产于安徽、江苏、山东等地。秋季采挖。

【处方用名】桔梗、苦桔梗。

【主要药性】苦、辛，平。归肺经。

【基本功效】宣肺，祛痰，利咽，排脓。

【性能特点】本品辛散苦泄，主入肺经，"功著于华盖之脏"（《本草征要》）。长于开宣肺气，宽胸快膈，消痰止嗽，且药性平和，大凡咳嗽痰多，胸闷不舒，无论外感内伤，属寒属热皆可运用。性散上行，能利咽开音，善治咽痛失音；排壅肺之脓痰，"治肺痈至妙"（《长沙药解》）。又"为诸药舟楫，载药上浮"（《本草求真》），凡治胸膈以上病变每用之为引经。

【临床应用】

1.咳嗽痰多，胸闷不畅　治风寒咳嗽，常配荆芥、紫菀、陈皮等，如止咳宝片（《中国药典》）。治风热咳嗽，常配桑叶、菊花、杏仁等，如桑菊饮（《温病条辨》）。治痰热咳嗽，常与浙贝母、黄芩、枇杷叶等同用，如桔贝合剂（《部颁标准》）。

2.咽痛失音　治外感风热所致的咽喉发干、声音嘶哑，常配黄芩、西青果、胖大海等，如清喉利咽颗粒（《中国药典》）。治热毒内盛所致的咽喉肿痛、失音，常配玄参、麦冬、生甘草等，如健民咽喉片（《中国药典》）。

3.肺痈吐脓　每与甘草为伍，如桔梗汤（《金匮要略》）。

此外，本品开宣肺气而通二便，导肠滞，启癃闭，可用于癃闭、便秘。

【用法用量】煎服，3 ~ 10g。

【使用注意】用量过大易致恶心呕吐。

【现代研究】2020 年版《中国药典》规定：含桔梗皂苷 D（$C_{57}H_{92}O_{28}$）不得少于 0.10%。本品有祛痰、止咳、抗菌、抗炎、增强免疫、抑制胃液分泌和抗溃疡、降低血压和胆固醇、镇静、镇痛、解热、抗过敏等多种药理作用。

胖大海（Pàngdàhǎi）

本品首载于《本草纲目拾遗》。为梧桐科植物胖大海 *Sterculia lychnophora* Hance 的成熟种子。主产于泰国、柬埔寨、马来西亚等国。4～6 月果实成熟开裂时，采收种子。

【处方用名】胖大海。

【主要药性】甘，寒。归肺、大肠经。

【基本功效】清热润肺，利咽开音，润肠通便。

【性能特点】本品甘寒清润，入肺与大肠经。上能清宣肺气，"开音治喑，爽嗽豁痰"（《本草正义》），适用于肺热声哑、干咳无痰、咽喉干痛等，尤为治咽痛、失音之要药。下能清润肠燥，适用于燥热便秘，兼有头痛目赤等火热炎上的病证。

【临床应用】

1. 肺热音哑，咽痛干咳　治热郁肺燥，干咳咽痒者，常与川贝母、麦冬、百部等同用。治热盛津伤，咽喉肿痛，失音，常与玄参、桔梗、麦冬等同用，如健民咽喉片（《中国药典》）。治风热外束，痰热内盛所致的声音嘶哑，咽喉肿痛，咽干灼热，常与薄荷、浙贝母、桔梗等同用，如黄氏响声丸（《中国药典》）。

2. 燥热便秘　治肠燥便秘，可单味泡服。若治便秘兼有头痛目赤者，可与大黄、火麻仁等同用。

【用法用量】2～3 枚，沸水泡服或煎服。

【现代研究】本品有抗炎、解痉、缓泻、降压及收缩血管平滑肌等多种药理作用。

海藻（Hǎizǎo）

本品首载于《神农本草经》。为马尾藻科植物海蒿子 *Sargassum pallidum*（Turn.）C. Ag. 或羊栖菜 *Sargassum fusiforme*（Harv.）Setch. 的藻体。产于辽宁、山东、福建等沿海地区。夏、秋两季采捞。

【处方用名】海藻。

【主要药性】苦、咸，寒。归肝、胃、肾经。

【基本功效】消痰软坚散结，利水消肿。

【性能特点】本品"苦能泄结，寒能涤热，咸能软坚"（《本草征要》），"专能消坚硬之病"（《本草新编》）。"一切瘰疬瘿瘤顽痰胶结之证，皆可用之"（《本草便读》）。又能利水道，适用于痰饮水肿、小便不利。

【临床应用】

1. 瘿瘤，瘰疬，睾丸肿痛　治痰湿凝滞，气血瘀阻之瘿瘤，常与昆布相须为用，或与青皮、当归、半夏等同用，如海藻玉壶汤（《外科正宗》）。治痰火郁结，瘰疬结核，常与夏枯草、玄参、牡蛎等同用，如内消瘰疬丸（《疡医大全》）。治睾丸肿胀疼痛者，常与橘核、延胡索、桂心等同用，如橘核丸（《济生方》）。

2. 痰饮水肿　常与茯苓、猪苓、泽泻等同用。

【用法用量】煎服，6～12g。

【使用注意】不宜与甘草同用。

【现代研究】2020 年版《中国药典》规定：含海藻多糖以岩藻糖（$C_6H_{12}O_5$）计不得少于 1.70%。本品有预防和纠正缺碘引起的地方性甲状腺功能不足、抗凝血、抗高血压、降低血胆固醇、抑制流感病毒、抗幽门螺杆菌、人型结核杆菌及某些真菌、抗肿瘤活性等多种药理作用。

附：昆布

本品为海带科植物海带 *Laminaria japonica* Aresch. 或翅藻科植物昆布 *Ecklonia kurome* Okam. 的干燥叶状体。其"气味性能治疗，与海藻大略相同"（《本草经疏》），常相须为用。

瓦楞子（Wǎléngzǐ）

本品首载于《名医别录》。为蚶科动物毛蚶 *Arca subcrenata* Lischke、泥蚶 *Arca granosa* Linnaeus 或魁蚶 *Arca inflata* Reeve 的贝壳。产于山东、浙江、福建等地。秋、冬至次春采集。

【处方用名】瓦楞子、煅瓦楞子。

【主要药性】咸，平。归肺、胃、肝经。

【基本功效】消痰化瘀，软坚散结，制酸止痛。

【性能特点】本品性平偏凉，能清肺热；"咸可软坚，消老痰至效"（《本草便读》），适用于顽痰积结、黏稠难咳。又入血能化瘀除癥，"凡积聚悉逐"（《本草蒙筌》），可用于痰火郁结之瘿瘤瘰疬，血瘀气滞所致之癥瘕痞块。煅用可制酸止痛，用于胃痛泛酸。

【临床应用】

1.顽痰咳嗽 治顽痰胶结，咳嗽痰稠，质黏难咳，宜与竹沥、瓜蒌、黄芩等同用。

2.瘿瘤，瘰疬，癥瘕痞块 治瘿瘤，常与海藻、昆布、蛤壳等同用。治瘰疬，常与贝母、夏枯草、连翘等同用。治癥瘕痞块，可单用，或与三棱、莪术等同用。

3.胃痛泛酸 常与枯矾、珍珠粉、仙鹤草等同用，如溃疡胶囊（《部颁标准》）。

【用法用量】煎服，9～15g，宜先煎。消痰化瘀，软坚散结宜生用；制酸止痛宜煅用。

【现代研究】本品有中和胃酸、缓解胃痛、抑制幽门螺杆菌、保肝、降血糖、降血脂等多种药理作用。

礞石（Méngshí）

本品首载于《嘉祐本草》。为变质岩类黑云母片岩或绿泥石化云母碳酸盐片岩，或变质岩蛭石片岩或水黑云母片岩。前者药材称"青礞石"，产于江苏、湖南、湖北等地；后者药材称"金礞石"，产于河南、河北。全年可采。

【处方用名】礞石、青礞石、金礞石、煅青礞石、煅金礞石。

【主要药性】咸，平。归肺、肝经。

【基本功效】坠痰下气，平肝镇惊。

【性能特点】本品体重而降，性平偏凉，"走下之性，坠痰为最"（《本草发明》）。入肺经，"能消一切积聚痰结"（《本草经疏》），适用于顽痰、老痰胶结之咳喘痰稠。主入肝经，能平肝下气、利痰止惊，"使木平气下，而痰积通利，诸证自除"（《本草纲目》），适用于热痰壅塞之癫狂惊痫。

【临床应用】

1.顽痰喘咳 治顽痰、老痰胶结，咳逆气喘，痰多质稠难咳，大便秘结者，常与黄芩、大黄、沉香同用，如礞石滚痰丸（《玉机微义》）。

2.癫狂惊痫 治热痰壅塞之惊痫抽搐，狂躁烦闷，可以煅礞石为末，薄荷汁和白蜜调服，如夺命散(《婴孩宝鉴》)。

【用法用量】多入丸散,3 ～ 6g;煎服,10 ～ 15g,宜打碎布包先煎。

【使用注意】孕妇慎用。

【现代研究】本品有化痰、利水、泻下等多种药理作用。

【备　　注】礞石始载于《嘉祐本草》,"一名青礞石"。而金礞石出现较晚,在古本草中未见记载。《中国药典》(2010 年版)已将其作为青礞石和金礞石两个品种单列,由于两者性能、功效、应用皆同,故一并介绍。

表 18-2　清化热痰药中的参考药物

药名	主要药性	基本功效	临床应用	用法用量	使用注意
土贝母	苦,微寒。归肺、脾经	解毒,散结,消肿	乳痈,瘰疬,痰核	煎服,5 ～ 10g	
黄药子	苦,寒;有小毒。归肺、肝、心经	化痰散结消瘿,清热凉血解毒	瘿瘤痰核,癥瘕痞块,疮疡肿毒,咽喉肿痛,毒蛇咬伤	煎服,4.5 ～ 9g;外用适量	脾胃虚弱及肝肾功能损害者慎用
蛤壳	苦、咸,寒。归肺、肾、胃经	清热化痰,软坚散结,制酸止痛;外用收湿敛疮	痰火咳喘,胸胁疼痛,痰中带血,瘰疬瘿瘤,胃痛吞酸,外治湿疹烫伤	煎服,6 ～ 15g,先煎,蛤粉宜包煎;外用适量	
浮海石	咸,寒。归肺、肾经	清肺化痰,软坚散结	痰热咳喘,瘰疬痰核	煎服,10 ～ 15g,先煎	

【复习思考题】

1. 何谓化痰药?化痰药一般分为几类,如何区别应用?

2. 在运用化痰药时,常配行气药和健脾药同用,为什么?试举例说明。

3. 半夏、瓜蒌、川贝母、芥子、白附子、礞石均可治疗痰证,如何区别使用?

4. 古有"白芥子祛皮里膜外之痰"之说,如何理解?

5. 桔梗能载药上浮吗?如何理解?

一、含义

凡以制止或缓解咳嗽喘息为主要功效，常用以治疗咳嗽、喘证的药物，称为止咳平喘药。

二、性能特点

止咳平喘药多味苦泄降，药性有寒、温之分，主入肺经。能制止咳嗽、平定喘息，从而达到治疗疾病的目的。本章药物的主要功效为止咳、平喘。

所谓止咳，即指药物能缓解或抑制咳嗽的治疗作用。所谓平喘，即指药物能缓解或平定喘息的治疗作用。其中，平喘作用较强者，又称定喘。因本章药物大多兼而有之，只是有所侧重而已，故止咳平喘常并称。止咳平喘主要在于控制咳嗽或喘息的症状，侧重于治标，属于对症功效。临床务必与清肺、温肺、宣肺、降气、润肺、泻肺、敛肺、补肺、纳气等对证功效相结合运用方臻全面。

三、主治病证

本类药物适用于各种病因所引起的咳嗽或喘证。

四、应用原则

由于咳嗽、气喘病因多端，证情复杂，病有表里之分、寒热之别、虚实之异、标本之殊，以及痰之有无等，故使用止咳平喘药时应审证求因，针对病情的不同，选用适宜的止咳、平喘药物，并进行相应的配伍，不能单纯地见咳治咳，见喘治喘。若有表证者，须配伍解表药；若有肺热者，当配伍清泄肺热药；若肺寒者，应配伍温肺散寒药；若有痰者，须配伍化痰药；若阴虚肺燥者，须配伍养阴润肺药；若肺气虚者，须配伍补益肺气药，并配伍敛肺之品；若肺肾两虚者，当肺肾双补，配伍补肾药；若肝火犯肺者，当配伍清肝泻火药；若有咯血者，当配伍止血药；若有食积者，须配伍消食药。

五、使用注意

本类药物中部分药物有毒，用之宜慎。少数种子类药物，有滑肠之弊，脾虚便溏者慎用。

六、现代研究

止咳平喘药具有镇咳、平喘、祛痰作用。部分药物尚有抑菌、抗病毒、消炎、抗过敏、利尿、镇静、镇痛及改善血液循环和免疫调节作用。

苦杏仁（Kǔxìngrén）

本品首载于《神农本草经》。为蔷薇科植物山杏 *Prunus armeniaca* L. var. *ansu* Maxim.、西伯利亚杏 *Prunus sibirica* L.、东北杏 *Prunus mandshurica*（Maxim.）Koehne 或杏 *Prunus armeniaca* L. 的成熟种子（见图98）。产于东北、华北、西北等地，夏季采收。

【处方用名】杏仁、苦杏仁、炒苦杏仁、燀苦杏仁。

【主要药性】苦，微温；有小毒。归肺、大肠经。

【基本功效】降气止咳平喘，润肠通便。

【性能特点】本品苦泄重降，主入肺经。"功专降气"（《本草便读》），兼能宣发，可使肺的宣肃功能复常而喘咳自平，故为止咳平喘之要药。凡咳嗽喘满，无论新久、寒热、虚实、有痰无痰，总由肺气壅闭不宣或气逆不降所致者，皆可随证配伍使用。且质润多脂，能"温润下行，善降大肠燥结"（《本草便读》），适用于肠燥津亏之便秘。

【临床应用】

1. 咳嗽气喘　治风寒束肺之咳喘，可配麻黄、甘草，如三拗汤（《伤寒论》）。治邪热壅肺之喘咳，可与石膏、麻黄、甘草为伍，如麻黄杏仁石膏甘草汤（《伤寒论》）。治风热咳嗽，常配桑叶、菊花等，如桑菊饮（《温病条辨》）。治燥热咳嗽，常与桑叶、贝母、沙参等同用，如桑杏汤（《温病条辨》）。治痰浊阻肺之咳嗽痰多，常与桔梗、陈皮、百部等同用，如杏仁止咳糖浆（《中国药典》）。

2. 肠燥便秘　常与柏子仁、郁李仁等同用，如五仁丸（《世医得效方》）。

【用法用量】煎服，5～10g。宜打碎入煎。生品入煎剂宜后下。

【使用注意】内服不宜过量，以免中毒；婴儿慎用。

【现代研究】2020年版《中国药典》规定：燀苦杏仁含苦杏仁苷（$C_{20}H_{27}NO_{11}$）不得少于2.4%，炒苦杏仁含苦杏仁苷（$C_{20}H_{27}NO_{11}$）不得少于2.4%。本品有镇咳、平喘、通便、抑菌、抗炎、镇痛、杀虫、抗癌、抗突变等多种药理作用。

附：甜杏仁

本品为杏或山杏的某些栽培种而其味甘甜的种子。甘，平；归肺、大肠经。功效与苦杏仁近似，但药力较缓，滋润之性较佳，主要用于虚劳咳喘，津伤便秘。煎服，5～10g。

紫苏子（Zǐsūzǐ）

本品首载于《本草经集注》。为唇形科植物紫苏 *Perilla frutescens*（L.）Britt. 的成熟果实（见图99）。产于江苏、安徽、河南等地，秋季采收。

【处方用名】紫苏子、苏子、炒紫苏子。

【主要药性】辛，温。归肺、大肠经。

【基本功效】降气化痰，止咳平喘，润肠通便。

【性能特点】本品性温主降，入肺经。长于降肺气，"定喘消痰有功"（《本草汇》），"为除喘定嗽，消痰顺气之良剂"（《本经逢原》），适用于痰涎壅盛之气逆喘咳。性润下降，能润燥滑肠，又能降泄肺气以助大肠传导之功，适用于妇女产后，及老人、虚人肠燥津亏之便秘。

【临床应用】

1. 咳喘痰多　治痰涎壅盛之喘咳，每与白芥子、莱菔子为伍，如三子养亲汤（《韩氏医通》）。若治脾肾阳虚、痰饮阻肺所致的咳嗽气喘，咳吐白痰，畏寒肢冷者，常配干姜、附子、白芥子等，如痰饮丸（《中国药典》）。

2. 肠燥便秘　每与火麻仁为伍，如麻子苏子粥（《普济方》）。

【用法用量】煎服，3～10g。

【使用注意】脾虚便溏者慎用。

【用药甄别】苦杏仁与紫苏子　两者均能降肺气，止咳平喘，润肠通便，治疗咳嗽气喘，肠燥便秘。然苦杏仁兼能宣发肺气，凡咳嗽喘满，无论新久、寒热、虚实、有痰无痰，总由肺气壅闭不宣或气逆不降所致者，皆可随证配伍使用。紫苏子兼能祛痰，以治痰涎壅盛之喘咳为宜。

【现代研究】2020 年版《中国药典》规定：含迷迭香酸（$C_{18}H_{16}O_8$）不得少于 0.20%。本品有镇咳、平喘、祛痰、降血脂、降血压、抗氧化、改善学习记忆能力、抗癌、抗炎、抗过敏等多种药理作用。

百部（Bǎibù）

本品首载于《名医别录》。为百部科植物直立百部 *Stemona sessilifolia*（Miq.）Miq.、蔓生百部 *Stemona japonica*（BL.）Miq. 或对叶百部 *Stemona tuberosa* Lour. 的块根（见图 100）。产于安徽、山东、江苏等地，春、秋两季采挖。

【处方用名】百部、蜜百部、炙百部。

【主要药性】甘、苦，微温。归肺经。

【基本功效】润肺下气止咳，杀虫灭虱。

【性能特点】本品甘润苦降，微温不燥，药性平和，主入肺经，功善止咳，"凡有咳嗽，可通用之"（《本草正义》）。因其"润肺理嗽"（《药性切用》），"止久嗽为专功"（《本草发明》），又"治肺病杀虫"（《握灵本草》），故治小儿顿咳、阴虚痨嗽者最宜。外用能"杀虫虱"（《本草分经》），用于头虱、体虱、蛲虫病、阴痒等。

【临床应用】

1. 咳嗽　治风寒咳嗽，常与荆芥、桔梗、紫菀等同用，如止嗽散（《医学心悟》）。治风热咳嗽，常与麻黄、黄芩、桔梗等同用，如百咳静糖浆（《中国药典》）。治小儿顿咳，可与黄芩、桑白皮等同用。治肺痨咳嗽，可单用，或与麦冬、川贝母、阿胶等同用，如月华丸（《医学心悟》）。

2. 头虱、体虱、蛲虫病、阴痒　可酒浸涂搽，或浓煎灌肠，或煎汤坐浴外洗等。

【用法用量】煎服，3～10g。外用适量，水煎或酒浸。润肺止咳宜蜜炙用，杀虫灭虱宜生用。

【现代研究】本品有镇咳、平喘、抑菌、抗病毒、抗真菌、杀虫、灭虱、镇静、镇痛等多种药理作用。

紫菀（Zǐwǎn）

本品首载于《神农本草经》。为菊科植物紫菀 *Aster tataricus* L. f. 的根及根茎（见图 101）。产于东北、河南、安徽等地，春、秋两季采挖。

【处方用名】紫菀、蜜紫菀、炙紫菀。

【主要药性】辛、苦，温。归肺经。

【基本功效】润肺下气，消痰止咳。

【性能特点】本品辛散苦降，主入肺经，"温而不热，润而不燥"（《本草正义》）。长于降肺气，开肺郁，化痰浊，止咳逆，为"肺病要药"（《本草纲目》）。大凡咳嗽，无论外感内伤、病程长短、虚实寒热，无所不治。尤宜于肺气壅塞，咳嗽痰多，咳痰不爽者。

【临床应用】

咳嗽　治风寒犯肺，咳嗽咽痒，咳痰不爽者，常与荆芥、桔梗、百部等同用，如止嗽散

（《医学心悟》）。治肺热咳嗽，痰黄黏稠者，常与桑白皮、浙贝母、黄芩等同用。治阴虚久咳，或痨嗽咯血，可与阿胶、川贝母等同用。

【用法用量】煎服，5～10g。外感新咳宜生用，肺虚久咳宜蜜炙用。

【现代研究】2020 年版《中国药典》规定：含紫菀酮（$C_{30}H_{50}O$）不得少于 0.15%，蜜紫菀不得少于 0.10%。本品有祛痰、止咳、抑菌、利尿、抗癌等多种药理作用。

款冬花（Kuǎndōnghuā）

本品首载于《神农本草经》。为菊科植物款冬 *Tussilago farfara* L. 的花蕾。产于河南、甘肃、山西等地，12 月或地冻前当花尚未出土时采挖。

【处方用名】款冬花、冬花、蜜款冬花、炙款冬花。

【主要药性】辛、微苦，温。归肺经。

【基本功效】润肺下气，止咳化痰。

【性能特点】本品辛温而润，散而能降，主入肺经，长于"润肺消痰，止嗽定喘"（《本经逢原》），"为治嗽要药"（《本草汇言》）。因其"温而不燥，润而不寒，散而不泄，故无论寒热虚实，一切咳嗽之属肺病者，皆可用也"（《本草便读》）。对于"久嗽肺虚，尤不可缺"（《药品化义》）。

【临床应用】

咳嗽　治寒邪伤肺，久咳不止，常与紫菀相须为用。治外寒停饮，咳喘痰多，常与麻黄、细辛、半夏等同用，如射干麻黄汤（《金匮要略》）。治肺热咳喘，常与浙贝母、桑白皮等同用。治肺虚久咳，常与人参、五味子等同用。治阴虚燥咳，常与沙参、麦冬等同用。

【用法用量】煎服，5～10g。外感暴咳宜生用，内伤久咳宜炙用。

【用药甄别】紫菀与款冬花　两者均为温润之品，能润肺下气，止咳化痰，为治咳嗽之要药。适宜于外感内伤、寒热虚实等各种咳嗽，常相须为用。然紫菀偏于化痰，款冬花偏于止咳。

【现代研究】2020 年版《中国药典》规定：含款冬酮（$C_{23}H_{34}O_5$）不得少于 0.070%。本品有镇咳、祛痰、平喘、升血压、抑制血小板聚集、抗炎等多种药理作用。

马兜铃（Mǎdōulíng）

本品首载于《药性论》。为马兜铃科植物北马兜铃 *Aristolochia contorta* Bge. 或马兜铃 *Aristolochia debilis* Sieb. et Zucc. 的成熟果实。前者产于黑龙江、吉林、河北等地，后者产于山东、江苏、安徽等地。秋季采收。

【处方用名】马兜铃、蜜马兜铃。

【主要药性】苦，微寒。归肺、大肠经。

【基本功效】清肺降气，止咳平喘，清肠消痔。

【性能特点】本品味苦微寒，入肺经，长于清降肺气，兼能化痰。"清金有平咳之能，涤痰有定喘之效"（《本草征要》）。"凡一切咳嗽痰喘属于肺热者均可用之"（《本草便读》）。入大肠经，能清肠消痔。因"痔属大肠，大肠与肺为表里。肺移热于大肠，故肠风痔瘘，清脏热则腑热亦清"（《本草备要》），适用于肠热痔血、痔疮肿痛。

【临床应用】

1.肺热咳喘　治肺热咳嗽，气急喘闷者，常与桑白皮、甘草等同用。治肺虚火盛，喘咳咽干，或痰中带血者，可与阿胶、杏仁、甘草等同用，如补肺阿胶散（《小儿药证直诀》）。

2.痔疮　治肠热痔血，痔疮肿痛，每与地榆、槐角等同用。

【用法用量】煎服，3～10g。外用适量，煎汤熏洗。

【使用注意】虚寒喘咳及脾虚便溏者慎用。本品含马兜铃酸，可引起肾脏损害等不良反应，儿童及老年人慎用，孕妇、婴幼儿及肾功能不全者禁用。

【现代研究】本品有止咳、平喘、祛痰、缓解支气管痉挛、抑制真菌等多种药理作用。

枇杷叶（Pípáyè）

本品首载于《名医别录》。为蔷薇科植物枇杷 *Eriobotrya japonica*（Thunb.）Lindl. 的叶。产于广东、江苏、浙江等地。全年均可采收。

【处方用名】枇杷叶、蜜枇杷叶、炙枇杷叶。

【主要药性】苦，微寒。归肺、胃经。

【基本功效】清肺止咳，降逆止呕。

【性能特点】本品味苦降泄，微寒清热。入肺经，"长于降气，气降则火清痰顺"（《本草征要》），"治热嗽无休"（《药鉴》）。入胃经，"下胃热之气逆，为呕吐之奇方"（《本草约言》）。总之，"枇杷叶为降气治热之物，则以之治咳治呃，皆发无不中"（《本草思辨录》），为治肺热咳嗽、胃热呕逆之常用药物。

【临床应用】

1.肺热咳嗽　治肺热或燥热咳嗽，可单用，如枇杷叶膏（《中国药典》）；或与桑叶、麦冬、阿胶等同用，如清燥救肺汤（《医门法律》）。若治肺虚久咳，常与川贝母、百部、桑白皮等同用，如川贝枇杷露（《中国药典》）。

2.胃热呕吐　治胃热呕吐，可单用煮汁饮，或与黄连、竹茹、芦根等同用。若治中寒气逆，哕逆不止者，须配生姜、陈皮、丁香等同用。

【用法用量】煎服，6～10g。止咳宜炙用，止呕宜生用。

【现代研究】2020 年版《中国药典》规定：含齐墩果酸（$C_{30}H_{48}O_3$）和熊果酸（$C_{30}H_{48}O_3$）的总量不得少于 0.70%。本品有镇咳、平喘、祛痰、抑菌、抗炎等多种药理作用。

桑白皮（Sāngbáipí）

本品首载于《神农本草经》。为桑科植物桑 *Morus alba* L. 的根皮。产于安徽、河南、浙江等地，秋末叶落时至次春发芽前采挖。

【处方用名】桑白皮、蜜桑白皮、炙桑白皮。

【主要药性】甘，寒。归肺经。

【基本功效】泻肺平喘，利水消肿。

【性能特点】本品性寒主降，主入肺经，"泻肺降气，是其专职"（《本草征要》）。长于泻肺中之火热，兼泻肺中之水饮而平喘定嗽。故凡"肺中有水气及肺火有余者宜之"（《本草纲目》）。尤宜于邪热壅肺之喘咳。"又能通达皮毛，引皮肤中水气达膀胱而出"（《脏腑药式补正》）。适用于水肿胀满尿少，面目肌肤浮肿。尤善治风水、皮水等阳水实证。

【临床应用】

1.肺热喘咳　治肺热壅盛之喘咳，常配地骨皮、甘草，如泻白散（《小儿药证直诀》）。治水饮停肺，胀满喘急者，可与麻黄、杏仁、葶苈子等同用。治肺虚有热之咳喘，可与人参、五味子等同用。

2.水肿　常与茯苓皮、大腹皮、陈皮等同用，如五皮散（《华氏中藏经》）。

【用法用量】煎服，6～12g。

【现代研究】本品有镇咳、祛痰、平喘、抗炎、镇痛、利尿、降血糖等多种药理作用。

葶苈子（Tínglìzǐ）

本品首载于《神农本草经》。为十字花科植物播娘蒿 Descurainia sophia（L.）Webb. ex Prantl. 或独行菜 Lepidium apetalum Willd. 的成熟种子。前者习称"南葶苈"，产于江苏、山东、安徽等地；后者习称"北葶苈"，产于河北、辽宁、内蒙古等地。夏季果实成熟时采收。

【处方用名】葶苈子、北葶苈子、南葶苈子。

【主要药性】辛、苦，大寒。归肺、膀胱经。

【基本功效】泻肺平喘，行水消肿。

【性能特点】本品苦降辛散，大寒清热，专泻肺中水饮及痰火而平定喘咳，有"性急不减硝黄"（《本草求真》）之说，尤宜于痰涎壅肺、肃降失司、咳喘胸满、不能平卧者。上可泻肺以通调水道，下走膀胱能利水消肿，为"泻肺利小便，治肿满之要药"（《本草经疏》）。适用于胸腹水肿，小便不利等。

【临床应用】

1. 痰涎壅盛之喘咳 治痰涎壅盛，肺气上逆之喘咳痰多，胸闷喘息不得平卧者，常与大枣为伍，如葶苈大枣泻肺汤（《金匮要略》）。治肺热停饮，咳喘不得平卧、面目浮肿者，可与桑白皮、地骨皮、大腹皮等同用。

2. 胸腹积水 可单用，或与防己、椒目、大黄同用，如己椒苈黄丸（《金匮要略》）。

【用法用量】煎服，3～10g，宜包煎。炒用可缓和其寒性。

【用药甄别】桑白皮与葶苈子 两者均属性寒之品，能泻肺平喘，利水消肿，治疗肺热及痰饮内停之喘咳，并治水肿。但桑白皮药性和缓，长于泻肺热、降肺火，多用于肺热喘咳及皮水、风水证；葶苈子药性峻烈，长于泻肺中痰饮，且利水作用较强，多用治痰饮喘咳之重证，及胸腹水肿、小便不利。

【现代研究】2020 年版《中国药典》规定：南葶苈子含槲皮素 –3–O–β–D– 葡萄糖 –7–O–β–D – 龙胆双糖苷（$C_{33}H_{40}O_{22}$）不得少于 0.080%。本品有强心、利尿、降血压、抗菌、抗肿瘤等多种药理作用。

白果（Báiguǒ）

本品首载于《日用本草》。为银杏科植物银杏 Ginkgo biloba L. 的成熟种子。产于广西、四川、河南等地。秋季采收。

【处方用名】银杏、白果、白果仁、炒白果仁。

【主要药性】甘、苦、涩，平；有毒。归肺、肾经。

【基本功效】敛肺定喘，止带缩尿。

【性能特点】本品涩敛苦降，"收降之气最专"（《本草述钩元》）。"上敛肺金除咳逆"（《本草便读》），兼能降气化痰，为治哮喘痰嗽之常用药物。因其药性平和，故凡喘咳痰多，无论寒热虚实均可配伍使用。下行湿浊而固涩，能"缩小便，除白浊，收带下"（《玉楸药解》），常用于遗尿尿频、带下白浊等下部滑脱证。

【临床应用】

1. 哮喘痰咳 治痰热内蕴，风寒外束之哮喘，痰多气急，痰稠色黄，或微恶风寒，常与麻黄、黄芩、桑白皮等同用，如定喘汤（《摄生众妙方》）。治寒痰遏热，壅塞气道，咳逆气粗，咳痰稠黏者，可与麻黄、桑白皮、半夏等同用，如白果定喘汤（《重订通俗伤寒论》）。治肺虚咳嗽，气喘痰多者，常与黄芪、苦杏仁、五味子等同用，如复方蛤青片（《中国药典》）。

2. 带下白浊，尿频遗尿　治湿热带下，色黄腥臭者，常与黄柏、车前子等同用，如易黄汤（《傅青主女科》）。治脾肾两虚，带下色白清稀者，常与山药、莲子、芡实等同用。治小便白浊，可单用，或与萆薢、益智仁等同用。治肾虚不固之遗精、尿频、遗尿，常与熟地黄、山萸肉、覆盆子等同用。

【用法用量】煎服，5～10g。

【使用注意】本品有毒，忌生食。不可过量，小儿尤当注意。

【现代研究】本品有祛痰、平喘、抑菌、降压、增加血管渗透性、抗衰老、免疫抑制、抗过敏等多种药理作用。

附：银杏叶

本品为银杏的叶。甘、苦、涩，平；归心、肺经。功能活血化瘀，通络止痛，敛肺平喘，化浊降脂。用于瘀血阻络，胸痹心痛、中风偏瘫、肺虚咳喘，高脂血症。煎服，9～12g。有实邪者忌用。

矮地茶（Ăidìchá）

本品首载于《本草图经》。为紫金牛科植物紫金牛 Ardisia japonica（Thunb.）Blume 的全草。产于福建、江西、湖南。夏、秋两季采挖。

【处方用名】矮地茶、紫金牛。

【主要药性】辛、微苦，平。归肺、肝经。

【基本功效】化痰止咳，清利湿热，活血化瘀。

【性能特点】本品味辛而苦，主入肺经，以化痰止咳见长，兼能平喘。因其药性平和，能"治诸般咳嗽"（《开宝本草》），无论新久寒热皆宜。入肝经，能清利肝胆湿热，主治湿热黄疸。此外，尚能行血通经止痛，可用治血瘀经闭，风湿痹痛，跌打损伤等。

【临床应用】

1. 咳嗽　治肺热咳嗽，可与枇杷叶、野菊花、甘草等同用，如复方矮地茶片（《部颁标准》）。治寒痰咳喘，可与麻黄、细辛、干姜等同用。

2. 湿热黄疸　常与茵陈、虎杖等同用。

3. 血瘀经闭，风湿痹痛，跌打损伤　可随证选配活血调经、活血疗伤，或祛风湿药同用。

【用法用量】煎服，15～30g。

【现代研究】2020年版《中国药典》规定：含岩白菜素（$C_{14}H_{16}O_9$）不得少于0.50%。本品有镇咳、祛痰、平喘等多种药理作用。

表 19-1　止咳平喘药中的参考药物

药名	主要药性	基本功效	临床应用	用法用量	使用注意
洋金花	辛，温；有毒。归肺、肝经。	平喘止咳，解痉定痛	哮喘咳嗽，脘腹冷痛，风湿痹痛，小儿慢惊，外科麻醉	0.3～0.6g，宜入丸散剂服；亦可作卷烟分次燃吸（每日不超过1.5g）。外用适量	本品有毒，应控制剂量。孕妇、外感及痰热咳喘、青光眼、高血压及心动过速者禁用

【复习思考题】

1. 何谓止咳平喘药？简述其性能特点及配伍意义。

2. 麻黄、苦杏仁、白果、桑白皮、葶苈子均能平喘止咳，如何区别应用？

3. 百部、紫菀、款冬花均能"润肺"，如何理解？

第二十章

安神药

扫一扫，查阅本章数字资源，含PPT、音视频、图片等

一、含义

凡以安定神志为主要功效，常用以治疗心神不宁证的药物，称为安神药。

二、性能特点

安神药多为质重或甘平之品，主入心经。能安定神志，使各种原因所致的心不藏神、神不守舍的状态得以缓解或恢复。本章药物的主要功效为安神、重镇安神、养心安神等。

所谓安神，是指药物能使心神安定，起到治疗心神不宁证的作用，又称宁心安神。其中，矿石或介类药物，质重沉降，安神作用较强，以治邪气内扰之心神不宁为主者，习称重镇安神，又称镇惊安神、镇心安神。植物种子类药物，质润滋养，安神作用稍缓，以治阴血亏虚之心神不宁为主者，习称养心安神。

三、主治病证

本类药物适用于心神不宁证，症见烦躁不安、心悸怔忡、失眠多梦，以及惊风、癫痫狂等。

四、应用原则

应根据导致心神不宁的病因病机及本类药物的性能特点选配药物。一般而言，心神不宁因心火亢盛，或肝阳上亢等邪气内扰所致者，宜选用重镇安神药，并相机配伍清心泻火，或平抑肝阳药物同用。若因阴血亏虚，或心脾两虚等正虚不足所致者，宜选用养心安神，并随证配伍滋养阴血，或补益心脾药物同用。

五、使用注意

矿石、介类安神药多属治标之品，只宜暂用，不可久服，应中病即止；若入煎剂，当打碎先煎或久煎；若作丸散服，易伤胃耗气，须配伍益胃健脾之品。部分药物有毒，更须慎用，以防中毒。

六、现代研究

本类药物具有不同程度的镇静、催眠、抗惊厥等作用。部分药物尚有祛痰止咳、抑菌防腐、改善冠状动脉血循环、强心及提高机体免疫功能等多种药理作用。

朱砂（Zhūshā）

本品首载于《神农本草经》。为硫化物类矿物辰砂族辰砂（见图102）。主产于湖南。随时可采。

【处方用名】朱砂、丹砂、飞朱砂、朱砂粉、辰砂。

【主要药性】甘，微寒；有毒。归心经。

【基本功效】镇惊安神，清热解毒。

【性能特点】本品"味甘微寒，入手少阴心经。善安神魂，能止惊悸"（《长沙药解》），为安神定志之要药。因其性凉入心，故以治心火亢盛之心神不宁最宜。又解热毒，"去目翳，疗疮毒"（《得配本草》），适用于热毒所致的疮疡肿毒、咽喉肿痛及口舌生疮等。此外，常用作丸剂的外衣，具有防腐作用。

【临床应用】

1. 心神不宁证 治心火亢盛之心神不宁、心悸怔忡、烦躁不眠，常与黄连、甘草等同用。治心火亢盛，阴血不足之失眠多梦、惊悸怔忡、心中烦热，常配伍黄连、当归、生地黄、炙甘草等，如朱砂安神丸（《内外伤辨惑论》）。

2. 疮痈肿毒，口疮喉痹，牙龈肿痛 治疗疮疖肿、疔腮、丹毒，常与雄黄、山慈菇、红大戟等同用，醋磨调敷患处，如紫金锭（《中国药典》）。治热毒蕴结所致的咽喉疼痛、牙龈肿痛、口舌生疮，可与冰片、硼砂、玄明粉共为末，吹敷患处，如冰硼散（《外科正宗》）。

【用法用量】0.1～0.5g，多入丸散服，不宜入煎剂。外用适量。

【使用注意】本品有毒，不宜大量服用或少量久服；孕妇及肝肾功能不全者禁用；入药只宜生用，忌火煅。

【现代研究】2020年版《中国药典》规定：含硫化汞（HgS）不得少于98.0%。本品有镇静、催眠、抗惊厥、抗心律失常、抗菌等多种药理作用。

磁石（Císhí）

本品首载于《神农本草经》。为氧化物类矿物尖晶石族磁铁矿（见图103），主含四氧化三铁（Fe_3O_4）。主产于江苏、山东、辽宁等地。随时可采。

【处方用名】磁石、煅磁石、灵磁石、活磁石。

【主要药性】咸，寒。归肝、心、肾经。

【基本功效】镇惊安神，平肝潜阳，聪耳明目，纳气平喘。

【性能特点】本品质重沉降，主入心、肝、肾经。既能镇惊安神，又能潜降肝阳，适用于阴虚阳亢之惊悸失眠，头晕目眩。"更有补肾益精之功"（《本草经疏》），"治肾家诸病而通耳明目"（《本草纲目》），又能"引金气以下行（使）气纳喘平"（《本草便读》），故凡肾不纳气之虚喘及"肾虚耳聋目昏皆用之"（《本草衍义》）。

【临床应用】

1. 心神不宁证 治肾虚肝旺，扰动心神，或惊恐气乱，神不守舍之心神不宁、惊悸失眠等，常与朱砂、神曲同用，如磁朱丸（《千金要方》）。

2. 肝阳上亢证 治阴虚阳亢之头晕目眩、头胀头痛、急躁易怒等，常与牛膝、珍珠母、赭石等同用，如脑立清胶囊（《中国药典》）。

3. 耳鸣耳聋，视物昏花 治肾阴不足，耳鸣耳聋，可与猪肾同煮服，或与熟地黄、山茱萸、山药等同用，如耳聋左慈丸（《中国药典》）。治肝肾不足，目暗不明，视物昏花者，常与枸杞子、女贞子、菊花等同用。

4. 肾虚气喘 宜与蛤蚧、五味子、胡桃肉等配伍。

【用法用量】煎服，9～30g，宜打碎先煎。入丸散，每次 1～3g。

【使用注意】本品为矿物类药物，吞服后不易消化，如入丸散，不可多服。脾胃虚弱者慎用。

【用药甄别】磁石与朱砂 两者同为矿石类药，药性寒凉，功善镇惊安神，用治心神不宁证。然磁石潜降肝阳，兼能补肾益精，以治肾虚肝旺之心神不宁及阴虚阳亢之头晕目眩为宜；又善聪耳明目、纳气平喘，治肾虚耳鸣耳聋，视物昏花，肾不纳气虚喘。朱砂长于清心火，以治心火亢盛之心神不安为佳。还能清热解毒，用治疮痈肿毒，口疮喉痹，牙龈肿痛等。

【现代研究】2020 年版《中国药典》规定：含铁（Fe）不得少于 45.0%。本品有镇静、镇痛、抗惊厥、抗炎、止血等多种药理作用。

龙骨（Lónggǔ）

本品首载于《神农本草经》。为古代哺乳类动物象类、犀类、鹿类、三趾马、牛类等骨骼的化石。产于内蒙古、河北、山西等地。全年可采。

【处方用名】龙骨、煅龙骨。

【主要药性】甘、涩，平。归心、肝、肾经。

【基本功效】镇惊安神，平肝潜阳，收敛固涩。

【性能特点】本品甘平，质重沉降，入心经，"安神凝志之效尤多"（《神农本草经百种录》）。入肝经，"招引上浮之虚阳其效最捷"（《脏腑药式补正》）。故有镇惊安神、平肝潜阳之功，凡心神不宁、肝阳眩晕每多用之。其性涩收敛，内服可固脱，外用可敛疮，故适用于多种体虚滑脱证及诸疮不敛。

【临床应用】

1. 心神不宁证 治心神不宁，心悸失眠，健忘多梦等，可与石菖蒲、远志等同用。治肝经热盛，痰火内扰之惊痫抽搐、癫狂发作，则须配伍牛黄、胆南星、羚羊角等同用。

2. 肝阳上亢证 治肝阳上亢之头晕目眩、耳鸣耳胀、烦躁易怒等，常与赭石、牡蛎、白芍等同用，如建瓴汤（《医学衷中参西录》）。

3. 滑脱诸证 治肾虚不固之遗精、滑精，常与沙苑子、芡实、牡蛎等同用，如金锁固精丸（《医方集解》）。治尿频遗尿，可与益智仁、山药、乌药等配伍。治气虚不摄，冲任不固之崩漏，可与黄芪、五倍子、海螵蛸等配伍，如固冲汤（《医学衷中参西录》）。治体虚汗出，常与黄芪、五味子、生地黄等同用。治大汗不止，脉微欲绝的亡阳证，则与人参、附子、牡蛎同用。

4. 湿疮痒疹，溃疡不敛 治湿疮流水、痒疹，可与牡蛎研粉外敷；治疮疡溃久不敛，则与枯矾等份共研细末，掺敷患处。治水火烫伤，皮肤溃烂，可与生石膏、大黄、儿茶为末。冷茶水调敷。

【用法用量】煎服，15～30g；宜打碎先煎。外用适量。镇惊安神、平肝潜阳多生用，收敛固涩宜煅用。

【现代研究】本品有抗惊厥、镇静、催眠等多种药理作用。

附：龙齿

本品为古代哺乳类动物象类、犀类、鹿类、三趾马、牛类等牙齿的化石。甘、涩，凉；归心、肝经。功能镇惊安神，清热除烦。用于惊痫，癫狂，心悸怔忡，失眠多梦，身热心烦等。煎服，10～15g。先煎。

琥珀（Hǔpò）

本品首载于《雷公炮炙论》。为古代松科植物枫树、松树等的树脂埋藏地下，经年久凝结转化而成的化石样物质（见图104）。主产于广西、云南、辽宁等地。随时可采。

【处方用名】琥珀、血珀。

【主要药性】甘，平。归心、肝、膀胱经。

【基本功效】镇惊安神，活血散瘀，利尿通淋。

【性能特点】本品甘平，质重沉降，长于镇惊安神。凡心神不宁、心悸失眠、健忘多梦，无论虚实皆可选用。入心、肝血分，"能消瘀血，破癥瘕"（《本草备要》），适用于经闭痛经、心腹刺痛、癥瘕积聚等多种血瘀证。入膀胱经，能利水道，通淋闭，散瘀止血，适用于淋证尿频、尿痛及癃闭小便不利，尤宜于血淋。

【临床应用】

1. 心神不宁证 治心神不宁，惊悸失眠，健忘多梦等，常与朱砂、远志、石菖蒲等同用。治心血亏虚，惊悸怔忡，夜卧不宁，常与酸枣仁、人参、当归等同用。治急惊风，发热抽搐、痰喘气急、惊痫不安者，可与天竺黄、胆南星、茯苓等同用。治痰浊内郁之癫痫抽搐，可与胆南星、石菖蒲、全蝎等同用，如定痫丸（《医学心悟》）。

2. 血瘀证 治血瘀经闭痛经，可与没药、牛地黄同用。治心血瘀阻，胸痹心痛，常与三七同用，研末内服。治癥瘕积聚，可与三棱、鳖甲、大黄等同用。

3. 淋证，癃闭 可单味研末为散，灯心草煎汤送服；亦可与小蓟、白茅根等同用。

【用法用量】研末冲服，或入丸散，每次1.5～3g。不入煎剂。外用适量。

【现代研究】本品有镇静催眠、降温及抗惊厥等多种药理作用。

酸枣仁（Suānzǎorén）

本品首载于《神农本草经》。为鼠李科植物酸枣 *Ziziphus jujuba* Mill. var. *spinosa*（Bunge）Hu ex H. F. Chou 的成熟种子。产于辽宁、河北、山西等地。秋末冬初果实成熟时采收。

【处方用名】酸枣仁、炒酸枣仁、枣仁。

【主要药性】甘、酸，平。归肝、胆、心经。

【基本功效】养心补肝，宁心安神，敛汗，生津。

【性能特点】本品味甘，入心、肝两经，能滋养心肝之阴血，"解虚烦于惊悸，安魂魄于怔忡"（《药镜》），为滋养性安神药，适用于心肝阴血亏虚、心失所养之虚烦不眠、惊悸多梦等。"酸收而心守其液，乃固表虚有汗"（《本草征要》）。酸甘化阴生津，治津伤之口渴。

【临床应用】

1. 心神不宁证 治心肝阴血亏虚之虚烦不眠、惊悸多梦等，可单用，或与麦冬、制何首乌、茯苓等同用，如安神胶囊（《中国药典》）。治肝虚有热之虚烦不眠，可与知母、茯苓、川芎等同用，如酸枣仁汤（《金匮要略》）。治心脾不足之惊悸失眠，常与黄芪、当归、党参等同用，如归脾汤（《济生方》）。

2. 体虚多汗，津伤口渴 治体虚汗出，多与黄芪、五味子、山茱萸等同用。治津伤口渴，可与生地黄、麦冬、天花粉等同用。

【用法用量】煎服，10～15g。

【现代研究】2020年版《中国药典》规定：含酸枣仁皂苷A（$C_{58}H_{94}O_{26}$）不得少于0.030%，斯皮诺素（$C_{28}H_{32}O_{15}$）不得少于0.080%。本品有镇静催眠、抗抑郁、抗惊厥、改善记忆、抗心肌缺血等多种药理作用。

柏子仁（Bǎizǐrén）

本品首载于《神农本草经》。为柏科植物侧柏 *Platycladus orientalis*（L.）Franco 的成熟种仁。主产于山东、河南、河北等地。秋、冬两季采收。

【处方用名】柏子仁、侧柏仁、柏子仁霜。

【主要药性】甘，平。归心、肾、大肠经。

【基本功效】养心安神，润肠通便，止汗。

【性能特点】本品味甘性平，"入心而补血"（《本草求真》）。"能益智安神，疗惊悸，治健忘"（《本草便读》），为滋养性安神药，适用于血不养心之心神不宁。质润多脂，入大肠经，能"滑肠开秘"（《玉楸药解》），用于肠燥便秘。尚能益阴血止汗，可用于阴虚盗汗。

【临床应用】

1. 心神不宁证　治心阴血不足，心神失养之心悸怔忡、虚烦不眠、头晕健忘等，每与酸枣仁相须为用。治心肾不交之烦热惊悸、失眠、健忘、梦遗等，常与麦冬、熟地黄、石菖蒲等同用，如柏子养心丸（《体仁汇编》）。

2. 肠燥便秘，阴虚盗汗　治老年、体虚、产后等阴血亏虚所致的肠燥便秘，可单用，或与郁李仁、杏仁等同用，如五仁丸（《世医得效方》）。治阴虚盗汗，常与酸枣仁、龙骨、牡蛎等同用。

【用法用量】煎服，3～10g。

【使用注意】本品质润滑肠，故便溏及多痰者慎用。

【用药甄别】柏子仁与酸枣仁　两者均味甘性平，功能养心安神，同为滋养性安神药。治阴血亏虚之心神不宁，常相须为用；均能止汗，用于体虚汗出。然柏子仁主入心经，以治阴血亏虚，心失所养之心神不宁为宜；又质润多脂，长于润肠燥而通便，用于肠燥便秘。酸枣仁主入心、肝经，以治心肝阴血亏虚之心神不宁为佳；兼能生津，用于津伤口渴。

【现代研究】本品有延长睡眠、改善记忆、恢复体力等多种药理作用。

首乌藤（Shǒuwūténg）

本品首载于《日华子本草》。为蓼科植物何首乌 *Polygonum multiflorum* Thunb. 的藤茎（见图105）。主产于河南、湖北、广西等地。秋、冬两季采割。

【处方用名】首乌藤、夜交藤。

【主要药性】甘，平。归心、肝经。

【基本功效】养血安神，祛风通络。

【性能特点】本品味甘性平，入心、肝两经，能益阴补血，"安神催眠"（《饮片新参》），适用于阴虚血少之心神不宁、失眠多梦。因其性平和缓，"止堪供佐使之助"（《本草正义》），故在安神方中常作为辅助药用。兼能养血祛风，"行经络，通血脉"（《本草再新》），适用于血虚身痛、风湿痹痛、皮肤瘙痒等。

【临床应用】

1. 心神不宁证 治阴虚血少之心神不宁，失眠多梦，可单用水煎服，或与珍珠母、丹参同用。

2. 血虚身痛，风湿痹痛 治血虚经脉失养所致的肢体疼痛、肌肤麻木不仁，可与鸡血藤、当归、川芎等同用。治风湿痹痛，关节屈伸不利，可与威灵仙、秦艽、桑枝等同用。

此外，本品煎汤洗浴，可用于风疮疥癣作痒。

【用法用量】煎服，9～15g。外用适量，煎水洗患处。

【现代研究】2020 年版《中国药典》规定：2，3，5，4′－四羟基二苯乙烯－2–O–β–D－葡萄糖苷（$C_{20}H_{22}O_9$）不得少于 0.20%。本品有镇静、降脂、抗炎等多种药理作用。

远志（Yuǎnzhì）

本品首载于《神农本草经》。为远志科植物远志 *Polygala tenuifolia* Willd. 或卵叶远志 *Polygala sibirica* L. 的干燥根。主产于山西、陕西、河北等地。春、秋两季采挖。

【处方用名】远志、制远志、炙远志。

【主要药性】苦、辛，温。归心、肾、肺经。

【基本功效】安神益智，交通心肾，祛痰，消肿。

【性能特点】本品苦辛性温，入心、肾经。其性宣泄通达，"乃通心肾之妙药"（《本草新编》），适用于心肾不交，失眠多梦、健忘、心悸怔忡等。苦温性燥，入肺经，"化痰止咳，颇有奇功"（《本草正义》），适用于咳嗽痰多、咳痰不爽者。又"善疗痈毒，敷服皆奇。苦以泄之，辛以散之之力也"（《本草征要》）。

【临床应用】

1. 心神不宁证 治心肾不交之心神不宁、惊悸、失眠等，常与茯神、朱砂、龙齿等同用。治失眠、健忘，可配伍人参、石菖蒲、茯苓等。

2. 咳嗽痰多 可单用，或与桔梗、白前、前胡等同用。

3. 疮痈肿毒，乳房肿痛 可单味研末，黄酒送服；或外用调敷患处。

【用法用量】煎服，3～10g。外用适量。

【使用注意】本品对胃有刺激性，故消化道溃疡或胃炎者慎用。

【现代研究】2020 年版《中国药典》规定：含远志𠮷酮Ⅲ（$C_{25}H_{28}O_{15}$）不得少于 0.10%，3，6′－二芥子酰基蔗糖（$C_{36}H_{46}O_{17}$）不得少于 0.30%，细叶远志皂苷（$C_{36}H_{56}O_{12}$）不得少于 2.0%。本品有镇静催眠、抗抑郁、改善学习记忆、镇咳祛痰等多种药理作用。

合欢皮（Héhuānpí）

本品首载于《神农本草经》。为豆科植物合欢 *Albizia julibrissin* Durazz. 的树皮。全国大部分地区均产。夏、秋两季剥取。

【处方用名】合欢皮。

【主要药性】甘，平。归心、肝、肺经。

【基本功效】解郁安神，活血消肿。

【性能特点】本品味甘性平，入心、肝两经。能解肝郁，安心神，"令人事事遂欲，时常安乐无忧"（《本草蒙筌》），适用于情志不遂、愤怒忧郁所致心神不宁。兼能"和血消肿止痛"（《本草纲目》），消散内外之痈肿，适用于跌打伤痛、肺痈吐脓、疮痈肿痛。

【临床应用】

1. 心神不宁证 治愤怒忧郁，心神不宁，烦躁失眠等，可单用，或与柏子仁、龙齿等同用。

2. 跌仆伤痛 可单用，或与乳香、没药、骨碎补等同用。

3. 肺痈，疮痈肿毒 治肺痈胸痛，咳吐脓血者，可单用，或与白蔹为伍，如合欢饮（《景岳全书》）。治疮痈肿毒，可与野菊花、蒲公英、紫花地丁等同用。

【用法用量】煎服，6～12g。外用适量，研末调敷。

【现代研究】2020 年版《中国药典》规定：含（一）- 丁香树脂酚 -4-O-β-D- 呋喃芹糖基 -（1→2）-β-D 吡喃葡萄糖苷（$C_{33}H_{44}O_{17}$）不得少于 0.030%。本品有镇静、抗抑郁、增强免疫、抗肿瘤、抗炎等作用。

附：合欢花

本品为合欢的花序或花蕾。甘，平；归心、肝经。功能解郁安神。用于心神不安，忧郁失眠。煎服，5～10g。

【复习思考题】

1. 矿石类与植物类安神药，如何区别应用?

2. 朱砂、酸枣仁、柏子仁、远志、合欢皮均能安神，如何区别使用?

3. 简述朱砂的用法、用量及使用注意。

第二十一章
平抑肝阳药

一、含义

凡以平抑肝阳或潜降肝阳为主要功效，常用以治疗肝阳上亢证的药物，称为平抑肝阳药，又称平降肝阳药、平肝潜阳药。

二、性能特点

本类药物多为沉降之品，主入肝经。能平抑亢奋之肝阳，减轻或消除肝阳升发太过所致诸症。因其以介类药物居多，故有"介类潜阳"之说。

所谓平抑肝阳，是指药物能潜降肝阳，起治疗肝阳上亢证的作用，简称平肝阳、平肝。而传统习惯则根据药材的来源不同将其分为两类，即介类或矿物类药物功效多称为平肝潜阳、潜阳，植物类药物功效多称为平抑肝阳、平降肝阳。一般认为，平肝潜阳的作用较强，平抑肝阳的作用稍逊。

三、主治病证

本类药物适用于肝肾阴虚，阴不制阳，阳气浮动于上的肝阳上亢证。症见头晕目眩、头痛、耳鸣、腰膝酸软等。

四、应用原则

肝阳上亢证为本虚标实证，即肝肾阴虚为本，肝阳上亢为标，故使用本类药时多配伍滋补肝肾阴药物，益阴以制阳。若肝阳化风，导致肝风内动者，常与息风止痉药同用。兼有肝火亢盛，烦躁易怒者，常配伍清肝泻火药。兼有心神不宁者，常配伍安神药。

五、使用注意

本类药物多为介类或矿石类，用量可稍大，宜打碎先煎。因其有碍消化，故常与消食健脾药为伍。

六、现代研究

平抑肝阳药具有降血压、镇静、抗惊厥、抑制癫痫的发生、减少自主活动的作用。此外，部分药物还有解热、镇痛等多种药理作用。

石决明（Shíjuémíng）

本品首载于《名医别录》。为鲍科动物杂色鲍 *Haliotis diversicolor* Reeve、皱纹盘鲍 *Haliotis discus hannai* Ino、羊鲍 *Haliotis ovina* Gmelin、澳洲鲍 *Haliotis ruber*（Leach）、耳鲍 *Haliotis asinina* Linnaeus 或白鲍 *Haliotis laevigata*（Donovan）的贝壳（见图 106）。产于广东、福建、山东等沿海地区。夏、秋两季捕捞。

【处方用名】石决明、九孔石决明、九孔贝、煅石决明。

【主要药性】咸，寒。归肝经。

【基本功效】平肝潜阳，清肝明目。

【性能特点】本品咸寒能益阴清热，介类质重可潜阳。专入肝经，"为凉肝镇肝之要药"（《医学衷中参西录》），适用于阴虚阳亢之头痛眩晕。且"内服外点，皆决能明目"（《本草便读》），为眼科之要药。大凡目疾，无论虚实皆宜，尤以治肝热目疾见长。

【临床应用】

1. 肝阳上亢证 治肝肾阴虚，肝阳亢盛而见头痛、眩晕者，常与白芍、生地黄、牡蛎等同用。治肝阳独亢而兼有热象者，见头痛如劈，痛连目珠，或眩晕、手足震颤，可与羚羊角、钩藤、菊花等同用。

2. 目赤翳障，视物昏花 若治肝火上炎之目赤肿痛，可与黄连、车前子同用。治目生翳障，可单用水飞点眼，或与木贼、蛇蜕、白菊花等同用。治肝肾阴虚所致羞明畏光、视物模糊，可与熟地黄、枸杞子、谷精草等同用，如复明片（《中国药典》）。

此外，本品煅制外用，有收敛、制酸、止血之功。可用于疮疡久溃不敛，胃痛泛酸及外伤出血等。

【用法用量】煎服，6 ~ 20g，应打碎先煎。平肝、清肝宜生用，外用点眼宜煅用、水飞。

【使用注意】本品咸寒易伤脾胃，故脾胃虚寒，食少便溏者慎用。

【用药甄别】石决明与决明子 两者均性寒入肝经，功能清肝明目，兼能养阴，为治目疾之要药。大凡目疾，无论实证、虚证皆宜，以治肝热目疾为优。然石决明质重沉降，善平肝潜阳，为治肝阳眩晕之要药。决明子质润滑利，能润大肠之燥结，适用于肠燥津亏之便秘。

【现代研究】2020 年版《中国药典》规定：含碳酸钙（$CaCO_3$）不得少于 93.0%；煅石决明不得少于 95.0%。本品有降压、抗氧化、抑菌、影响离子通道、中和胃酸、解热、镇静、解痉、抗炎、止血等多种药理作用。

珍珠母（Zhēnzhūmǔ）

本品首载于《本草图经》。为蚌科动物三角帆蚌 *Hyriopsis cumingii*（Lea）、褶纹冠蚌 *Cristaria plicata*（Leach）或珍珠贝科动物马氏珍珠贝 *Pteria martensii*（Dunker）的贝壳。产于江苏、浙江、广东等地。全年均可捕捞。

【处方用名】珍珠母、真珠母、煅珍珠母。

【主要药性】咸，寒。归肝、心经。

【基本功效】平肝潜阳，安神定惊，明目退翳。

【性能特点】本品咸寒质重，主入肝经。能平肝阳，清肝热，兼益肝阴，既可用于阴虚阳亢之头痛眩晕，又可用于肝虚目昏及肝热目赤翳障。入心经，有镇惊安神之效，适用于心悸怔忡、失眠多梦等。

【临床应用】

1. 肝阳上亢证 治肝阴不足，肝阳上亢之头痛眩晕、耳鸣等，常与石决明相须为用；或与夏枯草、煅磁石、钩藤等同用，如清脑降压片（《中国药典》）。

2. 心神不宁证 治心火亢盛之心神不安，烦躁不眠，可与黄连、朱砂等同用。治心血不足、虚火内扰所致的心悸失眠、头晕耳鸣，可与五味子、石菖蒲、首乌藤等同用，如安神补心片（《中国药典》）。

3. 目赤翳障，视物昏花 治肝火上炎之目赤肿痛，羞明畏光，目生翳障，常与石决明、菊花、木贼等同用。治肝肾亏虚之目暗不明，视物昏花，则与枸杞子、女贞子、黑芝麻等同用。

此外，本品煅制外用，有燥湿收敛之功，可用于湿疮瘙痒，溃疡久不收口等。

【用法用量】煎服，10～25g，应打碎先煎。外用适量。

【使用注意】本品性寒易伤脾胃，故脾胃虚寒者慎用。本品质重沉降，故孕妇慎用。

【用药甄别】珍珠母与石决明 两者均咸寒入肝经，功能平肝潜阳，清肝明目，兼益肝阴，常用于肝阳上亢，目赤翳障，视物昏花等。然珍珠母又入心经，能安神定惊，可用治心神不宁，惊悸失眠等。石决明独入肝经，以清肝、平肝见长，尤为眼科之要药。

【现代研究】本品有降压、镇静催眠、抗抑郁、抗氧化、提高成骨细胞的增殖速度等多种药理作用。

牡蛎（Mǔlì）

本品首载于《神农本草经》。为牡蛎科动物长牡蛎 *Ostrea gigas* Thunberg、大连湾牡蛎 *Ostrea talienwhanensis* Crosse 或近江牡蛎 *Ostrea rivularis* Gould 的贝壳（见图107）。产于广东、福建、浙江等地。全年均可捕捞。

【处方用名】牡蛎、煅牡蛎。

【主要药性】咸，微寒。归肝、胆、肾经。

【基本功效】潜阳补阴，重镇安神，软坚散结，收敛固涩，制酸止痛。

【性能特点】本品质重沉降，"能益阴潜阳"（《本草便读》），重镇安神，适用于阴虚阳亢之头目眩晕，及心神不宁之心悸失眠等。咸能软坚，凡"一切痰血癥瘕，瘿瘤瘰疬之类，得之则化，软坚消痞，功力独绝"（《长沙药解》）。煅用"性多涩固"（《本草便读》），可用于多种滑脱证。

【临床应用】

1. 肝阳上亢证 治肝肾阴虚，肝阳上亢之头晕目眩、耳鸣耳胀、烦躁易怒等，常与代赭石、龙骨、白芍等同用，如建瓴汤（《医学衷中参西录》）。

2. 心神不宁证 常与龙骨相须为用。

3. 瘰疬瘿瘤，癥瘕痞块 治痰火郁结之瘰疬、瘿瘤，常与浙贝母、玄参、夏枯草等同用，如消瘰丸（《医学心悟》）。治气滞血瘀的癥瘕积聚，常与鳖甲、丹参、莪术等同用。

4. 滑脱诸证 治自汗、盗汗，常与黄芪、麻黄根等同用，如牡蛎散（《和剂局方》）。治遗精滑泄，常与沙苑子、芡实、龙骨等同用，如金锁固精丸（《医方集解》）。治尿频、遗尿，可与桑螵蛸、金樱子、益智仁等同用。治崩漏、带下，可与龙骨、海螵蛸、山药等配伍。

此外，本品煅用有制酸止痛之功，可用于胃痛泛酸。

【用法用量】煎服，9～30g，应打碎先煎。潜阳补阴、重镇安神、软坚散结宜生用，收敛固涩、制酸止痛宜煅用。

【用药甄别】牡蛎与龙骨 两者均能重镇安神、平肝潜阳、收敛固涩，可用治心神不安、惊悸失眠、阴虚阳亢、头晕目眩及各种滑脱证，常相须为用。然牡蛎优于平肝潜阳，又能软坚散结、制酸止痛，适用于瘰疬瘿瘤、癥瘕痞块及胃痛泛酸。龙骨长于镇惊安神，外用能敛疮，用于诸疮久不收口者。

【现代研究】2020 年版《中国药典》规定：含碳酸钙（$CaCO_3$）不得少于 94.0%。本品有降血压、镇静、催眠、安神、抗衰老、降血糖、延缓运动疲劳、提高免疫机能、抗肿瘤、抗病毒、抗急性肝损伤等多种药理作用。

赭石（Zhěshí）

本品首载于《神农本草经》。为氧化物类矿物刚玉族赤铁矿（见图 108），主含三氧化二铁（Fe_2O_3）。主产于山西、河北。全年均可采集。

【处方用名】赭石、代赭石、煅赭石。

【主要药性】苦，寒。归肝、心、肺、胃经。

【基本功效】平肝潜阳，重镇降逆，凉血止血。

【性能特点】本品质重沉降，入肝经，能平肝潜阳，适用于肝阳上亢之头痛眩晕、目胀耳鸣、烦躁易怒等。入肺胃经，能"降摄肺胃之逆气"（《长沙药解》），适用于胃气上逆之呕吐、呃逆、噫气，及肺气上逆之喘息。又"堪清血分苦而寒"（《本草便读》）。能清降气火，凉血止血，宜于气火上逆、迫血妄行诸出血。

【临床应用】

1. 肝阳上亢证 治肝阳上亢之头痛眩晕、目胀耳鸣、烦躁易怒等，常与磁石、珍珠母、牛膝等同用，如脑立清丸（《中国药典》）。

2. 肺胃气逆证 治胃气上逆之呕吐、呃逆、噫气频作者，常与旋覆花相须为用，如旋覆代赭汤（《伤寒论》）。治肺气上逆之咳嗽气喘，可单用，或随证配伍。如肺热咳喘，可与桑白皮、枇杷叶等同用；痰湿阻肺之咳喘，可配半夏、陈皮等同用。

3. 血热出血 治吐血、衄血，可单用，研细调服；或与白芍、竹茹、牛蒡子等同用，如寒降汤（《医学衷中参西录》）。治崩漏下血，可与地榆、槐花等同用。

【用法用量】煎服，9～30g，应打碎先煎。降逆、平肝宜生用，止血宜煅用。

【使用注意】本品苦寒，易伤脾胃，故脾胃虚寒，食少便溏者慎用。孕妇慎用。

【用药甄别】赭石与磁石　两者均质重沉降，入肝经。能平肝潜阳，用于肝阳上亢之头痛眩晕。然赭石又入肺胃经，长于降肺胃之逆气，多用于肺胃气逆之喘息、呕逆、噫气等；入血分，能清降气火，凉血止血，宜于气火上逆、迫血妄行诸出血。磁石偏入心肾经，兼能补肾益精，长于镇惊安神、纳气平喘、聪耳明目，适用于惊悸失眠、肾虚气喘、耳鸣耳聋等。

【现代研究】2020 年版《中国药典》规定：含铁（Fe）不得少于 45.0%。本品有镇静、抗惊厥、止血、抗炎、保护胃黏膜、兴奋肠管等多种药理作用。

蒺藜（Jílí）

本品首载于《神农本草经》。为蒺藜科植物蒺藜 *Tribulus terrestris* L. 的成熟果实。产于河南、河北、山东等地。秋季果实成熟时采收。

【处方用名】蒺藜、蒺藜子、刺蒺藜、白蒺藜、炒蒺藜。

【主要药性】辛、苦，微温；有小毒。归肝经。

【基本功效】平肝解郁，活血祛风，明目，止痒。

【**性能特点**】本品苦泄辛散，微温不热，主入肝经。能平抑肝阳，疏解肝郁，祛风明目，兼能活血，作用缓和。凡肝阳上亢之眩晕头痛，肝郁气滞之胸胁胀痛，风热上攻之目赤翳障等均可运用。此外，尚能祛风止痒，用于风疹瘙痒。

【**临床应用**】

1. 肝阳上亢证　常与钩藤、石决明、珍珠母等同用。

2. 肝郁气滞证　治肝气郁滞之胸胁胀痛，乳房作痛等，常与香附、青皮、橘叶等同用。

3. 目赤翳障　治风热上攻之目赤肿痛，多泪多眵或翳膜遮睛等，多与青葙子、木贼草、决明子等同用。

4. 风疹瘙痒，白癜风　治风疹瘙痒，常与防风、荆芥、地肤子等同用。治白癜风，可单用，或与补骨脂、乌梢蛇、白鲜皮等同用，如白癜风胶囊（《中国药典》）。

【**用法用量**】煎服，6 ～ 10g。外用适量。

【**使用注意**】孕妇慎用。

【**现代研究**】2020 年版《中国药典》规定：含蒺藜总皂苷以蒺藜苷元（$C_{27}H_{38}O_4$）计，不得少于 1.0%。本品有降压、利尿、抗菌、双向调节色素代谢、保肝、改善脑动脉血液循环、抗血栓、降血脂、抗疲劳等多种药理作用。

表 21-1　平抑肝阳药中的参考药物

药名	主要药性	基本功效	临床应用	用法用量	使用注意
罗布麻叶	甘、苦，凉。归肝经	平肝安神，清热利水	肝阳眩晕，心悸失眠，浮肿尿少	煎服，6 ～ 12g	

【复习思考题】

1. 在运用平抑肝阳药时，常配伍滋补肝肾的药物同用，为什么？

2. 赭石重镇降逆，简述其临床运用。

3. 牡蛎与芒硝均味咸软坚，其功用有何不同？

第二十二章
息风止痉药

一、含义

凡以息风止痉为主要功效，常用以治疗肝风内动证的药物，称为息风止痉药。简称息风药，或止痉药。

二、性能特点

本类药物性偏寒凉，主入肝经。能抑制风动，平定抽搐。因其以虫类动物居多，故有"虫类搜风"之说。本章药物的主要功效为息风止痉。

所谓息风止痉，是指药物能平息肝风，以制止痉挛抽搐，起治疗肝风内动证的作用。简称息风或止痉。

三、主治病证

本类药物适用于风阳、火热、阴血亏虚所致，以肢体抽搐、眩晕、震颤等为主要表现的肝风内动证。

四、应用原则

主要根据肝风内动的病因病机及兼证进行配伍用药。如治肝阳化风者，宜息风止痉药与平抑肝阳药同用。治热极生风之证，宜配伍清热泻火之品。治阴血虚生风者，当配伍养阴补血之品。若兼窍闭神昏者，当配伍开窍醒神之品；兼心神不安、失眠多梦者，当配伍安神药。

五、使用注意

使用本类药物要注意药物寒温之性。药性寒凉者，不宜用于脾虚慢惊等证属虚寒者；药性温燥者，不宜用于热盛风动、肝阳化风等证属温热者。

六、现代研究

本类药物多具有镇静、抗惊厥等作用。部分药物还具有解热、降压、抗炎、镇静、镇痛等多种药理作用。

羚羊角（Língyángjiǎo）

本品首载于《神农本草经》。为牛科动物赛加羚羊 *Saiga tatarica* Linnaeus 的角（见图109）。

主产于俄罗斯。全年均可捕捉。

【处方用名】羚羊角、羚羊角粉。

【主要药性】咸，寒。归肝、心经。

【基本功效】平肝息风，清肝明目，散血解毒。

【性能特点】本品咸寒质重，主入肝经，兼入心经。善能清肝火，"为眼疾有热者无上妙药"（《医学衷中参西录》）；长于平肝阳，宜于肝阳上亢之眩晕头痛，作用显著；更能息肝风，善"治厥阴之风痉"（《本草便读》），尤宜于热盛风动之惊痫抽搐；最能清大热而清心凉肝，对温热病壮热神昏及温毒发斑甚效。

【临床应用】

1. 肝风内动证　治温热病热邪炽盛之高热神昏、惊厥抽搐，可单用锉粉，装胶囊服用，如羚羊角胶囊（《中国药典》）；或与钩藤、白芍、菊花等同用，如羚角钩藤汤（《通俗伤寒论》）。

2. 肝阳上亢证　治肝阳上亢之头晕、头胀、头痛、耳鸣等，可单用，或与夏枯草、黄芩、槲寄生同用，如复方羚角降压片（《中国药典》）。

3. 肝火上炎，目赤翳障　可单用，或与决明子、黄芩、龙胆草等同用，如羚羊角散（《和剂局方》）。

4. 壮热神昏，温毒发斑　治温热病壮热神昏，惊厥抽搐等，常与西瓜霜、石膏、北寒水石等同用，如瓜霜退热灵胶囊（《中国药典》）。治温毒发斑，可单用锉末服，或配生地黄、赤芍、大青叶等同用。

【用法用量】煎服，1～3g，宜另煎2小时以上；磨汁或研粉服，每次0.3～0.6g。

【使用注意】本品性寒，脾虚慢惊者忌用。

【现代研究】本品有镇静、抗惊厥、解热、降血压等多种药理作用。

附：山羊角

本品为牛科动物青羊 *Naemorhedus goral* Ltardwicke 的角。咸，寒；归肝经。功能平肝镇惊。用于肝阳上亢之头晕目眩，肝火上炎之目赤肿痛及惊痫抽搐等。其性能、功用与羚羊角相似，唯药力较弱，可作为羚羊角的代用品。煎服，10～15g。

牛黄（Niúhuáng）

本品首载于《神农本草经》。为牛科动物牛 *Bos taurus domesticus* Gmelin 的胆结石。产于西北、东北、华北等地。宰牛时，如发现胆囊、胆管或肝管中有牛黄，立即采收。

【处方用名】牛黄、天然牛黄、西牛黄、京牛黄、丑宝。

【主要药性】甘，凉。归心、肝经。

【基本功效】清心，豁痰，开窍，凉肝，息风，解毒。

【性能特点】本品性凉，主入心肝经。善清心凉肝，息风止痉，豁痰开窍，适用于热盛风动、惊痫抽搐，热邪内陷心包，或痰热蒙闭心窍之高热烦躁、神昏谵语等，可使"风火息，神魂清，诸证自瘳矣"（《本草经疏》）。又"能解疔肿痈疽诸毒"（《本草述钩元》），常用于咽喉肿痛、口舌生疮、痈肿疔疮等热毒证。

【临床应用】

1. 肝风内动证　治小儿惊风，高热抽搐，牙关紧闭，烦躁不安者，可与全蝎、僵蚕、天竺黄等同用，如牛黄镇惊丸（《中国药典》）。治癫痫时时发动，不知人事者，常与珍珠、琥珀、钩藤等同用，如定心神牛黄丸（《圣济总录》）。

2. 窍闭神昏 治痰火内盛所致烦躁不安，神志昏迷，常与水牛角、冰片、朱砂等同用，如速效牛黄丸（《中国药典》）。治温热病热邪内陷心包，或痰热蒙闭心窍之高热烦躁，神昏谵语，及中风、中暑、小儿惊厥属痰热内闭者，常与麝香、安息香、琥珀等同用，如至宝丹（《和剂局方》）。

3. 热毒证 治火热内盛，咽喉肿痛，牙龈肿痛，口舌生疮等，常与雄黄、石膏、大黄等同用，如牛黄解毒片（《中国药典》）。治热毒蕴结，疔痈疮疖，可与珍珠母、蟾酥、青黛等同用，如牛黄消炎丸（《中国药典》）。

【用法用量】0.15～0.35g，多入丸散用。外用适量，研末敷患处。

【使用注意】孕妇慎用。

【现代研究】2020年版《中国药典》规定：含胆酸（$C_{24}H_{40}O_5$）不得少于4.0%，胆红素（$C_{33}H_{36}N_4O_6$）不得少于25.0%。本品有镇静、抗惊厥、解热、祛痰、强心、抗缺氧、清除自由基、抗衰老、利胆、保肝、抗炎、抑菌等多种药理作用。

【备   注】本品为牛的病理产物。"所谓黄者，牛之病也。牛黄凝于肝胆而成黄，故名牛黄"（《本草纲目》）。其中，取自病牛胆囊、胆管或肝管的结石为天然牛黄。因其药源紧缺，不能满足临床用药的需要。另有人工牛黄，由牛胆粉、胆酸、猪去氧胆酸、牛磺酸、胆红素、胆固醇、微量元素等加工制成。其性能功用与天然牛黄相似，现已广泛使用。

钩藤（Gōuténg）

本品首载于《名医别录》。为茜草科植物钩藤 *Uncaria rhynchophylla*（Miq.）Miq. ex Havil.、大叶钩藤 *Uncaria macrophylla* Wall.、毛钩藤 *Uncaria hirsuta* Havil.、华钩藤 *Uncaria sinensis*（Oliv.）Havil. 或无柄果钩藤 *Uncaria sessilifructus* Roxb. 的带钩茎枝（见图110）。产于广东、广西、湖南等地。秋、冬两季采收。

【处方用名】钩藤、双钩藤。

【主要药性】甘，凉。归肝、心包经。

【基本功效】息风定惊，清热平肝。

【性能特点】本品轻清而凉，主入肝经，兼入心包经。善息肝风，平肝阳，清肝热，"专理肝风相火之病"（《本草正》），适用于肝经热极风动之惊痫抽搐、肝阳上亢之头晕目眩及肝经有热之头胀头痛等。

【临床应用】

1. 肝风内动证 治肝经热盛动风，壮热抽搐，常与羚羊角、生地黄、生白芍等同用，如羚角钩藤汤（《通俗伤寒论》）。

2. 肝阳上亢，头晕目眩；肝经有热，头胀头痛 治疗前者，常与夏枯草、煅磁石、珍珠母等同用，如清脑降压片（《中国药典》）。治疗后者，可与夏枯草、栀子、菊花等同用。

【用法用量】煎服，3～12g，宜后下。

【现代研究】本品有镇静、抗癫痫、降血压等多种药理作用。

天麻（Tiānmá）

本品首载于《神农本草经》。为兰科植物天麻 *Gastrodia elata* Bl. 的块茎（见图111）。产于湖北、四川、云南等地。立冬后至次年清明前采挖。

【处方用名】天麻、明天麻。

【主要药性】甘，平。归肝经。

【基本功效】息风止痉，平抑肝阳，祛风通络。

【性能特点】本品药性平和，主入肝经。长于"息风平肝，宁神镇静"（《本草正义》）。凡肝风内动之惊痫抽搐或肝阳上亢之眩晕头痛，无论寒热虚实皆宜，尤为治眩晕头痛之要药。又能祛外风，"通关透节"（《本草撮要》），凡"诸风湿滞于关节者皆能通利"（《本草发明》）。总之，"内风可定，外风亦可定，各随佐使而立功耳"（《本草便读》）。

【临床应用】

1. 肝风内动证 治小儿急慢惊风，大人中风涎壅，半身不遂，言语艰难等，可与半夏、茯苓、白术等同用，如天麻散（《卫生宝鉴》）。若治破伤风，痉挛抽搐、角弓反张等，可与天南星、白附子、防风等配伍，如玉真散（《外科正宗》）。

2. 眩晕头痛 治肝阳上亢之头痛、眩晕，可单用炖服，或研末吞服；或与钩藤相须为用。若治风痰上扰之眩晕头痛，可与半夏、茯苓、白术等同用，如半夏白术天麻汤（《医学心悟》）。

3. 肢体麻木，手足不遂，风湿痹痛 常与独活、杜仲、牛膝等同用，如天麻丸（《中国药典》）。

【用法用量】煎服，3～10g。研末冲服，每次 1～1.5g。

【用药甄别】天麻与钩藤 两者均能息风止痉、平抑肝阳，适宜于肝风内动、肝阳上亢之证，常相须为用。然天麻性平，对于肝风内动或肝阳上亢，无论寒热虚实皆宜，尤为治眩晕头痛之要药；又能祛外风，通经络，适用于风湿痹痛，肢体麻木，手足不遂等。钩藤性凉，兼能清肝热，尚可用于肝经有热之头胀头痛。

【现代研究】2020 年版《中国药典》规定：含天麻素（$C_{13}H_{18}O_7$）和对羟基苯甲醇（$C_7H_8O_2$）的总量不得少于 0.25%。本品有镇静、抗惊厥、降血压、抗心肌缺血、抗心律失常、抗炎、抗衰老、抗氧化、抗辐射、扩血管、抗凝血、抗血栓等多种药理作用。

地龙（Dìlóng）

本品首载于《神农本草经》。为钜蚓科动物参环毛蚓 *Pheretima aspergillum*（E. Perrier）、通俗环毛蚓 *Pheretima vulgaris* Chen、威廉环毛蚓 *Pheretima guillelmi*（Michaelsen）或栉盲环毛蚓 *Pheretima pectinifera* Michaelsen 的全体（见图 112）。产于广东、广西、上海等地。春季至秋季捕捉。

【处方用名】地龙、干地龙、广地龙。

【主要药性】咸，寒。归肝、肺、脾、膀胱经。

【基本功效】清热定惊，通络，平喘，利尿。

【性能特点】本品性寒，"能除有余邪热"（《本草经疏》），所治诸疾皆与热相关。如入肝经，有清热止惊之能，宜于肝经热盛风动之证；入肺经，有清肺平喘之功，宜于邪热壅肺之喘息不止，喉中哮鸣有声；入膀胱经，"能解热疾而利小便"（《药性纂要》），宜于热结膀胱之小便不利或尿闭。性善走窜，长于通经活络。凡经络阻滞，血脉不畅，肢体关节不利者皆宜，尤以治热痹为佳。

【临床应用】

1. 肝风内动证 治高热惊痫抽搐，可与牛黄、钩藤、僵蚕等同用。治伤寒热极烦闷，狂躁不安，可单用生品绞汁或水煎服。

2. 中风偏瘫，痹证　治气虚血滞、脉络瘀阻之中风，半身不遂、口眼㖞斜等，常与黄芪、当归、川芎等同用，如补阳还五汤（《医林改错》）。治关节红肿热痛、屈伸不利之热痹，常与秦艽、防己、忍冬藤等同用。

3. 肺热喘咳　可单味研末服，或与麻黄、苦杏仁、桑白皮等同用。若治痰热阻肺，咳嗽气喘，吐痰黄稠者，可与麻黄、石膏、葶苈子等同用，如清肺消炎丸（《中国药典》）。

4. 水肿尿少　治热结膀胱之水肿、小便不利或尿闭，可单用，或与泽泻、车前子等同用。

【用法用量】煎服，5～10g。研末吞服，每次1～2g。外用适量。

【使用注意】本品咸寒，易伤脾胃，故脾胃虚寒者慎用。

【现代研究】本品有解热、镇静、抗惊厥、抗血栓、抗凝血、降血压、抗炎、镇痛、平喘、增强免疫、抗肿瘤、抗菌、利尿等多种药理作用。

全蝎（Quánxiē）

本品首载于《蜀本草》。为钳蝎科动物东亚钳蝎 *Buthus martensii* Karsch 的全体（见图113）。产于河南、山东、湖北等地。春末至秋初捕捉。

【处方用名】全蝎、全虫。

【主要药性】辛，平；有毒。归肝经。

【基本功效】息风镇痉，通络止痛，攻毒散结。

【性能特点】本品性善走窜，主入肝经，搜风定搐力强，为"治风要药"（《本草纲目》）。凡"大人中风，小儿惊痫，属实邪者皆可用之"（《本草便读》）。善"穿筋透骨，逐湿除风"（《本草撮要》），常用于风湿顽痹及顽固性偏正头痛。其性虽毒，能攻毒散结，"消除一切疮疡"（《医学衷中参西录》），适用于疮疡肿毒、瘰疬痰核等，内服外用均可。

【临床应用】

1. 肝风内动证　治小儿惊风，中风口眼㖞斜，手足偏废不举等，可与僵蚕、天麻、天南星等同用，如全蝎散（《阎氏小儿方论》）。治癫痫抽搐，口吐涎沫者，可与天麻、石菖蒲、僵蚕等同用，如癫痫康胶囊（《中国药典》）。

2. 风湿顽痹，偏正头痛　治痹证日久不愈，筋脉拘挛，甚则关节变形之顽痹，可与麝香少许共为末，温酒送服，如全蝎末方（《直指方》）。治顽固性偏正头痛，可单味研末吞服，或与细辛、麻黄等同用，如神圣散（《圣济总录》）。

3. 疮痈肿毒，瘰疬痰核　治诸疮毒肿，可与乳香、穿山甲、蟾酥等同用。治多年瘰疬，可与胡桃肉为丸服，如全蝎丸（《外科启玄》）。

【用法用量】煎服，3～6g。研末吞服，每次0.6～1g。外用适量。

【使用注意】本品有毒，用量不宜过大。孕妇禁用。

【现代研究】本品有抗惊厥、抗癫痫、抗肿瘤、镇痛、抗凝血、抗血栓、增强免疫、抗肝损伤、抗炎、抗菌等多种药理作用。

蜈蚣（Wúgōng）

本品首载于《神农本草经》。为蜈蚣科动物少棘巨蜈蚣 *Scolopendra subspinipes mutilans* L. Koch 的全体（见图114）。产于湖北、浙江、江苏等地。春、夏两季捕捉。

【处方用名】蜈蚣。

【主要药性】辛，温；有毒。归肝经。

【基本功效】息风镇痉，通络止痛，攻毒散结。

【性能特点】本品走窜通达，主入肝经，善能搜风，止痉力强，为治肝风内动、痉挛抽搐之要药。"旁达经络"（《医林纂要》），具有较好的祛风通络止痛之功，常用于风湿顽痹，偏正头痛。辛温有毒，能以毒攻毒，散肿行瘀，"凡一切疮疡诸毒皆能消之"（《医学衷中参西录》）。又善解虫蛇之毒，可用于蛇虫咬伤。

【临床应用】

1. 肝风内动证　每与全蝎相须为用，协同增效。

2. 风湿顽痹，偏正头痛　治风湿顽痹，常与地龙、威灵仙、全蝎等同用。治头风痛，经年不愈，可与川芎、僵蚕、白附子等同用。

3. 疮痈肿毒，瘰疬痰核，蛇虫咬伤　治一切无名肿毒，大小痈疖，常与皂角、乳香、当归等同用。治瘰疬痰核，可单用研末调服，或用夏枯草煎汤送服。治蛇虫咬伤，可单用研粉服，或与地龙同捣为末，外敷患处。

【用法用量】煎服，3 ～ 5g。研末吞服，每次 0.6 ～ 1g。外用适量。

【使用注意】本品有毒，用量不宜过大。孕妇禁用。

【用药甄别】全蝎与蜈蚣　两者皆为有毒的虫类药，性能功用相似，常相须为用。均能息风镇痉，通络止痛，攻毒散结。适用于肝风内动，痉挛抽搐；风湿顽痹，顽固性头痛；疮痈肿毒，瘰疬痰核等。然蜈蚣性温，力峻毒大；全蝎性平，药力及毒性较蜈蚣稍逊。

【现代研究】本品有抗惊厥、镇痛、抗肿瘤、促消化、抗动脉粥样硬化、抗心肌缺血、改善微循环、抗氧化、抗衰老、促进组织修复、抗炎、抗菌、抗病毒等多种药理作用。

僵蚕（Jiāngcán）

本品首载于《神农本草经》。为蚕蛾科昆虫家蚕 *Bombyx mori* Linnaeus 4 ～ 5 龄的幼虫感染（或人工接种）白僵菌 *Beauveria bassiana*（Bals.）Vuillant 而致死的全体。产于浙江、江苏、四川等地。多于春、秋季生产，将感染白僵菌病死的蚕干燥。

【处方用名】僵蚕、白僵蚕、炒僵蚕。

【主要药性】咸、辛，平。归肝、肺、胃经。

【基本功效】息风止痉，祛风止痛，化痰散结。

【性能特点】本品平而偏凉，息风止痉，功似全蝎、蜈蚣而力稍逊。兼可祛痰，"善治一切风痰、相火之病"（《本草汇言》），尤宜于风动抽搐夹有痰热者。味辛能外散风热，用于风热上攻之头痛、目赤、咽痛，及风疹瘙痒。咸能软坚散结，适用于痰火郁结之瘰疬痰核。

【临床应用】

1. 肝风内动证　治小儿痰热急惊风，可与全蝎、牛黄、胆南星等同用，如千金散（《寿世保元》）。治破伤风，牙关紧闭，角弓反张者，可与生姜汁调服或局部外敷，如白僵蚕散（《圣济总录》）。治中风手足不遂，语言不正，可与制川乌、蜈蚣、没药同用，如僵蚕丸（《圣济总录》）。

2. 风热头痛，目赤咽痛，风疹瘙痒　治风热头痛，可单用研末，葱茶调服；或与菊花、石膏为伍，如白僵蚕丸（《圣济总录》）。治风热目赤肿痛，可与桑叶、菊花等同用。治喉痹，咽喉肿痛，可与冰片、硼砂等研末吹喉，或与牛蒡子为伍，如消毒丸（《杨氏家藏方》）。治风疹瘙痒，可与地肤子、蝉蜕、赤芍等同用。

3. 瘰疬痰核，发颐痄腮 治痰火郁结之瘰疬痰核，可与浙贝母、牡蛎、玄参等同用。治疗肿、痄腮等，可单用为末调敷。

【用法用量】煎服，5～9g。研末吞服，每次 1～1.5g。散风热宜生用，余多制用。

【现代研究】本品有抗惊厥、镇静、催眠、抗凝血、抗肿瘤、抗菌等多种药理作用。

表 22-1　息风止痉药中的参考药物

药名	主要药性	基本功效	临床应用	用法用量	使用注意
珍珠	甘、咸，寒。归心、肝经	安神定惊，明目退翳，解毒生肌，润肤祛斑	惊悸失眠，惊风癫痫，目赤翳障，疮疡不敛，皮肤色斑	入丸、散用，每次 0.1～0.3g。外用适量	

【复习思考题】

1. 何谓息风止痉药？如何理解"介类潜阳、虫类搜风"之说？
2. 息风与祛风有何区别？试举例加以说明。
3. 天麻能定内、外之风，简述其功效及运用。

一、含义

凡以开窍醒神为主要功效，常用以治疗闭证神昏的药物，称为开窍药。因其气味芳香，又称芳香开窍药。

二、性能特点

本类药物多气味辛香，性善走窜，主入心经。能启闭开窍，使邪气蒙闭心窍之神志昏迷得以复苏，从而达到急救的目的。本章药物的主要功效为开窍。

所谓开窍，是指辛香走窜的药物能开通闭塞之心窍，主要用于急救闭证神昏，又称芳香开窍、开窍醒神、开关通窍、醒脑回苏、开闭等。其中，药性温热者称为"温开"，药性寒凉者称为"凉开"。

三、主治病证

本类药物适用于各种邪气壅盛，蒙闭心窍所致的神志昏迷。其中，闭证兼见面红、身热、苔黄、脉数者为热闭，闭证兼见面青、身凉、苔白、脉迟者为寒闭，均可用本类药物急救之。

四、应用原则

闭证有寒闭与热闭之分，必须明辨。根据闭证的不同性质，正确选用"温开"或"凉开"的药物，并随证配伍。如寒闭宜温开，配以温里祛寒药同用。热闭宜凉开，配以清热泻火解毒药。若窍闭神昏兼惊厥抽搐者，宜配息风止痉药；兼见烦躁不安者，宜配安神药。

五、使用注意

神志昏迷有闭证与脱证之分，闭证属实，脱证为虚。开窍药只用于闭证，忌用于脱证。本类药物多为治标之品，易耗伤正气，故宜暂服，不可久用。因其辛香之性易于挥发，故一般不入煎剂，多入丸、散剂。孕妇慎用或忌用。

六、现代研究

开窍药能兴奋中枢神经系统、抗惊厥、保护心肌细胞、保护脑损伤、促进血脑屏障开放。尚有镇静、催眠、抗癫痫、抗缺氧、抗炎、镇痛、抗生育等多种药理作用。

麝香（Shèxiāng）

本品首载于《神农本草经》。为鹿科动物林麝 *Moschus berezovskii* Flerov、马麝 *Moschus sifanicus* Przewalski 或原麝 *Moschus moschiferus* Linnaeus 成熟雄体香囊中的干燥分泌物（见图 115）。主产于四川、西藏、云南等地。野麝多在冬季至次春猎取。

【处方用名】麝香、元寸香、元寸、寸香、当门子。

【主要药性】辛，温。归心、脾经。

【基本功效】开窍醒神，活血通经，消肿止痛。

【性能特点】本品辛温气香，性善走窜，主入心经。长于通关开窍，为醒神回苏之要药。大凡闭证神昏，无论属寒属热均为首选。因其为"温开"之品，故以治寒闭神昏最宜。能行血脉之瘀滞，"开经络之壅遏"（《本草纲目》），广泛用于瘀血阻滞的病证。又能活血行散，"除一切恶疮痔漏肿痛"（《本草正义》），有消肿散结止痛之效。

【临床应用】

1. 闭证神昏　治寒邪秽浊蒙闭清窍，突然昏倒，不省人事等，常与苏合香、檀香、安息香等同用，如苏合香丸（《和剂局方》）。治邪热内陷心包，高热烦躁，神昏谵语，或小儿惊厥属邪热内闭者，常配牛黄、冰片、朱砂等同用，如安宫牛黄丸（《温病条辨》）。

2. 血瘀证　治血瘀经闭，常与丹参、川芎、红花等同用。治癥瘕痞块，可与水蛭、三棱等同用。治胸痹心痛，常与牛黄、苏合香、冰片等同用，如麝香保心丸（《中国药典》）。治跌打伤痛，风湿痹痛等，可与红花、冰片、三七等同用，如麝香祛痛搽剂（《中国药典》）。

3. 疮疡肿毒，咽喉肿痛　治疮疡肿毒，常与雄黄、乳香、没药同用。治痔疮肿痛，可与牛黄、三七粉等同用。治咽喉肿痛，可与牛黄、蟾酥、珍珠等配伍，如六神丸（《部颁标准》）。

【用法用量】入丸散，每次 0.03～0.1g。外用适量。不宜入煎剂。

【使用注意】孕妇禁用。

【现代研究】2020 年版《中国药典》规定：含麝香酮（$C_{16}H_{30}O$）不得少于 2.0%。本品有调节睡眠、增强耐缺氧、保护脑损伤、改善学习记忆、强心、保护心肌细胞、增强免疫、促进生理状态下的血脑屏障开放、兴奋呼吸、兴奋子宫、抗着床和抗早孕、抗炎、抗菌、抗溃疡、抗肿瘤等多种药理作用。

冰片（Bīngpiàn）

本品首载于《新修本草》。为松节油、樟脑等经化学方法合成的结晶。

【处方用名】冰片、合成龙脑。

【主要药性】辛、苦，微寒。归心、脾、肺经。

【基本功效】开窍醒神，清热止痛。

【性能特点】本品辛香芳烈，"性善走窜开窍，无往不达"（《本草经疏》）。凡"一切卒暴气闭，痰结神昏之病，非此不能治"（《本草汇言》）。功似麝香而力稍逊，无论寒闭、热闭皆宜。因其性偏寒凉，为"凉开"之品，故以治热闭神昏为宜。尚有清热止痛之功，为五官科所常用。

【临床应用】

1. 闭证神昏　治热闭神昏，常配麝香、牛黄、朱砂等同用，如安宫牛黄丸（《温病条辨》）。治寒闭神昏，常与苏合香、檀香、安息香等同用，如苏合香丸（《和剂局方》）。

2. 目赤口疮，咽喉肿痛，耳道流脓　治目赤肿痛，单用点眼即效。治咽喉肿痛，口舌生疮，常与硼砂、朱砂、玄明粉共研细末，吹敷患处，如冰硼散（《外科正宗》）。治耳疖，耳道流脓，常与枯矾、海螵蛸、煅龙骨共研末吹耳。

【用法用量】入丸、散，每次 0.15 ～ 0.3g。外用适量，研粉点敷患处。

【使用注意】孕妇慎用。

【用药甄别】冰片与麝香　两者均辛香走窜，可开窍醒神，用治闭证神昏，常相须为用。然麝香为"温开"之剂，开窍力强，为醒神回苏之要药；又能活血通经，消肿止痛，广泛用于各种瘀血证，及疮疡肿毒，咽喉肿痛等。冰片为"凉开"之剂，开窍之力不及麝香；又能清热止痛，常用于目赤口疮、咽喉肿痛、耳道流脓等五官科疾患。

【现代研究】2020 年版《中国药典》规定：含樟脑（$C_{10}H_{16}O$）不得过 0.50%，龙脑（$C_{10}H_{18}O$）不得少于 55.0%。本品有抗炎、抗菌、镇痛、镇静、促进药物透过血脑屏障、抗脑缺血 - 再灌注急性期炎性损伤、抗角膜上皮细胞损伤、抗生育等多种药理作用。

【备注】《中国药典》（2020 年版）收载了右旋龙脑、左旋龙脑和合成龙脑三个品种。右旋龙脑为樟科植物樟 *Cinnamomum camphora*（L.）Presl 的新鲜枝、叶经提取加工制成，称"天然冰片"；左旋龙脑为菊科植物艾纳香 *Blumea balsamifera*（L.）DC. 的新鲜叶经提取加工制成的结晶，称"艾片"；合成龙脑为松节油、樟脑等经化学方法合成的结晶，称"冰片"。三者来源不同，但性能、功效及临床运用相似。其中，合成龙脑为临床运用的主流品种。

苏合香（Sūhéxiāng）

本品首载于《新修本草》。为金缕梅科植物苏合香树 *Liquidambar orientalis* Mill. 的树干渗出的香树脂经加工精制而成。产于土耳其、埃及、叙利亚等国，我国广西、云南亦产。初夏采集。

【处方用名】苏合香。

【主要药性】辛，温。归心、脾经。

【基本功效】开窍，辟秽，止痛。

【性能特点】本品性温气香，开窍醒神，作用似冰片而力稍逊。长于温通辟秽，对于寒邪、痰浊内闭心窍之寒闭证，"服此使闭闷者疏通，昏乱者省觉"（《本草汇言》）。又善温散胸腹之寒凝，止痛效佳，适用于寒凝气滞、心脉不通之胸痹心痛。

【临床应用】

1.寒闭神昏　治寒邪、痰浊内闭之中风痰厥，猝然昏倒等，常与麝香、安息香、檀香等同用，如苏合香丸（《和剂局方》）。

2.胸痹心痛　治寒凝气滞、心脉不通所致的胸痹心痛，常与冰片、乳香、檀香等同用，如冠心苏合香丸（《中国药典》）。

【用法用量】0.3 ～ 1g，多入丸散剂服。

【现代研究】2020 年版《中国药典》规定：含肉桂酸（$C_9H_8O_2$）不得少于 5.0%。本品有催眠、抗惊厥、脑保护、抗心肌缺氧、改善心功能、抗血栓形成、抗血小板聚集、改善血液流变性、促进生理状态下的血脑屏障开放、祛痰、抗炎等多种药理作用。

石菖蒲（Shíchāngpú）

本品首载于《神农本草经》。为天南星科植物石菖蒲 *Acorus tatarinowii* Schott 的根茎（见图 116）。产于四川、浙江、江苏等地。秋、冬两季采挖。

【处方用名】石菖蒲、菖蒲。

【主要药性】辛、苦，温。归心、胃经。

【基本功效】开窍豁痰，醒神益智，化湿开胃。

【性能特点】本品辛香走窜，苦燥温通。"力能通心利窍，开郁豁痰"（《药性切用》）。"凡心窍之闭，非石菖蒲不能开"（《本草新编》），适用于痰浊蒙蔽心窍之神志昏乱，也可用于多种原因所致的心神不宁、耳鸣耳聋。芳香能化湿醒脾，开胃宽中，适用于湿浊中阻之脘腹痞满、纳呆少食等。

【临床应用】

1. 闭证神昏　治中风痰迷心窍，神志昏乱，舌强不语等，常与半夏、天南星、橘红等同用，如涤痰汤（《济生方》）。治癫痫风痰闭阻，痰火扰心，神昏抽搐，口吐涎沫者，常与僵蚕、胆南星、全蝎等同用，如癫痫康胶囊（《中国药典》）。

2. 心神不宁，耳鸣耳聋　治心血不足、虚火内扰所致的心悸失眠、头晕耳鸣，常与丹参、五味子等同用，如安神补心丸（《中国药典》）。治心肾两虚之耳鸣耳聋，可与磁石、骨碎补等同用。

3. 湿阻中焦证　常与广藿香、厚朴、苍术等同用。若治湿热毒盛，下痢呕逆，食不得入之噤口痢，可与黄连、陈皮、石莲子等同用，如开噤散（《医学心悟》）。

【用法用量】煎服，3～10g。

【现代研究】2020 年版《中国药典》规定：含挥发油不得少于 0.7%（mL/g）。本品有镇静、抗惊厥、抗抑郁、改善学习记忆、抗心脑缺血损伤、调节胃肠运动、平喘、祛痰、镇咳等多种药理作用。

表 23-1　开窍药中的参考药物

药名	主要药性	基本功效	临床应用	用法用量	使用注意
安息香	辛、苦、平。归心、脾经。	开窍清神，行气活血，止痛	中风痰厥，气郁暴厥，中恶昏迷，心腹疼痛，产后血晕，小儿惊风	入丸、散，0.6～1.5g	

【复习思考题】

1. 何谓开窍药？开窍药适用于闭证，忌用于脱证，为什么？

2. 麝香为开窍醒神之要药，如何理解？

3. 冰片清热止痛，主要用于哪些病症，如何使用？

第二十四章

补虚药

扫一扫，查阅本章数字资源，含PPT、音视频、图片等

一、含义

凡以补虚扶弱，纠正人体气血阴阳不足为主要功效，常用以治疗各种虚证的药物，称为补虚药，亦称补养药或补益药，简称"补药"。

二、性能特点

补虚药多具甘味，能补益虚损，扶助正气，消除各种虚弱证候。即所谓"虚则补之"（《黄帝内经》）之意。本章药物的主要功效为补虚、补气、补阳、补血、补阴等。

所谓补虚，即补益气血阴阳虚损，治疗各种虚证的功效，又称补益、补养。其中，药性偏温，能补益脏气，以治疗气的功能减退，或脏腑组织机能减退所致虚弱证候为主的功效，称补气，又称益气；能温助一身之阳气，以治疗体内阳气亏损所致虚寒证候为主的功效，称为补阳，又称助阳。性偏寒凉，能补阴滋液，生津润燥，兼能清热，以治疗阴液亏少，滋润、濡养作用减退所致各种干燥症状及虚热证为主的功效，称为补阴，又称养阴、滋阴、益阴。药性或温或凉，功能补血，以治疗血虚不能濡养脏腑、经络、组织所致虚弱证候为主的功效，称为补血，又称养血。

三、主治病证

本类药物适用于人体脏腑、气血、津液、精髓等正气亏虚所致的各种证候，包括气虚证、阳虚证、血虚证和阴虚证等，详见各节概述。

四、药物分类

根据补虚药的药性特点及主治病证不同，常分为补气药、补阳药、补血药和补阴药四类。

五、应用原则

由于虚证有气虚、血虚、阴虚、阳虚之分，故使用补虚药时首先应针对虚证的不同类型分别选用不同功效的补虚药。由于人体的气血阴阳，在生理上相互依存，在病理上相互影响，故运用补虚药时，常需相兼为用。如阳虚多兼气虚，气虚可致阳虚；阴虚多兼血虚，血虚可致阴虚，故补气药与补阳药，补血药与补阴药常相须为用。气为血之帅，血为气之母。故治气虚证当配补血药，使气有所归；治血虚证当配补气药，使气旺则生血。《景岳全书》云："善补阳者必于阴中求阳，则阳得阴助而生化无穷；善补阴者必于阳中求阴，则阴得阳升而泉源不竭。"故治阳虚证常

配补阴药，治阴虚证常配补阳药。至于气血两亏，阴阳俱虚，则当气血双补、阴阳兼顾。

六、使用注意

使用补虚药，首先应避免盲目使用，防止不当补而误补。使用补虚药扶正祛邪，要分清主次，处理好祛邪与扶正的关系，使祛邪而不伤正，补虚而不留邪。补阳药性温热，能伤阴助火，阴虚火旺者忌用；补血药与补阴药性多黏滞，易妨碍脾胃运化而生湿，故湿浊中阻、腹胀便溏者不宜用。补虚药如作汤剂，一般宜适当久煎，使药味尽出。虚证一般病程较长，故补虚药多作丸剂、膏剂等成药制剂，便于服用。

七、现代研究

本类药物有增强免疫、延缓衰老、调节内分泌功能、抗辐射、耐缺氧、抗疲劳、抗氧化、促进造血功能、降血脂、降血糖等多种药理作用。

第一节　补气药

本节药物多为甘温或甘平之品，能补益脏气，主治气的功能减退，或脏腑组织机能减退所致的虚弱证候。因补气药主入脾、肺两经，尤善补脾气和益肺气，故主要适用于脾、肺气虚之证。脾气虚则见食欲不振，脘腹虚胀，大便溏薄，体倦神疲，面色萎黄或㿠白，消瘦或一身虚浮，甚或脱肛、脏器下垂等。肺气虚则见气少不足以息，动则益甚，咳嗽无力，声音低怯，甚或喘促，体倦神疲，易出虚汗等。

补气药多壅而不灵，用之不当则有滞气之弊，易致中满腹胀，故常须配理气药同用，可使之补而不滞。

人参（Rénshēn）

本品首载于《神农本草经》。为五加科植物人参 *Panax ginseng* C. A. Mey. 的根和根茎（见图117）。主产于吉林、辽宁、黑龙江。传统以吉林所产者为佳，名"吉林人参""吉林参"。其中，野生的名"山参"，人工栽培的名"园参"。多于秋季采挖。

【处方用名】红参、白参、参须、别直参。

【主要药性】甘、微苦，微温。归脾、肺、心、肾经。

【基本功效】大补元气，复脉固脱，补脾益肺，生津养血，安神益智。

【性能特点】本品甘而微苦、微温，"职专补气"（《本草通玄》）。重用则药力强大，能"大补元气"（《本草备要》），复脉固脱，为治元气虚极欲脱之要药。轻用则"脏腑之有气虚者皆能补之"（《本草正》），尤善补脾肺之气，治脾肺气虚诸证。通过补气，能使元气充沛，阴血津液得以化生，心神得宁，心智得聪。故凡一切气、血、阴津不足之证皆可应用，为"虚劳内伤第一要药"（《本草纲目》）。

【临床应用】

1. 元气虚脱证　治元气虚极欲脱，气短神疲，脉微欲绝之急危重证，单用有效，如独参汤（《景岳全书》）。若治气虚欲脱，兼见四肢厥逆、冷汗淋漓等亡阳征象者，常与附子配伍，如参附汤（《正体类要》）。

2. 脾肺气虚证　治脾气虚弱，运化失职之食少倦怠、腹胀便溏等，每与白术、茯苓、甘草同用，如四君子汤（《和剂局方》）。治肺气不足，咳嗽无力，气短喘促者，常与黄芪、五味子、紫菀等同用，如补肺汤（《千金要方》）。

3. 津伤口渴，内热消渴　治热病气津两伤，身热烦渴，口舌干燥者，常与石膏、知母等同用，如白虎加人参汤（《伤寒论》）。治气阴两亏之消渴，口渴喜饮等，常与黄芪、天花粉、五味子等同用，如参芪消渴胶囊（《中国药典》）。

4. 气血两虚证　治气血两虚，气短乏力，面色无华，头晕目眩等，每与白术、当归、熟地黄等配伍，如八珍汤（《正体类要》）。

5. 心神不宁　治心脾两虚，气血不足，心悸怔忡，健忘失眠，常与黄芪、当归、龙眼肉等同用，如归脾汤（《济生方》）。治阴虚血少，心悸失眠，虚烦神疲等，常配地黄、当归、酸枣仁等，如天王补心丹（《摄生秘剖》）。

【用法用量】煎服，3～9g，挽救虚脱可用至15～30g，宜文火另煎兑服。研末吞服，每次2g，一日2次。日服1～2次。

【使用注意】本品不宜与藜芦、五灵脂同用。

【现代研究】2020年版《中国药典》规定：含人参皂苷 Rg_1（$C_{42}H_{72}O_{14}$）和人参皂苷 Re（$C_{48}H_{82}O_{18}$）的总量不得少于0.27%，人参皂苷 Rb_1（$C_{54}H_{92}O_{23}$）不得少于0.18%。本品有增强免疫功能、抗氧化、抗应激、抗辐射、抗衰老、强心、抗缺氧和保护心肌、保护和刺激骨髓造血功能、改善学习记忆、促进肾上腺皮质激素分泌、促进核酸与蛋白质合成、降血糖、抗肿瘤等多种药理作用。

【备　　注】人参系各类规格人参入药饮片的通用名，一般不以人参这个笼统的名称作为处方用名。

附：人参叶

本品为人参的叶。性味苦、甘，寒；归肺、胃经。功能补气，益肺，祛暑，生津。用于气虚咳嗽，暑热烦躁，津伤口渴，头目不清，四肢倦乏。煎服，3～9g。不宜与藜芦、五灵脂同用。

西洋参（Xīyángshēn）

本品首载于《本草从新》。为五加科植物西洋参 *Panax quinquefolium* L. 的根（见图118）。主产于美国、加拿大。我国亦有栽培。秋季采挖。

【处方用名】西洋参、花旗参。

【主要药性】甘、微苦，凉。归心、肺、肾经。

【基本功效】补气养阴，清热生津。

【性能特点】本品味甘能补，苦凉清热，能补气养阴，清热生津，为补气药中"清养"之品。故对于气阴两伤，"虚而有火者相宜"（《本草从新》）。"凡欲用人参而不受人参之温补者，皆可以此代之"（《医学衷中参西录》）。尤善"养肺胃阴津，解渴除烦热"（《饮片新参》），"惟肺胃有火，口燥咽干者，颇有捷效"（《本草正义》）。

【临床应用】

气阴两虚证　治阴虚肺热之干咳少痰、胸闷气短、口燥咽干者，可与五味子、川贝母、玄参等同用，如洋参保肺丸（《部颁标准》）。治热伤气津之身热汗多、口渴心烦、体倦少气等，常与西瓜翠衣、麦冬、石斛等同用，如清暑益气汤（《温热经纬》）。若治消渴属气阴两伤有热者，可与黄芪、麦冬、天花粉等同用。

【用法用量】另煎兑服，3～6g。

【使用注意】不宜与藜芦同用。

【用药甄别】人参与西洋参 两者均能补气、生津，适用于脾肺气虚，津伤口渴及消渴证。然人参性微温，侧重温补，能大补元气、复脉固脱，主治元气虚脱之急危重证；并能养血，安神益智，适用于气血两虚之气短乏力，心脾两虚之心神不宁。西洋参性凉，偏于清补，长于清热养阴，气阴两伤、虚而有火者用之为宜。

【现代研究】2020年版《中国药典》规定：含人参皂苷 Rg_1（$C_{42}H_{72}O_{14}$）、人参皂苷 Re（$C_{48}H_{82}O_{18}$）和人参皂苷 Rb_1（$C_{54}H_{92}O_{23}$）的总量不得少于2.0%。本品有增强免疫、增强机体非特异性抗体、降血糖、降血脂、抗疲劳、抗氧化、抗心律失常、抗突变、抗应激、抗缺氧等多种药理作用。

党参（Dǎngshēn）

本品首载于《本草从新》。为桔梗科植物党参 *Codonopsis pilosula*（Franch.）Nannf.、素花党参 *Codonopsis pilosula* Nannf. var. *modesta*（Nannf.）L. T. Shen 或川党参 *Codonopsis tangshen* Oliv. 的根（见图119）。前两者主产于甘肃、四川，后者产于四川、湖北、山西等地。秋季采挖。

【处方用名】党参、上党人参、上党参、潞党参、台党参、米炒党参。

【主要药性】甘，平。归脾、肺经。

【基本功效】补脾益肺，养血生津。

【性能特点】本品甘补而平，不燥不腻，入脾、肺经。"用以培补脾肺元气颇佳"（《本草便读》），通过补气，使元气充沛，而收养血、生津之功，可用于气津两伤，或气血亏虚诸证。功似人参而力缓，"止可调理常病，若遇重症断难恃以为治"（《本草分经》），故凡气虚之轻证需用人参者，可以党参替代之。"若虚盛而危急者，亦非所宜"（《本草便读》），则仍以人参为佳。

【临床应用】

1. 脾肺气虚证 治脾气虚之体虚倦怠，食少便溏等，常与白术、茯苓等同用。治肺气虚之气短，语声低弱、咳嗽虚喘等，可与黄芪、五味子等同用。

2. 气血亏虚及气津两伤证 治气血不足之面色萎黄，头晕心悸，肢倦乏力等，常与黄芪、当归、熟地黄等同用。治气津两伤之口渴及内热消渴，常与麦冬、五味子等同用。

【用法用量】煎服，9～30g。

【使用注意】不宜与藜芦同用。

【用药甄别】人参与党参 两者均能补脾益肺，养血生津，用于脾肺气虚，气津两伤，或气血亏虚诸证。然人参性微温，补气力强，能大补元气，复脉固脱，为治元气虚脱之要药；兼能安神增智，用治心脾两虚，气血不足，或阴虚血少之心神不宁。党参性平，补气力缓，治疗气虚轻证可代人参使用，如"四君、补中益气等汤，皆以代人参，往往见效"（《药笼小品》）。

【现代研究】本品有增强机体适应能力、增强免疫功能、延缓衰老、抗溃疡、镇静、镇痛、促进睡眠、改善学习记忆功能、升高红细胞和血红蛋白、抗菌、抗炎、辅助抗肿瘤等多种药理作用。

太子参（Tàizǐshēn）

本品首载于《中国药用植物志》。为石竹科植物孩儿参 *Pseudostellaria heterophylla*（Miq.）Pax ex Pax et Hoffm. 的块根（见图120）。主产于江苏、山东。夏季采挖。

【处方用名】太子参、孩儿参、童参。

【主要药性】甘、微苦，平。归脾、肺经。

【基本功效】益气健脾，生津润肺。

【性能特点】本品味甘苦，性平偏凉，能"补脾肺元气，止汗生津"（《饮片新参》），兼能清热，属补气药中"清补"之品。对于热病后期，脾肺气阴两虚而不受峻补或温补者，用之较宜，尤治小儿虚汗最佳。因其作用平和，药力较弱，须大量持续使用，疗效始著。或入复方作病后调补之药。

【临床应用】

脾肺气阴两虚证 治脾气虚弱、胃阴不足所致的纳呆厌食、口干燥渴、大便久泻、面黄体弱、精神不振、盗汗等，常与北沙参、白扁豆、山药等同用，如儿宝颗粒（《中国药典》）。治肺燥干咳，可与沙参、麦冬等同用。

【用法用量】煎服，9～30g。

【用药甄别】太子参与西洋参 两者均甘、苦，凉，既能补气，又能养阴生津，兼能清热，为补气药中之"清补"之品。适用于脾肺气阴两虚而有热者。然太子参性平力薄，适用于脾肺气阴两虚而不受峻补或温补者。西洋参性凉力强，对于气津两伤而火较盛者用之为宜。

【现代研究】本品有增强机体免疫功能、抗应激、抗疲劳、改善学习记忆、抗衰老、降血糖、降血脂、止咳、祛痰、抗菌、抗病毒、抗炎等多种药理作用。

黄芪（Huángqí）

本品首载于《神农本草经》。为豆科植物蒙古黄芪 *Astragalus membranaceus*（Fisch.）Bge. var. *mongholicus*（Bge.）Hsiao 或膜荚黄芪 *Astragalus membranaceus*（Fisch.）Bge. 的根（见图121）。产于内蒙古、山西、黑龙江等地。春、秋两季采挖。

【处方用名】黄芪、北芪、黄耆、炒黄芪、蜜炙黄芪。

【主要药性】甘，微温。归脾、肺经。

【基本功效】补气升阳，固表止汗，利水消肿，生津养血，行滞通痹，托毒排脓，敛疮生肌。

【性能特点】本品甘温，以补气见长。主入脾经，为补中益气之要药，又能升举阳气。凡"中阳不振，脾土虚弱，清气下陷者最宜"（《本草正义》）。入肺经，能补益肺气，固护肌表，适用于肺气虚，及卫虚不固之自汗。通过补气兼能养血、利水、生津、行滞，可用于血虚萎黄，气虚水肿，气津不足之消渴，气虚血滞之半身不遂、痹痛麻木等。又能"内托阴证之疮疡"（《本草约言》），适用于气血亏虚、疮疡难溃或溃久不敛者。

【临床应用】

1.脾虚气陷证 治脾气虚弱，倦怠乏力、食少便溏者，可单用，或与人参相须为用，如参芪片（《中国药典》）。治脾虚中气下陷之久泻脱肛、内脏下垂等，每与人参、升麻、柴胡等同用，如补中益气汤（《脾胃论》）。

2.肺气虚证，表虚自汗 治肺气虚弱，咳嗽无力、气短喘促、咳痰清稀、声低懒言者，常配人参、紫菀、五味子等，如补肺汤（《千金要方》）。治卫虚不固，表虚自汗，常与白术、防风为伍，如玉屏风散（《丹溪心法》）。

3.气虚水肿 治气虚不运，水湿停聚之浮肿尿少，常与防己、白术、茯苓等同用，如防己黄芪汤（《金匮要略》）。

4.血虚萎黄，消渴 治血虚及气血两虚所致的面色萎黄、神倦脉虚等，每与当归为伍，即当归补血汤（《兰室秘藏》）。治气津不足之消渴，常与天花粉、葛根等同用，如玉液汤（《医学衷中参西录》）。

5. 半身不遂，痹痛麻木 治中风后遗半身不遂属气虚血瘀者，常与当归、川芎、地龙等同用，如补阳还五汤（《医林改错》）。治风寒湿痹、气虚血滞之肢体麻木、疼痛，常与川乌、独活、川芎等同用，如蠲痹汤（《百一选方》）。

6. 疮疡难溃或溃久不敛 治痈疽气血亏损，脓成难溃者，常与人参、穿山甲、白芷等同用，如托里透脓散《医宗金鉴》。治气血不足，疮疡溃后，脓水清稀，疮口难敛者，常与人参、当归、肉桂等同用，如十全大补汤（《和剂局方》）。

【用法用量】煎服，10～30g。补气升阳宜炙用，其余多生用。

【用药甄别】人参与黄芪 两者均甘，微温，归脾、肺经。能补脾肺之气，生津养血，适用于脾肺气虚，及津亏、血虚诸证。然人参补气力强，能大补元气，复脉固脱，为治元气虚脱之要药；兼能安神增智，用于气血不足，或阴虚血少之心神不宁。黄芪兼能升阳，可用于脾虚中气下陷诸病证；又能固表止汗，利水消肿，行滞通痹，托毒排脓，敛疮生肌，适用于表虚自汗，气虚水肿，气津不足之消渴，气虚血滞之半身不遂、痹痛麻木，以及气血亏虚，疮疡难溃或溃久不敛者。

【现代研究】2020 年版《中国药典》规定：含黄芪甲苷（$C_{41}H_{68}O_{14}$）不得少于 0.080%，毛蕊异黄酮葡萄糖苷（$C_{22}H_{22}O_{10}$）不得少于 0.020%。本品有增强机体免疫功能、延缓衰老、抗氧化、促进造血功能、扩展外周血管、改善微循环、降血压、调节糖代谢、抗病毒、抗癌、保肝等多种药理作用。

白术（Báizhú）

本品首载于《神农本草经》。为菊科植物白术 *Atractylodes macrocephala* Koidz. 的根茎（见图 122）。主产于浙江。冬季采挖。

【处方用名】白术、于术、于潜术、炒白术、焦白术、麸炒白术。

【主要药性】甘、苦，温。归脾、胃经。

【基本功效】健脾益气，燥湿利水，止汗，安胎。

【性能特点】本品甘温补气，苦温燥湿，专入脾胃经。"以补土胜湿见长"（《本草正义》）。尤为"脾脏补气健脾第一要药"（《本草求真》）。通过补气能固表止汗、安胎，适用于气虚自汗、脾虚胎动不安。因其健脾燥湿，则痰水易化，故"凡水湿诸邪，靡不因其脾健而自除"（《本草求真》），可用于脾虚不运、水湿内停诸证。

【临床应用】

1. 脾气虚证 脾胃气虚，食少便溏，肢软神疲等，每与人参、茯苓、甘草同用，如四君子汤（《和剂局方》）。治脾虚气滞，脘腹胀满，不思饮食者，常与枳实为伍，如枳术丸（《中国药典》）。

2. 痰饮眩悸，水肿尿少 治中阳不振，脾失健运，痰饮内停之头眩心悸者，与桂枝、茯苓等同用，如苓桂术甘汤（《伤寒论》）。治脾虚不运，水湿内停之水肿、小便不利等，可与黄芪、茯苓、猪苓等同用。

3. 气虚自汗 每与黄芪、防风同用，如玉屏风散（《丹溪心法》）。

4. 胎动不安 治脾气虚弱之妊娠恶阻，胎动不安，可与人参、甘草、丁香等同用，如白术散（《妇人良方》）。治脾虚失运，湿浊中阻之妊娠恶阻，呕恶不食，四肢沉重者，可与人参、茯苓、陈皮等同用。

【用法用量】煎服，6～12g。

【使用注意】本品温燥，阴虚有热及燥热伤津者慎用。

【用药甄别】白术与苍术　两者均为苦温之品，能燥湿健脾，用于脾虚湿聚，水湿内停的痰饮、水肿等。然白术以补气健脾见长，主治脾气虚证；又能止汗、安胎、利水，可用于气虚自汗，脾虚胎动不安，及水肿尿少。苍术以燥湿健脾为优，主治湿阻中焦证。又善祛风湿、散寒解表，兼能明目，适用于风寒湿痹、风寒夹湿表证，及夜盲症。

【现代研究】本品有抗消化道溃疡、促进胃肠运动、保肝、利胆、增强机体免疫功能、抗氧化、抗肿瘤、降血糖、抗凝血、抗菌等多种药理作用。

山药（Shānyào）

本品首载于《神农本草经》。为薯蓣科植物薯蓣 *Dioscorea opposita* Thunb. 的根茎（见图123）。主产于河南。冬季采挖。

【处方用名】山药、怀山药、淮山药、薯蓣、麸炒山药。

【主要药性】甘，平。归脾、肺、肾经。

【基本功效】补脾养胃，生津益肺，补肾涩精。

【性能特点】本品甘平，归肺、脾、肾经。既能补气，又能益阴，作用平和，补而不滞，为平补三焦之剂，且略兼涩性。"凡脾虚泄泻，肺虚咳嗽，肾虚遗滑等证皆可用之"（《本草便读》）。因其性缓力微，对慢性久病或病后虚弱赢瘦者，可作为营养调补品长期服用。"生捣最多津液而稠黏"（《神农本草经读》），有生津止渴之效，适用于阴虚内热、口渴多饮、小便频数之消渴。

【临床应用】

1.肺、脾、肾诸虚证　治脾胃虚弱，食少便溏，肢倦乏力者，可单用研末服，或与人参、茯苓、莲子等同用，如参苓白术散（《和剂局方》）。治脾虚，湿浊下注之带下，可与人参、白术、苍术等同用，如完带汤（《傅青主女科》）。治肺气阴两虚之咳喘，短气自汗，可与党参、南沙参等同用。治肺肾两虚气喘者，可与熟地黄、山茱萸、紫苏子等同用，如薯蓣纳气汤（《医学衷中参西录》）。治肾虚腰痛，滑精梦遗，常与熟地黄、山茱萸等同用，如六味地黄丸（《小儿药证直诀》）。治下元虚寒，尿频，遗尿，常与益智仁、乌药等同用，如缩泉丸（《魏氏家藏方》）。

2.消渴　治气阴两虚所致的消渴病，症见多饮、多尿、多食、消瘦、体倦无力等，常与黄芪、天花粉、葛根等同用，如消渴丸（《中国药典》）。

【用法用量】煎服，15～30g。麸炒可增强补脾止泻作用。

【现代研究】本品有调节胃肠运动、止泻、增强机体免疫功能、降血糖、延缓衰老、保肝、抗缺氧等多种药理作用。

白扁豆（Báibiǎndòu）

本品首载于《名医别录》。为豆科植物扁豆 *Dolichos lablab* L. 的成熟种子。全国大部分地区均产。秋、冬两季采收。

【处方用名】白扁豆、扁豆、炒扁豆。

【主要药性】甘，微温。归脾、胃经。

【基本功效】健脾化湿，和中消暑。

【性能特点】本品甘温补脾而不滋腻，芳香化湿而不燥烈，"调脾暖胃，通利三焦，降浊升清，消暑除湿，止渴止泻，专治中宫之病"（《本草备要》），适用于脾虚湿滞、暑湿吐泻等。因其

"味轻气薄，单用无功，必须同补气之药共用为佳"（《本草新编》）。对于病后体虚，初进补剂者用之较为适宜。

【临床应用】

1.脾虚湿滞证 治脾虚湿滞之食少便溏、泄泻，可与人参、白术等同用，如参苓白术散（《和剂局方》）。治脾虚湿浊下注之白带过多，可与白术、山药等同用。

2.暑湿吐泻 治夏日暑湿伤中，脾胃不和之吐泻、胸闷腹胀等，可单用水煎服，或与香薷、厚朴等同用，如香薷散（《和剂局方》）。

【用法用量】煎服，9～15g。健脾止泻宜炒用；化湿消暑宜生用。

【现代研究】本品有抑制痢疾杆菌、抗病毒、解毒、解酒等多种药理作用。

甘草（Gāncǎo）

本品首载于《神农本草经》。为豆科植物甘草 *Glycyrrhiza uralensis* Fisch.、胀果甘草 *Glycyrrhiza inflata* Bat. 或光果甘草 *Glycyrrhiza glabra* L. 的根和根茎（见图124）。产于内蒙古、新疆、甘肃等地。春、秋两季采挖。

【处方用名】甘草、生甘草、粉甘草、甘草梢、炙甘草。

【主要药性】甘，平。归心、肺、脾、胃经。

【基本功效】甘草：补脾益气，清热解毒，祛痰止咳，缓急止痛，调和诸药。炙甘草：补脾益气，益气复脉。

【性能特点】本品味甘性平，入中焦，能补中益气，用于脾胃虚弱，倦怠乏力。入心经，能益气复脉，用于心气不足之心动悸，脉结代。入肺经，能"止咳嗽，润肺道"（《药鉴》），兼能祛痰，用于各种咳嗽，无论外感内伤、寒热虚实、有痰无痰皆宜。善解诸毒，凡"诸痈肿疮疡、金疮及诸药之毒，非此不解"（《本草发明》），可广泛用于各种疮毒及药食之毒。能缓急止痛，凡"诸经急缩痛，非此不治"（《本草发明》），适用于脘腹、四肢挛急作痛。"善和诸药，使相协而不争"（《本草集要》），多用于复方，以调和药性，或矫正异味。因其"调和使诸药有功，故号国老之名"（《药性论》）。

【临床应用】

1.脾气虚证 常与人参、白术等同用，如四君子汤（《和剂局方》）。

2.心气虚证 治心气不足，不能鼓动血脉，脉不相接续之脉结代，以及阴血亏虚，血脉失充，心失所养之心动悸，常重用炙甘草，并与人参、阿胶、生地黄等配伍，如炙甘草汤（《伤寒论》）。

3.咳嗽 治风寒咳嗽，可与麻黄、苦杏仁等同用。治风热咳嗽，可与桑叶、苦杏仁等同用。治咳嗽痰多，可与半夏、陈皮等同用。治干咳无痰或少痰，可与沙参、麦冬等同用。

4.脘腹、四肢挛急疼痛 每与白芍为伍，即芍药甘草汤（《伤寒论》）。

5.热毒疮疡，咽喉肿痛，药食中毒 治热毒疮疡，可单用，或与金银花、连翘、紫花地丁等同用。治热毒壅盛之咽喉肿痛，可单用，或与玄参、麦冬、桔梗同用，如玄麦甘桔含片（《中国药典》）。对于多种药物或食物中毒，本品也有一定的解毒作用。

6.调和诸药 多用于复方，毒药得之减其毒，热药得之缓其热，寒药得之缓其寒，寒热相杂者得之可使其相协而不争，并能矫正方中药物的异味，便于服用。

【用法用量】煎服，2～10g。

【使用注意】本品有助湿壅气之弊，故湿盛胀满、水肿者不宜用；不宜与海藻、京大戟、红大戟、甘遂、芫花同用。大剂量久服可导致水钠潴留，引起浮肿，使用时当注意。

【现代研究】《中国药典》规定：甘草含甘草苷（$C_{21}H_{22}O_9$）不得少于 0.45%，甘草酸（$C_{42}H_{62}O_{16}$）不得少于 1.8%。炙甘草含甘草苷（$C_{21}H_{22}O_9$）不得少于 0.50%，甘草酸（$C_{42}H_{62}O_{16}$）不得少于 1.0%。本品有抗消化性溃疡、保肝、解痉、抗心律失常、镇咳祛痰、解毒、抗炎、抗菌、抗病毒、抗变态反应、肾上腺皮质激素样作用以及抗肿瘤、抗突变等多种药理作用。

【备　注】甘草有生用与炙用之别。《中国药典》将其作为两个品种单列。其中，生用名"甘草"，炙用名"炙甘草"。两者药性、用法用量、使用注意相同，功用略有差别。

大枣（Dàzǎo）

本品首载于《神农本草经》。为鼠李科植物枣 *Ziziphus jujuba* Mill. 的成熟果实。产于河北、河南、山东等地。秋季采收。

【处方用名】大枣、红枣。

【主要药性】甘，温。归脾、胃、心经。

【基本功效】补中益气，养血安神。

【性能特点】本品"甘能补中，温能益气"（《本草经疏》），适用于脾气虚弱、倦怠乏力、食少便溏等。"味浓而质厚，则长于补血"（《长沙药解》），适用于血虚不荣之面色萎黄，及心失所养之心神不宁。此外，本品"能缓猛药健悍之性，使不伤脾胃。是以十枣汤、葶苈大枣汤诸方用之"（《医学衷中参西录》）。

【临床应用】

1. 脾气虚证　可单用常服，或与黄芪、党参、白术等同用。

2. 血虚证　常与党参、黄芪、当归等同用。

3. 心神不宁证　治妇人脏躁、精神恍惚、悲伤欲哭、心中烦乱等，每与小麦、甘草同用，如甘麦大枣汤（《金匮要略》）。治血不养心之失眠多梦，头晕乏力等，可与甘草、浮小麦、灵芝等同用，如夜宁糖浆（《中国药典》）。

【用法用量】煎服，6 ～ 15g。宜剪破入煎。

【现代研究】本品有中枢抑制、保肝、提高免疫功能、延缓衰老、抗变态反应、抗肿瘤等多种药理作用。

表 24-1　补气药中的参考药物

药名	主要药性	基本功效	临床应用	用法用量	使用注意
刺五加	辛、微苦，温。归脾、肾、心经	益气健脾，补肾安神	脾肾阳虚，体虚乏力，食欲不振，肺肾两虚，久咳虚喘，肾虚腰膝酸痛，心脾不足，失眠多梦	煎服，9 ～ 27g	
绞股蓝	甘、苦，寒。归脾、肺、肾经	健脾益气，祛痰止咳，清热解毒，化浊降脂	脾胃气虚，倦怠食少，肺虚燥咳，咽喉疼痛，高脂血症	煎服，3 ～ 5g	
红景天	甘、苦，平。归肺、心经	益气活血，通脉平喘	气虚血瘀，胸痹心痛，中风偏瘫，倦怠气喘	煎服，3 ～ 6g	

续表

药名	主要药性	基本功效	临床应用	用法用量	使用注意
饴糖	甘，温。归脾、胃、肺经	补脾益气，缓急止痛，润肺止咳	劳倦伤脾，气短乏力，虚寒腹痛，肺虚咳嗽，干咳无痰	烊化服，30～60g	湿阻中满、湿热内蕴及痰湿甚者忌服
蜂蜜	甘，平。归肺、脾、大肠经	补中，润燥，止痛，解毒；外用生肌敛疮	脘腹虚痛，肺虚干咳，肠燥便秘；解乌头类药毒；外治疮疡不敛，水火烫伤	煎服，15～30g	

第二节　补阳药

本节药物多为甘温之品，能温助一身之阳气，可用于各个脏气阳气亏虚的证候。因其主入肾经，主要适用于肾阳虚衰所致的腰膝酸冷，畏寒肢冷，下肢尤甚，性欲减退，男子阳痿早泄，滑精精冷，女子宫寒不孕，或久泻不止，完谷不化，五更泄泻，或小便清长，夜尿频多等。

本类药物性多燥烈，易助火伤阴，故阴虚火旺者忌用。

鹿茸（Lùróng）

本品首载于《神农本草经》。为鹿科动物梅花鹿 Cervus nippon Temminck 或马鹿 Cervus elaphus Linnaeus 的雄鹿未骨化密生茸毛的幼角（见图125）。前者习称"花鹿茸"，后者习称"马鹿茸"。产于吉林、辽宁、黑龙江等地。夏、秋两季锯茸。

【处方用名】鹿茸、花鹿茸、马鹿茸、鹿茸片、鹿茸粉。

【主要药性】甘、咸，温。归肾、肝经。

【基本功效】壮肾阳，益精血，强筋骨，调冲任，托疮毒。

【性能特点】本品甘咸性温，入肾肝经，药力峻猛。能补元阳，益精血，"为峻补命门真元之专药"（《本经逢原》），适用于肾阳虚衰、精血不足的病证。又能强筋健骨，适用于肾虚筋骨痿软，或小儿骨软行迟，囟门不合。兼能调冲任，固带脉，适用于崩漏、带下属下焦虚寒者。通过温补，可托疮毒外出，适用于阴疽内陷不起、疮疡久溃不敛等。

【临床应用】

1. 肾阳不足，精血亏虚证　治肾阳不足，精血亏虚之阳痿遗精、宫冷不孕、腰膝酸软、畏寒肢冷、夜尿频数等，可单用，或与山药、山茱萸、熟地黄等同用，如强肾片（《中国药典》）。

2. 筋骨不健　治肝肾不足，精血亏虚所致的筋骨痿软，或小儿发育不良，骨软行迟，囟门不合等，常与熟地黄、怀牛膝、山茱萸等同用，如加味地黄丸（《寿世保元》）。

3. 崩漏带下　治冲任虚寒，带脉不固之崩漏不止，白带过多，前者可与乌贼骨、蒲黄炭同用；后者可与狗脊、白蔹同用。

4. 疮疡内陷不起或久溃不敛　可与黄芪、当归、肉桂等同用。

【用法用量】1～2g，研末冲服。

【使用注意】服用本品宜采用"小量渐增"的方法，不可骤用大量，以免阳升风动、头晕目赤，或伤阴动血。

【现代研究】本品有性激素样、抗疲劳、抗骨质增生、抗缺氧、提高免疫、延缓衰老、抗心肌缺血、改善神经功能、抗菌、抗炎等多种药理作用。

附：鹿角、鹿角胶、鹿角霜

1. 鹿角　为马鹿或梅花鹿已骨化的角或锯茸后翌年春季脱落的角基。咸，温。归肝、肾经。功能温肾阳，强筋骨，行血消肿。用于肾阳不足，阳痿遗精，腰脊冷痛，阴疽疮疡，乳痈初起，瘀血肿痛。6～15g，水煎服或研末服。

2. 鹿角胶　为鹿角经水煎煮、浓缩制成的固体胶。甘、咸，温；归肾、肝经。功能温补肝肾，益精养血。用于肝肾不足所致的腰膝酸冷，阳痿遗精，虚劳羸瘦，崩漏下血，便血尿血，阴疽肿痛。3～6g，烊化兑服。

3. 鹿角霜　为鹿角去胶质的角块。咸、涩，温。归肝、肾经。功能温肾助阳，收敛止血。用于脾肾阳虚，白带过多，遗尿尿频，崩漏下血，疮疡不敛。煎服，9～15g。宜先煎。

淫羊藿（Yínyánghuò）

本品首载于《神农本草经》。为小檗科植物淫羊藿 *Epimedium brevicornu* Maxim.、箭叶淫羊藿 *Epimedium sagittatum*（Sieb. et Zucc.）Maxim.、柔毛淫羊藿 *Epimedium pubescens* Maxim. 或朝鲜淫羊藿 *Epimedium koreanum* Nakai 的叶。主产于陕西、辽宁、山西等地。夏秋季采收。

【处方用名】淫羊藿、炙淫羊藿、仙灵脾。

【主要药性】辛、甘，温。归肝、肾经。

【基本功效】补肾阳，强筋骨，祛风湿。

【性能特点】本品味辛甘，性温燥烈，主入肝、肾经。长于"温补命门之火，故能兴阳"（《本草新编》），为温肾强阳起痿之要药。又能"强筋健骨，除关节拘挛之急；驱风逐寒，疗皮肤麻木之痹"（《本草易读》），适用于肾虚阳痿，及肝肾不足之筋骨痿软、风湿痹痛、麻木拘挛等。

【临床应用】

1. 肾阳虚证　治肾阳不足所致的阳痿遗精、腰酸腿软、精神倦怠等，可单味使用，如仙灵脾冲剂（《部颁标准》）；或与肉苁蓉、阳起石、补骨脂等同用，如强阳保肾丸（《中国药典》）。

2. 风湿痹痛，筋骨痿软　可单用浸酒服，或与枸杞子、丹参同用，如复方仙灵脾酒（《部颁标准》）。治骨性关节炎肝肾不足、瘀血阻络证，症见关节肿胀、麻木、疼痛、活动受限，常与熟地黄、骨碎补、狗脊等同用，如抗骨增生胶囊（《中国药典》）。治肝肾两虚、寒湿阻络所致的神经根型颈椎病，症见肩臂疼痛、麻木、活动障碍等，常与肉苁蓉、鸡血藤、熟地黄等同用，如壮骨伸筋胶囊（《中国药典》）。

【用法用量】煎服，6～10g。

【使用注意】阴虚火旺者不宜服。

【现代研究】2020年版《中国药典》规定：本品按干燥品计算，含宝藿苷 I（$C_{27}H_{30}O_{10}$）不得少于 0.030%；含朝藿定 A（$C_{39}H_{50}O_{20}$）、朝藿定 B（$C_{38}H_{48}O_{19}$）、朝藿定 C（$C_{39}H_{50}O_{19}$）和淫羊藿苷（$C_{33}H_{40}O_{15}$）的总量，朝鲜淫羊藿不得少于 0.40%，淫羊藿、柔毛淫羊藿、箭叶淫羊藿均不得少于 1.2%。本品有性激素样、增强免疫、保肝肾、抗骨质疏松、抗心肌缺血、抗老年痴呆、抗血栓、促进造血等多种药理作用。

巴戟天（Bājǐtiān）

本品首载于《神农本草经》，为茜草科植物巴戟天 *Morinda officinalis* How 的根。产于广东、广西、福建等地。全年均可采挖。

【处方用名】巴戟天、巴戟、巴戟肉、盐巴戟天、制巴戟天。

【主要药性】甘、辛，微温。归肾、肝经。

【基本功效】补肾阳，强筋骨，祛风湿。

【性能特点】本品甘温，主入肾经。以"补肾家虚冷、相火不足者为专"（《本草发明》）。能"扶男子阳绝不兴而子嗣难成，启女子阴器不举而胎孕少育"（《本草汇言》），适用于肾阳不足之阳痿、不孕、月经不调，少腹冷痛。又能补肝肾，强筋骨，祛风除湿，"凡一切风寒湿痹于下焦腰膝诸证，皆可治之"（《本草便读》），适用于肝肾不足之筋骨酸软、腰膝酸痛，或风湿日久、肢体拘挛。

【临床应用】

1. 肾阳虚证　治肾阳不足，命门火衰而致的神疲不振，阳痿不举或早泄等，常与淫羊藿、肉苁蓉等同用，如巴戟口服液（《部颁标准》）。治下元虚冷，宫寒不孕，月经不调，少腹冷痛等，常与肉桂、吴茱萸、高良姜等同用，如巴戟丸（《和剂局方》）。治肾阳亏虚、精血不足所致的腰膝酸软、精神萎靡、畏寒怕冷、阳痿遗精，常与淫羊藿、盐杜仲、酒肉苁蓉等同用，如添精补肾膏（《中国药典》）。

2. 风湿痹痛，筋骨痿软　治肾阳不足，兼有风湿痹痛，筋骨酸软，肢体拘挛等，常与杜仲、肉苁蓉、菟丝子等配伍，如金刚丸（《张氏医通》）。

【用法用量】煎服，3～10g。

【使用注意】阴虚火旺者不宜服。

【现代研究】2020年版《中国药典》规定：含耐斯糖（$C_{24}H_{42}O_{21}$）不得少于2.0%。本品有性激素样、促进免疫、抗疲劳、耐缺氧、延缓衰老、抗抑郁等多种药理作用。

仙茅（Xiānmáo）

本品首载于《雷公炮炙论》，为石蒜科植物仙茅 Curculigo orchioides Gaertn. 的根茎（见图126）。产于四川、云南、贵州等地。秋、冬两季采挖。

【处方用名】仙茅、制仙茅。

【主要药性】辛，热；有毒。归肾、肝、脾经。

【基本功效】补肾阳，强筋骨，祛寒湿。

【性能特点】本品性热，主入肾经，"补命门，助阳道，其力颇雄"（《本草便读》），善治肾虚阳痿精冷。又能强筋骨，祛寒湿，暖腰膝，"与巴戟天、仙灵脾相类，而猛烈又过之"（《本草正义》），适用于肝肾不足之筋骨痿软、腰膝冷痛，或寒湿久痹。兼能温煦脾土，可用于脾肾阳虚之冷泻。

【临床应用】

1. 肾阳虚证　治肾阳不足，命门火衰之阳痿精冷，多尿或不禁等，常与鹿茸、淫羊藿、巴戟天等同用，如仙茸壮阳精（《部颁标准》）。

2. 腰膝冷痹，筋骨痿软　可单用浸酒服，或与狗脊、羌活、防风等同用。

3. 阳虚冷泻　常与补骨脂、益智仁等同用。

【用法用量】煎服，3～10g。

【使用注意】本品燥热有毒，不宜大量久服。阴虚火旺者忌服。

【用药甄别】仙茅与淫羊藿　两者均能补肾阳，强筋骨，祛风湿。适用于肾虚阳痿，风湿痹痛，筋骨痿软。然仙茅性热力强，又能温阳止泻，用治脾肾阳虚之冷泻。淫羊藿性温力缓，长于壮阳起痿，以治肾虚阳痿最宜。

【现代研究】2020年版《中国药典》规定：含仙茅苷（$C_{22}H_{26}O_{11}$）不得少于0.080%。本品有性激素样、增强免疫、抗缺氧、抗炎、镇痛、保肝、抗骨质疏松等多种药理作用。

杜仲（Dùzhòng）

本品首载于《神农本草经》。为杜仲科植物杜仲 *Eucommia ulmoides* Oliv. 的树皮（见图 127）。产于陕西、四川、云南等地。4～6 月剥取。

【处方用名】杜仲、盐杜仲、炙杜仲。

【主要药性】甘、温。归肝、肾经。

【基本功效】补肝肾，强筋骨，安胎。

【性能特点】本品甘温，主入肝肾经。"补肝益肾，诚为要剂"（《本草汇言》）。"补肾则精充而骨髓坚强，益肝则筋健而屈伸利"（《本草通玄》），故有强筋健骨之效。对于"腰痛不能屈者神功，足疼不能践者立效"（《本草蒙筌》），尤为治肾虚腰痛之要药。"因其气温，故暖子宫；因其性固，故安胎气"（《本草正》），适用于肝肾不足，冲任不固之妊娠下血、胎动不安等。

【临床应用】

1. 肾虚腰痛及各种腰痛　治肾虚腰痛，可单用浸酒服，或与杜仲叶为伍，如杜仲冲剂（《部颁标准》）。治风湿痹痛，筋骨无力，屈伸不利，步履艰难，腰膝疼痛，畏寒喜温等，常与独活、川芎、当归等同用，如杜仲壮骨胶囊（《部颁标准》）。治肾阳不足、瘀血阻络所致的腰痛及腰肌劳损，常与补骨脂、当归、续断等同用，如腰痛丸（《中国药典》）。治外伤腰痛，常与桂心、丹参、川芎等同用，如杜仲散（《圣惠方》）。

2. 胎漏，胎动不安　治肝肾亏虚，冲任不固之妊娠下血、胎动不安等，可单用为末，煮枣肉为丸服，如杜仲丸（《圣济总录》）；或与白术、菟丝子、续断等同用，如千金保孕丸（《部颁标准》）。

【用法用量】煎服，6～10g。

【使用注意】阴虚火旺者慎用。

【现代研究】2020 年版《中国药典》规定：含有松脂醇二葡萄糖苷（$C_{32}H_{42}O_{16}$）不得少于 0.10%。本品有降血压、增强免疫、促进骨细胞增殖、延缓衰老、降血脂、镇痛、镇静、抗炎、利尿、升高白细胞等多种药理作用。

附：杜仲叶

本品为杜仲的叶。微辛，温。归肝、肾经。功能补肝肾，强筋骨。用于肝肾不足，头晕目眩，腰膝酸痛，筋骨痿软。煎服，10～15g。

续断（Xùduàn）

本品首载于《神农本草经》，为川续断科植物川续断 *Dipsacus asper* Wall. ex Henry 的根（见图 128）。主产于四川、湖北等地。秋季采挖。

【处方用名】续断、川续断、盐续断、酒续断。

【主要药性】苦、辛，微温。归肝、肾经。

【基本功效】补肝肾，强筋骨，续折伤，止崩漏。

【性能特点】本品味苦辛，性微温，主入肝肾经，能补益肝肾，强筋壮骨，适用于肝肾不足、腰背酸痛、足膝痿软、关节痹痛等。又"续筋骨，调血脉，专疗跌仆折损"（《本草蒙筌》），适用于跌打损伤、瘀血肿痛、筋骨折伤。且能调理冲任，固本安胎，适用于肝肾不足、冲任不固所致的胎漏下血、胎动不安。

【临床应用】

1.肝肾亏虚证 治肝肾不足，腰膝酸痛，常与杜仲、牛膝、萆薢等同用，如续断丹（《证治准绳》）；治久痹体虚，关节疼痛，局部肿大、僵硬畸形、屈伸不利及类风湿性关节炎，常与独活、骨碎补、威灵仙等同用，如尪痹片（《部颁标准》）。

2.跌仆损伤，筋伤骨折 治跌打损伤，瘀血肿痛，筋伤骨折，常与红花、桃仁、穿山甲、苏木等同用。治陈旧性跌打损伤，筋骨疼痛，肢体麻木，肌肉萎缩，关节不利，常与当归、鸡血藤、盐补骨脂等同用，如养血荣筋丸（《中国药典》）。

3.胎漏，胎动不安 治肝肾不足，冲任不固所致的滑胎，及胎漏下血，胎动不安，常与桑寄生、菟丝子、阿胶等为伍，如寿胎丸（《医学衷中参西录》）。

【用法用量】煎服，9～15g。外用适量。

【现代研究】2020年版《中国药典》规定：含川续断皂苷Ⅵ（$C_{47}H_{76}O_{18}$）不得少于1.5%。本品有抗维生素E缺乏症、排脓、止血、镇痛、促进组织再生、促进骨损伤愈合等多种药理作用。

肉苁蓉（Ròucōngróng）

本品首载于《神农本草经》。为列当科植物肉苁蓉 *Cistanche deserticola* Y. C. Ma 或管花肉苁蓉 *Cistanche tubulosa*（Schenk）Wight 的带鳞叶的肉质茎（见图129）。产于内蒙古、甘肃、青海等地。春秋两季采集。

【处方用名】肉苁蓉、淡大芸、酒苁蓉。

【主要药性】甘、咸，温。归肾、大肠经。

【基本功效】补肾阳，益精血，润肠通便。

【性能特点】本品甘温质润，主入肾经。能补肾阳，益精血，"为平补之剂。温而不热，补而不峻"（《本草汇言》），适用于肾阳不足、精血亏虚、阳痿早泄、宫冷不孕、腰膝酸痛、筋骨无力等。"善滑大肠而下结粪"（《玉楸药解》），"通腑而不伤津液"（《本草正义》），可用于肠燥津亏之便秘，对老人肾阳不足、精血亏虚者尤宜。

【临床应用】

1.肾阳不足，精血亏虚证 治肾阳亏虚、精血不足所致的腰膝酸软、精神萎靡、畏寒怕冷、阳痿遗精、宫冷不孕等，可与淫羊藿、熟地黄、鹿角胶等同用，如添精补肾膏（《中国药典》）。治肾气不足，腰膝酸软，记忆减退，头晕耳鸣，四肢无力，常与五味子、茯苓、菟丝子等同用，如苁蓉益肾颗粒（《中国药典》）。

2.肠燥便秘 治老人肾虚肠燥、产后血虚、病后津液不足之便秘，可单用大剂量煎服，或与当归、何首乌、蜂蜜等同用。治肾气虚弱引起的大便不通、小便清长、腰酸背冷，常与当归、牛膝、泽泻等同用，如济川煎（《景岳全书》）。

【用法用量】煎服，6～10g。

【使用注意】本品能助阳、滑肠，故阴虚火旺及大便泄泻者不宜服。

【现代研究】2020年版《中国药典》规定：肉苁蓉含松果菊苷（$C_{35}H_{46}O_{20}$）和毛蕊花糖苷（$C_{29}H_{36}O_{15}$）的总量不得少于0.30%，管花肉苁蓉含松果菊苷（$C_{35}H_{46}O_{20}$）和毛蕊花糖苷（$C_{29}H_{36}O_{15}$）的总量不得少于1.5%。本品有性激素样、抗衰老、抗疲劳、抗老年痴呆、增强免疫力、保护肝脏、促进胃肠蠕动、降压等多种药理作用。

锁阳（Suǒyáng）

本品首载于《本草衍义补遗》，为锁阳科植物锁阳 *Cynomorium songaricum* Rupr. 的肉质茎。产于内蒙古、甘肃、青海等地。春季采挖。

【处方用名】锁阳。

【主要药性】甘，温。归肝、肾、大肠经。

【基本功效】补肾阳，益精血，润肠通便。

【性能特点】本品甘温质润，入肾经。能补肾阳、益精血，功用与肉苁蓉相似，而偏于补阳，"最助阳事"（《玉楸药解》），适用于肾阳不足、精血亏虚、腰膝痿软、阳痿滑精。又能润燥滑肠，善"治虚而大便燥结"（《本草集要》），对老人肾阳不足，精血亏虚者尤宜。

【临床应用】

1. 肾阳不足，精血亏虚证　治肾虚阳痿，可与淫羊藿、肉苁蓉、枸杞子等同用。治肾阳不足所致的腰膝酸软、头晕耳鸣、遗精早泄等，常与巴戟天、补骨脂、菟丝子等同用，如锁阳固精丸（《中国药典》）。

2. 肠燥便秘　可单用熬膏服，或与肉苁蓉、生地黄、火麻仁等同用。

【用法用量】煎服，5 ~ 10g。

【使用注意】阴虚阳亢、脾虚泄泻、实热便秘均忌服。

【现代研究】本品有性激素样、抗衰老、抗疲劳、抗氧化、促进性成熟、降压、增强肠蠕动等多种药理作用。

补骨脂（Bǔgǔzhī）

本品首载于《雷公炮炙论》，为豆科植物补骨脂 *Psoralea corylifolia* L. 的成熟果实。产于河南、四川、陕西等地。秋季采收。

【处方用名】补骨脂、炒补骨脂、盐补骨脂、炙补骨脂、破故纸。

【主要药性】辛、苦，温。归肾、脾经。

【基本功效】温肾助阳，纳气平喘，温脾止泻；外用消风祛斑。

【性能特点】本品性温兼涩，入肾、脾经。"能固下元，暖水脏"（《本草正》），适用于肾虚阳痿，腰膝冷痛，及肾气不固之遗精，遗尿尿频。"能纳气归肾"（《本草分经》），适用于肾不纳气之虚喘。能"温暖水土"（《玉楸药解》），为"壮火益土之要药"（《本草经疏》），适用于脾肾阳虚、久泻不止，或五更泄泻。此外，本品外用有消风祛斑之功，可用于白癜风、斑秃。

【临床应用】

1. 肾阳虚证　治肾虚阳痿，常与胡桃肉、菟丝子、沉香等同用，如补骨脂丸（《和剂局方》）。治肾气虚冷，遗精尿频等，可与小茴香为伍，如补骨脂散（《圣济总录》）。治肾虚腰膝疼痛无力等，可与杜仲、胡桃肉、牛膝等同用。

2. 肾虚作喘　治脾肺气虚，肾不纳气之虚喘，常与附子、肉桂、熟地黄等同用，如固肾定喘丸（《中国药典》）。

3. 五更泄泻　治脾肾阳虚，久泻不止，或五更泄泻，常与吴茱萸、肉豆蔻、五味子配伍，如四神丸（《证治准绳》）。

【用法用量】煎服，6 ~ 10g。外用20% ~ 30%酊剂涂患处。

【使用注意】本品温燥，能伤阴动火，故阴虚火旺及大便秘结者忌服。

【现代研究】2020 年版《中国药典》规定：补骨脂素（$C_{11}H_6O_3$）和异补骨脂素（$C_{11}H_6O_3$）的总含量不得少于 0.70%。本品有性激素样、调节肠运动、增强免疫力、促进成骨细胞增殖、抗前列腺增生、平喘等多种药理作用。

益智（Yìzhì）

本品首载于《本草拾遗》。为姜科植物益智 *Alpinia oxyphylla* Miq. 的成熟果实。产于海南、广东、广西等地。夏、秋间采收。

【处方用名】益智、益智仁、盐益智仁。

【主要药性】辛，温。归肾、脾经。

【基本功效】暖肾固精缩尿，温脾止泻摄唾。

【性能特点】本品性温入肾，能补肾助阳；性兼收涩，能固精缩尿，有标本兼顾之效。善"理小便之频数，调遗精之虚滑"（《本草易读》）。入脾经，长于"温胃逐冷"（《本草求真》），尤善"温脾胃而摄涎唾"（《药镜》），适用于脾阳不振、摄纳失职、水液上溢之口多涎唾或小儿流涎不禁。

【临床应用】

1. 肾气不固证　治肾气不固之遗精滑泄，可与金樱子、芡实等同用。治下元虚冷，膀胱气化失司之小便频数、遗尿不止等，可与乌药、山药同用，如缩泉丸（《魏氏家藏方》）。

2. 脾胃寒证　治脾胃虚寒所致的脘腹冷痛、呕吐泄泻等，常与干姜、白术等同用。治中气虚寒，食少，多涎唾者，可单用，或与党参、白术、陈皮等同用。

【用法用量】煎服，3 ～ 10g。

【使用注意】阴虚火旺及大便秘结者忌服。

【用药甄别】补骨脂与益智　两者性温兼涩，归肾、脾经。功能补肾助阳，固精缩尿，温脾止泻，适用于肾气不固之遗精滑精、遗尿尿频，以及脾肾阳虚之泄泻不止等。然补骨脂长于温肾，又能纳气平喘，治疗肾不纳气之虚喘；外用能消风祛斑，可用于白癜风、斑秃。益智偏于温脾，长于摄涎唾，适用于中气虚寒、食少、多涎唾者。

【现代研究】2020 年版《中国药典》规定：含挥发油不得少于 1.0%（mL/g）。本品有抗胃溃疡、提高记忆、延缓衰老等多种药理作用。

菟丝子（Tùsīzǐ）

本品首载于《神农本草经》。为旋花科植物南方菟丝子 *Cuscuta australis* R. Br. 或菟丝子 *Cuscuta chinensis* Lam. 的成熟种子。我国大部分地区均产。秋季采收。

【处方用名】菟丝子、盐菟丝子、炙菟丝子。

【主要药性】辛、甘，平。归肝、肾、脾经。

【基本功效】补益肝肾，固精缩尿，安胎，明目，止泻；外用消风祛斑。

【性能特点】本品味甘性平，主入肾经。既能补肾阳，又能益肾阴，"为肾虚平补良药"（《药性切用》）。兼"除精气之走泄"（《药鉴》），有固精、缩尿之效，适用于肾虚阳痿、遗精尿频等。入肝经，能补益肝肾而明目、安胎，适用于肝肾不足之目暗不明、冲任不固之胎动不安。入脾经，能补脾益肾而止泻，适用于脾肾两虚之便溏泄泻。此外，本品外用能消风祛斑，可用于白癜风。

【临床应用】

1. 肾气不固证　治肾虚阳痿遗精，常与枸杞子、覆盆子、五味子等同用，如五子衍宗丸（《丹溪心法》）。治小便过多或失禁，可与桑螵蛸、牡蛎等同用，如菟丝子丸（《世医得效方》）。治肾虚不固之遗精、带下、尿浊，常与茯苓、石莲子为伍，如茯菟丸（《和剂局方》）。

2. 胎漏，胎动不安　治肾虚胎元不固，胎漏，胎动不安，常与桑寄生、续断、阿胶等配伍，如寿胎丸（《医学衷中参西录》）。治气血不足、肾气不固所致的胎漏、胎动不安，常与熟地黄、黄芪、当归等同用，如保胎丸（《中国药典》）。

3. 目暗不明　治肝肾不足所致的目暗耳鸣、眼睛干涩不舒、视物模糊等，常与熟地黄、枸杞子、黄精等同用，如障眼明片（《中国药典》）。

4. 脾肾虚泻　治脾虚便溏，常与人参、白术、补骨脂等同用。治脾肾两虚之泄泻，常与山药、茯苓、枸杞子等同用，如菟丝子丸（《沈氏尊生书》）。

此外，治白癜风，可单用浸酒外涂。

【用法用量】煎服，6～12g。外用适量。

【使用注意】阴虚火旺、大便燥结、小便短赤者不宜服。

【现代研究】2020年版《中国药典》规定：含金丝桃苷（$C_{21}H_{20}O_{12}$）不得少于0.10%。本品有性激素样、延缓衰老、抗骨质疏松、增强免疫、抗心肌缺血、延缓白内障形成、强心、降压、调节内分泌等多种药理作用。

沙苑子（Shāyuànzǐ）

本品首载于《本草衍义》。为豆科植物扁茎黄芪 *Astragalus complanatus* R. Br. 的成熟种子。主产于陕西、河北。秋末冬初果实成熟尚未开裂时采收。

【处方用名】沙苑子、盐沙苑子、沙苑蒺藜、潼蒺藜。

【主要药性】甘，温。归肝、肾经。

【基本功效】补肾助阳，固精缩尿，养肝明目。

【性能特点】本品甘温不燥，主入肾经，能补肾助阳，兼能收涩，适用于肾虚腰痛、阳痿遗精、遗尿尿频、白浊带下等。因其"最能固精"（《本经逢原》），故尤宜于肾虚精关不固之遗精滑泄。入肝经，"能养肝明目，润泽瞳仁"（《本草汇言》），适用于肝肾不足、目失所养、目暗不明、视物模糊等。

【临床应用】

1. 肾虚证　治肾虚精关不固之遗精滑泄，腰痛耳鸣等，可单用，如沙苑子颗粒（《部颁标准》）；或与龙骨、牡蛎、芡实等同用，如金锁固精丸（《医方集解》）。治肾气亏虚、阳气不足所致的阳痿、早泄、遗精或弱精症，常与枸杞子、覆盆子、桑椹等同用，如益肾灵颗粒（《中国药典》）。

2. 目暗昏花，头晕目眩　治肝肾不足，目失所养之目暗不明，视物模糊，以及头晕目眩等，可单用，或与枸杞子、菟丝子、菊花等同用。

【用法用量】煎服，9～15g。

【使用注意】阴虚火旺及小便不利者慎用。

【现代研究】2020年版《中国药典》规定：含沙苑子苷（$C_{28}H_{32}O_{16}$）不得少于0.050%。本品有抗肝损伤、抗疲劳、降血压、降脂、保肝、增强免疫、抗肿瘤、镇痛等多种药理作用。

蛤蚧（Géjiè）

本品首载于《雷公炮炙论》，为壁虎科动物蛤蚧 *Gekko gecko* Linnaeus 除去内脏的全体（见图130）。主产于广西、广东。全年均可捕捉。

【处方用名】蛤蚧、酒蛤蚧。

【主要药性】咸，平。归肺、肾经。

【基本功效】补肺益肾，纳气定喘，助阳益精。

【性能特点】本品咸平，主入肺肾经。长于补肺益肾，纳气定喘，使"肺肾皆得所养而劳热咳嗽自除"（《本草经疏》）。"故肺虚咳嗽，肾虚喘逆者，皆可用之"（《本草便读》）。又能补肾阳，益精血，对肾阳不足、肾精亏虚所致的阳痿、遗精，有助阳起痿，固本止遗之效。

【临床应用】

1. 肺虚咳嗽，肾虚喘咳　治虚劳咳嗽，常与贝母、紫菀、杏仁等同用，如蛤蚧丸（《圣惠方》）。治肺肾虚喘，常与人参、杏仁、贝母等同用，如人参蛤蚧散（《卫生宝鉴》）。治气阴两虚所致的久咳气喘、体弱痰多等，常与黄芪、麦冬、麻黄等同用，如如意定喘片（《部颁标准》）。

2. 阳痿，遗精　治肾阳不足，肾精亏虚所致的阳痿、遗精等，可单用浸酒服，或与金樱子、淫羊藿、山茱萸等同用，如金蚧片（《部颁标准》）。

【用法用量】多入丸散或酒剂，3～6g。

【现代研究】本品有性激素样、解痉平喘、抗炎、降低血糖、抗衰老等多种药理作用。

核桃仁（Hétáorén）

本品首载于《神农本草经》，为胡桃科植物胡桃 *Juglans regia* L. 的成熟种子。全国各地均产。秋季果实成熟时采收。

【处方用名】核桃仁、炒核桃仁。

【主要药性】甘，温。归肾、肺、大肠经。

【基本功效】补肾，温肺，润肠。

【性能特点】本品味甘性温，主入肾经。能"温补命门，涩精固气"（《本草求真》），适用于肾阳不足、腰膝酸痛，及阳痿遗精等。能温补肺肾，善"治虚寒喘嗽久不愈者"（《本草便读》），适用于肺虚久咳不已，或肺肾两虚之气息喘促。富含油脂，能"润大肠"（《医林纂要》），通燥结，适用于年老、病后及产后肠燥津亏之便秘。

【临床应用】

1. 肾虚腰痛，阳痿遗精　治肾虚腰痛，可与补骨脂、杜仲同用，如胡桃汤（《景岳全书》）。治阳痿遗精，常与益智、菟丝子等同用。

2. 虚寒喘嗽　治肺肾两虚，气不摄纳之虚寒喘嗽，常与生姜、杏仁为伍，如三生丸（《儒门事亲》）。

3. 肠燥便秘　单用有效，亦可与当归、肉苁蓉、火麻仁等同用。

【用法用量】煎服，6～9g。

【使用注意】阴虚火旺，痰热咳嗽及便溏者不宜用。

【现代研究】本品有抗衰老、提高记忆、增强免疫等多种药理作用。

冬虫夏草（Dōngchóngxiàcǎo）

本品首载于《本草从新》。为麦角菌科真菌冬虫夏草菌 *Cordyceps sinensis*（BerK.）Sacc. 寄生在蝙蝠蛾科昆虫幼虫上的子座及幼虫尸体的干燥复合体（见图131）。产于四川、青海、西藏等地。夏初子座出土、孢子未发散时挖取。

【处方用名】 冬虫夏草、虫草。

【主要药性】 甘，平。归肺、肾经。

【基本功效】 补肾益肺，止血化痰。

【性能特点】 本品味甘，性平偏温。能补肾益精，助阳起痿。"治肾阳不充，效果必巨"（《本草正义》），"调经种子有专能"（《重庆堂随笔》），适用于肾阳不足、精血亏虚所致的腰膝酸痛、阳痿遗精、不孕不育等，又能"保肺益肾，止血化痰，已劳嗽"（《本草从新》），为平补肺肾之品，适用于肺虚或肺肾两虚之久咳虚喘、劳嗽痰血。此外，本品"温和平补之性"（《重庆堂随笔》），"能治诸虚百损"（《本草纲目拾遗》），尚可用于病后体虚不复，自汗畏寒，头晕乏力者。

【临床应用】

1. 肾虚精亏证 治肾阳不足，精血亏虚所致的腰膝酸痛、阳痿遗精、不孕不育等，可单用，或与人参、鹿角胶、补骨脂等同用，如温肾全鹿丸（《部颁标准》）。

2. 肺肾两虚之喘咳 治肺肾两虚之久咳虚喘，可单用，如至灵胶囊（《部颁标准》）；或与核桃仁、蛤蚧、人参等同用。治肺痨咳嗽、咳痰咯血等，可与百部、百合、白及等同用，如利肺片（《部颁标准》）。

【用法用量】 煎服，3～9g。

【现代研究】 2020年版《中国药典》规定：含腺苷（$C_{10}H_{13}N_5O_4$）不得少于0.010%。本品有调节免疫、抗肝肾损伤、抗肺损伤、降血糖、降血脂、性激素样、抗肿瘤等多种药理作用。

紫河车（Zǐhéchē）

本品首载于《本草拾遗》。为健康产妇的胎盘。

【处方用名】 紫河车、胎盘。

【主要药性】 甘、咸，温。归肺、肝、肾经。

【基本功效】 温肾补精，益气养血。

【性能特点】 本品甘温，为血肉有情之品。能温肾补精，益气养血，作用平和，为平补气血阴阳之品。"治一切虚劳损极，大有奇效"（《本草分经》）。因其药力和缓，补而不峻，单用即可，但须久服方能奏效。

【临床应用】

1. 肾虚精亏证 治肾阳不足，精血虚少之阳痿遗精、不育不孕、腰膝乏力等，可单用，或与沙苑子、菟丝子等同用。

2. 肺肾两虚之咳喘 常与熟地黄、天冬、麦冬等同用。

3. 气血不足诸证 可单用，或与党参、黄芪、当归等同用。

【用法用量】 研末吞服，2～3g。

【现代研究】 本品有增强免疫、抗癌、抗过敏、延缓衰老、促进性器官发育等多种药理作用。

【备　　注】 长期以来，紫河车一直作为常用中药品种被收载于《中国药典》。而2020年版

《中国药典》则取消了紫河车的药用标准，以紫河车为配方的中成药将不再收入品种目录。主要的原因是紫河车来源于人体，如果产妇是乙肝、艾滋病等病毒的携带者或感染者，胎盘就会有安全隐患。虽然紫河车已从《中国药典》中去除，但临床仍可酌情使用。

表 24-2 补阳药中的参考药物

药名	主要药性	基本功效	临床应用	用法用量	使用注意
海马	甘、咸，温。归肝、肾经	温肾助阳，散结消肿	阳痿，遗尿，肾虚作喘，癥瘕积聚，跌仆损伤；外治痈肿疔疮	煎服，3～9g。外用适量，研末敷患处	
哈蟆油	甘、咸，平。归肺、肾经	补肾益精，养阴润肺	病后体虚，神疲乏力，心悸失眠，盗汗，痨嗽咯血	煎服，5～15g。用水浸泡，炖服，或作丸剂服	

第三节 补血药

本节药物多为甘温或甘平之品，质地滋润，主入心肝血分。功能补血，主要适用于血虚不能濡养脏腑、经络、组织所致的虚弱证候，症见面色淡白或萎黄、唇爪甲色淡、头晕目眩，或心悸不寐、健忘神疲、手足发麻，或妇女月经量少、色淡、愆期或闭经等。

因"有形之血不能自生，生于无形之气"（《医方考》），故运用补血药时常配伍补气药同用。本类药物多滋腻黏滞碍胃，故脾虚湿阻，气滞食少者慎用。

熟地黄（Shúdìhuáng）

本品首载于《本草拾遗》。为生地黄的炮制加工品（见图 132）。

【处方用名】熟地黄、熟地。

【主要药性】甘，微温。归肝、肾经。

【基本功效】补血滋阴，益精填髓。

【性能特点】本品味甘微温，"质又重厚，味最浓郁，而多脂膏，故为补中补血良剂"（《本草正义》），为治血虚证之要药。主入肝、肾经，能"滋肾水，补真阴，填骨髓，生精血，聪耳明目，黑发乌须"（《本草备要》），善"治一切肝肾阴亏，虚损百病"（《本草分经》）。

【临床应用】

1. 血虚证 治血虚萎黄，头眩心悸，月经不调或经闭不行等，每与当归相须为用，四物汤（《和剂局方》）。

2. 肝肾阴虚证 治肝肾阴虚之腰膝酸软、头目眩晕、视物昏花、耳鸣耳聋、骨蒸潮热、盗汗遗精、内热消渴等，常配山药、山茱萸、牡丹皮等同用，如六味地黄丸（《小儿药证直诀》）。治肝肾不足，精血亏虚之须发早白，常与制何首乌同用，如首乌地黄丸（《部颁标准》）。

【用法用量】煎服，9～15g。

【使用注意】本品味甘滋腻，易助湿碍胃，凡气滞痰多、脘腹胀满、食少便溏者忌服。

【用药甄别】生地黄与熟地黄 两者均能养阴生津，用治阴虚津亏诸证。然生地黄性寒，长于清热，对于阴津亏损，虚而有热者为宜；又善凉血，既能清营、血分之热邪，又能止血热妄行之出血，适用于温热病热入营血及血热诸出血。熟地黄性温，偏于温补，能益精填髓，适用于肝肾不足、精血亏虚诸证；尤以补血见长，可用治血虚诸证。

【现代研究】2020 年版《中国药典》规定：含地黄苷（$C_{27}H_{42}O_{20}$）不得少于 0.050%。本品有促进造血、增强记忆、增强免疫、降血糖等多种药理作用。

当归（Dāngguī）

本品首载于《神农本草经》。为伞形科植物当归 Angelica sinensis（Oliv.）Diels 的根（见图 133）。主产于甘肃。秋末采挖。

【处方用名】当归、全当归、酒当归、秦当归、西当归。

【主要药性】甘、辛，温。归肝、心、脾经。

【基本功效】补血活血，调经止痛，润肠通便。

【性能特点】本品"味甘而重，故专能补血；其气轻而辛，故又能行血，补中有动，行中有补"（《本草正》），为"活血补血之要药"（《本草经疏》）。可广泛用于血虚不荣，或血滞不通诸证。尤善调经止痛，为妇科之要药。大凡月经不调，经闭痛经等，无论寒热虚实皆可运用，以治血虚、血滞所致者最宜。因其性动质润，"极善滑肠"（《本草从新》），适用于血虚津枯之肠燥便秘。

【临床应用】

1. 血虚证 治心肝血虚之头晕心悸、面色无华等，每与熟地黄、白芍、川芎配伍，即四物汤（《和剂局方》）。若治气血两虚之证，每与黄芪同用，即当归补血汤（《兰室秘藏》）。

2. 月经不调，经闭痛经 治血虚兼血瘀之月经不调、经闭痛经，常与桃仁、红花、熟地黄等同用，如桃红四物汤（《医宗金鉴》）。治血虚寒滞之月经不调、小腹冷痛等，每与人参、吴茱萸、桂枝等同用，如温经汤（《金匮要略》）。治产后血虚寒凝、瘀血内阻之恶露不净、小腹冷痛，常与川芎、桃仁、炮姜等同用，如生化汤（《傅青主女科》）。

3. 各种痛证 治虚寒腹痛，常与生姜、羊肉同用，如当归生姜羊肉汤（《金匮要略》）。治跌打伤痛，常与乳香、没药、丹参同用，如活络效灵丹（《医学衷中参西录》）。治疮疡初起，肿胀疼痛，常与金银花、赤芍、天花粉等同用，如仙方活命饮（《校注妇人良方》）。治风寒湿痹，肢体关节疼痛，常与羌活、独活、桂枝等同用，如蠲痹汤（《医学心悟》）。

4. 肠燥便秘 可与肉苁蓉、火麻仁、地黄等同用。

【用法用量】煎服，6 ~ 12g。

【使用注意】本品甘润滑肠，湿盛中满、大便泄泻者忌服。

【用药甄别】当归与熟地黄 两者均能补血，为养血补虚之要药，用于血虚诸证，常相须为用。然当归又能活血，凡血虚、血瘀、血虚兼瘀之证皆宜。尤善调经止痛，为治妇科月经不调、经闭痛经之要药。兼能润肠通便，可用于肠燥便秘。熟地黄又能滋阴，凡血虚、阴亏之证皆宜。尤善益精填髓，善治肝肾阴亏，虚损百病。

【现代研究】2020 年版《中国药典》规定：含挥发油不得少于 0.4%（mL/g），含阿魏酸（$C_{10}H_{10}O_4$）不得少于 0.050%。本品有抗贫血、增强免疫、抑制血小板聚集、抗血栓、抗心肌缺血缺氧、扩张外周血管、降血压、兴奋或抑制子宫平滑肌、松弛支气管平滑肌、降血脂、抗炎及保肝等多种药理作用。

白芍（Báisháo）

本品首载于《神农本草经》。为毛茛科植物芍药 Paeonia lactiflora Pall. 的根（见图 134）。主产于浙江、安徽。夏、秋两季采挖。

【处方用名】白芍、白芍药、炒白芍、酒白芍、杭白芍。

【主要药性】苦、酸，微寒。归肝、脾经。

【基本功效】养血调经，敛阴止汗，柔肝止痛，平抑肝阳。

【性能特点】本品主入肝经，"大滋其肝中之血"（《本草新编》），尤善调经，适用于血虚萎黄、月经不调。味酸能敛阴止汗，用于体虚多汗。养血敛阴，可使肝体得养，则能缓柔挛急之疼痛；使肝阴得敛，则能平抑亢奋之肝阳，适用于阴血不足、肝气不和、筋脉失养所致之胁痛、腹痛、四肢挛痛，以及阴虚阳亢之头痛眩晕。

【临床应用】

1. 血虚证　每与熟地黄、当归等同用，如四物汤（《和剂局方》）。

2. 自汗盗汗　治气虚自汗，常与白术、黄芪等同用。治阴虚盗汗，常与牡蛎、浮小麦等同用。若治营卫不和，表虚自汗，每与桂枝配伍，如桂枝汤（《伤寒论》）。

3. 胁腹、四肢挛急疼痛　每与甘草为伍，即芍药甘草汤（《伤寒论》）。

4. 肝阳上亢证　常与生地黄、牛膝、赭石等同用，如建瓴汤（《医学衷中参西录》）。

【用法用量】煎服，6～15g。

【使用注意】不宜与藜芦同用。

【用药甄别】白芍与赤芍　两者均能止痛，用于多种疼痛的病证。然白芍长于养血柔肝，缓急止痛，主治肝阴不足，血虚肝旺，肝气不疏所致的胁肋疼痛、脘腹四肢拘挛作痛；并能养血调经，敛阴止汗，平抑肝阳，适用于血虚诸证、体虚汗出、肝阳上亢之眩晕头痛等。赤芍长于散瘀止痛，主治血滞诸痛；并能清热凉血，清泄肝火，适用于温毒发斑、血热出血、肝经热盛之目赤肿痛。

【现代研究】2020年版《中国药典》规定：含芍药苷（$C_{23}H_{28}O_{11}$）不得少于1.2%。本品有抗肾损伤、抗肝损伤、抗抑郁、抗脑缺血、抗炎、镇静、镇痛、调节胃肠功能、调节免疫等多种药理作用。

阿胶（Ējiāo）

本品首载于《神农本草经》。为马科动物驴 Equus asinus L. 的干燥皮或鲜皮经煎煮、浓缩制成的固体胶。主产于山东。

【处方用名】阿胶、驴皮胶、阿胶珠。

【主要药性】甘，平。归肺、肝、肾经。

【基本功效】补血滋阴，润燥，止血。

【性能特点】本品甘平质润，"专入肝经养血"（《本草求真》），"为补血圣药，不论何经，悉其所任"（《本草思辨录》）。入肺经，能"滋润肺家阴虚，亦能降逆定喘，而止燥咳，疗咯血"（《脏腑药式补正》）。入肾经，能滋肾以补水，使"水补则热自制，故风自尔不生"（《本草求真》）。适用于热病伤阴，肾水亏而心火亢，虚烦不眠，及温热病后期，真阴欲竭，阴虚风动，手足瘛疭。因其质黏，能凝络止血，"为诸失血要药"（《本经逢原》），对失血兼有血虚、阴虚者尤宜。

【临床应用】

1. 血虚证　治血虚面色萎黄、眩晕心悸，可单用，或与熟地黄、当归、芍药等配伍，如阿胶四物汤（《杂病源流犀烛》）。治久病体弱，血亏目昏等，可与熟地黄、黄芪等同用，如阿胶补血口服液（《中国药典》）。治气血两虚，头晕目眩，心悸失眠等，常与熟地黄、人参、党参等同用，如复方阿胶浆（《中国药典》）。

2. 阴虚证　治肺热阴虚，燥咳痰少，咽喉干燥，痰中带血，常与马兜铃、牛蒡子、苦杏仁等同用，如补肺阿胶汤（《小儿药证直诀》）。治燥邪伤肺，干咳无痰，心烦口渴，鼻燥咽干等，常与桑叶、杏仁、麦冬等配伍，如清燥救肺汤（《医门法律》）。治热病伤阴，肾水亏而心火亢，虚烦不眠等，每与黄连、白芍、鸡子黄等同用，如黄连阿胶汤（《伤寒论》）。治温热病后期，真阴欲竭，阴虚风动，手足瘛疭等，常与龟甲、白芍、牡蛎等同用，如大定风珠（《温病条辨》）。

3. 出血　治妊娠尿血，可单用为末服。治阴虚血热吐衄，常与蒲黄、生地黄等同用。治血虚血寒妇人崩漏下血，常与艾叶、熟地黄、当归等配伍，如胶艾汤（《金匮要略》）。

【用法用量】烊化兑服，3 ～ 9g。

【使用注意】脾虚便溏者慎用。

【现代研究】2020 年版《中国药典》规定：特征多肽以驴源多肽 A_1（$C_{41}H_{68}N_{12}O_{13}$）和驴源多肽 A_2（$C_{51}H_{82}N_{18}O_{18}$）的总量计不得少于 0.15%。本品有促进造血、降低血黏度、抗肺损伤、增强免疫力等多种药理作用。

何首乌（Héshǒuwū）

本品首载于《日华子本草》。为蓼科植物何首乌 *Polygonum multiflorum* Thunb. 的块根（见图 135），主产于湖北、贵州、四川等地。秋、冬两季采挖。制何首乌为何首乌的炮制加工品。

【处方用名】何首乌、首乌、生首乌、制何首乌、制首乌。

【主要药性】苦、甘、涩，微温。归肝、心、肾经。

【基本功效】制何首乌：补肝肾，益精血，乌须发，强筋骨，化浊降脂。何首乌：解毒，消痈，截疟，润肠通便。

【性能特点】"首乌之用，生熟迥殊"（《本草思辨录》）。制用"能养血益肝，固精益肾，健筋骨，乌髭发，为滋补良药。不寒不燥，功在地黄、天冬诸药之上"（《本草纲目》）。适用于血虚萎黄，及肝肾不足，精血亏虚之腰膝酸软，眩晕耳鸣，须发早白等。尚能化浊降脂，用于高脂血症。生用能解毒，消痈，截疟，润肠通便，适用于疮痈，瘰疬，久疟体虚，肠燥便秘等。

【临床应用】

1. 肝肾精血亏虚证　治血虚萎黄，心悸怔忡等，常与熟地黄、当归、酸枣仁等同用。治肝肾不足，精血亏虚所致的精神疲惫、失眠多梦、头晕目眩、体乏无力、记忆力减退等，常与人参、熟地黄、山药等配伍，如参乌健脑胶囊（《中国药典》）。治肝肾不足、气血亏虚所致的头发早白、斑秃等，常与地黄、女贞子、桑椹等同用，如生发片（《部颁标准》）。治肝肾不足型高脂血症，症见头晕、目眩、须发早白，常与枸杞子、黄精、决明子等同用，如降脂灵片（《中国药典》）。

2. 疮痈瘰疬，风疹瘙痒，久疟体虚，肠燥便秘　治瘰疬结核，可与夏枯草、玄参、贝母等同用。治痈肿疮毒，可与金银花、连翘、苦参等同用。治风疹瘙痒，常与荆芥、苦参、防风等同用。治疟疾日久，气血虚弱，常与人参、当归等同用。治肠燥便秘，可与肉苁蓉、枳实、蜂蜜等同用。

【用法用量】制何首乌：煎服，6 ～ 12g。何首乌：煎服，3 ～ 6g。

【现代研究】2020 年版《中国药典》规定，制何首乌含 2,3,5,4′- 四羟基二苯乙烯 -2-O-β-D- 葡萄糖苷（$C_{20}H_{22}O_9$）不得少于 0.70%，游离蒽醌以大黄素（$C_{15}H_{10}O_5$）和大黄素甲醚（$C_{16}H_{12}O_5$）的总量计不得少于 0.10%。何首乌含 2,3,5,4′- 四羟基二苯乙烯 -2-O-β-D- 葡萄糖苷（$C_{20}H_{22}O_9$）不得少于 1.0%，结合蒽醌以大黄素（$C_{15}H_{10}O_5$）和大黄素甲醚（$C_{16}H_{12}O_5$）的总量

计不得少于 0.05%。本品有促进造血、增强免疫、抗肿瘤、降血脂、抗动脉粥样硬化、增加冠脉血流量、抗心肌缺血、延缓衰老、提高记忆等多种药理作用。

【备　注】何首乌有生用与制用之别。《中国药典》将其作为两个品种单列。其中，生用名"何首乌"，制用名"制何首乌"。两者药性相同，功用有别，临证用药务必加以区分。

龙眼肉（Lóngyǎnròu）

本品首载于《神农本草经》。为无患子科植物龙眼 *Dimocarpus longan* Lour. 的假种皮。产于广东、广西、福建等地。夏、秋两季采收。

【处方用名】龙眼肉、龙眼、桂圆、桂圆肉。

【主要药性】甘，温。归心、脾经。

【基本功效】补益心脾，养血安神。

【性能特点】本品甘温，入心、脾经。"于补气之中，又更存有补血之力"（《本草求真》）。且"性禀和平，不热不寒"（《本草汇》），不滋腻，不壅气，为滋补良药。"功专补心长智，悦胃培脾，疗健忘与怔忡，能安神而熟寐"（《本草从新》）。适用于思虑过度，劳伤心脾，气血两虚而致心悸怔忡，失眠健忘等。

【临床应用】

气血亏虚证　治心脾两虚，气血不足所致的心悸怔忡，失眠健忘，面色萎黄，气短乏力等，常与当归、酸枣仁、黄芪等同用，如归脾汤（《济生方》）。

【用法用量】煎服，9～15g。

【使用注意】湿盛中满或有停饮、痰、火者忌用。

【现代研究】本品有提高免疫、改善记忆等多种药理作用。

第四节　补阴药

本节药物多为甘寒或甘凉之品，质润多汁。能补阴滋液，生津润燥，兼能清热，适用于肺、胃、肝、肾等各脏腑阴液亏少，滋润、濡养作用减退所表现的各种干燥症状及虚热证。肺阴虚证是指肺阴不足，清肃失职，虚热内扰所致的病证，症见干咳无痰，或痰少而黏，或痰中带血，或声音嘶哑、形体消瘦、颧红潮热，或手足心热，或盗汗等。胃阴虚证是指胃阴不足，胃失濡养所致的病证，症见胃脘灼热隐痛，口干咽燥，似饥不欲食，或胃脘嘈杂，痞胀不舒，或干呕呃逆，大便干结等。肝肾阴虚证是指肝肾阴液亏虚，虚热内扰所致的病证，症见眩晕耳鸣、腰膝酸软、发脱齿摇、两目干涩、男子遗精、女子不孕、潮热盗汗、五心烦热等。

本节药物大多甘寒滋腻，故脾胃虚弱，痰湿内阻，腹满便溏者慎用。

北沙参（Běishāshēn）

本品首载于《本草汇言》。为伞形科植物珊瑚菜 *Glehnia littoralis* Fr. Schmidt ex Miq. 的根（见图 136）。产于山东、河北、辽宁等地。夏秋两季采收。

【处方用名】北沙参、北条参、条参。

【主要药性】甘、微苦，微寒。归肺、胃经。

【基本功效】养阴清肺，益胃生津。

【性能特点】本品甘润苦寒，"清而不腻，滋养肺胃，生津润燥，最为无弊"（《本草正义》）。

入肺经，"专补肺阴、清肺火"（《本草从新》），为"肺经轻清淡补之品"（《药笼小品》）。入胃经，能益胃生津，兼清胃热，"无寒中败土之弊"（《玉楸药解》），适用于肺胃阴虚有热诸证。

【临床应用】

1.肺阴虚证　治阴虚肺燥之咳嗽，咽喉痛痒，声音沙哑等，常与川贝母、枇杷叶、桔梗等同用，如蜜炼川贝枇杷膏（《部颁标准》）。治阴虚劳嗽，干咳少痰，甚则咯血，常与知母、麦冬、川贝母等同用。

2.胃阴虚证　治胃阴不足所致的胃脘隐隐灼痛、口干舌燥、纳呆干呕，常与麦冬、石斛、白芍等同用，如阴虚胃痛颗粒（《中国药典》）。

【用法用量】煎服，5～12g。

【使用注意】不宜与藜芦同用。

【现代研究】本品有镇咳祛痰平喘、抗胃溃疡、调节免疫等多种药理作用。

附：南沙参

本品为桔梗科植物轮叶沙参 *Adenophora tetraphylla*（Thunb.）Fisch. 或沙参 *Adenophora stricta* Miq. 的根。甘，微寒。归肺、胃经。功能养阴清肺，益胃生津，益气，化痰。适用于肺热燥咳，阴虚劳嗽，干咳痰黏，胃阴不足，食少呕吐，气阴不足，烦热口干。煎服，9～15g。不宜与藜芦同用。

百合（Bǎihé）

本品首载于《神农本草经》。为百合科植物卷丹 *Lilium lancifolium* Thunb.、百合 *Lilium brownii* F. E. Brown var. *viridulum* Baker 或细叶百合 *Lilium pumilum* DC. 的肉质鳞叶（见图 137）。全国各地均产。秋季采挖。

【处方用名】百合、蜜百合。

【主要药性】甘，寒。归肺、心经。

【基本功效】养阴润肺，清心安神。

【性能特点】本品甘寒质润，入肺经，"功专补虚清热"（《本草便读》），长于补肺阴之虚，兼清肺经之热，适宜于阴虚肺燥有热之干咳少痰、劳嗽久咳、痰中带血等。入心经，能养阴清心，宁心安神，适用于阴虚内热之百合病。

【临床应用】

1.肺阴虚证　治阴虚肺燥有热之干咳少痰，劳嗽久咳，痰中带血等，常与生地黄、桔梗、川贝母等同用，如百合固金汤（《慎斋遗书》）。

2.心神不宁证　治阴虚内热之百合病，症见精神恍惚、行住坐卧不定等，常与知母、生地黄等同用，如百合知母汤、百合地黄汤（《金匮要略》）。

【用法用量】煎服，6～12g。蜜炙可增强润肺作用。

【现代研究】本品有镇咳祛痰、镇静、提高免疫、抗缺氧、抗疲劳、抗氧化等多种药理作用。

麦冬（Màidōng）

本品首载于《神农本草经》。为百合科植物麦冬 *Ophiopogon japonicus*（L. f）Ker-Gawl. 的块根（见图 138）。产于浙江、四川、江苏等地。夏季采收。

【处方用名】麦冬、麦门冬、寸麦冬、寸冬。

【主要药性】甘、微苦，微寒。归肺、胃、心经。

【基本功效】养阴生津，润肺清心。

【性能特点】本品"甘苦而寒，专入肺胃。以其柔润多汁，故最能养阴退热"（《本草便读》），适用于肺胃阴液不足而有热邪者。兼入心经，能养心阴，清心火，除烦安神，适用于阴虚内热、心烦不眠及热伤心营、神烦少寐等。

【临床应用】

1. 肺阴虚证　治肺阴不足，燥咳痰少、痰中带血、鼻干咽痛，常与天冬相须为用，如二冬膏（《中国药典》）。如治阴虚肺燥，咽喉干痛、干咳少痰或痰中带血等，常与地黄、玄参、川贝母等同用，如养阴清肺膏（《中国药典》）。

2. 胃阴虚证　治热伤胃阴，口干舌燥，常与生地黄、玉竹、沙参等同用，如益胃汤（《温病条辨》）。治津伤口渴，或内热消渴，常与天花粉、太子参、乌梅等同用。治热病津伤，肠燥便秘，每与生地黄、玄参同用，如增液汤（《温病条辨》）。

3. 心神不宁　治阴虚内热，心悸失眠，常与生地黄、酸枣仁、柏子仁等同用，如天王补心丹（《摄生秘剖》）。治热伤心营，神烦少寐等，每与黄连、生地黄、玄参等合用，如清营汤（《温病条辨》）。

【用法用量】煎服，6～12g。

【现代研究】2020年版《中国药典》规定：含麦冬总皂苷以鲁斯可皂苷元（$C_{27}H_{42}O_4$）计，不得少于0.12%。本品有降血糖、镇静催眠、平喘、增强免疫、延缓衰老、保护心肌、降低血黏度等多种药理作用。

天冬（Tiāndōng）

本品首载于《神农本草经》。为百合科植物天冬 *Asparagus cochinchinensis*（Lour.）Merr. 的块根（见图139）。产于贵州、四川、广西等地。秋、冬两季采挖。

【处方用名】天冬、天门冬、明天冬。

【主要药性】甘、苦、寒。归肺、胃、肾经。

【基本功效】养阴润燥，清肺生津。

【性能特点】本品甘苦，体润性寒。上能"润燥滋阴，清金降火"（《本草纲目》），凡咳嗽属阴虚肺燥宜之。中能滋胃阴，生津液，润肠燥，凡口渴、便秘属津伤、肠燥者宜之。下滋肾阴，降虚火，凡肾阴亏虚或兼有虚热者宜之。总之，本品以养阴润燥为其本功，兼能清热，统理肺胃肾三焦阴津亏虚有热之证。

【临床应用】

1. 肺阴虚证　治燥热咳嗽，单用熬膏服。治阴虚肺燥有热之干咳痰少、痰中带血、咽痛音哑等，可与麦冬、石斛、知母等同用，如玉露保肺丸（《部颁标准》）。

2. 胃阴虚证　治热病津伤之口渴及内热消渴，常与人参、生地黄为伍，如三才汤（《温病条辨》）。治热病津伤，肠燥便秘，可与麦冬、火麻仁、玄参等同用。

3. 肾阴虚证　治肾阴亏虚之头晕、耳鸣、腰膝酸软以及阴虚火旺之潮热、盗汗等，可与熟地黄、知母、女贞子等同用。

【用法用量】煎服，6～12g。

【使用注意】脾胃虚寒，食少便溏，痰湿内盛者忌用。

【用药甄别】麦冬与天冬　两者均味甘苦，性寒，入肺、胃经。能养肺、胃之阴，兼清肺、胃之热，适用于肺胃阴虚而有热邪者，常相须为用。然麦冬苦寒之性，滋润清火之力不及天冬；且入心经，能养心阴，清心火，除烦安神，适用于阴虚内热、心烦不眠及热伤心营、神烦少寐等。天冬苦寒之性较甚，滋润清火之力较强；且入肾经，能滋肾阴、降虚火，凡肾阴亏虚或兼有虚热者宜之。

【现代研究】本品有镇咳、祛痰、平喘、降血糖、延缓衰老、抗肿瘤等多种药理作用。

石斛（Shíhú）

本品首载于《神农本草经》。为兰科植物金钗石斛 *Dendrobium nobile* Lindl.、霍山石斛 *Dendrobium obium huoshanense* C. Z. Tang et S. J. Cheng、鼓槌石斛 *Dendrobium chrysotoxum* Lindl. 或流苏石斛 *Dendrobium fimbriatum* Hook. 的栽培品及其同属植物近似种的新鲜或干燥茎（见图140）。产于广西、云南、贵州等地。全年均可采收。

【处方用名】石斛、金钗石斛、霍山石斛。

【主要药性】甘，微寒。归胃、肾经。

【基本功效】益胃生津，滋阴清热。

【性能特点】本品味甘性微寒，"清中有补，补中有清"（《得配本草》）。入胃经，能"清胃除虚热，生津已劳损"（《本草纲目拾遗》），"为胃虚夹热伤阴专药"（《药性切用》）。入肾经，能滋养肾阴，清退虚热，适用于虚热不退、阴火虚旺、骨蒸劳热、目暗不明、筋骨痿软等。

【临床应用】

1. 胃阴虚证　治胃阴不足所致的胃脘隐隐灼痛、口干舌燥、纳呆干呕等，常与北沙参、玉竹、麦冬等同用，如阴虚胃痛片（《部颁标准》）。治病后虚热烦渴，可单用煎汤代茶饮，或与鲜生地、天花粉、麦冬等同用。

2. 肾阴虚证　治阴火虚旺，骨蒸劳热者，可与知母、黄柏等同用。治肾虚精亏之筋骨痿软，常与牛膝、山茱萸、续断等同用。治肝肾阴虚之目暗不明、视物昏花等，常与枸杞子、菊花、决明子等同用，如石斛明目丸（《部颁标准》）。

【用法用量】煎服，6～12g。鲜用，15～30g。

【现代研究】2020年版《中国药典》规定，金钗石斛含石斛碱（$C_{16}H_{25}NO_2$）不得少于0.40%。霍山石斛含多糖以无水葡萄糖（$C_6H_{12}O_6$）计，不得少于17%。本品有调节胃肠功能、降血糖、增强免疫、抗白内障、抗肿瘤、抗氧化等多种药理作用。

附：铁皮石斛

本品为兰科植物铁皮石斛 *Dendrobium officinale* Kimura et Migo 的干燥茎。2010年版《中国药典》把铁皮石斛作为新增品种单列。11月至翌年3月采收，除去杂质，剪去部分须根，边加热边扭成螺旋形或弹簧状，烘干，称为"铁皮枫斗"（耳环石斛）；或切成段，干燥或低温烘干，称为"铁皮石斛"。铁皮石斛与石斛的性能、功效、临床运用及用法用量相似。

玉竹（Yùzhú）

本品首载于《神农本草经》。为百合科植物玉竹 *Polygonatum odoratum*（Mill.）Druce 的根茎（见图141）。产于湖南、湖北、江苏等地。秋季采挖。

【处方用名】玉竹、葳蕤。

【主要药性】甘，微寒。归肺、胃经。

【基本功效】养阴润肺，生津止渴。

【性能特点】本品微寒清热，甘寒润泽，为清热滋润之品。主入肺胃经。"培养脾肺之阴是其所长"（《本草新编》）。上"清肺金而润燥"（《长沙药解》），适用于阴虚肺燥之干咳少痰。中清胃热而生津，适用于热病津伤、烦热口渴，及阴虚消渴等。

【临床应用】

1. 肺阴虚证　治阴虚肺燥有热的干咳少痰、咯血、声音嘶哑，常与沙参、麦冬、桑叶等同用，如沙参麦冬汤（《温病条辨》）。治肺燥咳嗽，咽喉干痛，常与罗汉果为伍，如罗汉果玉竹冲剂（《部颁标准》）。

2. 胃阴虚证　治燥伤胃阴，口干舌燥，食欲不振，常与麦冬、沙参等同用。治消渴多饮，常与天花粉、生地黄、葛根等同用。

【用法用量】煎服，6 ～ 12g。

【现代研究】2020 年版《中国药典》规定：含玉竹多糖以葡萄糖（$C_6H_{12}O_6$）计不得少于6.0%。本品有降血糖、延缓衰老、增强免疫、耐缺氧、抗氧化、抗衰老等多种药理作用。

黄精（Huángjīng）

本品首载于《名医别录》。为百合科植物滇黄精 *Polygonatum kingianum* Coll. et Hemsl.、黄精 *Polygonatum sibiricum* Red. 或多花黄精 *Polygonatum cyrtonema* Hua 的根茎（见图 142）。产于贵州、湖南、湖北等地。春、秋两季采挖。

【处方用名】黄精、酒黄精。

【主要药性】甘，平。归脾、肺、肾经。

【基本功效】补气养阴，润肺，健脾，益肾。

【性能特点】本品味甘如饴，性平质润，入肺、脾、肾三经。上可润肺燥，益肺气，用于肺虚燥咳、劳嗽咯血。中可补脾气，养胃阴，用于脾胃气虚、体倦乏力、胃阴不足、口干食少，及内热消渴。下可补肾精，强腰膝，乌须发，用于肾虚精亏之头晕、腰膝酸软、须发早白。为平补三焦之品，尤以"养脾胃是其专长"（《本草正义》）。

【临床应用】

1. 肺气阴两虚证　治肺气阴两伤之干咳少痰，常与沙参、川贝母等同用。治肺肾阴虚之劳嗽久咳，可单用，或与熟地黄、百部、天冬等同用。

2. 脾胃气阴虚证　治气阴两亏、内热津伤所致的消渴多饮，少气乏力，易饥消瘦等，常与红参、黄芪、葛根等同用，如参精止渴丸（《中国药典》）。

3. 肾精亏虚证　治肾精不足之头晕、腰膝酸软、须发早白，可单用熬膏服。治肝肾不足，精血亏虚之腰膝酸软、失眠多梦、耳鸣健忘、头发脱落，及须发早白等，可与制何首乌、女贞子、墨旱莲为伍，如精乌颗粒（《部颁标准》）。治肾虚腰痛，可与黑豆同煮食。

【用法用量】煎服，9 ～ 15g。

【使用注意】痰湿壅滞、中寒便溏、气滞腹胀者慎用。

【现代研究】2020 年版《中国药典》规定：含黄精多糖以无水葡萄糖（$C_6H_{12}O_6$）计不得少于 4.0%。本品有提高免疫、抗疲劳、提高记忆、抗氧化、降血糖、延缓衰老等多种药理作用。

枸杞子（Gǒuqǐzǐ）

本品首载于《神农本草经》。为茄科植物宁夏枸杞 *Lycium barbarum* L. 的成熟果实（见图

143）。主产于宁夏。夏、秋两季果实呈红色时采收。

【处方用名】枸杞、枸杞子。

【主要药性】甘，平。归肝、肾经。

【基本功效】滋补肝肾，益精明目。

【性能特点】本品味甘多液，药性平和，主入肝肾经，"为滋补肝肾最良之药"（《医学衷中参西录》）。可使"精血充则目可明，渴可止，筋骨坚利，虚劳等证悉除矣"（《本草便读》）。适用于肝肾不足，精血亏虚所致的腰膝酸软、眩晕耳鸣、不育不孕、眼目昏花、内热消渴等。因滋而不腻，补而不峻，故为平补肝肾之品，需久服方能奏效。

【临床应用】

肝肾阴虚证　治肝肾不足之虚劳羸瘦、腰膝酸软等，可与熟地黄、黄精、百合等泡酒饮，如枸杞药酒（《部颁标准》）。治肝肾阴虚，精血不足之腰膝酸痛、眩晕耳鸣、阳痿遗精、内热消渴、血虚萎黄、目昏不明，可单用熬膏服。治肝肾阴虚之两目昏花、视物模糊，或眼睛干涩等，常与菊花、熟地黄、山茱萸等同用，如杞菊地黄丸（《麻疹全书》）。治肾虚腰痛，尿后余沥，遗精早泄，阳痿不育等，可与菟丝子、覆盆子、五味子等同用，如五子衍宗口服液（《部颁标准》）。

【用法用量】煎服，6～12g。

【现代研究】2020 年版《中国药典》规定：含枸杞多糖以葡萄糖（$C_6H_{12}O_6$）计不得少于 1.8%。含甜菜碱（$C_5H_{11}NO_2$）不得少于 0.50%。本品有增强免疫、延缓衰老、抗肝损伤、降血糖、降血脂、性激素样、改善视网膜病变、抗疲劳等多种药理作用。

墨旱莲（Mòhànlián）

本品首载于《新修本草》。为菊科植物鳢肠 *Eclipta prostrata* L. 的地上部分。产于江苏、江西、浙江等地。花开时采割。

【处方用名】墨旱莲、旱莲草。

【主要药性】甘、酸，寒。归肝、肾经。

【基本功效】滋补肝肾，凉血止血。

【性能特点】本品酸甘化阴，入肝肾经，能"益肝肾，乌须发"（《玉楸药解》），适用于肝肾阴虚所致的头晕目眩、视物昏花、腰膝酸软、须发早白等。入血分，能清血分之热邪而止血，"为止血凉血要剂"（《本草求真》），适用于血热或阴虚血热所致的吐血、衄血、尿血、血痢、崩漏下血，及外伤出血等体内外多种出血。

【临床应用】

1.肝肾阴虚证　治肝肾阴虚所致的须发早白、眩晕耳鸣、腰膝酸软等，可单用，或与女贞子相须为用，如二至丸（《医方集解》）。

2.血热出血　治血热或阴虚血热所致的吐血、衄血、尿血、血痢、崩漏下血等，可单用捣汁饮，或与其他止血药同用。治外伤出血，可用鲜品捣烂外敷。

【用法用量】煎服，6～12g。外用适量。

【现代研究】2020 年版《中国药典》规定：含蟛蜞菊内酯（$C_{16}H_{12}O_7$）不得少于 0.040%。本品有止血、调节免疫、延缓衰老、抗肝损伤、促进毛发生长等多种药理作用。

女贞子（Nǚzhēnzǐ）

本品首载于《神农本草经》。为木犀科植物女贞 *Ligustrum lucidum* Ait. 的成熟果实。产于浙江、江苏、湖南等地。冬季采收。

【处方用名】女贞子、女贞实、冬青子、酒女贞子。

【主要药性】甘、苦，凉。归肝、肾经。

【基本功效】滋补肝肾，明目乌发。

【性能特点】本品甘苦性凉，长于补益肝肾之阴，"有变白明目之功"（《本草经疏》），适用于肝肾阴虚所致的须发早白、目暗不明等。又"入少阴而益阴退热，为阴虚有火，不胜腻补之良药"（《药性切用》），适用于肝肾阴虚之发热、骨蒸潮热。

【临床应用】

肝肾阴虚证　治肝肾阴虚所致的须发早白、目暗不明、眩晕耳鸣、失眠多梦、腰膝酸软等，可单用，或与墨旱莲相须为用，如二至丸（《医方集解》）。治肝肾阴虚之头晕失眠、心悸乏力、低热或午后发热等，可与当归、熟地黄、墨旱莲等同用，如滋补肝肾丸（《部颁标准》）。

【用法用量】煎服，6～12g。酒制可增强滋补肝肾作用。

【用药甄别】女贞子与墨旱莲　两者均能滋补肝肾，明目乌发，适用于肝肾阴虚所致的须发早白、目暗不明等，常相须为用。然女贞子兼能退虚热，适用于肝肾阴虚之发热、骨蒸潮热。墨旱莲兼能凉血止血，适用于血热或阴虚血热所致的体内外多种出血。

【现代研究】2020 年版《中国药典》规定：含红景天苷（$C_{14}H_{20}O_7$）不得少于 0.20%。本品有降血糖、性激素样、提高免疫、延缓衰老、降血脂、抗疲劳、抗肝损伤、抗肿瘤等多种药理作用。

桑椹（sāngshèn）

本品首载于《新修本草》。为桑科植物桑 *Morus alba* L. 的果穗。产于江苏、浙江、湖南等地。4～6 月果实变红时采收。

【处方用名】桑椹、桑椹子。

【主要药性】甘、酸，寒。归心、肝、肾经。

【基本功效】滋阴补血，生津润燥。

【性能特点】本品味甘酸，主入肝肾经，能"滋肝肾，充血液"（《随息居饮食谱》），"久服黑发明目"（《滇南本草》）。适用于肝肾不足，阴血亏虚所致的头晕耳鸣、目暗昏花、须发早白等。兼能生津止渴，"润而下行"（《本草经疏》），可用于津伤口渴、内热消渴、肠燥便秘等。

【临床应用】

1. 肝肾阴虚证　治肝肾不足，阴血亏虚所致的头晕耳鸣、目暗昏花、须发早白等，可单用，如桑椹冲剂（《部颁标准》）；或与熟地黄、何首乌、女贞子等同用。

2. 津伤口渴，肠燥便秘　治津伤口渴，内热消渴，可鲜品食用，或与麦冬、天花粉等同用。治肠燥津亏便秘，常与当归、何首乌、火麻仁等同用，如常通舒冲剂（《部颁标准》）。

【用法用量】煎服，9～15g。

【现代研究】本品有延缓衰老、增强免疫、降血脂等多种药理作用。

龟甲（Guījiǎ）

本品首载于《神农本草经》。为龟科动物乌龟 *Chinemys reevesii*（Gray）的背甲及腹甲（见图 144）。产于浙江、湖北、湖南等地。全年均可采集。

【处方用名】龟甲、醋龟甲。

【主要药性】咸、甘，微寒。归肝、肾、心经。

【基本功效】滋阴潜阳，益肾强骨，养血补心，固经止崩。

【性能特点】本品甘寒质重，入肝肾经。"大有补水制火之功"（《本草通玄》）。能退骨蒸，潜虚阳，息内风，凡阴虚内热，阴虚阳亢，阴虚风动等证皆宜。因其"善滋肾损"（《本草蒙筌》），故对肾虚骨痿、小儿囟门不合有效。入心经，能滋养阴血而安神定志，适用于阴血亏虚、心神失养所致的心悸失眠。尚能滋阴制火，固冲止血，适用于阴虚血热、冲脉不固之崩漏经多。

【临床应用】

1. 阴虚内热、阴虚阳亢、阴虚风动证　治阴虚内热之骨蒸盗汗，常与熟地黄、知母、黄柏等同用，如大补阴丸（《丹溪心法》）。治阴虚阳亢之头晕目眩，常与白芍、天麻、夏枯草等同用，如养阴降压胶囊（《部颁标准》）。治虚风内动之手足蠕动，常与阿胶、鸡子黄、白芍等同用，如大定风珠（《温病条辨》）。

2. 肾虚骨痿、囟门不合　治肝肾不足之腰膝酸软、下肢痿弱、步履艰难等，常与熟地黄、豹骨、当归等同用，如健步丸（《中国药典》）。治小儿先天不足，精血亏损之行迟、齿迟、囟门难合、发育迟缓等，常与黄芪、龙骨、牡蛎等同用，如龙牡壮骨颗粒（《中国药典》）。

3. 心神不宁证　治阴血亏虚，心神失养所致的惊悸、失眠、健忘等，常与石菖蒲、远志、龙骨等同用。

4. 崩漏　治阴虚血热，冲脉不固之月经先期，经血量多、色紫黑等，常与白芍、黄芩、椿皮等同用，如固经丸（《中国药典》）。

【用法用量】煎服，9～24g；宜先煎。

【现代研究】本品有降低甲状腺及肾上腺皮质功能、提高免疫、抗骨质疏松、抗脊髓损伤等多种药理作用。

鳖甲（Biējiǎ）

本品首载于《神农本草经》。为鳖科动物鳖 *Trionyx sinensis* Wiegmann 的背甲。产于湖北、湖南、江苏等地。全年均可采集。

【处方用名】鳖甲、醋鳖甲。

【主要药性】咸，微寒。归肝、肾经。

【基本功效】滋阴潜阳，退热除蒸，软坚散结。

【性能特点】本品咸寒质重，入肝肾经。能滋补肝肾，潜阳息风，退热除蒸，适用于阴虚内热、阴虚阳亢、阴虚风动诸证。尤善退虚热，除骨蒸，为治阴虚发热、骨蒸劳热之要药。味咸能软，"善能攻坚"（《本草新编》），"故癥瘕坚积之在心腹者可除"（《本经疏证》）。适用于癥块积于胁下，推之不移；久疟不愈，胁下痞硬；女子血瘀经闭等。

【临床应用】

1. 阴虚内热、阴虚阳亢、阴虚风动证　治肝肾阴虚，虚火内扰之骨蒸潮热，或低热日久不退者，常与秦艽、知母、胡黄连等同用，如清骨散（《证治准绳》）。治温病后期，阴液已伤，余热未尽之夜热早凉，热退无汗者，多与青蒿、生地黄、牡丹皮等配伍，如青蒿鳖甲汤（《温病条辨》）。治阴虚阳亢之头晕目眩，常与生地黄、牡蛎、菊花等同用。治虚风内动之手足蠕动，常与龟甲相须为用，如大定风珠（《温病条辨》）。

2. 血瘀经闭，癥瘕积聚，久疟疟母　常与土鳖虫、大黄、桃仁等同用，如鳖甲煎丸（《金匮要略》）。

【用法用量】煎服，9～24g。宜先煎。

【用药甄别】龟甲与鳖甲　两者均能滋补肝肾，潜阳息风，清退虚热，适用于阴虚阳亢、阴虚风动、阴虚内热诸证。然龟甲滋阴力强，阴虚阳亢者多用；又能益肾强骨，养血补心，固经止崩，适用于肾虚骨痿、小儿囟门不合，阴血亏虚、心神失养所致的心悸失眠，阴虚血热、冲脉不固之崩漏经多。鳖甲长于退热除蒸，为治阴虚发热、骨蒸劳热之要药；兼能软坚散结，适用于癥瘕积聚、经闭、久疟疟母等。

【现代研究】本品有抗肿瘤、促进造血、增强免疫、抗肝损伤、抑制结缔组织增生、抗疲劳等多种药理作用。

表 24-3　补阴药中的参考药物

药名	主要药性	基本功效	临床应用	用法用量	使用注意
楮实子	甘，寒。归肝、肾经	补肾清肝，明目，利尿	肝肾不足，腰膝酸软，虚劳骨蒸，头晕目昏，目生翳膜，水肿胀满	煎服，6～12g	
明党参	甘、微苦，微寒。归肺、脾、肝经	润肺化痰，养阴和胃，平肝，解毒	肺热咳嗽，呕吐反胃，食少口干，眩晕目赤，疔毒疮疡	煎服，6～12g	

【复习思考题】

1. 何谓补虚药？补虚药一般分为几类，如何区别应用？

2. 在运用补气药时，常配伍行气药同用，为什么？

3. 党参补气，常作为人参的代用品使用，如何理解？

4. 甘草素有"国老"之称，如何理解？

5. 山药"平补三焦"，鹿茸"峻补阴阳"，白芍"柔肝止痛"，如何理解？

6. 补阳药与温里药均能温助阳气，如何区别使用？

第二十五章

收涩药

扫一扫，查阅本章数字资源，含PPT、音视频、图片等

一、含义

凡以收敛固涩为主要功效，常用以治疗各种滑脱证的药物，称为收涩药，又称固涩药。

二、性能特点

本类药物味多酸涩，性温或平，主入肺、脾、肾、大肠经。酸可收敛，涩可固脱，善敛耗散、固滑脱，使滑脱病证得以收敛，从而达到治疗滑脱证的目的。本类药物的主要功效为收敛固涩。

所谓收敛固涩，是指药物对正气虚弱，气、血、精、津液耗散或滑脱的病证发挥治疗作用的功效，又称收涩或固涩。其中，以治疗自汗、盗汗为主者，称固表止汗，又称敛汗。以治疗久咳虚喘为主者，称敛肺，或敛肺止咳。以治久泻久痢为主者，称涩肠，或涩肠止泻。以治遗精滑精为主者，称固精，或涩精。以治遗尿尿频为主者，称缩尿。以治崩漏带下为主者，称固崩止带。

三、主治病证

本类药物适用于久病体虚、正气不固、脏腑功能衰退所致的各种滑脱病证。症见自汗、盗汗、久咳虚喘、久泻、久痢、遗精、滑精、遗尿、尿频、崩带不止等。

四、药物分类

根据收涩药的药性特点及主治病证不同，一般分为固表止汗药、敛肺涩肠药与固精缩尿止带药三类。

五、应用原则

运用本类药物应根据滑脱证的不同表现，有针对地选用不同功效为主的药物，并进行相应的配伍。如气虚自汗、阴虚盗汗，宜固表止汗，分别配补气药或补阴药同用；脾肾阳虚之久泻、久痢，宜涩肠止泻，当配温补脾肾药同用；肾虚遗精、遗尿、尿频，宜固精缩尿，当配补肾药同用；肺肾虚损之久咳虚喘，宜敛肺止咳，当配补肺益肾药同用。总之，导致滑脱证的根本原因是正气虚弱，收涩药能敛其耗散、固其滑脱，长于治标。故常需与相应的补益药配伍，以期标本兼顾。

六、使用注意

本类药物性涩敛邪，故对于汗出、咳喘、泻痢、带下不止等邪实未尽者不宜使用。

七、现代研究

本类药物多含大量有机酸、鞣质，收敛作用明显，有止泻、止血、止咳、抑制腺体分泌的作用。此外，尚有抑菌、消炎、防腐、吸收肠内有毒物质等多种药理作用。

第一节 固表止汗药

本类药物多甘涩而性平，主归肺、心经，功善收敛，能行肌表，敛肺气，顾护腠理而有固表止汗之功。常用于气虚肌表不固，腠理疏松，津液外泄而自汗；阴虚不能制阳，阳热迫津外泄而盗汗。

浮小麦（Fúxiǎomài）

本品首载于《本草蒙筌》。为禾本科植物小麦 *Triticum aestivum* L. 的干瘪轻浮的颖果。全国各地均产。

【处方用名】浮小麦。

【主要药性】甘、咸，凉。归心经。

【基本功效】益气，止汗，除热。

【性能特点】本品甘能补气，凉可除热，主入心经。能益心气、敛心液，止虚汗。"汗乃心之津液，养心退热，津血不为火扰，则可无自汗盗汗之虑矣"（《本草便读》）。因其甘凉并济，能除虚热，故对"骨蒸劳热尤良"（《本草易读》）。

【临床应用】

1. 自汗、盗汗 治气虚自汗，可与黄芪、牡蛎、麻黄根等同用，如牡蛎散（《和剂局方》）。治阴虚盗汗，可单研末频服。

2. 骨蒸劳热 常与青蒿、鳖甲、生地黄等同用。

【用法用量】煎服，6～12g。

【使用注意】表邪未尽而汗出者不宜使用。

【现代研究】本品有抑制汗腺分泌的作用。

麻黄根（Máhuánggēn）

本品首载于《本草经集注》。为麻黄科植物草麻黄 *Ephedra sinica* Stapf 或中麻黄 *Ephedra intermedia* Schrenk et C. A. Mey. 的根及根茎。产于河北、山西、内蒙古等地。立秋后采收。

【处方用名】麻黄根。

【主要药性】甘、涩，平。归心、肺经。

【基本功效】固表止汗。

【性能特点】本品甘、涩，性平，入肺经。长于走肌表、固腠理，"能从表分而收其散越……使外发之汗敛而不出"（《本草正义》），故为固表止汗之要药。对于体虚汗出，不论内服或外用均有良效。

【临床应用】

自汗、盗汗 治气虚自汗，常与黄芪、党参、白术等同用，如复芪止汗颗粒（《中国药典》）。

治阴虚盗汗，常与熟地黄、当归、地骨皮等同用；治产后虚汗不止，常与当归、黄芪、人参等同用，如麻黄根散（《圣惠方》）。若与牡蛎共研细末外用，也可用于各种虚汗。

【用法用量】煎服，3～9g。外用适量，研粉撒敷。

【使用注意】有表邪者忌用。

【用药甄别】麻黄与麻黄根　两者同出一物。麻黄以其地上草质茎入药，主发汗解表，以治外感风寒表实无汗为宜；麻黄根功专固表止汗，以治体虚汗出为佳。此外，麻黄又能宣肺平喘、利水消肿，常用于风寒束肺之喘咳及风水水肿。

【现代研究】本品有止汗、降低血压等多种药理作用。

表 25-1　固表止汗药中的参考药物

药名	主要药性	基本功效	临床应用	用法用量	使用注意
糯稻根	甘，平。归肺、胃、肾经	固表止汗，益胃生津，退虚热	自汗，盗汗，阴虚发热，热病虚热，咽干口渴	煎服，30～60g	

第二节　敛肺涩肠药

本类药物酸涩收敛，主入肺或大肠经。以敛肺止咳、涩肠止泻为主要作用。适用于肺虚喘咳，或肺肾两虚，摄纳无权之虚喘，以及脾肾虚寒之久泻久痢，肠滑不禁等。

五味子（Wǔwèizǐ）

本品首载于《神农本草经》。为木兰科植物五味子 Schisandra chinensis（Turcz.）Baill. 的成熟果实（见图 145）。主产于东北。秋季采摘。

【处方用名】五味子、北五味子、醋五味子。

【主要药性】酸、甘，温。归肺、心、肾经。

【基本功效】收敛固涩，益气生津，补肾宁心。

【性能特点】本品酸甘性温，"入肺肾二经，收敛耗散之金，滋助不足之水"（《本草蒙筌》）。能敛能补，标本兼顾，"为咳嗽要药"（《本草求真》）。又能敛汗、固精、涩肠，可用于多种体虚滑脱证。甘以益气，使气旺则津生；酸能生津，使津足则渴止，"乃生津之要药"（《雷公炮制药性解》），适用于热伤气阴之口渴多饮及阴虚内热之消渴证。上益心气、下滋肾阴，能宁心安神，适用于阴血亏损、心神失养，或心肾不交之心神不宁。

【临床应用】

1.体虚滑脱证　治肺虚久咳，常与罂粟壳同用。治肺肾两虚之喘咳，可与麻黄、核桃仁、苦杏仁等同用。治自汗盗汗，常与黄芪、牡蛎、麻黄根等配伍。治肾虚精关不固之梦遗滑精，可单用熬膏服，或与龙骨、桑螵蛸等同用。治脾肾阳虚，肠失固涩之五更泄泻或久泻不止，可与补骨脂、肉豆蔻、吴茱萸等同用，如四神丸（《证治准绳》）。

2.津伤口渴，内热消渴　治热伤气阴，口渴汗多者，常与人参、麦冬同用，如生脉散（《内外伤辨惑论》）；治阴虚内热，口渴多饮之消渴，常与山药、知母、天花粉等同用，如玉液消渴冲剂（《部颁标准》）。

3.心神不宁证　治阴血亏损，心神失养，或心肾不交之虚烦心悸、失眠多梦等，可单用，或与酸枣仁、川芎、茯苓等同用，如安神胶囊（《中国药典》）。

【用法用量】煎服，2～6g。

【使用注意】凡表邪未解，内有实热，咳嗽初起，麻疹初期，均不宜用。

【现代研究】2020年版《中国药典》规定：含五味子醇甲（$C_{24}H_{32}O_7$）不得少于0.40%。本品有保肝、增强免疫、镇静、抗抑郁、抗氧化、抗肿瘤、保护心肌等多种药理作用。

附：南五味子

本品为木兰科植物华中五味子 *Schisandra sphenanthera* Rehd. et Wils. 的成熟果实。性能功用与五味子相似。然南五味子镇咳作用较好，北五味子补虚作用较好。

乌梅（Wūméi）

本品首载于《神农本草经》。为蔷薇科植物梅 *Prunus mume*（Sieb.）Sieb. et Zucc. 的近成熟果实。产于浙江、福建、云南等地。夏季采收。

【处方用名】乌梅、乌梅肉、乌梅炭。

【主要药性】酸、涩，平。归肝、脾、肺、大肠经。

【基本功效】敛肺，涩肠，生津，安蛔。

【性能特点】本品味酸涩，"入肺则收，入肠则涩"（《本草求真》），为治肺虚不敛之久咳，肠滑不尽之久泻久痢之常用药。以其味"最酸"（《本草经疏》），善能生津，"疗津虚之渴疾"（《本草约言》），适用于虚热消渴、烦热口渴等。"能安蛔者，虫得酸则伏也"（《本草便读》），适用于蛔虫所致腹痛、呕吐、四肢厥冷等蛔厥证。

【临床应用】

1. 肺虚久咳，久泻久痢　治肺虚久咳，可与乌梅、罂粟壳等同用。治久泻久痢，可与肉豆蔻、诃子等同用。

2. 津伤口渴　治气阴不足之口渴多饮及虚热消渴，可单用煎服，或与天花粉、麦冬、人参等同用。治夏季暑热，口渴多汗等，可与金银花、淡竹叶、甘草同用，如金梅清暑颗粒（《部颁标准》）。

3. 蛔厥证　症见腹痛时作，手足厥逆，烦闷呕吐等，可单用，或与花椒、细辛、干姜等同用，如乌梅丸（《伤寒论》）。

【用法用量】煎服，6～12g。

【使用注意】外有表邪或内有实热积滞者均不宜服。

【现代研究】2020年版《中国药典》规定：含枸橼酸（$C_6H_8O_7$）不得少于6.0%。本品有收缩平滑肌、镇咳、止血、止泻、抑制细菌及皮肤真菌、收缩胆囊、促进胆汁分泌、体外抑制蛔虫活动、抗休克、增强免疫等多种药理作用。

罂粟壳（Yīngsùqiào）

本品首载于《本草发挥》。为罂粟科植物罂粟 *Papaver somniferum* L. 的成熟果壳（见图146）。主产于甘肃。秋季采收。

【处方用名】罂粟壳、蜜罂粟壳。

【主要药性】酸、涩，平；有毒。归肺、大肠、肾经。

【基本功效】敛肺，涩肠，止痛。

【性能特点】本品酸涩收敛，入肺、大肠经。"以固涩为用"（《本草便读》），有较强的敛肺止

咳、涩肠止泻之功，"治久嗽、久痢，诚有效验"（《医学衷中参西录》）。有良好的止痛之功，可用于多种痛证，尤以"心腹筋骨诸痛者最宜"（《本草求真》）。

【临床应用】

1. 久咳，久泻，脱肛　治肾虚作喘，肺虚久咳，可与麻黄、五味子、核桃仁等同用，如桂灵丸（《部颁标准》）。治脾胃虚弱，久痢脱肛，可与肉豆蔻、诃子、党参等同用，如泻痢固肠片（《部颁标准》）。

2. 脘腹疼痛，筋骨疼痛　单用有效。

【用法用量】煎服，3～6g。

【使用注意】本品过量或持续服用易成瘾，不宜常服；咳嗽或泻痢初起邪实者忌用；孕妇及儿童禁用；运动员慎用。

【现代研究】2020年版《中国药典》规定：含吗啡（$C_{17}H_{19}O_3N$）应为0.06%～0.40%。本品有止泻、镇咳、镇痛、镇静等多种药理作用，并可使机体产生药物依赖性。

【备　注】2007年，国家中医药管理局和卫生部发布了《医院中药饮片管理规范》，第三十三条指出："罂粟壳不得单方发药，必须凭有麻醉药处方权的执业医师签名的淡红色处方方可调配，每张处方不得超过三日用量，连续使用不得超过七天，成人一次的常用量为每天3～6克。处方保存三年备查。"

诃子（Hēzǐ）

本品首载于《药性论》。为使君子科植物诃子 *Terminalia chebula* Retz. 或绒毛诃子 *Terminalia chebula* Retz. var. *tomentella* Kurt. 的成熟果实。主产于云南。秋冬两季采取。

【处方用名】诃子、诃黎勒、诃子肉、煨诃子。

【主要药性】苦、酸、涩，平。归肺、大肠经。

【基本功效】涩肠止泻，敛肺止咳，降火利咽。

【性能特点】本品"苦而能降，酸而能涩"（《本草约言》），性平偏凉，主入肺与大肠经。上"能收摄肺气之涣散"（《脏腑药式补正》），下能涩固大肠之滑泄，有敛肺止咳、涩肠止泻之功。又能清降肺火而利咽开音，为治咽痛失音之要药。

【临床应用】

1. 久泻久痢，脱肛　可单用，如诃黎勒散（《金匮要略》）；或与人参、白术、肉豆蔻等同用，如泻痢固肠丸（《部颁标准》）。

2. 肺虚喘咳，咽痛音哑　治肺虚久咳失音，可与川贝母、葛根、天花粉等同用，如清音丸（《中国药典》）；治痰热郁肺，久咳失音，常与桔梗、薄荷、浙贝母同用，如黄氏响声丸（《中国药典》）；治久咳失音，咽喉肿痛，常与硼酸、青黛、冰片等共为蜜丸噙化，如清音丸（《医学统旨》）。

【用法用量】煎服，3～10g。涩肠止泻宜煨用，敛肺清热、利咽开音宜生用。

【使用注意】凡外有表邪、内有湿热积滞者忌用。

【现代研究】本品有抗病原微生物、抑制气管平滑肌收缩、收敛、止泻、保护心肌、抗溃疡、降血糖、抗肿瘤等多种药理作用。

肉豆蔻（Ròudòukòu）

本品首载于《药性论》。为肉豆蔻科植物肉豆蔻 *Myristica fragrans* Houtt. 的种仁。主产于马来西亚、印度尼西亚、斯里兰卡。我国广东、广西、云南等地亦有栽培。冬、春两季果实成熟时采收。

【处方用名】肉豆蔻、煨肉豆蔻。

【主要药性】辛，温。归脾、胃、大肠经。

【基本功效】涩肠止泻，温中行气。

【性能特点】本品辛温气香，主入中焦。善能"暖脾胃，固大肠"（《本草纲目》），"为脾胃虚冷，泻痢不愈之要药"（《本草约言》）。又温行中焦之寒滞而止痛，芬芳入脾而开胃进食，适用于中焦寒凝气滞之脘腹胀痛、食少呕吐等。

【临床应用】

1. 虚寒泄泻　治脾虚泄泻，常与茯苓、陈皮、木香等药同用，如小儿止泻安颗粒（《中国药典》）。治脾肾阳虚，五更泄泻者，常与补骨脂、五味子、吴茱萸同用，如四神丸（《证治准绳》）。

2. 脘腹胀痛，食少呕吐　治中焦寒凝气滞之脘腹胀痛，食少呕吐等，常与木香、干姜、半夏等药同用。

【用法用量】煎服，3～10g。

【现代研究】2020年版《中国药典》规定：含挥发油不得少于4.0%（mL/g），去氢二异丁香酚（$C_{20}H_{22}O_4$）不得少于0.80%。本品有止泻、抗炎、镇痛、抑菌、促进食欲、镇静、抗肿瘤等多种药理作用。

赤石脂（Chìshízhī）

本品首载于《神农本草经》。为硅酸盐类矿物多水高岭石族多水高岭石（见图147）。产于福建、山东、河南等地。全年均可采挖。

【处方用名】赤石脂、煅赤石脂。

【主要药性】甘、酸、涩，温。归大肠、胃经。

【基本功效】涩肠，止血，生肌敛疮。

【性能特点】本品甘温酸涩，"固肠胃，有收敛之能"（《本草约言》），凡"病有泄泻太滑者，非此不能止"（《本草新编》）。质重沉降，"功专止血固下"（《本经逢原》），适用于便血、崩漏带下等下部滑脱证。外用生肌敛疮，"凡有溃疡，收口长肉甚验"（《本草新编》），适用于溃疡不敛、湿疹湿疮等。

【临床应用】

1. 久泻久痢　治泻痢日久，滑脱不禁，脱肛等，常与禹余粮相须为用，如赤石脂禹余粮汤（《伤寒论》）。治虚寒下痢，常与干姜、粳米同用，如桃花汤（《伤寒论》）。

2. 大便出血，崩漏带下　治崩漏，常与海螵蛸、侧柏叶等同用。治便血、痔疮出血，常与龙骨、白矾、杏仁同用，如赤石脂丸（《圣济总录》）。治肾虚带脉失约之赤白带下，多与芡实、煅龙骨等同用。

3. 溃疡不敛，湿疹湿疮　可单用，或与龙骨、没药、白及等同用，研末撒敷患处。

【用法用量】煎服。9～12g，先煎。外用适量，研末敷患处。

【使用注意】不宜与肉桂同用。湿热积滞泻痢者忌服。孕妇慎用。

【现代研究】本品有止泻、止血、保护胃黏膜等多种药理作用。

表 25-2　敛肺涩肠药中的参考药物

药名	主要药性	基本功效	临床应用	用法用量	使用注意
五倍子	酸、涩，寒。归肺、大肠、肾经	敛肺降火，涩肠止泻，敛汗，止血，收湿敛疮	肺虚久咳，肺热痰嗽，久泻久痢，自汗盗汗，消渴，便血痔血，外伤出血，痈肿疮毒，皮肤湿烂	煎服，3～6g；外用适量	
石榴皮	酸、涩，温。归大肠经	涩肠止泻，止血，驱虫	久泻，久痢，便血，脱肛，崩漏，带下，虫积腹痛	煎服，3～10g	

第三节　固精缩尿止带药

本节药物酸涩收敛，主入肾、膀胱经。具有固精、缩尿、止带作用，部分药物兼有补肾之功。适用于肾虚不固之遗精滑精、遗尿尿频以及带下清稀等。

山茱萸（Shānzhūyú）

本品首载于《神农本草经》。为山茱萸科植物山茱萸 *Cornus officinalis* Sieb. et Zucc. 的成熟果肉（见图 148）。主产于河南、浙江。秋末冬初果皮变红时采收。

【处方用名】山茱萸、枣皮、山萸肉、酒萸肉。

【主要药性】酸、涩，微温。归肝、肾经。

【基本功效】补益肝肾，收涩固脱。

【性能特点】本品味酸质润，主入肝肾经。温而不燥，补而不峻，既能益精，又可助阳，为平补肝肾阴阳之要药。又能收涩固脱，补涩兼得，标本兼顾。"凡人身之阴阳气血将散者，皆能敛之"（《医学衷中参西录》），可用于多种体虚滑脱之证。

【临床应用】

1. 肝肾亏虚证　治肝肾阴虚之腰膝酸软、头晕耳鸣等，常与熟地黄、山药、茯苓等药同用，如六味地黄丸（《小儿药证直诀》）。治肝肾两亏，阴虚血少，头晕目眩，耳鸣咽干，午后潮热，腰腿酸痛等，多与当归、白芍、熟地黄等同用，如归芍地黄丸（《中国药典》）。

2. 体虚滑脱证　治肾虚精关不固之遗精、滑精，常与金樱子、芡实等同用。治肾虚膀胱失约之遗尿、尿频，常与益智仁、山药等同用。治脾肾亏损，冲任不固之崩漏、月经过多，或带脉失约之带下不止，前者常与龙骨、黄芪、白术等同用，如固冲汤（《医学衷中参西录》）；后者每与莲子、芡实等同用。治大汗不止，体虚欲脱者，宜与人参、附子、龙骨等同用，如来复汤（《医学衷中参西录》）。

此外，本品尚可用于肝肾亏虚，内热消渴及肾不纳气之虚喘。

【用法用量】煎服，6～12g。

【现代研究】2020 年版《中国药典》规定：含莫诺苷（$C_{17}H_{26}O_{11}$）和马钱苷（$C_{17}H_{26}O_{10}$）总量不得少于 0.70%。本品有收敛、调节免疫、强心、升血压、抗血栓、降血糖、抗氧化、抗骨质疏松、抗炎、抗肿瘤等多种药理作用。

覆盆子（Fùpénzǐ）

本品首载于《名医别录》。为蔷薇科植物华东覆盆子 *Rubus chingii* Hu 的果实。产于浙江、福建、湖北等地。夏初采收。

【处方用名】覆盆子。

【主要药性】甘、酸，温。归肝、肾、膀胱经。

【基本功效】益肾固精缩尿，养肝明目。

【性能特点】本品甘酸微温，能"温补命门，益精固下"（《本草便读》），补中兼涩，标本兼顾，为平补收涩之品，适用于肾虚不固、遗精滑精、遗尿尿频、阳痿早泄等。入肝肾经，"为滋养真阴之药"（《本草正义》），适用于肝肾不足、目暗不明、视物昏花等。

【临床应用】

1. 遗精遗尿，阳痿早泄 治遗精早泄，阳痿不育等，常与枸杞子、菟丝子、五味子等同用，如五子衍宗丸（《丹溪心法》）。治遗尿、尿频，常与桑螵蛸、益智仁、芡实等同用。

2. 目暗昏花 治肝肾不足，目暗不明，视物昏花等，可单用，或与当归、制何首乌、菟丝子等同用，如益视颗粒（《部颁标准》）。

【用法用量】煎服，6～12g。

【现代研究】2020 年版《中国药典》规定：含鞣花酸（$C_{14}H_6O_8$）不得少于 0.20%，山奈酚 -3-*O*- 芸香糖苷（$C_{27}H_{30}O_{15}$）不得少于 0.03%。本品有抗衰老、抗诱变、改善学习记忆能力等多种药理作用。

桑螵蛸（Sāngpiāoxiāo）

本品首载于《神农本草经》。为螳螂科昆虫大刀螂 *Tenodera sinensis* Saussure、小刀螂 *Statilia maculata*（Thunberg）或巨斧螳螂 *Hierodula patellifera*（Serville）的卵鞘（见图 149）。全国大部分地区均产。深秋至次春采集。

【处方用名】桑螵蛸。

【主要药性】甘、咸，平。归肝、肾经。

【基本功效】固精缩尿，补肾助阳。

【性能特点】本品味甘能补，性平偏温，主入肾经。功能"固摄疗遗，益精壮肾"（《本草便读》），"故男子虚损，肾虚阳痿，梦中失精，遗溺白浊方多用之"（《本经逢原》）。尤以缩尿见长，故对肾虚遗尿尿频者更为常用。

【临床应用】

1. 遗精滑精，遗尿尿频，小便白浊 治遗精滑精，常与制附子、五味子、龙骨等同用。治遗尿尿频，可单用，或与肉桂、补骨脂、大青盐同用，如夜尿宁丸（《部颁标准》）。治小便白浊久不愈，可与菟丝子、熟地黄、山茱萸等同用。

2. 肾虚阳痿 常与鹿茸、肉苁蓉、补骨脂等同用。

【用法用量】煎服，5～10g。

【使用注意】阴虚多火，膀胱有热而小便频数者忌用。

【现代研究】本品有抗利尿、抗缺氧、抗疲劳、抗氧化、促进消化液分泌、降血糖、降血脂、抗癌等多种药理作用。

金樱子（Jīnyīngzǐ）

本品首载于《雷公炮炙论》。为蔷薇科植物金樱子 *Rosa laevigata* Michx. 的成熟果实（见图 150）。产于四川、湖北、广东等地。10～11月果实成熟变红时采收。

【处方用名】金樱子、金樱子肉。

【主要药性】酸、甘、涩，平。归肾、膀胱、大肠经。

【基本功效】固精缩尿，固崩止带，涩肠止泻。

【性能特点】本品味酸且涩，气平偏温，入肾、膀胱、大肠经。"其功全在固涩"（《本草便读》），"善理梦遗崩带遗尿"（《本草求真》），能涩肠滑之泻痢不禁。适用于肾虚不固之遗精滑精，膀胱虚冷之遗尿尿频，脾虚滑泄不禁，带下不止及崩漏下血等诸滑脱证。

【临床应用】

1. 遗精滑精，遗尿尿频 治遗精滑精，或与芡实为伍，如水陆二仙丹（《洪氏集验方》）。治遗尿尿频，可与桑螵蛸、莲须、山药同用。

2. 久泻久痢，崩漏带下 治久泻久痢，可单用浓煎服；或与人参、白术、芡实等同用，如秘元煎（《景岳全书》）。治崩漏下血，多与黄芪、艾叶、阿胶等药配伍。治带下不止，可与椿皮、芡实、莲子等同用。

【用法用量】煎服。6～12g。

【使用注意】本品功专收涩，故有实火、邪实者不宜使用。

【现代研究】2020年版《中国药典》规定：含金樱子多糖以无水葡萄糖（$C_6H_{12}O_6$）计不得少于 25.0%。本品有收敛、止泻、增强免疫、降脂、抑菌、抗病毒、抗氧化等多种药理作用。

海螵蛸（Hǎipiāoxiāo）

本品首载于《神农本草经》。为乌贼科动物无针乌贼 *Sepiella maindroni* de Rochebrune 或金乌贼 *Sepia esculenta* Hoyle 的内壳。产于浙江、江苏、广东等地。

【处方用名】海螵蛸、乌贼骨。

【主要药性】咸、涩，温。归脾、肾经。

【基本功效】收敛止血，固精止带，制酸止痛，收湿敛疮。

【性能特点】本品咸能入血，温而能涩。能收敛止血，"诸血病皆治"（《本草纲目》），适用于体内外诸出血，尤"为女人崩漏下血之要药"（《本草经疏》）。又温涩固下，长于涩精止带，适用于遗精滑精、赤白带下。外用能收湿敛疮，可治湿疹湿疮、溃疡不敛。煅用能制酸止痛，为治胃痛吞酸之佳品。

【临床应用】

1. 出血 治吐血衄血，可单用，或与生大黄粉同用。治便血，常与白及、地榆、槐花等同用。治崩漏下血，常与黄芪、茜草、棕榈炭等同用，如固冲汤（《医学衷中参西录》）。治外伤出血，可单用研末外敷。

2. 遗精滑精，赤白带下 治遗精滑精，常与山茱萸、菟丝子、益智仁等同用。治赤白带下，常与白芷、血余炭同用。

3. 胃痛吐酸 可单用，或与延胡索、白矾同用，如安胃片（《中国药典》）。

4. 湿疹湿疮，溃疡不敛 治湿疮湿疹，常与黄柏、青黛、煅石膏等研末外用。治疮疡久溃不敛，可与煅石膏、煅龙骨、枯矾等研末撒敷患处。

【用法用量】煎服，5～10g。外用适量，研末敷患处。

【现代研究】2020年版《中国药典》规定：含碳酸钙（$CaCO_3$）不得少于86.0%。本品有促进溃疡面愈合、抗肿瘤、抗放射、中和胃酸、降低胃蛋白酶活性、促进骨缺损修复等多种药理作用。

莲子（Liánzǐ）

本品首载于《神农本草经》。为睡莲科植物莲 *Nelumbo nucifera* Gaertn. 的成熟种子。主产于湖南、湖北、江苏。秋季采收。

【处方用名】莲子、莲子肉。

【主要药性】甘、涩，平。归脾、肾、心经。

【基本功效】补脾止泻，止带，益肾涩精，养心安神。

【性能特点】本品甘平补益，涩能收敛。"入心脾肾三脏，补而兼固"（《本草便读》）。凡脾虚、肾虚而滑脱不尽者皆宜。尤"甚益脾胃，而固涩之性，最宜滑泄之家"（《玉楸药解》）。又养心益肾，交通心肾，宁心安神，适用于心肾不交之心悸失眠。

【临床应用】

1. 脾虚泄泻　常与人参、茯苓、白术等同用，如参苓白术散（《和剂局方》）。

2. 遗精，带下　治小便白浊，梦遗泄精，可与益智仁、龙骨同用。治带下清稀，量多色白，可与白术、芡实、山药等同用。

3. 心悸失眠　治心肾不交之虚烦、心悸失眠，常与酸枣仁、夜交藤、柏子仁等同用。

【用法用量】煎服，6～15g。

【使用注意】大便燥结者不宜使用。

【现代研究】本品有收敛、镇静、延缓衰老、增强免疫及清除氧自由基等多种药理作用。

附：莲须、莲房、莲子心、荷叶

1. 莲须　为莲的雄蕊。甘、涩，平。归心、肾经。功能固肾涩精。用于遗精滑精，带下，尿频。煎服，3～5g。

2. 莲房　为莲的花托。苦、涩，温。归肝经。功能化瘀止血。用于崩漏，尿血，痔疮出血，产后瘀阻，恶露不尽。煎服，5～10g。

3. 莲子心　为莲的成熟种子中的幼叶及胚根。苦，寒。归心、肾经。功能清心安神，交通心肾，涩精止血。用于热入心包，神昏谵语，心肾不交，失眠遗精，血热吐血。煎服，2～5g。

4. 荷叶　为莲的叶。苦，平。归肝、脾、胃经。功能清热解暑，升发清阳，凉血止血。用于暑热烦渴，暑湿泄泻，脾虚泄泻，血热吐衄，便血崩漏。煎服，3～10g。

芡实（Qiànshí）

本品首载于《神农本草经》。为睡莲科植物芡 *Euryale ferox* Salisb. 的成熟种仁。主产于山东、江苏、安徽等地。秋末冬初采收。

【处方用名】芡实、麸炒芡实。

【主要药性】甘、涩，平。归脾、肾经。

【基本功效】益肾固精，补脾止泻，除湿止带。

【性能特点】本品味甘能补，味涩能收，主入脾肾经。药性平和，补涩兼得。既能补脾肾之虚以治本，又能止泻固精以治标，兼可祛湿浊之邪以止带。可"使遗、带、小便不禁皆愈"（《本草求真》)。

【临床应用】

1. 遗精滑精、小便不禁 治肾虚遗精滑精，常与金樱子相须而用，如水陆二仙丹（《仁存堂经验方》）。治肾虚小便频数，甚至失禁或遗尿，常与菟丝子、益智仁、桑螵蛸等同用。

2. 脾虚久泻 常与党参、白术、茯苓等同用。

3. 带下 治脾肾两虚之带下清稀，常与山茱萸、菟丝子、金樱子等同用。若治湿热带下色黄，质稠腥臭者，则与黄柏、车前子、山药等同用，如易黄汤（《傅青主女科》）。

【用法用量】煎服，9～15g。

【用药甄别】芡实与莲子 两者均能益肾固精、补脾止泻、止带，且补中兼涩，适用于肾虚遗精遗尿、脾虚食少久泻，及带下病等。然芡实长于益肾固涩，又能除湿止带，大凡带下病，无论寒湿或湿热下注者均可相机为用。莲子优于补脾止泻，又能养心安神，用于心肾不交之心悸失眠。

【现代研究】本品有抗氧化、降血糖、镇痛、保护肾功能、抗血栓等多种药理作用。

表 25-3 固精缩尿止带药中的参考药物

药名	主要药性	基本功效	临床应用	用法用量	使用注意
椿皮	苦、涩，寒。归大肠、胃、肝经	清热燥湿，收涩止带，止泻，止血	赤白带下，湿热泻痢，久泻久痢，便血，崩漏	煎服，6～9g；外用适量	

【复习思考题】

1. 何谓收涩药？收涩药一般分为几类，如何区别应用？

2. 在运用收涩药时，常配伍补虚药同用，为什么？

3. 葛根、黄连、大黄、木香、车前子、乌梅均可用治泻痢，如何区别使用？

4. 山茱萸与吴茱萸、海螵蛸与桑螵蛸名称相似，简述其性能功用。

第二十六章
涌吐药

扫一扫，查阅本章数字资源，含PPT、音视频、图片等

一、含义

凡以促使呕吐为主要功效，常用以治疗毒物、宿食、痰涎等停滞在胃脘或胸膈以上所致病证为主的药物，称涌吐药，又称催吐药。

二、性能特点

本类药物多属苦寒、有毒之品，主归胃经。具有强烈的催吐作用，能使停留于胃脘或胸膈以上的毒物、宿食、痰涎等有形实邪从口涌吐而出。具有药力峻猛、奏效迅速的特点。本章药物的主要功效为涌吐。

所谓涌吐，是指药物能因势利导，使胃脘或胸膈以上的有形实邪迅速从口涌吐而出的治疗作用，又称催吐。

三、主治病证

本类药物适用于误食毒物，停留胃中，未被吸收；或宿食停滞，尚未入肠，胃脘胀痛；或痰涎壅盛，阻于胸膈或咽喉，呼吸急促；或痰浊上涌，蒙蔽清窍，癫痫发狂等。

四、应用原则

本类药物有毒，且作用迅猛。故宜采用"小量渐增"的使用方法，切忌骤用大量；要注意"中病即止"，只可暂用，不可久服，以免中毒或涌吐太过，导致不良反应。

五、使用注意

涌吐药作用强烈，易伤胃气，且多具毒性，能耗损正气，故仅适用于形证俱实者。因其毒副作用较强，而且服药后患者反应强烈，痛苦不堪，故现代临床已很少使用。

六、现代研究

本类药物能刺激胃黏膜的感受器，反射性地引起呕吐中枢兴奋而致吐。

常山（Chángshān）

本品首载于《神农本草经》。为虎耳草科植物常山 *Dichroa febrifuga* Lour. 的根。主产于四川、贵州。秋季采挖。

【处方用名】常山、恒山、炒常山。

【主要药性】苦、辛，寒；有毒。归肺、肝、心经。

【基本功效】涌吐痰涎，截疟。

【性能特点】本品"生用则上行必吐"（《本草纲目》），能"吐胸膈之顽痰"（《本草约言》），适用于痰饮停聚、胸膈壅塞、不欲饮食、欲吐而不能吐者。辛开苦泄，"最开结痰，专理疟疾"（《雷公炮制药性解》），"为诸疟要药"（《本草从新》），尤以治间日疟和三日疟的效果最佳。

【临床应用】

1.胸中痰饮证 治痰饮停聚，胸膈壅塞，不欲饮食，欲吐而不能吐者，可与甘草为伍，煎汤和蜜温服。

2.疟疾 治一切疟疾，寒热往来，发作有时者，每与槟榔并用，如胜金丸（《和剂局方》）。治间日疟和三日疟，可与厚朴、草豆蔻、槟榔等同用，如常山饮（《圣济总录》）。若治疟疾久不愈，致成疟母者，可与鳖甲、三棱、莪术等同用，如圣济鳖甲丸（《部颁标准》）。

【用法用量】煎服 5～9g。涌吐可生用，截疟宜酒制用。

【使用注意】本品有毒，且能催吐，故用量不宜过大，体虚及孕妇不宜用。

【现代研究】本品有抗疟、催吐等多种药理作用。

甜瓜蒂（Tiánguādì）

本品首载于《神农本草经》。为葫芦科植物甜瓜 *Cucumis melo* L. 的果蒂。全国各地均产。夏、秋两季果熟采集。

【处方用名】瓜蒂、甜瓜蒂。

【主要药性】苦，寒；有毒。归心、胃、胆经。

【基本功效】涌吐痰食，祛湿退黄。

【性能特点】本品味极苦，"功专涌泄"（《本草求真》）。"凡胸中寒邪，膈间痰塞，与夫食物病在胸膈中者，皆吐越之"（《本草发明》）。痰涎郁结胸中所致的癫痫发狂、喉痹喘息，以及宿食、毒物停留胃中，尚未吸收者。借其涌吐之力，能引湿热之邪外出，可用于湿热黄疸。

【临床应用】

1.风热壅盛，痰热癫痫，喉痹喘息，宿食停滞，食物中毒等 可单用研末服之，或与赤小豆、香豉同用，如瓜蒂散（《伤寒论》）。

2.湿热黄疸 "取其蒂烧灰存性，用少许吸鼻中，流出黄水而愈，极验"（《本草崇原》）。

【用法用量】煎服，2.5～5g；入丸、散服，每次 0.3～1g；外用适量。

【使用注意】体虚、吐血、咯血、胃弱、孕妇及上焦无实邪者忌用。

【现代研究】本品有催吐、促进胆汁分泌等多种药理作用。

表 26-1 涌吐药中的参考药物

药名	主要药性	基本功效	临床应用	用法用量	使用注意
藜芦	苦、辛，寒；有毒。归肺、肝、胃经	涌吐风痰，杀虫	中风，癫痫，喉痹，疥癣，秃疮	入丸散，0.3～0.9g；外用适量	体虚及孕妇忌服。不宜与细辛、白芍、赤芍、人参、丹参、玄参、沙参、苦参同用

【复习思考题】

1. 何谓涌吐药？简述其性能特点。

2. 简述涌吐药的应用原则及使用注意。

第二十七章
攻毒杀虫止痒药

扫一扫，查阅本章数字资源，含PPT、音视频、图片等

一、含义

凡以攻毒疗疮、杀虫止痒为主要功效，常用以治疗痈肿疮毒、疥癣瘙痒等为主的药物，称为攻毒杀虫止痒药。

二、性能特点

本章药物大多有毒，以外用为主，兼可内服。主要功效为攻毒、杀虫止痒等。

所谓攻毒，即指有毒的药物外用治疗各种疮毒、蛇虫之毒的作用，即"以毒攻毒"之意。所谓杀虫止痒，是指药物杀灭体表寄生虫，治疗湿疹湿疮、疥癣瘙痒等皮肤病的作用。

三、主治病证

本类药物主要用于外科、皮肤科及五官科病证，如疮痈疔毒、疥癣、湿疹湿疮、聤耳、梅毒、虫蛇咬伤及癌肿等。

四、应用原则

本类药物多以外用为主。临证运用可根据病情和治疗的需要，选用膏剂、散剂、丹剂、锭剂、药捻、栓剂、洗液等不同的制剂。若内服使用时，宜作丸、散剂应用，使其缓慢溶解吸收。

五、使用注意

本类药物多具有不同程度的毒性，无论外用或内服，均应严格掌握剂量及用法，不可过量或持续使用，以防发生不良反应。制剂时，应严格遵守炮制和制剂法度，以减低毒性而确保用药安全。

六、现代研究

本类药物有杀菌消炎作用，可杀灭细菌、真菌、疥虫、螨虫、滴虫等。

硫黄（Liúhuáng）

本品首载于《神农本草经》。为自然元素类矿物硫族自然硫，或用含硫矿物经加工制得。产于山西、山东、河南等地。全年均可采挖。

【处方用名】硫黄、制硫黄。

【主要药性】酸，温；有毒。归肾、大肠经。

【基本功效】外用解毒杀虫疗疮，内服补火助阳通便。

【性能特点】本品温燥有毒，外用能以毒攻毒，为"治疮杀毒要药"（《本草纲目》），适用于疥癣湿疹、阴疽恶疮。内服能补命门真火不足，凡"命门火衰，服附、桂不能补者，须服硫黄补之"（《本草求真》），"性虽热而疏利大肠"（《本草备要》），"专治虚寒之便秘"（《脏腑药式补正》），为温阳通便之要药。

【临床应用】

1. 疥癣湿疹，阴疽恶疮 治疥癣、湿疹，可与硼砂同用，如复方硫黄乳膏（《部颁标准》）。治一切无名肿毒恶疮，可与轻粉、白矾共为细末，麻油调涂。

2. 肾虚阳痿，虚喘冷哮，虚寒便秘 治肾阳衰微，下元虚冷之阳痿，小便频数，常与鹿茸、菟丝子、蛇床子等同用。若治肾阳不足，下元虚冷之寒喘，常与附子、肉桂、沉香等同用，如黑锡丹（《和剂局方》）。治老年阳虚便秘，与制半夏配伍，如半硫丸（《和剂局方》）。

【用法用量】外用适量，研末油调涂敷患处。内服 1.5～3g，炮制后入丸散服。

【使用注意】孕妇慎用。不宜与芒硝、玄明粉同用。

【现代研究】2020 年版《中国药典》规定：含硫（S）不得少于 98.5%。本品与皮肤接触，产生硫化氢及五硫黄酸，从而有溶解角质、软化皮肤、杀灭疥虫、细菌、真菌的作用。尚有消炎、镇咳、祛痰及缓泻等多种药理作用。

雄黄（Xiónghuáng）

本品首载于《神农本草经》。为硫化物类矿物雄黄族雄黄（见图 151），主含二硫化二砷。产于湖南、湖北、贵州等地。全年可采。

【处方用名】雄黄、雄黄粉。

【主要药性】辛，温；有毒。归肝、大肠经。

【基本功效】解毒杀虫，燥湿祛痰，截疟。

【性能特点】本品温燥有毒，能以毒攻毒疗疮，燥湿杀虫止痒，适用于痈肿疔疮、湿疹疥癣、蛇虫咬伤。兼能驱虫、祛痰、截疟，尚可用于虫积腹痛、惊痫、疟疾等。因其有毒，"外用易见其长，内服难免无害"（《本草经疏》），故临证多以外用为佳。

【临床应用】

1. 疮痈肿毒，湿疹疥癣，蛇虫咬伤 治疮痈肿毒，风湿痒疮，可与白矾共为末，局部外用，如二味消毒散（《外科大成》）。治头癣、体癣、牛皮癣等，常与赤石脂、全蝎、轻粉等同用，如癣药玉红膏（《部颁标准》）。治蛇虫咬伤，可单用香油调涂患处，或与半边莲、两面针、全蝎等同用，如蛇咬丸（《部颁标准》）。

2. 虫积腹痛，惊痫，疟疾 治蛔虫腹痛，常与牵牛子、大黄、槟榔等同用。治惊痫，可与胆南星、蓖麻仁共研末为丸服。治疟疾，常与瓜蒂、赤小豆为伍。

【用法用量】0.05～0.1g，入丸散服。外用适量。

【使用注意】内服宜慎；不可久用。孕妇禁用。切忌火煅。

【用药甄别】硫黄与雄黄 两者均为性温有毒之品，能解毒杀虫疗疮，常外用于疥癣恶疮等。然硫黄外用杀虫止痒力强，多用于疥癣、湿疹、皮肤瘙痒等；内服补火助阳通便，用于肾虚阳痿、虚喘冷哮、虚寒便秘。雄黄解毒疗疮力强，多用于痈肿疔疮及蛇虫咬伤；内服杀虫，燥湿祛痰，截疟，用于虫积腹痛、惊痫、疟疾。

【现代研究】2020 年版《中国药典》规定：含砷量以二硫化二砷（As₂S₂）计不得少于 90.0%。本品有抗肿瘤、抗菌、抗病毒等多种药理作用。

白矾（Báifán）

本品首载于《神农本草经》。为硫酸盐类矿物明矾石经加工提炼制成，主含含水硫酸铝钾。产于甘肃、山西、湖北等地。全年均可采挖。

【处方用名】白矾、明矾、枯矾。

【主要药性】酸、涩，寒。归肺、脾、肝、大肠经。

【基本功效】外用解毒杀虫，燥湿止痒；内服止血止泻，祛除风痰。

【性能特点】本品"味烈性寒，故能杀湿热之虫，除湿热之毒"（《神农本草经百种录》）。外用有解毒杀虫之效，尤以收湿止痒见长，适用于疮面湿烂、皮肤瘙痒等。内服能收敛止血，涩肠止泻，可用于多种出血及久泻不止。又能祛除风痰，适用于痰迷心窍、神识昏乱、癫痫发狂等。

【临床应用】

1. 疥癣，湿疮 治疥疮，可与硫黄、蛇床子、黄连等共为散，局部调涂，如白矾散（《圣惠方》）。治湿疹，可与艾叶、百部煎水外洗。治干湿顽癣，可单用米醋调涂。治聤耳流脓，耳边溃烂，可与硼酸、枯矾等共研细粉，喷撒耳内或烂处，如烂耳散（《部颁标准》）。治阴部湿痒，常与苦参、蛇床子、百部等同用，如妇炎灵胶囊（《部颁标准》）。

2. 出血，久泻不止 治便血、崩漏下血，常与五倍子、地榆等同用。治外伤出血，可单用，或与乳香、松香研末外掺。治脾胃虚弱，腹泻腹痛，可与山药、白术、罂粟壳等同用，如小儿止泻片（《部颁标准》）。

3. 癫痫发狂 常与牛黄、巴豆霜、朱砂同用，如癫狂龙虎丸（《部颁标准》）。

【用法用量】内服，0.6～1.5g，入丸散剂。外用适量，研末外敷或化水熏洗患处。

【现代研究】2020 年版《中国药典》规定：含含水硫酸铝钾［KAl（SO₄）₂·12H₂O］不得少于 99.0%。本品有广谱抗菌、抗阴道滴虫、消炎、防腐、止血、止汗、收敛、止泻、促进溃疡愈合等多种药理作用。

蛇床子（Shéchuángzǐ）

本品首载于《神农本草经》。为伞形科植物蛇床 *Cnidium monnieri*（L.）Cuss. 的成熟果实。全国大部分地区均产。夏、秋两季采收。

【处方用名】蛇床子。

【主要药性】辛、苦，温；有小毒。归肾经。

【基本功效】燥湿祛风，杀虫止痒，温肾壮阳。

【性能特点】本品辛苦温燥，能燥湿祛风，杀虫止痒，为治瘙痒性皮肤疾病之常用药物。"功用颇奇，内外俱可施治，而外治尤良"（《本草新编》）。入肾有壮阳暖宫起痿之功，适用于肾阳虚衰、下焦虚寒之阳痿不育、宫冷不孕等。

【临床应用】

1. 阴痒带下，湿疹疥癣 治妇人阴痒带下，常与白矾煎汤频洗。治疥癣、湿疹，可与蛇床子、樟脑、冰片等涂搽患处，如消炎癣湿药膏（《部颁标准》）。

2. 肾阳虚证 治肾阳虚衰，下焦虚寒所致的男子阳痿不育，女子宫冷不孕等，常与鹿茸、淫羊藿、熟地黄等同用，如阳春玉液（《部颁标准》）。

【用法用量】煎服，3～10g。外用适量，多煎汤熏洗，或研末调敷。

【使用注意】阴虚有热或下焦湿热者不宜内服。

【现代研究】2020 年版《中国药典》规定：含蛇床子素（$C_{15}H_{16}O_3$）不得少于 1.0%。本品有杀灭阴道滴虫、抗细菌、抗病毒、抗真菌、抗变态反应、抗炎、抗心律失常、延缓衰老、促进记忆等多种药理作用。

蜂房（Fēngfáng）

本品首载于《神农本草经》。为胡蜂科昆虫果马蜂 *Polistes olivaceous*（DeGeer）、日本长脚胡蜂 *Polistes japonicus* Saussure 或异腹胡蜂 *Parapolybia varia* Fabricius 的巢（见图 152）。全国大部分地区均产。秋、冬两季采收。

【处方用名】蜂房、露蜂房。

【主要药性】甘，平。归胃经。

【基本功效】攻毒杀虫，祛风止痛。

【性能特点】本品味甘性平，质轻有毒，能"驱风攻毒，散疔肿恶毒"（《本草汇言》），用于疮痈肿毒，乳痈瘰疬，为外科常用之品。性善走窜，长于祛风，可收止痛、止痒之效，适用于痹痛、牙痛，及皮肤顽癣、风疹瘙痒等。

【临床应用】

1. 疮痈肿毒，乳痈瘰疬　若治无名肿毒，痈疽发背，痰核瘰疬，常与玄参、生马钱子、穿山甲等制膏贴于患处，如消核膏（《部颁标准》）。治乳痈肿痛，可单用煮服。治癌肿，可与莪术、全蝎等同用。

2. 风湿痹痛，牙痛　治风寒湿痹，关节疼痛，可与制川乌、青风藤、全蝎等浸酒服，如风湿止痛药酒（《部颁标准》）。治牙痛，可与白蒺藜、花椒、细辛等醋煎，含漱。

3. 皮肤顽癣，风疹瘙痒　治顽癣，可与白矾煅炭为末，醋调敷。治风疹瘙痒，可与蝉蜕为末，酒送服，或与芒硝入煎外敷。

【用法用量】内服，3～5g。外用适量，研末油调敷患处，或煎水漱，或洗患处。

【现代研究】本品有抗炎、镇痛、抗癌等多种药理作用。

蟾酥（Chánsū）

本品首载于《药性论》。为蟾蜍科动物中华大蟾蜍 *Bufo bufo gargarizans* Cantor 或黑眶蟾蜍 *Bufo melanostictus* Schneider 的分泌物。产于河北、山东、江苏等地。夏、秋两季收集。

【处方用名】蟾酥、蟾酥粉。

【主要药性】辛，温；有毒。归心经。

【基本功效】解毒，止痛，开窍醒神。

【性能特点】本品"味辛气温，有毒。能拔一切风火热毒之邪使之外出"（《本草求真》）。有以毒攻毒、消肿止痛之功，善"治发背疔疮，一切恶肿"（《本草纲目》）。辛温走窜，"善开窍辟恶搜邪，惟诸闭证，救急诸药方中用之，以开其闭"（《本草便读》），适用于夏伤暑湿秽浊或饮食不洁所致痧胀腹痛、吐泻不止、甚则昏厥等。

【临床应用】

1. 疮痈肿毒，咽喉肿痛，牙痛　治发背痈疽，无名肿毒，恶毒疔疮，可与血竭、枯矾、轻粉等同用，如化生丸（《古今医鉴》）。治咽部红肿疼痛，常与板蓝根、玄明粉、硼砂等同用，如喉症丸（《部颁标准》）。治火毒内盛所致的牙龈肿痛、龋齿疼痛，可与朱砂、雄黄、甘草为丸，填入龋齿洞内或肿痛的齿缝处，如牙痛一粒丸（《中国药典》）。

2. 痧胀腹痛，吐泻神昏　治夏伤暑湿秽浊或饮食不洁所致痧胀腹痛、吐泻不止，甚则昏厥等，常与麝香、冰片、细辛等共为末，搐入鼻中取嚏开窍，如通窍散（《部颁标准》）。

【用法用量】内服，0.015～0.03g，多入丸散用。外用适量。

【使用注意】本品有毒，内服慎勿过量；外用不可入目，孕妇慎用。

【现代研究】2020年版《中国药典》规定：含蟾毒灵（$C_{24}H_{34}O_4$）、华蟾酥毒基（$C_{26}H_{34}O_6$）和脂蟾毒配基（$C_{24}H_{32}O_4$）的总量不得少于7.0%。本品有抗肿瘤、升高白细胞、增强免疫、抗疲劳、抗辐射、抑制汗腺和唾液腺分泌、兴奋肠管和子宫平滑肌等多种药理作用。

表 27-1　攻毒杀虫止痒药中的参考药物

药名	主要药性	基本功效	临床应用	用法用量	使用注意
土荆皮	辛，温；有毒。归肺、脾经	杀虫，疗癣，止痒	疥癣瘙痒	外用适量，醋或酒浸涂擦，或研末调涂患处	只供外用，不可内服
大蒜	辛，温。归脾、胃、肺经	解毒消肿，杀虫，止痢	痈肿疮疡，疥癣，肺痨，顿咳，泄泻，痢疾	内服，9～15g	

【复习思考题】

1. 何谓攻毒杀虫止痒药？如何理解"以毒攻毒"？
2. 雄黄、硫黄均为温性，为什么能"解毒"？

第二十八章
拔毒化腐生肌药

扫一扫，查阅本章数字资源，含PPT、音视频、图片等

一、含义

凡以拔毒化腐、生肌敛疮为主要功效，常用以治疗疮疡脓出不畅，或久溃不敛等病症的药物，称为拔毒化腐生肌药。

二、性能特点

拔毒化腐生肌药多为矿石类药物，且多有毒，以外用为主。主要功效为拔毒化腐、生肌敛疮。

所谓拔毒，即指药物能使疮疡内蓄积的脓毒或腐败组织迅速排出的作用，又称拔毒化腐、拔毒祛腐。所谓敛疮，即指药物能促进肌肉生长，使疮口早日愈合的作用，又称敛疮生肌，或生肌敛疮。

三、主治病证

本类药物适用于痈疽疮疡溃后脓出不畅，或溃后腐肉不去，新肉难生，伤口难以生肌愈合，以及癌肿、梅毒、皮肤湿疹瘙痒、口疮、咽喉肿痛、目赤翳障等。

四、应用原则

本类药物多为外用，可根据病情和用途而定，如研末外撒，加油调敷，或制成药捻，或外用膏药敷贴，或点眼、吹喉等。

五、使用注意

本类药物多为矿石重金属类，或经加工炼制而成，多具剧烈毒性或强大刺激性，使用时应严格控制剂量和用法，外用也不可过量或过久应用，有些药还不宜在头面及黏膜上使用，以防发生毒副反应，要确保用药安全。其中含砷、汞、铅类的药物毒副作用甚强，更应严加注意。

六、现代研究

本类药物多能抑制或杀灭病原微生物，有些药物有防腐、收敛、保护和促进伤口愈合等作用。

红粉（Hóngfěn）

本品首载于《外科大成》。为水银、火硝、白矾混合升华而成的红氧化汞。各地均可制造，以天津、湖北、湖南等地的产量较大。

【处方用名】红粉、升药、红升。

【主要药性】辛，热；有大毒。归肺、脾经。

【基本功效】拔毒，除脓，去腐，生肌。

【性能特点】本品辛热，有大毒，只供外用。长于拔毒去腐，"一切溃疡皆可通用，拔毒提脓最应验"（《疡科纲要》），为外科之要药。适用于恶疮溃后脓水未净，或脓出不畅，或腐肉不去，甚至形成窦道瘘管，脓水淋沥，久不收口者。

【临床应用】

痈疽溃后，脓出不畅，或腐肉不去，新肉难生 治疗疔痈肿，臁疮，溃流脓血，疮口不敛，可与煅石膏、煅炉甘石、轻粉等共为末，取适量敷患处，如提毒散（《部颁标准》）。治疮疡溃后腐肉不脱，褥疮及慢性瘘管，可与乳香、没药、穿山甲共为细末，撒于患处，如拔脓净（《部颁标准》）。

【用法用量】外用适量。研极细粉末单用或配用，干掺或调敷，或以药捻沾药粉使用。

【使用注意】本品有毒，只可外用，不可内服。外用亦不可过量或持续使用，外疡腐肉已去或脓水已尽者不宜用，孕妇禁用。

【现代研究】2020 年版《中国药典》规定：含氧化汞（HgO）不得少于 99.0%。本品有抗菌、促进疮口愈合等多种药理作用。

轻粉（Qīngfěn）

本品首载于《本草拾遗》。为水银、白矾（或胆矾）、食盐等用升华法炼制而成的氯化亚汞结晶（见图 153）。产于湖北、河北、湖南等地。

【处方用名】轻粉、汞粉、水银粉。

【主要药性】辛，寒；有毒。归大肠、小肠经。

【基本功效】外用杀虫，攻毒，敛疮；内服祛痰消积，逐水通便。

【性能特点】本品辛寒燥烈，外用有较强的攻毒杀虫及生肌敛疮作用，适用于疥疮、顽癣、臁疮、梅毒、疮疡、湿疹等多种瘙痒性、湿烂性疾患。内服"善劫痰涎，消积滞"（《本草纲目》），并能通利二便，逐水退肿。适用于痰涎积滞，水肿胀满，二便不利。

【临床应用】

1.疥疮，顽癣，臁疮，梅毒，疮疡，湿疹 治疥疮，可与吴茱萸、白蒺藜、硫黄等同用，如神捷散（《圣济总录》）。治干湿癣疮，可与风化石灰、硫黄、铅丹同用，如如圣散（《圣济总录》）。治臁疮，可用麻油调涂。治梅毒，可与大风子捣烂外涂。治各种湿疮，黄水疮，破流黄水，痛痒不休等，可与五倍子、枯矾、白芷等共制成细粉，香油调敷患处，如黄水疮散（《部颁标准》）。

2.痰涎积滞，水肿鼓胀，二便不利 治痰涎喘逆气急，不得平卧，可用本品与鸡蛋清调匀，蒸熟食用，如轻粉顶《串雅内编》。治水肿鼓胀，大小便不通，可与大黄、甘遂等同用。

【用法用量】外用适量，研末调涂或干掺，或制膏外贴。内服每次 0.1～0.2g，入丸、散服。

【使用注意】本品有毒，不可过量使用，内服宜慎，且服后应漱口，以免口腔糜烂，牙齿受损。体虚者及孕妇忌服。

【现代研究】2020 年版《中国药典》规定：含氯化亚汞（Hg_2Cl_2）不得少于 99.0%。本品有抑菌、泻下、利尿等多种药理作用。

炉甘石（Lúgānshí）

本品首载于《本草品汇精要》。为碳酸盐类矿物方解石族菱锌矿，主含碳酸锌。产于广西、四川、湖南等地。全年均可采挖。

【处方用名】炉甘石、煅炉甘石。

【主要药性】甘，平。归肝、脾经。

【基本功效】解毒明目退翳，收湿止痒敛疮。

【性能特点】本品甘平无毒，长于"明目去翳退赤，收湿除烂"（《本草纲目》），"为目疾要药"（《本草备要》），适用于目赤肿痛、睑弦赤烂、翳膜遮睛、胬肉攀睛等。外用"最能收湿合疮"（《玉楸药解》），生肌止痒，适用于溃疡不敛、脓水淋沥、湿疮湿疹、皮肤瘙痒等。

【临床应用】

1. 目赤翳障，眼睑溃烂　治暴发火眼，目赤肿痛，痧眼刺痛，目痒流泪，翼状胬肉等，可与冰片、玄明粉、硼砂等同用，如拨云复光散（《部颁标准》）。治目赤肿痛，眼缘溃烂，畏光怕风，眼角涩痒等，可与珍珠、硼砂、麝香等同用，如八宝眼药（《部颁标准》）。

2. 溃疡不敛，湿疮瘙痒　治溃疡不敛，脓水淋沥者，可与黄柏、滑石、石膏等研末外用。治湿疹瘙痒，常与氧化锌、甘油，制成炉甘石洗剂，外涂患处。

【用法用量】外用适量，研末撒布或调敷。

【使用注意】宜炮制后用，忌内服。

【现代研究】2020 年版《中国药典》规定：含氧化锌（ZnO）不得少于 40.0%；煅炉甘石不得少于 56.0%。本品有收敛、防腐、保护创面、抑菌等多种药理作用。

硼砂（Péngshā）

本品首载于《日华子本草》。为天然矿物硼砂经提炼精制而成的结晶体。产于青海、西藏、云南等地。8 ～ 11 月间采挖。

【处方用名】硼砂、蓬砂、月石。

【主要药性】甘，咸，凉。归肺、胃经。

【基本功效】清热解毒，清肺化痰。

【性能特点】本品性凉，能清热解毒。"长于外治，吹喉点睛诸方，悉皆用之"（《本草便读》），适用于咽喉肿痛、口舌生疮、目赤翳障等。尤为"治喉中肿痛要药"（《本草蒙筌》）。入肺经，"能解上焦胸膈肺分之痰热"（《本草经疏》），适用于痰热咳嗽、痰黄黏稠者。

【临床应用】

1. 咽喉肿痛，口舌生疮，目赤翳障　治咽喉肿痛，可单用含化咽津，或与冰片、玄明粉、朱砂共研细末吹咽喉，如冰硼散（《外科正宗》）。治口疮，可与青黛、冰片、煅石膏等共为极细末，临卧前敷口中，如蓬砂散（《景岳全书》）。治目赤翳障，可单用化水洗眼，或研极细末点眼。

2. 痰热咳嗽　常与瓜蒌、贝母等同用。

【用法用量】外用适量，研极细末干撒或调敷患处；或化水含漱。内服，1.5 ～ 3g，入丸、散用。

【使用注意】本品以外用为主，内服宜慎。

【现代研究】本品有抑菌、防腐、保护皮肤黏膜等多种药理作用。

表 28-1　拔毒化腐生肌药中的参考药物

药名	主要药性	基本功效	临床应用	用法用量	使用注意
信石	辛，大热；有大毒。归肺、脾、肝经	外用攻毒杀虫，蚀疮去腐；内用截痰平喘，攻毒抑癌	外用于恶疮腐肉，瘰疬顽癣，牙疳，痔疮；内用于寒痰哮喘，癌肿	外用适量，研末撒敷。内服0.002～0.004g，入丸、散	内服宜慎，不可作酒剂服。孕妇禁用
铅丹	辛、咸，寒；有毒。归心、脾、肝经	外用拔毒生肌，内服坠痰镇惊	外治用于痈疽肿毒，溃疡不敛；内服用于惊痫癫狂	外用适量，研末撒布或熬膏贴敷。内服0.9～1.5g，多入丸、散	孕妇禁用
毛茛	辛，温；有毒	发泡止痛，攻毒杀虫	风湿痹痛，外伤疼痛，头痛，胃脘痛；痈肿疮毒，瘰疬；疟疾，喘咳；癣癞	外用适量，鲜品捣敷，煎水洗，或研末调敷	皮肤过敏者禁用。孕妇、小儿及体弱者不宜用

【复习思考题】

1. 何谓拔毒化腐生肌药？如何理解"拔毒"？

2. 清热解毒、攻毒、拔毒三者有何区别，试举例加以说明。

附　篇

一、中药名称源流考辨

"中药"一词始载于《神农本草经》。该书将 365 种药物分为上、中、下三类。其中，"中药一百二十种为臣，主养性以应人，无毒、有毒，斟酌其宜。欲遏病补虚羸者，本中经"。《神农本草经》所谓"中药"，系专指无毒或有毒，既能补虚又能祛邪的中品药物，实际上是一种中药功效分类术语，与现代所谓中药的内涵则相去甚远。

作为中医防治疾病物质的中药，在古代典籍中常以"药""毒"或"毒药"称谓。"药"字是繁体字"藥"的简化。据《中华本草》考证，目前所知最早的"药"字，盖出自数千年前的铭文（即金文）。《说文解字》释为"治病艸，从艸，樂声"。在先秦的非医学典籍中，"药"字多有记载。如《尚书·说命》云："若药弗瞑眩，厥疾弗瘳。"《周礼·天官》云："医师掌医之政令，聚毒药以共（供）医事。"《周易》无妄卦，象曰："无妄之疾，勿药有喜""无妄之药，不可试也"。《礼记》云："医不三世，不服其药。"在这些典籍中，不仅出现了药和毒药的表述，而且记载了我国早期与药有关的医疗活动，还提出了谨慎用药的理念。

春秋战国时期，我国现存医书中最早的典籍之一《黄帝内经》问世。该书分为《素问》和《灵枢经》两部分流传至今。书中多次提出了"毒药"的概念。如《素问·汤液醪醴论》云："当今之世，必齐毒药攻其中，镵石针艾治其外也。"《素问·异法方宜论》云："其病生于内，其治宜毒药。"《素问·脏气法时论》云："毒药攻邪，五谷为养，五果为助，五畜为益，五菜为充，气味合而服之，以补精益气。"这里的"毒药"是指用来"攻邪"或"治病"的物质。

东汉末年（约 2 世纪），我国现存最早的本草学专著《神农本草经》问世。书中不仅明确记载了"药有酸、咸、甘、苦、辛五味，又有寒、热、温、凉四气，及有毒、无毒"，"药有阴阳配合"等药性的内涵，并提出了"疗寒以热药，疗热以寒药"的基本用药原则。初步构建了传统药学理论体系，为中药学的发展奠定了坚实基础。

宋代太医院编《圣济总录》云："若药无毒，则疾不瘳。"金代张从正《儒门事亲》云："凡药有毒也。非止大毒、小毒谓之毒，虽甘草、人参，不可不谓之毒，久服必有偏胜。"明代张介宾《类经》云："毒药者，总括药饵而言，凡能除病者，皆可称为毒药""凡可辟邪安正者，均可称为毒药。"《本草正》云："本草所云某有毒，某无毒，余则甚不然之，而不知无药无毒也。"汪机《医学原理》云："药谓草、木、虫、鱼、禽、兽之类，以能治病，皆谓之毒。"陈嘉谟《本草蒙筌》云："治病在药，用药由人""药必求真，服才获效"。清代景东旸《嵩崖尊生全书》云："药者，毒之谓。"徐大椿《医学源流论》云："药之设也以攻疾"。日本丹波元坚《药治通义》云："毒药二字，古多连称。见《素问》及《周官》，即总括药饵之词。"近代谢观《中国医学大辞典》云："凡药可以治病者，皆谓之药。古以草、木、虫、石、谷为五药。"以上诸家所论，说明凡药皆毒，无药无毒。药、毒和毒药都是用来治病的物质，其义相通，只是称谓不同而已。

现代"中药"名称的启用，与外来药物（尤其是西方药学）的输入直接相关。外来药物传入我国的历史久远。早期传入的外来药物对我国传统药学的影响并不大，而且很快被收入历代本草之中，并赋予了中医药理论体系的特有内涵，丰富和发展了我国传统药学。如：

《新修本草》是唐代的官修本草，是我国现存最早的类药典性著作。颁行于唐显庆四年（659年）。该书是在《本草经集注》的基础上增补、编校而成。内容从原来的 7 卷增加到 54 卷，药物数由原来的 730 种增加到 844 种。在新增的 114 种药物中至少有 27 种不是中国出产的，外来药物超过 20%。

《海药本草》是我国第一部记载外来药物的专著，系唐五代时期波斯裔四川人李珣所著。该书荟萃了五代以前外来药物之精华，是中外医药文化交流的产物。从收录药物所注的产地看，大多是外国地名。在 131 种药品中注明外国产地药名的有 96 种，占 73%。

《本草纲目拾遗》是清代最有代表性的本草著作。该书首次引用了西方药学文献——《本草补》。《本草补》为墨西哥传教士石铎琭据"见闻所及"撰写而成。医史学家范行准先生认为："自邓玉函、罗雅谷诸人所译《说概》《图说》为西洋初次传入之两部解剖生理学书，而《本草补》则为西洋传入药物学之嚆矢，与邓、罗之书可称鼎足而三。"《本草纲目拾遗》收载的日精油、吸毒石、辟惊石、奇功石、保心石、香草、臭草、锻树皮、蒌油、吕宋果等都是西洋传入药物，来自《本草补》。赵氏在书中不仅注明出处，还详细介绍其功效、主治及用法等内容，使之有机地融入传统药物体系之中。如在"日精油"项下明确记载："泰西所制，本草补云：其药料多非中土所有，旅人九万里携至中邦，决非寻常浅效，勿轻视焉可也。治一切刀枪木石及马踢犬咬等伤，止痛敛口，大有奇效。用法：先视伤口大小若何，其长阔而皮绽，先以酒洗拭净，随用线缝，大约一寸三，缝合不可太密。"尤其值得一提的是，康熙三十二年（1693 年）间，康熙皇帝患了疟疾，服用各种药物均无效，病情日益严重，此时法人洪若翰等向康熙帝进献了金鸡纳（即金鸡纳霜）药，很快便治愈。金鸡纳霜是用金鸡纳树的树皮研磨而成的。直到 18 世纪中叶以后，金鸡纳霜在我国才广泛应用。药学家赵学敏将其收入《本草纲目拾遗》。该书卷六载："西洋有一种树皮，名金鸡勒（即金鸡纳），以治疟，一服即愈。"并分析其药性为"味微辛，云能走达营卫，大约性热，专行气血"。

西方医学较系统地传入中国，应自合信的中文译著出现开始。合信（1816—1873 年），英国人，医学硕士，皇家外科学会会员，毕业于伦敦大学医学院。1839 年受伦敦教会派遣来中国，一直以医疗为职业。1848 年，合信在广州设立医院，并先后译著了《西医略论》（1857 年）等书，其影响较大，流传较广。随着西学东渐的速度加快，西方医药输入日益增多，并逐步在我国形成独立体系。由于中西药之间有明显的差异，人们便不得不逐渐把中国传统药物称为"中药"。据考证，清代末期（1909 年）在上海举行的"南洋大臣特考"试卷中就出现了"中药"的名称。如："问，中药辨气味，西药辨质，质与气味分别何如？"近代名医张锡纯（1860—1933 年）"年过三旬始见西人医书"，并在医疗实践中深深感悟到"西医新异之理，原多在中医包括之中"，从此开创了"衷中参西"的光辉历程，写下了不朽著作《医学衷中参西录》。书中明确提出了"中药"与"西药"的概念及其差异，"盖西医用药在局部，是重在病之标也；中医用药求原因，是重在病之本也。究之标本原宜兼顾，若遇难治之证，以西药治其标，以中药治其本，则奏效必捷，而临证亦确有把握矣"。可见，在 20 世纪初叶，"中药"一词已经成为我国传统药物的代名词。

然而，"中药"一词流行较晚，直到 20 世纪中叶以后才被广泛使用，并逐步形成了一门相对独立的知识体系，直接冠名于全国高等中医药院校教材。如 1957 年成都中医学院编写的《中药学讲义》，1958 年长春中医学院编写的《中药学讲义》，南京中医学院编写的《中药学概论》等。1960 年，由成都中医学院编写，北京、南京、上海、广州、成都五所中医学院审定的《中药学讲义》由人民卫生出版社出版发行，并作为全国中医院校和西医学习中医班的试用教材（即全国高等中医药院校第一版《中药学》教材）。1977 年，《中药学讲义》正式更名为《中药学》（即第三版），一直沿用至今。自此，"中药"作为中医理论体系的一个固有名词被确定下来，得到了社会和学术界的普遍认同。

二、中药常用命名方法

中药来源广泛，品种繁多，命名各存思义。熟悉中药名称的由来，对理解中药的功用及其文化内涵有着重要意义。

1. 以颜色命名 中药五颜六色，绚丽夺目，成为某些药物的显著标志，也是中药命名的主要依据。一般而言，凡红色者，多在药名前冠以"红""赤""朱""丹"等字样，如红花、赤芍、朱砂、丹参等，皆因色红而得名。凡黄色者，多在药名前冠以"黄""金"等字样，如黄连、黄芩、黄柏、金铃子等，皆因色黄而得名。凡白色者，多在药名前冠以"白""银"等字样，如白芷、白前、白及、银杏等，皆因色白而得名。凡黑色者，多在药名前冠以"黑""玄""乌""墨"等字样，如黑芝麻、玄参、乌梅、墨旱莲等，皆因色黑而得名。此外，以青色命名的药物有青皮、青蒿、青黛等，以紫色命名的药物有紫草、紫参、紫花地丁等，以绿色命名的药物有绿豆、绿萼梅等。

2. 以气味命名 中药都具有一定的滋味，有些药物还具有某些特殊的气味，通过人们的味觉或嗅觉可以直接感受，也常作为中药命名的依据。大凡甘味的药物，多在药名中带有"甘""甜"等字样，如甘草、甜杏仁等。辛味的药物多在药名中带有"辛""辣""麻"等字样，如细辛、辣椒、麻黄等。苦味的药物多在药名中带有"苦""胆"等字样，如苦参、苦楝子、龙胆草等。又如酸味的酸枣仁，酸、苦、甘、辛、咸五味具备的五味子等，皆以药物的滋味命名。鱼腥草因有浓烈的鱼腥气而得名，败酱草因有陈败的豆酱气而得名，藿香因其"香"而得名，臭梧桐因其"臭"而得名。以上皆因其特殊的气味命名。

3. 以形状命名 不少中药奇形异状，颇具特色，有别于其他药物，因其形而命其名，具有形象直观的特点。如马兜铃，状如马项之铃；木笔花，因花苞有毛，光长如笔，故取象曰木笔；白头翁，因其近根处有白茸状，形似白头老翁；牛膝，其茎节膨大，似牛之腿膝；狗脊，貌似狗之脊骨；枇杷叶，其形如琵琶；马齿苋，其叶比并如马齿；半边莲，秋开小花，只有半边，如莲花状；射干，茎梗疏长，正如射人长竿之状；紫花地丁，地下根如钉；木瓜，木实如瓜；佛手，其实状如人手，有指。又如钩藤、龙眼、鸡冠花等，皆因其形状而名之。

4. 以功用命名 有些药物对某些疾病具有独特的治疗作用和治疗效果，根据其功用命名，对临床用药具有直接的指导意义。如益母草，活血祛瘀，善治妇科经产诸疾，使邪去则母受益，故有益母之名。防风，其功疗风最要，故名。蚤休，本品善疗虫蛇之毒，得此治之即休，即有早日康复之意。伸筋草，祛风湿、舒筋活络，有利于筋脉的屈伸。骨碎补，主折伤，补骨碎，故命此名。远志，此草服之能益智强志，故有远志之名。黄芪，为补药之长，故名。百合，长治百合病故名。合欢花，长于蠲忿，令人欢乐无忧。又如甘草，能治72种乳石毒，解1200般草木毒，调和众药有功，故有国老之号。大黄，因其涤荡肠胃，推陈致新，有斩关夺门之力，锐不可当之势，故号将军。

5. 以产地命名 我国地大物博，药源丰富，草木谷菜，鸟兽虫鱼，金玉矿石，应有尽有。因产地不同而功用有别，故古人十分重视"道地药材"。为此，常在药名中冠以产地名。如著名的四大蕲药——蕲蛇、蕲竹、蕲艾、蕲龟，均产于李时珍的故乡湖北蕲州（蕲春）；著名的四大怀药——怀地黄、怀山药、怀牛膝、怀菊花，均产于河南怀庆府（新乡）。又如产于四川的川贝母、蜀椒，云南的云茯苓、云木香，浙江的浙贝母、杭芍药，广东的广陈皮，山东的东阿胶，吉林的人参，福建的建泽泻、建曲等，都是著名的道地药材。

此外，如藏红花，并非产于西藏，主要产于欧洲及中亚地区，以往多由印度、伊朗经西藏进口行销内地，故又名"藏红花""西红花"。又如广木香，原名"蜜香"，主产于印度、缅甸、巴基斯坦等地，以往从我国广州输入，行销内地而得名。这里"藏"和"广"并非指产地，而是指药材的集散地，宜当明辨。

6. 以炮制命名　炮制是指对中药原材料进行加工处理的过程。炮制的方法不同，处方用名各异。如"炒制"的有炒牛蒡子、炒牵牛子、土炒白术、麸炒枳壳、米炒斑蝥等，"炙制"的有蜜炙甘草、酒炙川芎、醋炙香附、盐炙杜仲等，"煨制"的有煨生姜、煨木香、煨肉豆蔻等，"煅制"的煅石膏、煅牡蛎、煅瓦楞子、血余炭等，"水飞"的有水飞滑石、水飞炉甘石、水飞朱砂等，"发芽"的有麦芽、谷芽、大豆卷等，"制霜"的有巴豆霜、西瓜霜、砒霜，"发酵"的有神曲、淡豆豉等，"淬制"的有淬自然铜、淬磁石、淬赭石等。

同一药物每因炮制的方法不同而名称各异。如麻黄，生用者名"生麻黄"，蜜炙者名"炙麻黄"；地黄，鲜用者名"鲜地黄"，晒干者名"生地黄"，蒸熟者名"熟地黄"。又如半夏有生半夏、姜半夏、法半夏、半夏曲之分，白术有生白术、蒸白术、炒白术、焦白术之异。

7. 以药用部位命名　根据药用部位命名是最常用、最直接的命名方法，尤其植物类药更是如此。大凡以全草入药者多以"草"名，如马鞭草、车前草、鱼腥草、仙鹤草等；以花入药者多以"花"名，如菊花、金银花、槐花、月季花等；以叶入药者多以"叶"名，如桑叶、枇杷叶、艾叶、竹叶等；以枝入药者多以"枝"名，如桑枝、桂枝等；以种子或果仁入药者多以"子"或"仁"名，如紫苏子、莱菔子、冬葵子、杏仁、桃仁、柏子仁等；以根或根茎入药者多以"根"名，如芦根、白茅根、板蓝根、葛根等；以树皮或根皮入药者多以"皮"名，如桑白皮、牡丹皮、地骨皮、海桐皮等。正因为如此，同一药物每因药用部位不同而名称各异。如桑叶、桑枝、桑白皮、桑椹同出一物，因药用部位有叶、枝、根皮、果实之区别，故有诸名。他如当归有当归头、当归身、当归尾、全当归之分，瓜蒌有瓜蒌皮、瓜蒌仁、全瓜蒌之异。

8. 以时间命名　药物的采集时间和贮存时间是否得当，与药物的临床疗效有着密切的关系，古人对此极为重视，并通过药物命名得以体现。如夏枯草，"此草冬至后生叶，至春而花，一到夏至即枯，故名"（《本草便读》），提示本品到夏季果穗半枯时采收。"五月半夏生，盖当夏之半也"（《礼记·月令》），提示半夏之块茎在仲夏成熟，此时夏季刚过一半，故名。

一般而言，用药宜新。主要是指药物采集后放置时间不宜太长，以免霉变、虫蛀、变质等影响药物的疗效。古人在长期的实践中发现有些药物宜用陈而不宜用新，即药物采集后贮存时间宜长。如"橘皮"，一般认为，新鲜橘皮味较辛辣，气燥而烈，入药一般以放置陈久，辛辣之味缓和者为宜，故名"陈橘皮""陈皮"。又如棕榈炭，李时珍明确指出，"年久败棕入药尤妙"，故有"陈棕榈"之名。

9. 以声音命名　有些动物往往发出一种特别的叫声，成为该动物的显著特征。如蛤蚧，雄者为蛤，雌者为蚧。属爬行动物，形似壁虎而大，常夜间出来活动。闻其鸣声，一曰蛤，一曰蚧，雌雄相随，鸣声相续，人们遂因其声而命其名。

10. 以人名命名　一般根据药物的发现者或最初使用者的名字来命名。如徐长卿，李时珍说："徐长卿，人名也，常以此药治邪病，人遂以名之。"何首乌，《大明本草》记载："其药本草无名，因何首乌见藤夜交，便即采食有功。因以采人为名尔。"刘寄奴，据说本品为宋高祖刘裕所发现，他小名寄奴，故名。使君子，俗传潘州郭使君，常用一种果实治小儿虫证，特别有效，后医家因号为使君子也。

11. 因避讳易名　封建时期为了维护等级制度的尊严，说话写文章时遇到君主或尊亲的名字都不直接说出或写出，谓之避讳。有些中药名称随历史的演进，而不得不几易其名。如山药，在《神农本草经》中叫"薯蓣"，唐代中期，因避代宗讳，改为"薯药"。到北宋时，又因避英宗讳，改为"山药"，一直沿用至今。又如常山，原名"恒山"，因历史上三个皇帝（汉文帝、唐穆宗、宋真宗）皆名"恒"，因避讳而易名常山。他如玄参、玄胡、玄明粉，皆因避康熙（玄烨）之讳，改玄为"元",分别易名为元参、元胡、元明粉等。

12. 因秉性命名　所谓秉性,即天性、本性。根据某些药物特有的本性来命名,有助于对药物的进一步了解。如王不留行,"此物性走而不住,虽有王命不能留其行"(《本草纲目》),主要根据其性善走窜的特性命名。肉苁蓉,因其"补而不峻,故有从容之号。从容,和缓之貌"(《本草纲目》),主要根据其补而不峻的特性命名。又如沉香,因其气香质重,有"置水则沉"(《本草纲目》)的特性而得名。麝香,因其气味浓烈,香气能远射而得名。

13. 根据故事传说命名　在我国古代流传着许多与医药有关的神话故事和民间传说,文人墨客将其加工整理,以文字的形式记载下来。相传一农夫,身患腹水重病,久治不愈。后经一医生诊治,用黑白两种颜色的种子药物煎服,农夫的病不日而愈。农夫为了感谢这位医生,就把家里最珍贵的东西——耕牛,牵来作为医生的酬谢,后来人们就把这味药物叫"牵牛子"。因牛属丑,其中黑色的叫黑丑,白色的叫白丑,合称为二丑。据《本草纲目》记载,古时候,有个叫杜仲的人,经常服食一种植物,后来竟然得道成仙而去,后人用这种药来治病,效果很好,人们每每怀念杜仲这个人,遂把这种药物唤为"思仙"。类似神话传说颇多,有的流传千古,至今广为传诵,成为美谈。

14. 外来药名或译名　中药中,凡外国或外族来的药物,一般在药名前冠以"胡""海""番""洋"等字样,反映了古代中外文化交流中外来文化的渗入,从中也可以了解药物传入的时间及方域。大凡冠以"胡"字的药物,多为两汉、两晋时由西北丝绸之路引入,如胡豆、胡麻、胡瓜;冠以"海"字的药物(除产于海洋的药外),多为南北朝后由海路引入,如海桐皮、海枣、海棠等;冠以"番"字的药物,多为南宋至元明时期由"番舶"(外国来华贸易的商船)引入,如番茄、番木鳖、番泻叶等;冠以"洋"字的药物,多为清代由海上引入,如洋葱、洋参、洋姜、洋芋等。有些外来药,如荜茇、荜澄茄、曼陀罗、阿魏、诃黎勒等,皆是根据译音而得名。

中药名索引

（以拼音为序）

附 图

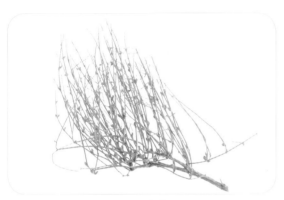

图 1　麻黄

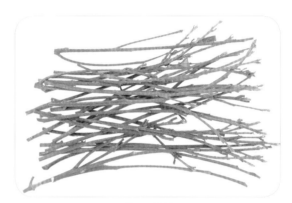

图 2　桂枝

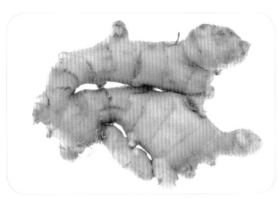

图 3　生姜

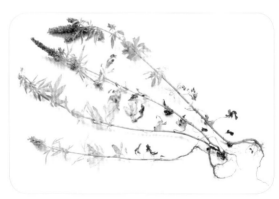

图 4　荆芥

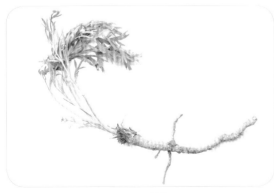

图 5　防风

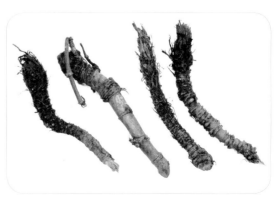

图 6　羌活

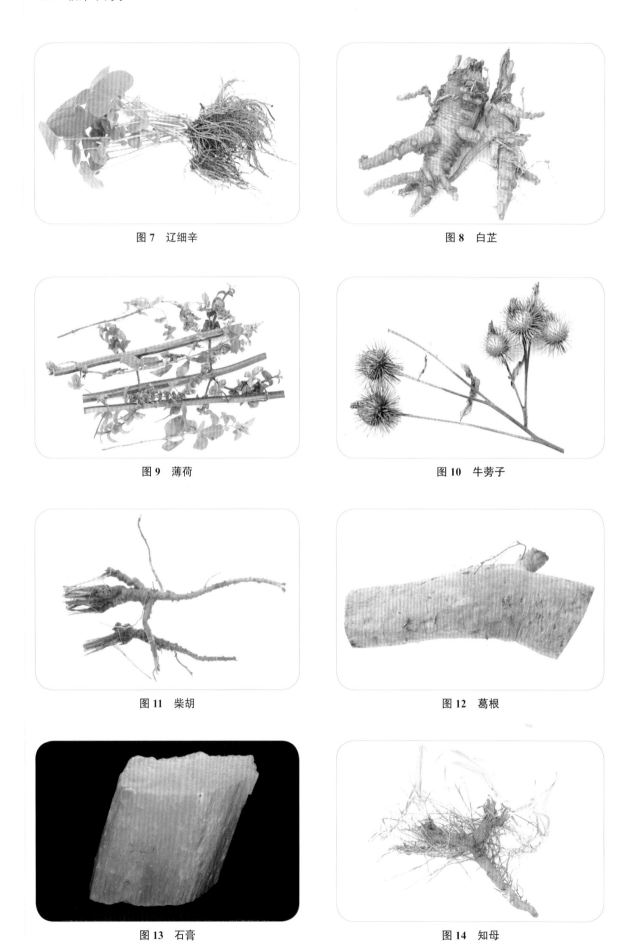

图 7　辽细辛

图 8　白芷

图 9　薄荷

图 10　牛蒡子

图 11　柴胡

图 12　葛根

图 13　石膏

图 14　知母

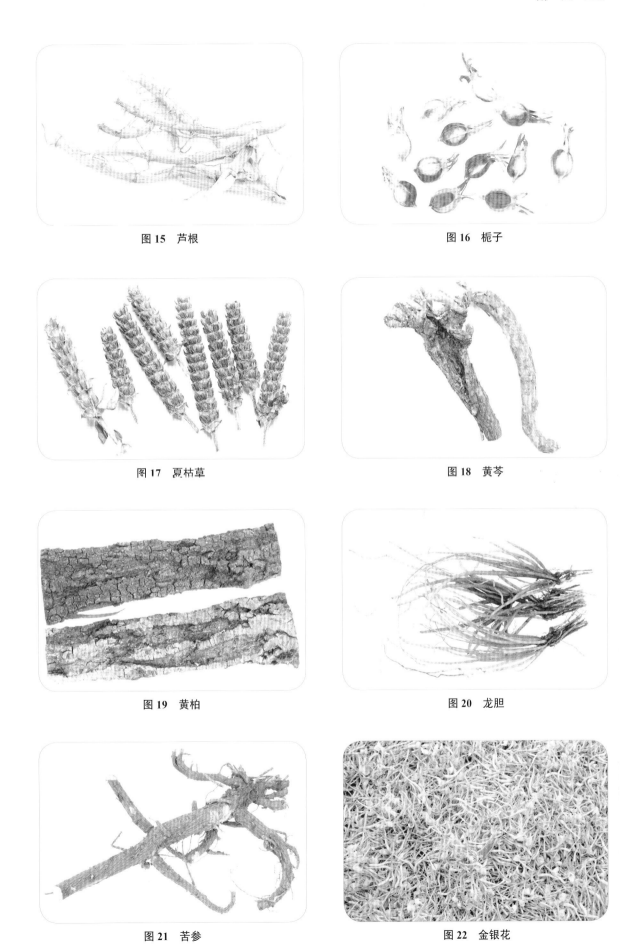

图 15　芦根

图 16　栀子

图 17　夏枯草

图 18　黄芩

图 19　黄柏

图 20　龙胆

图 21　苦参

图 22　金银花

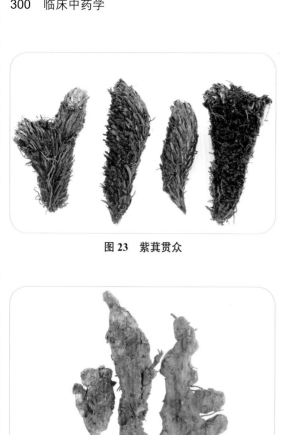

图 23　紫萁贯众

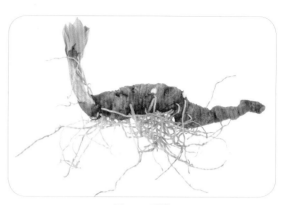

图 24　重楼

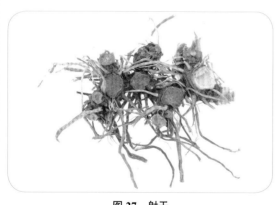

图 25　土茯苓

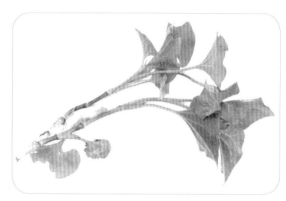

图 26　鱼腥草

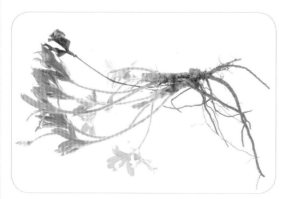

图 27　射干

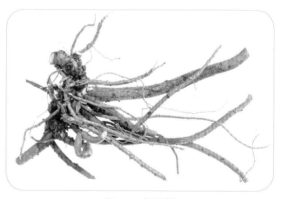

图 28　山豆根

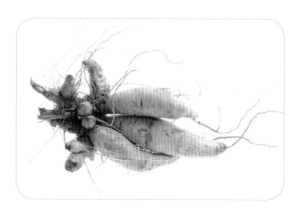

图 29　白头翁

图 30　玄参

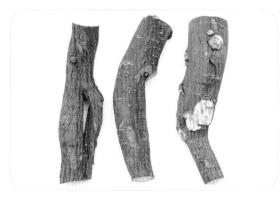

图 31　赤芍

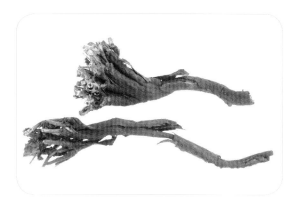

图 32　紫草

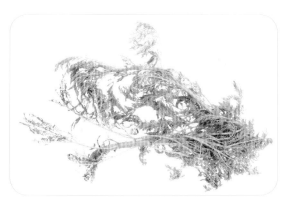

图 33　青蒿

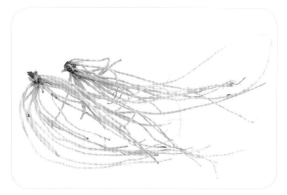

图 34　白薇

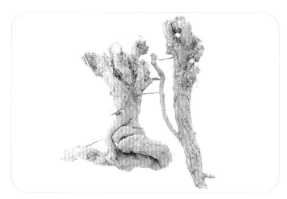

图 35　地骨皮

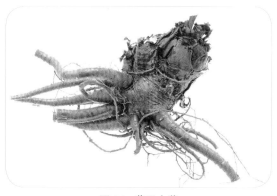

图 36　药用大黄

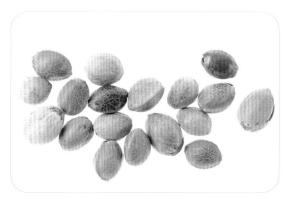

图 37　火麻仁

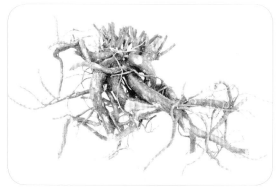

图 38　大戟

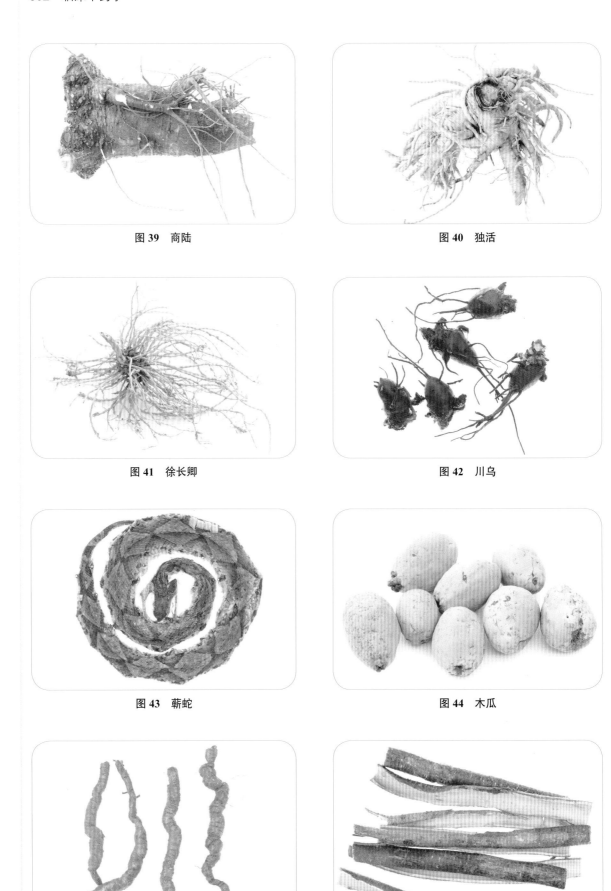

图 39   商陆

图 40   独活

图 41   徐长卿

图 42   川乌

图 43   蕲蛇

图 44   木瓜

图 45   防己

图 46   五加皮

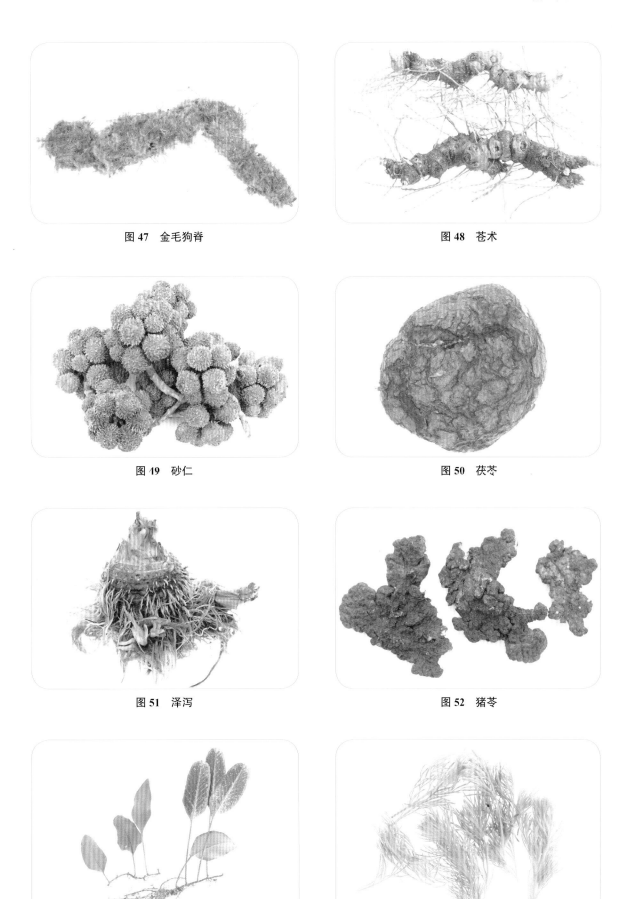

图 47 金毛狗脊

图 48 苍术

图 49 砂仁

图 50 茯苓

图 51 泽泻

图 52 猪苓

图 53 石韦

图 54 绵茵陈

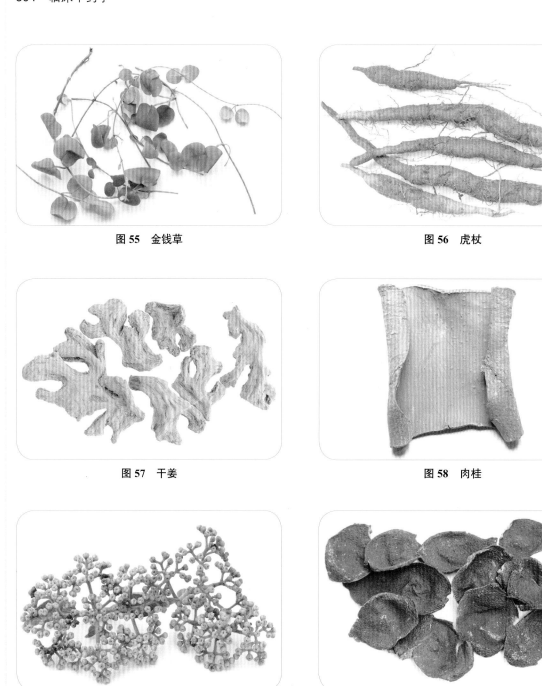

图 55　金钱草

图 56　虎杖

图 57　干姜

图 58　肉桂

图 59　吴茱萸

图 60　陈皮

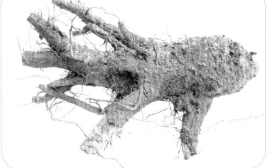

图 61　云木香

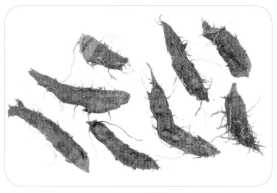

图 62　香附

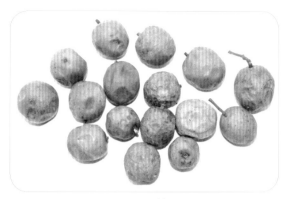

图 63　川楝子

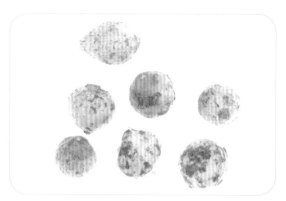

图 64　薤白

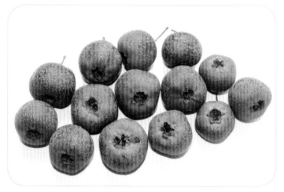

图 65　山楂

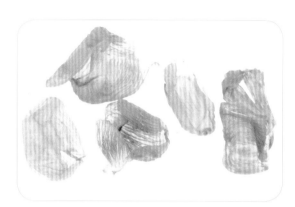

图 66　鸡内金

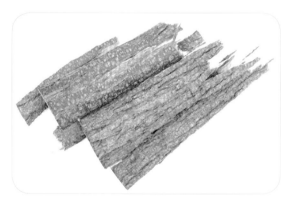

图 67　苦楝皮

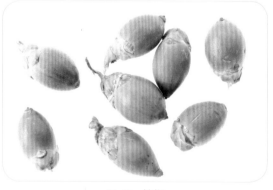

图 68　槟榔

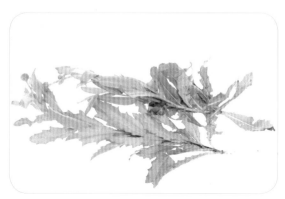

图 69　小蓟

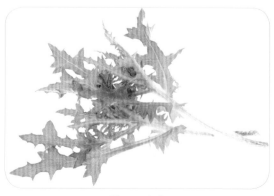

图 70　大蓟

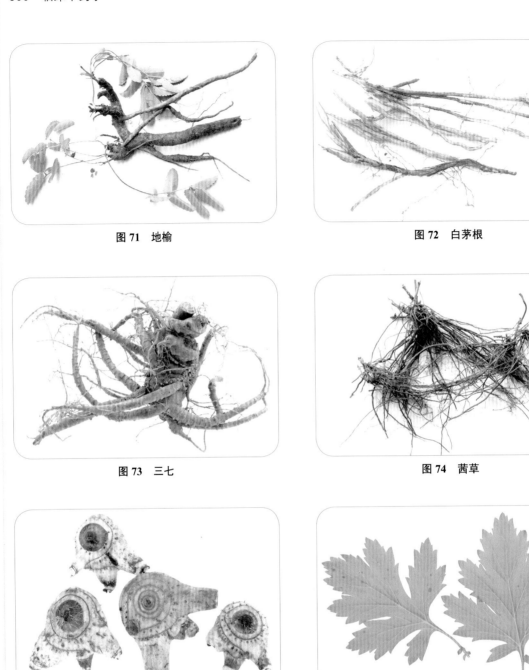

图 71　地榆　　　　　　　　　　　图 72　白茅根

图 73　三七　　　　　　　　　　　图 74　茜草

图 75　白及　　　　　　　　　　　图 76　艾叶

图 77　川芎　　　　　　　　　　　图 78　郁金

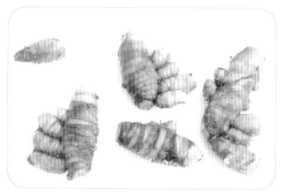

图 79 姜黄

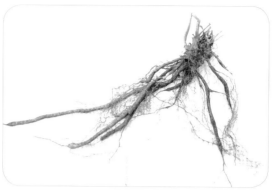

图 80 丹参

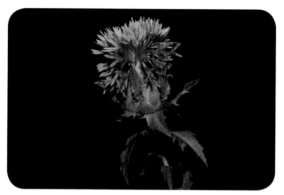

图 81 红花

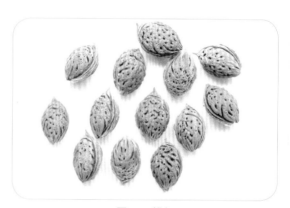

图 82 桃仁

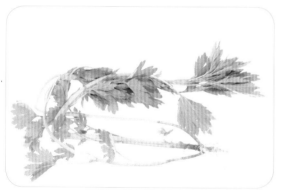

图 83 益母草

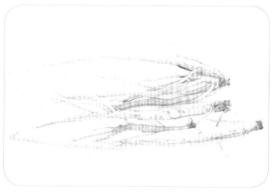

图 84 牛膝

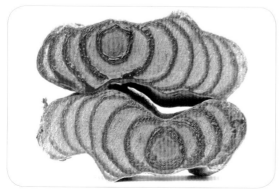

图 85 鸡血藤

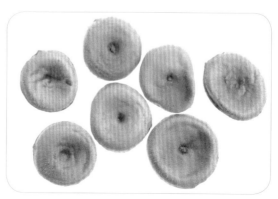

图 86 马钱子

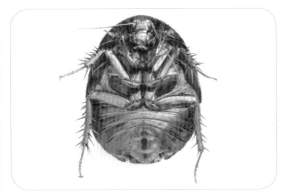

图 87 土鳖虫

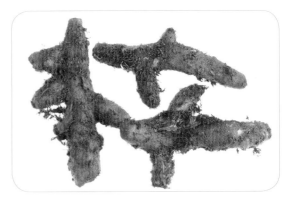

图 88 骨碎补

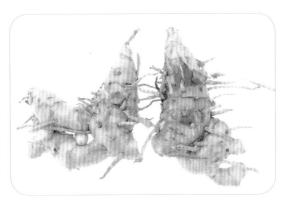

图 89 莪术

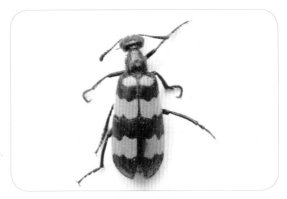

图 90 斑蝥

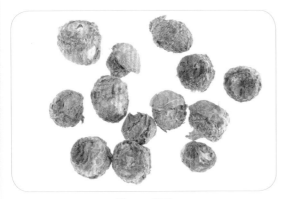

图 91 半夏

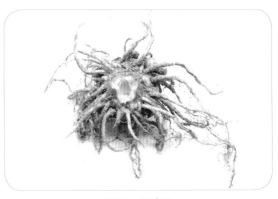

图 92 天南星

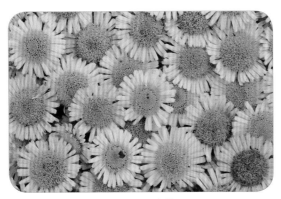

图 93 旋覆花

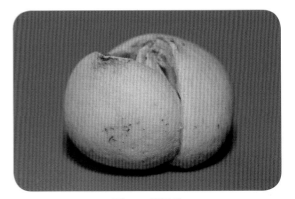

图 94 川贝母

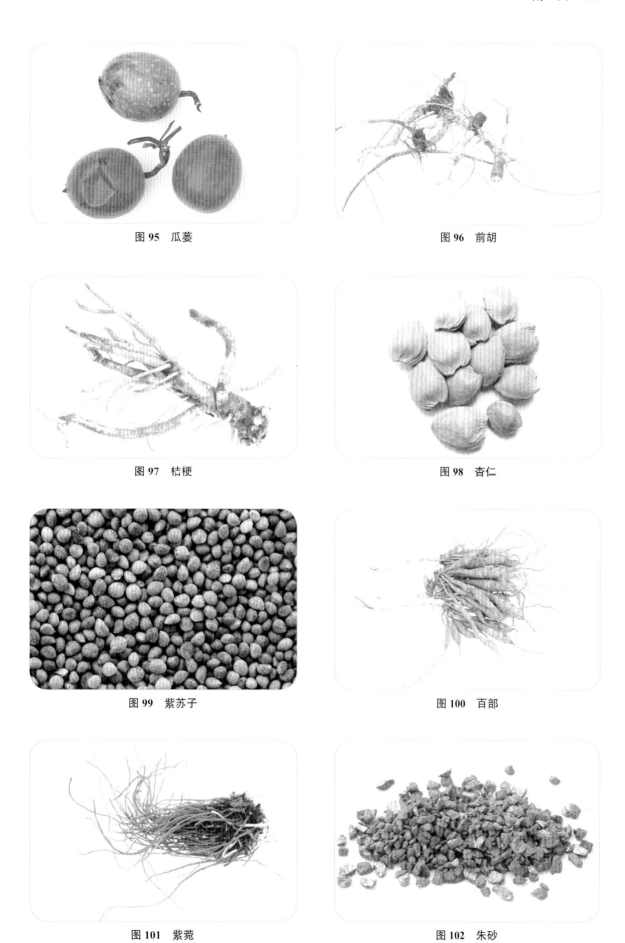

图 95　瓜蒌

图 96　前胡

图 97　桔梗

图 98　杏仁

图 99　紫苏子

图 100　百部

图 101　紫菀

图 102　朱砂

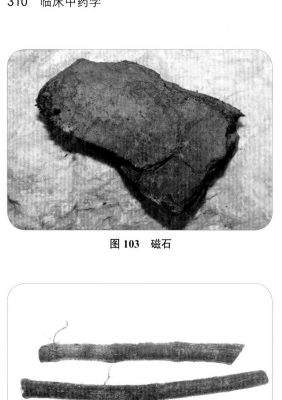

图 103 磁石

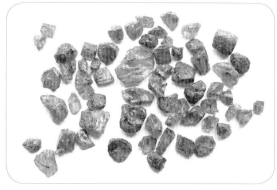

图 104 琥珀

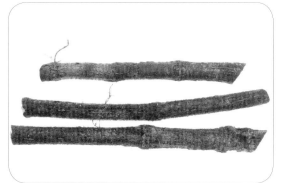

图 105 首乌藤

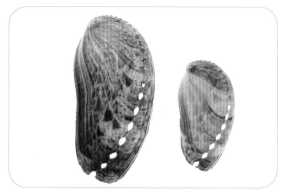

图 106 石决明

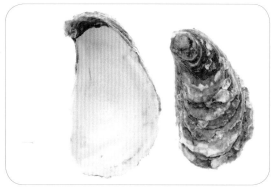

图 107 牡蛎

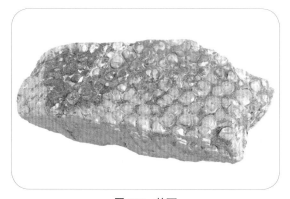

图 108 赭石

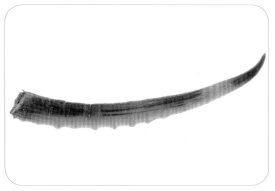

图 109 羚羊角

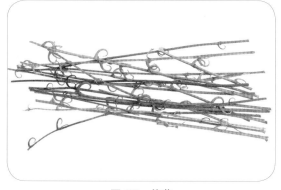

图 110 钩藤

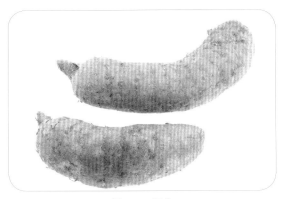

图 111　天麻

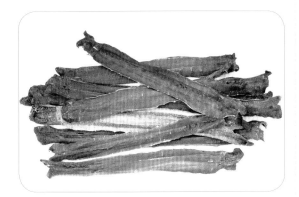

图 112　地龙

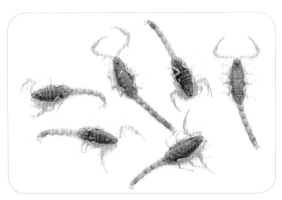

图 113　全蝎

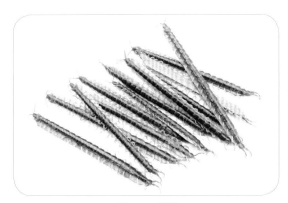

图 114　蜈蚣

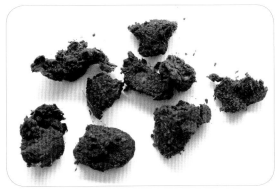

图 115　麝香

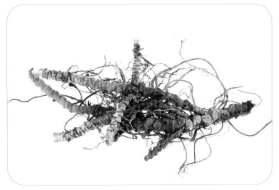

图 116　石菖蒲

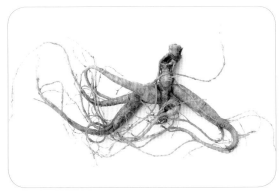

图 117　人参

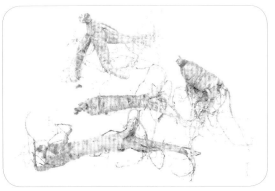

图 118　西洋参

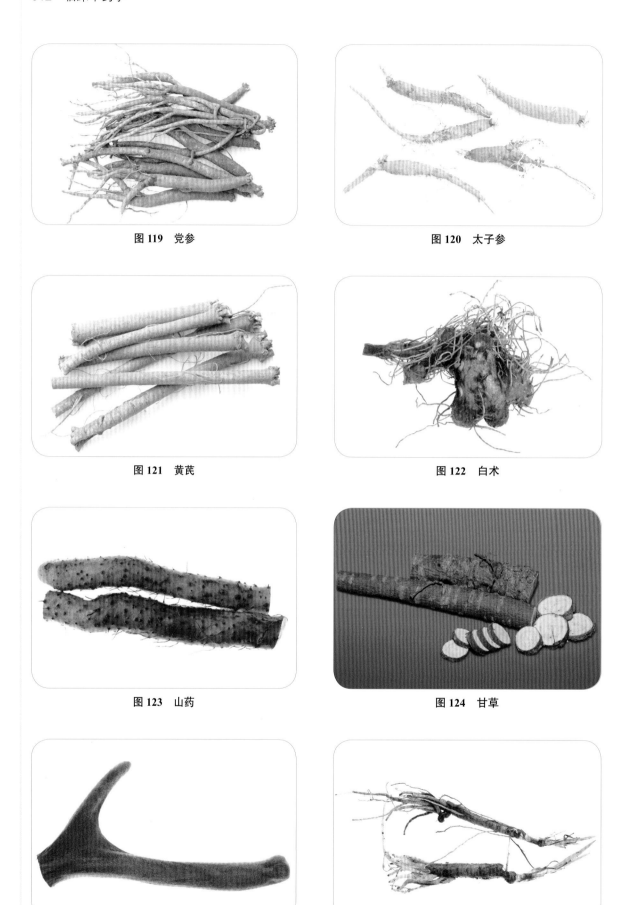

图 119　党参

图 120　太子参

图 121　黄芪

图 122　白术

图 123　山药

图 124　甘草

图 125　鹿茸

图 126　仙茅

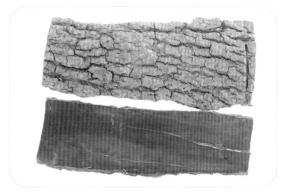

图 127　杜仲

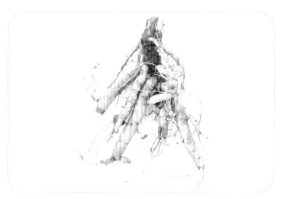

图 128　续断

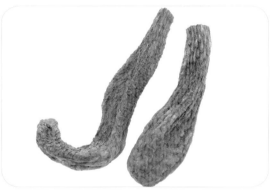

图 129　肉苁蓉

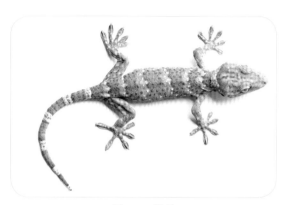

图 130　蛤蚧

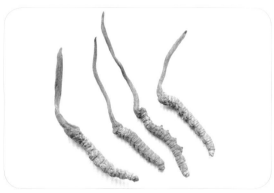

图 131　冬虫夏草

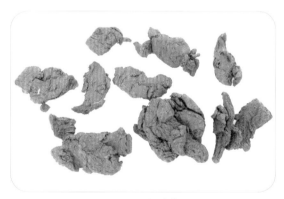

图 132　熟地黄

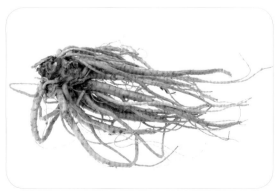

图 133　当归

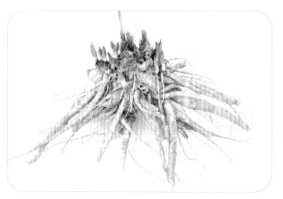

图 134　白芍

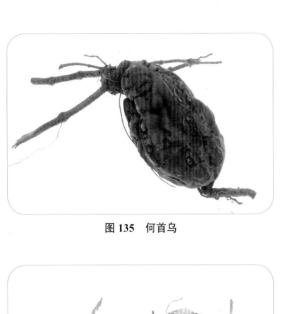

图 135　何首乌

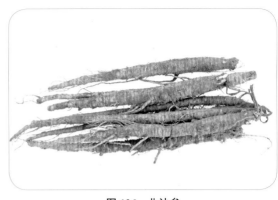

图 136　北沙参

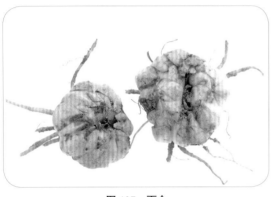

图 137　百合

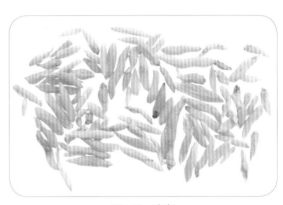

图 138　麦冬

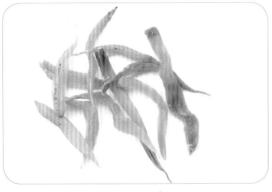

图 139　天冬

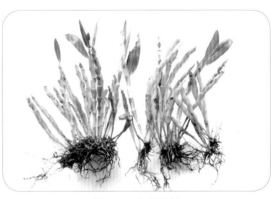

图 140　金钗石斛

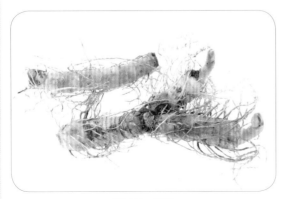

图 141　玉竹

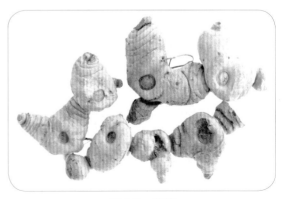

图 142　黄精

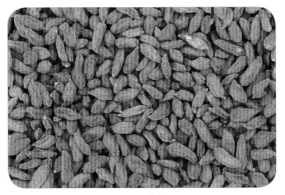

图 143 枸杞子

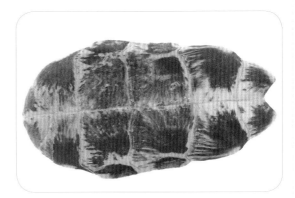

图 144 龟甲

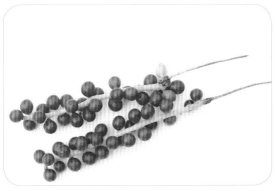

图 145 五味子

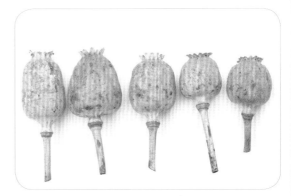

图 146 罂粟壳

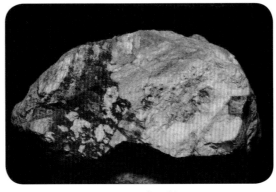

图 147 赤石脂

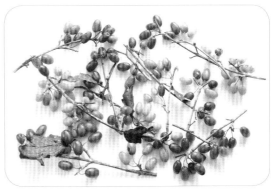

图 148 山茱萸

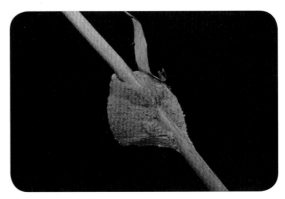

图 149 桑螵蛸

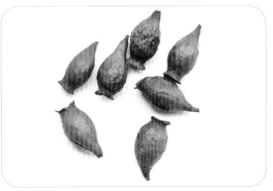

图 150 金樱子

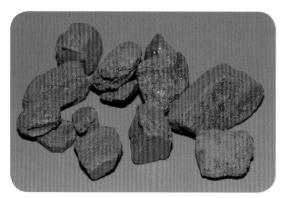

图 151 雄黄

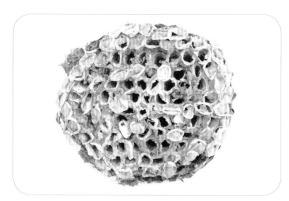

图 152 蜂房

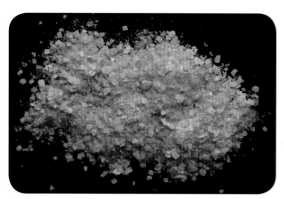

图 153 轻粉

全国中医药行业高等教育"十四五"规划教材

全国高等中医药院校规划教材（第十一版）

教材目录（第一批）

注：凡标☆号者为"核心示范教材"。

（一）中医学类专业

序号	书名	主编		主编所在单位	
1	中国医学史	郭宏伟	徐江雁	黑龙江中医药大学	河南中医药大学
2	医古文	王育林	李亚军	北京中医药大学	陕西中医药大学
3	大学语文	黄作阵		北京中医药大学	
4	中医基础理论☆	郑洪新	杨 柱	辽宁中医药大学	贵州中医药大学
5	中医诊断学☆	李灿东	方朝义	福建中医药大学	河北中医学院
6	中药学☆	钟赣生	杨柏灿	北京中医药大学	上海中医药大学
7	方剂学☆	李 冀	左铮云	黑龙江中医药大学	江西中医药大学
8	内经选读☆	翟双庆	黎敬波	北京中医药大学	广州中医药大学
9	伤寒论选读☆	王庆国	周春祥	北京中医药大学	南京中医药大学
10	金匮要略☆	范永升	姜德友	浙江中医药大学	黑龙江中医药大学
11	温病学☆	谷晓红	马 健	北京中医药大学	南京中医药大学
12	中医内科学☆	吴勉华	石 岩	南京中医药大学	辽宁中医药大学
13	中医外科学☆	陈红风		上海中医药大学	
14	中医妇科学☆	冯晓玲	张婷婷	黑龙江中医药大学	上海中医药大学
15	中医儿科学☆	赵 霞	李新民	南京中医药大学	天津中医药大学
16	中医骨伤科学☆	黄桂成	王拥军	南京中医药大学	上海中医药大学
17	中医眼科学	彭清华		湖南中医药大学	
18	中医耳鼻咽喉科学	刘 蓬		广州中医药大学	
19	中医急诊学☆	刘清泉	方邦江	首都医科大学	上海中医药大学
20	中医各家学说☆	尚 力	戴 铭	上海中医药大学	广西中医药大学
21	针灸学☆	梁繁荣	王 华	成都中医药大学	湖北中医药大学
22	推拿学☆	房 敏	王金贵	上海中医药大学	天津中医药大学
23	中医养生学	马烈光	章德林	成都中医药大学	江西中医药大学
24	中医药膳学	谢梦洲	朱天民	湖南中医药大学	成都中医药大学
25	中医食疗学	施洪飞	方 泓	南京中医药大学	上海中医药大学
26	中医气功学	章文春	魏玉龙	江西中医药大学	北京中医药大学
27	细胞生物学	赵宗江	高碧珍	北京中医药大学	福建中医药大学

序号	书 名	主 编		主编所在单位	
28	人体解剖学	邵水金		上海中医药大学	
29	组织学与胚胎学	周忠光	汪 涛	黑龙江中医药大学	天津中医药大学
30	生物化学	唐炳华		北京中医药大学	
31	生理学	赵铁建	朱大诚	广西中医药大学	江西中医药大学
32	病理学	刘春英	高维娟	辽宁中医药大学	河北中医学院
33	免疫学基础与病原生物学	袁嘉丽	刘永琦	云南中医药大学	甘肃中医药大学
34	预防医学	史周华		山东中医药大学	
35	药理学	张硕峰	方晓艳	北京中医药大学	河南中医药大学
36	诊断学	詹华奎		成都中医药大学	
37	医学影像学	侯 键	许茂盛	成都中医药大学	浙江中医药大学
38	内科学	潘 涛	戴爱国	南京中医药大学	湖南中医药大学
39	外科学	谢建兴		广州中医药大学	
40	中西医文献检索	林丹红	孙 玲	福建中医药大学	湖北中医药大学
41	中医疫病学	张伯礼	吕文亮	天津中医药大学	湖北中医药大学
42	中医文化学	张其成	臧守虎	北京中医药大学	山东中医药大学

（二）针灸推拿学专业

序号	书 名	主 编		主编所在单位	
43	局部解剖学	姜国华	李义凯	黑龙江中医药大学	南方医科大学
44	经络腧穴学☆	沈雪勇	刘存志	上海中医药大学	北京中医药大学
45	刺法灸法学☆	王富春	岳增辉	长春中医药大学	湖南中医药大学
46	针灸治疗学☆	高树中	冀来喜	山东中医药大学	山西中医药大学
47	各家针灸学说	高希言	王 威	河南中医药大学	辽宁中医药大学
48	针灸医籍选读	常小荣	张建斌	湖南中医药大学	南京中医药大学
49	实验针灸学	郭 义		天津中医药大学	
50	推拿手法学☆	周运峰		河南中医药大学	
51	推拿功法学☆	吕立江		浙江中医药大学	
52	推拿治疗学☆	井夫杰	杨永刚	山东中医药大学	长春中医药大学
53	小儿推拿学	刘明军	邰先桃	长春中医药大学	云南中医药大学

（三）中西医临床医学专业

序号	书 名	主 编		主编所在单位	
54	中外医学史	王振国	徐建云	山东中医药大学	南京中医药大学
55	中西医结合内科学	陈志强	杨文明	河北中医学院	安徽中医药大学
56	中西医结合外科学	何清湖		湖南中医药大学	
57	中西医结合妇产科学	杜惠兰		河北中医学院	
58	中西医结合儿科学	王雪峰	郑 健	辽宁中医药大学	福建中医药大学
59	中西医结合骨伤科学	詹红生	刘 军	上海中医药大学	广州中医药大学
60	中西医结合眼科学	段俊国	毕宏生	成都中医药大学	山东中医药大学
61	中西医结合耳鼻咽喉科学	张勤修	陈文勇	成都中医药大学	广州中医药大学
62	中西医结合口腔科学	谭 劲		湖南中医药大学	

（四）中药学类专业

序号	书 名	主 编		主编所在单位	
63	中医学基础	陈 晶	程海波	黑龙江中医药大学	南京中医药大学
64	高等数学	李秀昌	邵建华	长春中医药大学	上海中医药大学
65	中医药统计学	何 雁		江西中医药大学	
66	物理学	章新友	侯俊玲	江西中医药大学	北京中医药大学
67	无机化学	杨怀霞	吴培云	河南中医药大学	安徽中医药大学
68	有机化学	林 辉		广州中医药大学	
69	分析化学（上）（化学分析）	张 凌		江西中医药大学	
70	分析化学（下）（仪器分析）	王淑美		广东药科大学	
71	物理化学	刘 雄	王颖莉	甘肃中医药大学	山西中医药大学
72	临床中药学☆	周祯祥	唐德才	湖北中医药大学	南京中医药大学
73	方剂学	贾 波	许二平	成都中医药大学	河南中医药大学
74	中药药剂学☆	杨 明		江西中医药大学	
75	中药鉴定学☆	康廷国	闫永红	辽宁中医药大学	北京中医药大学
76	中药药理学☆	彭 成		成都中医药大学	
77	中药拉丁语	李 峰	马 琳	山东中医药大学	天津中医药大学
78	药用植物学☆	刘春生	谷 巍	北京中医药大学	南京中医药大学
79	中药炮制学☆	钟凌云		江西中医药大学	
80	中药分析学☆	梁生旺	张 彤	广东药科大学	上海中医药大学
81	中药化学☆	匡海学	冯卫生	黑龙江中医药大学	河南中医药大学
82	中药制药工程原理与设备	周长征		山东中医药大学	
83	药事管理学☆	刘红宁		江西中医药大学	
84	本草典籍选读	彭代银	陈仁寿	安徽中医药大学	南京中医药大学
85	中药制药分离工程	朱卫丰		江西中医药大学	
86	中药制药设备与车间设计	李 正		天津中医药大学	
87	药用植物栽培学	张永清		山东中医药大学	
88	中药资源学	马云桐		成都中医药大学	
89	中药产品与开发	孟宪生		辽宁中医药大学	
90	中药加工与炮制学	王秋红		广东药科大学	
91	人体形态学	武煜明	游言文	云南中医药大学	河南中医药大学
92	生理学基础	于远望		陕西中医药大学	
93	病理学基础	王 谦		北京中医药大学	

（五）护理学专业

序号	书 名	主 编		主编所在单位	
94	中医护理学基础	徐桂华	胡 慧	南京中医药大学	湖北中医药大学
95	护理学导论	穆 欣	马小琴	黑龙江中医药大学	浙江中医药大学
96	护理学基础	杨巧菊		河南中医药大学	
97	护理专业英语	刘红霞	刘 娅	北京中医药大学	湖北中医药大学
98	护理美学	余雨枫		成都中医药大学	
99	健康评估	阚丽君	张玉芳	黑龙江中医药大学	山东中医药大学

序号	书 名	主 编		主编所在单位	
100	护理心理学	郝玉芳		北京中医药大学	
101	护理伦理学	崔瑞兰		山东中医药大学	
102	内科护理学	陈 燕	孙志岭	湖南中医药大学	南京中医药大学
103	外科护理学	陆静波	蔡恩丽	上海中医药大学	云南中医药大学
104	妇产科护理学	冯 进	王丽芹	湖南中医药大学	黑龙江中医药大学
105	儿科护理学	肖洪玲	陈偶英	安徽中医药大学	湖南中医药大学
106	五官科护理学	喻京生		湖南中医药大学	
107	老年护理学	王 燕	高 静	天津中医药大学	成都中医药大学
108	急救护理学	吕 静	卢根娣	长春中医药大学	上海中医药大学
109	康复护理学	陈锦秀	汤继芹	福建中医药大学	山东中医药大学
110	社区护理学	沈翠珍	王诗源	浙江中医药大学	山东中医药大学
111	中医临床护理学	裘秀月	刘建军	浙江中医药大学	江西中医药大学
112	护理管理学	全小明	柏亚妹	广州中医药大学	南京中医药大学
113	医学营养学	聂 宏	李艳玲	黑龙江中医药大学	天津中医药大学

（六）公共课

序号	书 名	主 编		主编所在单位	
114	中医学概论	储全根	胡志希	安徽中医药大学	湖南中医药大学
115	传统体育	吴志坤	邵玉萍	上海中医药大学	湖北中医药大学
116	科研思路与方法	刘 涛	商洪才	南京中医药大学	北京中医药大学

（七）中医骨伤科学专业

序号	书 名	主 编		主编所在单位	
117	中医骨伤科学基础	李 楠	李 刚	福建中医药大学	山东中医药大学
118	骨伤解剖学	侯德才	姜国华	辽宁中医药大学	黑龙江中医药大学
119	骨伤影像学	栾金红	郭会利	黑龙江中医药大学	河南中医药大学洛阳平乐正骨学院
120	中医正骨学	冷向阳	马 勇	长春中医药大学	南京中医药大学
121	中医筋伤学	周红海	于 栋	广西中医药大学	北京中医药大学
122	中医骨病学	徐展望	郑福增	山东中医药大学	河南中医药大学
123	创伤急救学	毕荣修	李无阴	山东中医药大学	河南中医药大学洛阳平乐正骨学院
124	骨伤手术学	童培建	曾意荣	浙江中医药大学	广州中医药大学

（八）中医养生学专业

序号	书 名	主 编		主编所在单位	
125	中医养生文献学	蒋力生	王 平	江西中医药大学	湖北中医药大学
126	中医治未病学概论	陈涤平		南京中医药大学	